만 화 로 배 우 는 알 기 쉬 운 간 호 술 기

만화로 배우는 알기쉬운 간호술기

SMS
Best matching Best value
도서출판 한누리

감수 및 편집

김 영 경 (부산가톨릭대학교)
김 주 성 (신라대학교)
송 라 윤 (충남대학교)
신 수 진 (순천향대학교)
정 영 미 (대구한의대학교)
정 은 숙 (대동대학)
최 귀 윤 (울산과학대학)
황 선 경 (부산대학교)
황 선 영 (조선대학교)

인 사 말

출판작업을 거듭할수록 한 권의 잘 만들어진 책이 세상에 나오기까지 각고의 노력과 인내 없이는 불가능하다는 것을 확인하곤 합니다. 그러던 중 이 책을 처음 접했을 때 "야! 정말 잘 만들어진 책이다."라는 생각에 눈이 번쩍 뜨였습니다. 그리고 우리 간호학생들에게 매우 도움이 되리라는 생각으로 일본의 에스엠에스 출판사와의 번역협정을 체결하게 되었습니다.

간호학생이 임상 실습을 나가기 전에 이 책을 한 번만 읽는다면 누구나 많은 도움을 받게될 것입니다. 부담 없이 접할 수 있도록 만화로 엮었고, 제목도 「만화로 배우는 간호술기」라 하였습니다.

이 책의 특징은 만화로 표현되어있는데, 어떤 글, 그림이나 사진보다도 뛰어난 표현력에 감탄할 것입니다. 간호학생은 이 책 한 권만으로도 쉽고 간편하게 간호술기를 습득할 수 있을 것입니다. 그동안 공부했던 내용을 본 저서와 잘 접목시켜 반복적인 연습을 한다면 학생들은 어느새 실무 전문가 수준의 능력을 발휘하게 될 것입니다.

이 책을 감수하고 편집해 주신 성인간호학회 회장 김영경 교수님과 위원님들께 다시 한 번 깊은 감사의 말씀을 드립니다. 그리고 작업을 위해 심혈을 기울여 주신 출판편집국 동료들께도 감사를 드립니다.

2011년 7월 30일

도서출판 하누리 출판편집국

감수의 글

간호학은 이론중심에서 실무중심의 학문으로 변화가 가속화되고 있으며 실제로 오늘날은 많이 아는 간호사보다 아는 것을 잘 수행하는 간호사를 절실히 필요로 하고 있다. 임상술기를 기본으로 한 실무중심능력 향상과 문제해결 역량을 발전시키는 것이 간호교육과 임상실무에서 계속 강조되고 있다.

최근 간호사들로부터 "많이 안다고 생각했지만, 실제 수행하는 것은 쉽지 않다"라는 말을 많이 접하게 된다. 이러한 사실을 통해 볼 때 실무에 근거한 역량 개발을 위한 전략이 필요하다는 것을 절감하게 된다. 접근 전략의 하나로서 이 책은 간호실무에서 많이 사용되는 간호술기에 대해 실제에서 행하듯이 적절한 설명과 그림 및 만화 등을 활용하여 자세하고 이해하기 쉽게 이론과 실무의 가교 역할을 해 줄 것이라고 본다.

이 책은 실전에서 가까이 두고 참고하기에 매우 적합한 간호술기 교재가 될 것이라고 생각한다. 또한 최근의 변화된 실무 내용을 충실히 반영하기 위해 임상 현장에서 사용하는 용어를 현실감 있게 사용한 점이 이 책의 특징이라 할 수 있다.

바쁘신 중에도 이 책이 잘 다듬어 질 수 있도록 수차례의 감수 및 편집 작업에 참여해주신 감수 및 편집위원들께 감사의 마음을 전하며, 이 책이 나오기까지 수고해주신 의학사랑의 신경원 사장님을 비롯한 관계자 분들께도 감사의 말씀을 전한다.

2011년 7월

감수 및 편집위원 대표 김 영 경

이 책을 읽는 방법

- 이 책은 처음부터 한 번에 전부 읽지 않으셔도 됩니다. 우선은 자신과 관계 있는 장부터 골라 읽어 주세요.

- 어느 기술을 다루게 될지 알고 있을 경우에는 미리 그 부분을 읽은 후 기술에 임합시다. 비록 견학뿐일 지라도 흐름을 이해해 두면 보이는게 다르죠. 그리고 기술을 완료한 뒤 다시 한 번 이 책을 읽어 봅시다. 그러면 기술을 보기 전에는 깨닫지 못했던 것을 깨닫고 있는 것을 알 수 있을 겁니다. 그것이 능숙해 지는 요령이며 증거라고도 말할 수 있겠죠.

- 자기 나름의 포인트나 원칙 등 깨달은 것은 스스로 계속 추가 기입해 두도록 합시다. 병원마다 사용하는 약품도 다르고 기구나 순서가 다른 경우도 있습니다. 그렇게 쓰여진 책은 당신에게 가장 사용하기 쉬운「당신의 비밀 기술」이 되겠지요. 이 책도 그렇게 만들어졌습니다. 당신도 머지않아 후배에게 기술을 가르치는 날이 반드시 오게 될 것입니다.

- 기술이 능숙해지는 길은 어느 정도 지식과 이론과 요령을 이해한 후「경험하는 것」입니다. 경험하는 사이에 혈관에 바늘이 아주 잘 들어가는 환자와 어려운 환자, 아무래도 안 들어가는 환자를 「감」으로 구별할 수 있게 됩니다. 그리고 점차「어려운 환자」의 수가 줄어 들게 되지요. 이 책으로「어느 정도 지식과 이론」을 배웠다면 그 다음은 해보고 해보고 반복해 봅시다. 계속 해 보는 것 이외의 능숙해지는 길은 없답니다.

- 이 만화는「오른손잡이」인 것을 전제로 그렸습니다. 죄송합니다만 왼손잡이 분들은 자신이 쓰는 팔에 맞춰 생각해 주세요.

- 이 만화에 적혀 있는 것과 근무처의 상사나 선배의 의견이 어긋나는 경우에는 망설이지 말고 자신이 속한 조직의 방식에 따라 주세요. 이 책에서의 기술 해설은 어디까지나 간호사로서 경험하여 체득해 온 요령을 여러분에게 전하고 싶다는 주지에 근거해 적었습니다. 물론 집필·편집에는 세심하게 주의하고 있습니다만 이 것이 최신·절대적인 것이라고 단언할 수는 없답니다. 어디까지나 요령을 알기 위한 참고 정도로만 생각해 주신다면 좋겠습니다.

- 만화 속에서 등장하는 의료기기의 경우 메이커 마다 사용방법이 약간씩 다릅니다. 취급할 때는 각각 근무처에서 사용하고 있는 의료기기의 첨부 문서를 따라 주세요.

- 이 책을 읽고 있는 당신이 의료 종사자가 아닌 경우, 대부분은「기술에 당하는 측」의 기분으로 읽게 될 것입니다. 이 책과는 방식이 다른 경우도 있을 것이라 생각합니다만 기술에는「이것이 결정판」이라는 것은 없답니다. 치료 효과보다「아프지 않다」는 것이나「싼 것」이 최우선되는 경우도 있죠.「겉치레」가 최우선인 세계도 있습니다. 어떤 경우던 의사·간호사는 환자의 상태·상황에 맞추어 최선의 방법을 선택하려 할 것입니다. 의사·간호사의 설명을 잘 듣고 가능한 한 의료인과 목적 의식을 공유해 치료에 임하도록 합시다. 이 책이 그런 것에 일조했으면 좋겠습니다.

Contents

채혈

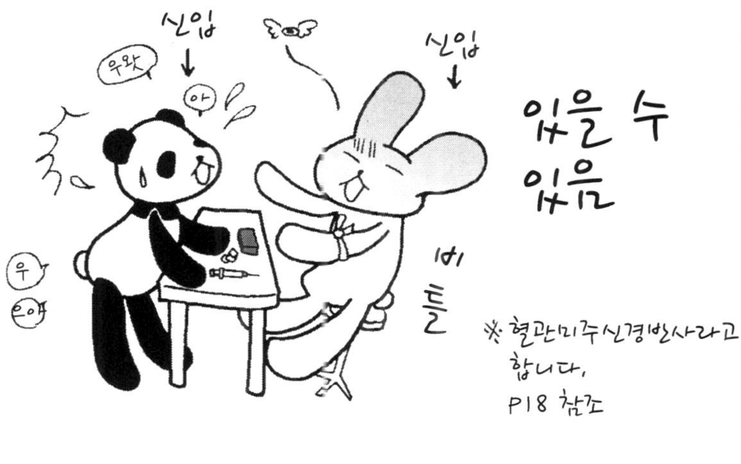

【채혈】

병원에 따라 다양하지만 채혈자는 주로 임상병리사나 인턴을 포함하며 응급시에는 간호사도 채혈을 해야하는 경우가 있습니다.

처음 시작하는 사람일 수록 한번에 해야 해! 환자도 아플텐데!! 라는 생각에 초조할 수도 있지만 채혈은 가장 부작용이 적은 기술이기 때문에 많이 연습하여 숙달시키도록 합시다.

✿원리

동맥이
혈액을 말단까지
운반하면
정맥으로
혈액이 돌아 옵니다.

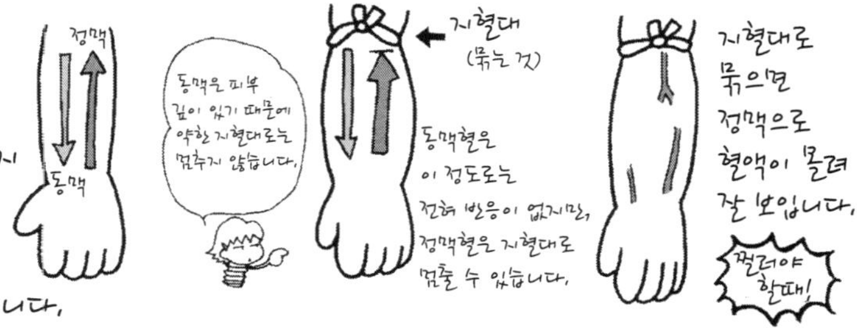

✿필요한 도구는 이것!

① 지혈대

묶는 고무관을
말합니다.

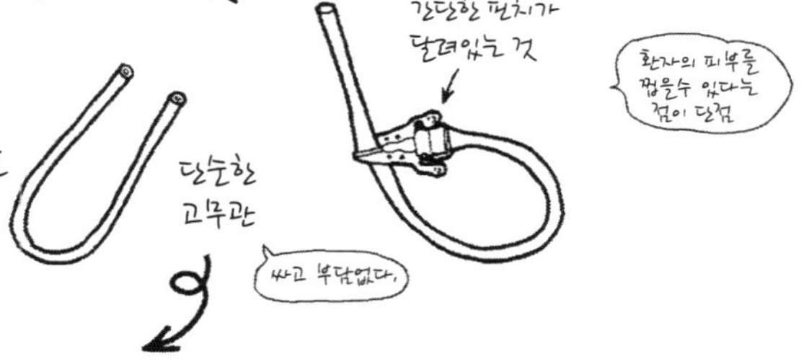

※ 단순한 고무관을 묶는 방법

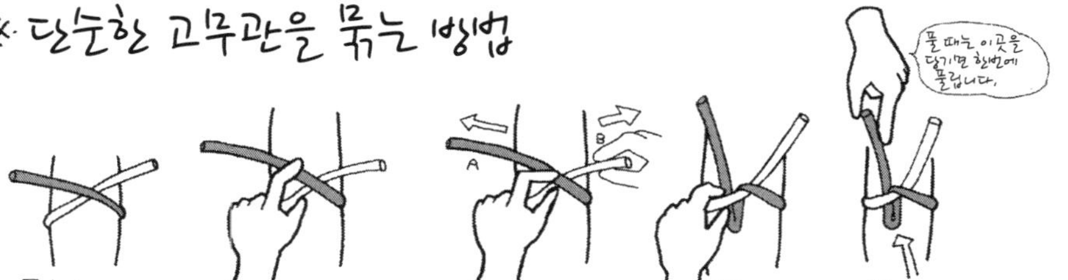

1 한번 돌려서 교차하기

2 위쪽 관에 검지 손가락을, 아래쪽 관에 엄지 손가락을 걸어

3 교점을 잡고 줄 A와 B를 당겨 팔을 묶습니다.

4 관의 아래쪽을 구부려 매듭을 만듭니다.

5 이곳을 당겨서 풀어지지 않도록 합니다.

참고로...

원터치식 지혈대도 있습니다.

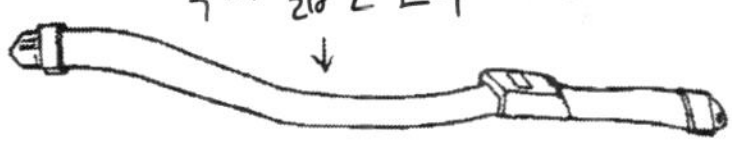

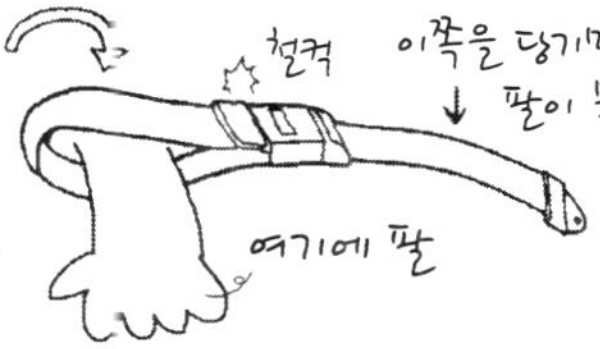

폭이 넓기 때문에 피부가 찝힐 우려가 거의 없는 이점이 있음

② 일회용 주사기

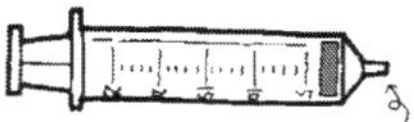

크기는 1~50cc까지 있음

채혈량에 따라 고릅시다.

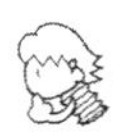

③ 바늘

곧은 바늘을 직침이라고 합니다.

바늘의 두께에 따라 이곳의 색이 다릅니다.

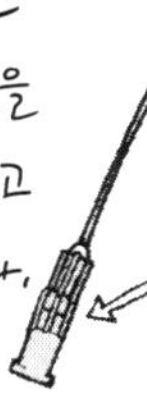

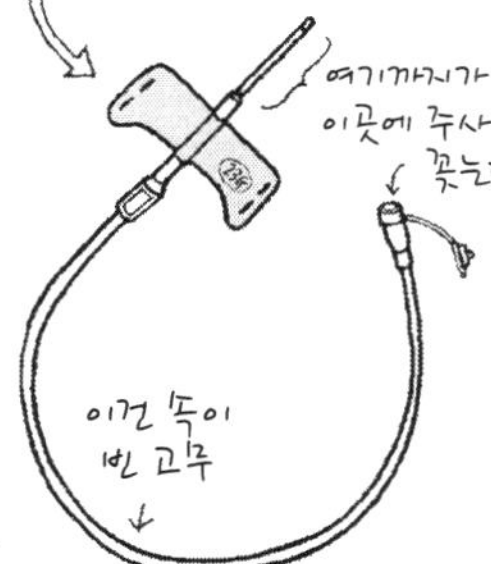

고무관이 달린 것을 **나비바늘** 이라고 합니다.

주의

※최근 칼라코드가 모두 국제표준화기구(ISO) 규격으로 통일되었습니다

굵기	주사바늘 색
27G	회색
26G	차색
25G	주황색
24G	보라색
23G	물색
22G	검정색
21G	녹색
20G	황색
19G	크림색
18G	핑크색

(위: 폭 / 아래: 굵기)

피하주사 피내주사 · 근육주사 · 채혈주사 · 수혈/대량주사

때문에 채혈시에는 **20~23G** 바늘을 사용합니다

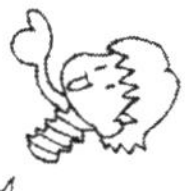

④ 진공채혈관

혈구계산 실 라벨의 색으로 무엇을 검사할 것인지 구분합니다.

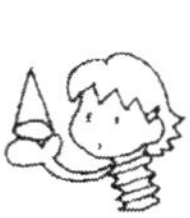

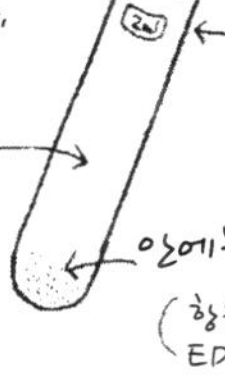

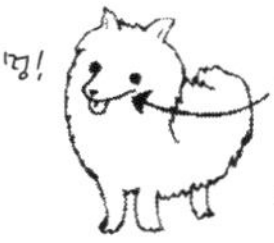

※ 혈구계산 = 백혈구나 적혈구나 혈소판의 수를 조사하는 검사 그야말로 「센다는」 느낌

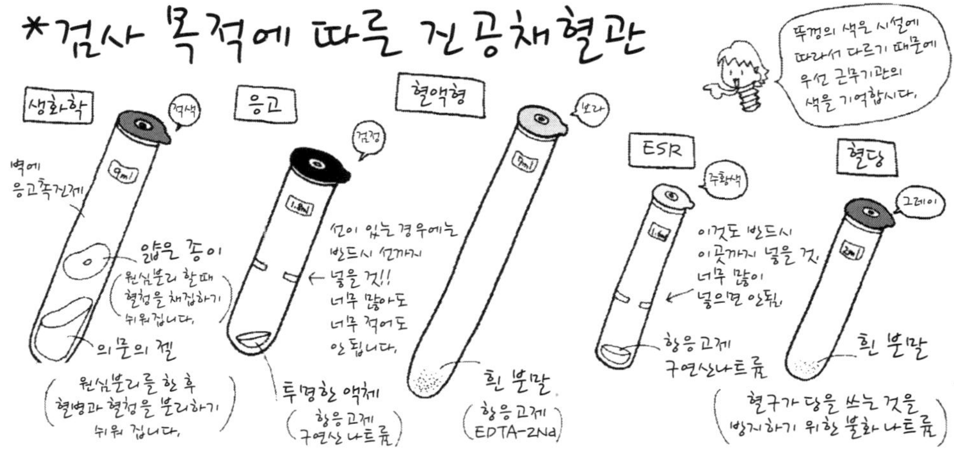

사실 임상병리과에서는 싫어하지만 실제로는 절반정도의 양으로 검사는 가능하다고 함. (재검사가 가능하도록 배로 채혈하고 있음) 조금밖에 채혈할 수 없었던 경우에도 검사물로 보낼 수 있다.

※ 혈침과 응고의 경우 이미 진공채혈관 속에 들어 있는 항응고제와 혈액의 비율이 정해져 있기 때문에 너무 많아도 너무 적어도 안된다. 딱 맞춰주길!

사용목적에 따른 채혈량
(어른 기준)

혈 산	(2mL)
생화학	(3~6mL)
감염증	(3~6mL)
응 고	(1.8mL)
혈 침	(1mL)
혈액형	(7mL)
혈 당	(2mL)

Column 어떤 진공채혈관을 준비하면 좋을까?

채혈하면 대개 각 종류의 진공채혈관에 나누어 담을 필요가 있습니다(분주라고 함). 만약 구급외래나 급변의 경우 채혈 지시를 받는다면 도데체 어떤 진공채혈관을 준비하면 되는걸까? 고민하게 되는 경우가 있습니다. 음.. 우선은 혈구수, 생화학검사, 응고검사-라고... 뭐부터 하면 될까요? 간호사들은 거의 이런 기준으로 생각하고 있답니다.

혈구수 · 생화학… 대부분 어떤 경우에도 채혈합니다. 이 정보가 있으면 진단이 상당히 쉬워지며 모든 판단의 기준이 됩니다. 때문에 입원시에 반드시 조사하는 감염증도 생화학 진공채혈관로 조사합니다. 혈구수, 생화학 두개는 기본으로 하고 또 어떤 진공채혈관을 쓸까 생각하는 것입니다.

응고… 채혈하지 않아도 응고되는 경우가 많습니다. 응고계란 혈액을 굳게하는 시스템입니다. 그 시스템에 이상이 있는 경우, 또는 이상이 생길 듯한 경우에 검사합니다. 항응고제를 내복하고 있는 사람이 무언가 알 수 없지만 상태가 안 좋아졌을 때, 응고계에 문제가 있는 병을 앓았던 사람, 그리고 수술을 받아야 할 수 있는 경우, DIC가 일어날 수 있을 정도로 중증일 경우 등 입니다.

혈액형…. 수혈, 또는 수술을 생각할 수 있는 경우, 구체적으로는 출혈성 쇼크가 일어날 수 있는 질환(복부대동맥류 파열에 따른 복강내출혈, 상부소화관출혈, 자궁외 임신 등) 수술을 할 수 있는 큰 외상 등입니다. 말하자면 보기에 위험해 보이기 때문입니다. 곧 수혈이 필요한 경우라면 혈액형 검사용

기술이 숙달되기 위한 요령은 우선 무엇보다도 준비를 확실하게 하는 것입니다. 특히 능숙하지 못한 경우에는 확실하게 준비하여 필요한 것이 모두 준비되어 있는지를 확인하고 나서 행동합시다. 준비가 되어 있지 않는 경우 일이 잘못될 경우가 많습니다. 바늘을 환자에게 꽂은 후 진공채혈관이 없다거나 테이프가 없다고 허둥거리면 상당히 꼴불견이기도 하지만 환자도 놀라서 할 수 있는 것도 할 수 없게 될 수 있습니다.

채혈은 많은 경우 도움을 받지 않고 혼자서 하는 일입니다. 모든 도구를 자신의 손에 닿는 곳에 준비해 놓고 한숨 쉰 후 안정된 상태에서 바늘을 놓도록 합시다.

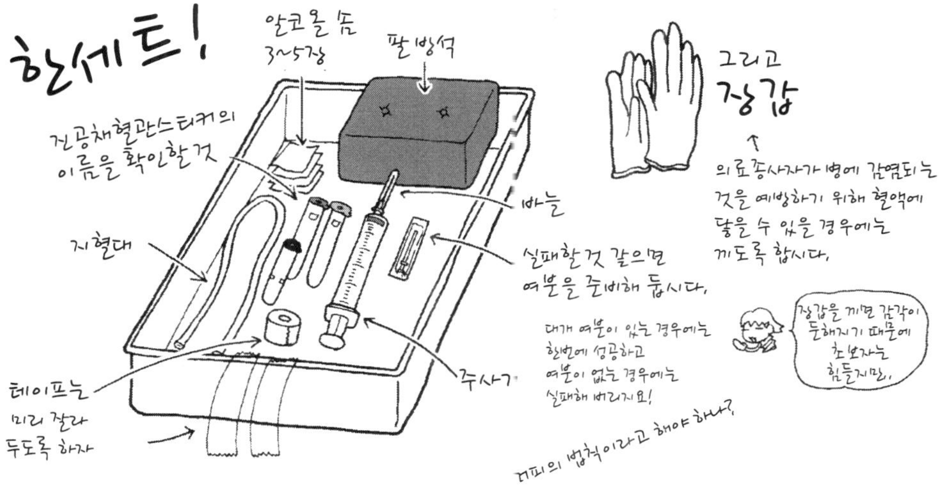

혈액도 채혈합시다. 또한 시설에 따라서는 혈구수 계산 후 남은 검사물에서 혈액형을 알아낼 수도 있으니 임상병리과에 확인해 봅시다.

ESR… 최근 염증의 기준으로 CRP(생화학으로 측정한다)가 자주 쓰여지게 되었기에 솔직히 그다지 하지 않습니다. 검사 자체도 귀찮고… 교원병같은 지속적인 염증환자의 병상변화를 파악하기에 유효한 기준이 되는 경우도 있습니다.

혈당… 당뇨병 환자, 의식장애일 경우 등. 의식장애일 경우에는 어떠한 경우에도 우선 저혈당 발작을 피하는 것이 필요하기 때문에 혈당치는 반드시 조사합니다. 긴급인 경우 그 곳에서 바로 결과가 나오는 혈당측정기를 사용하기 때문에 일부러 채혈해서 검사하지 않는 경우도 현장에서는 자주 있는 일입니다.

그 외 특수 진공채혈관… 냉장고에 보관하지 않으면 안되는 것이라든지.. 여러가지가 있습니다. 이는 필요에 따라 하도록 합시다. 익숙하지 않은 진공채혈관의 채혈 지시를 받았을 경우 채혈방법이나 보관방법을 메뉴얼에서 확인하도록 합시다.

예를 들어 넘어져서 걸을 수 없는 엉덩이 밑부분을 다친 노인이 구급차로 실려 왔을 경우에는 무엇을 검사하면 될까요? 대퇴골경부골절이 의심되어 수술을 받아야 할 듯한 이 경우, Complete blood cell count (CBC), 생화학(입원이기 때문에 감염증을 항목에 추가하는 것을 잊지 말도록!)에 플러스하여 수술을 하게 되므로 혈액형과 응고 진공채혈관을 준비하면 되는 겁니다.

가장 중요한 것은 혈관 선택!

일반적으로 팔꿈치 안쪽이 가장 채혈하기 좋은 곳이라고 합니다. 반대로 팔꿈치 안쪽에 좋은 혈관이 없는 사람은 「채혈이 힘든 사람」 이라는 낙인이 찍힐 정도죠. 그런데 어떤 혈관이 채혈하기 좋은 혈관일까요? 잘 모르시겠지요?
채혈을 해 보면 '볼록하게 튀어나온 곳' 이 채혈하기 좋은 혈관입니다. 결코 「보라색으로 보이는」 혈관이 아닙니다. 물론 가장 좋은 경우는 「만져지면서 색도 있는」 혈관입니다만, 실제는 그리 쉽지 않은 것이 현실입니다.

혈관 선택은 채혈을 문제 없이 끝내기 위해 가장 중요한 요소입니다. 시간을 들여 선택하도록 합시다. 실패하는 것이 가장 많은 시간을 잃어버리는 일이기 때문이죠...

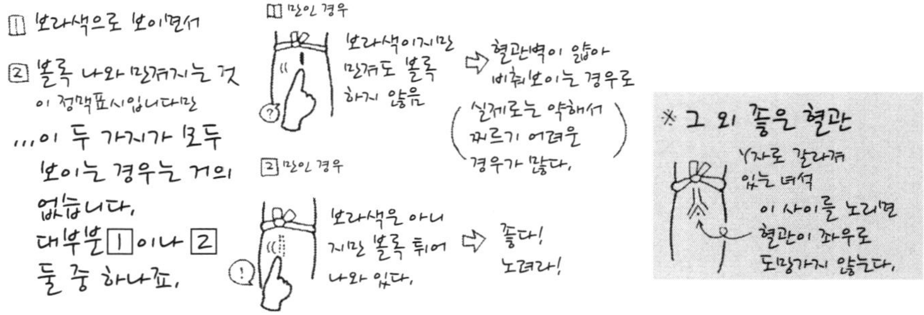

이젠 찌르자!

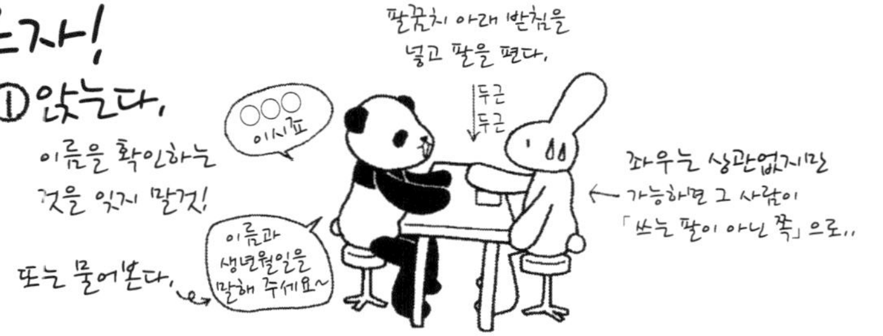

①앉는다,
이름을 확인하는
것을 잊지 말것!
또는 물어본다,
○○○ 이시죠
이름과 생년월일을 말해 주세요~
팔꿈치 아래 받침을
넣고 팔을 편다,
두근 두근
좌우는 상관없지만
가능하면 그 사람의
「쓰는 팔이 아닌 쪽」으로..

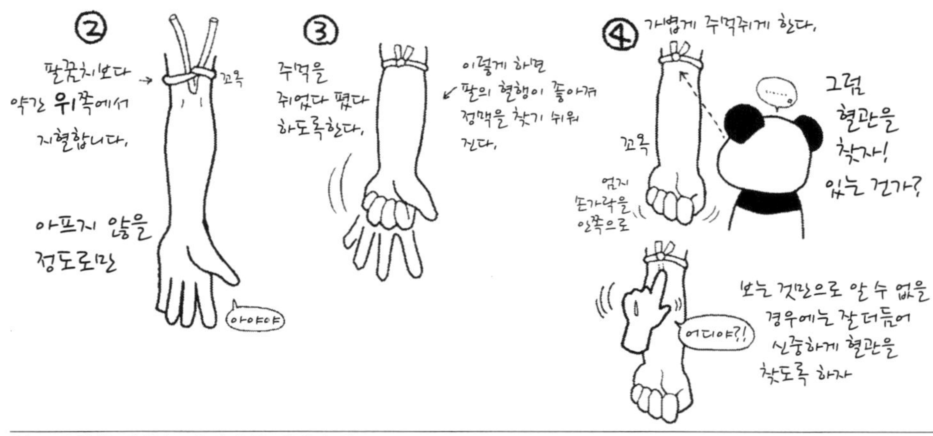

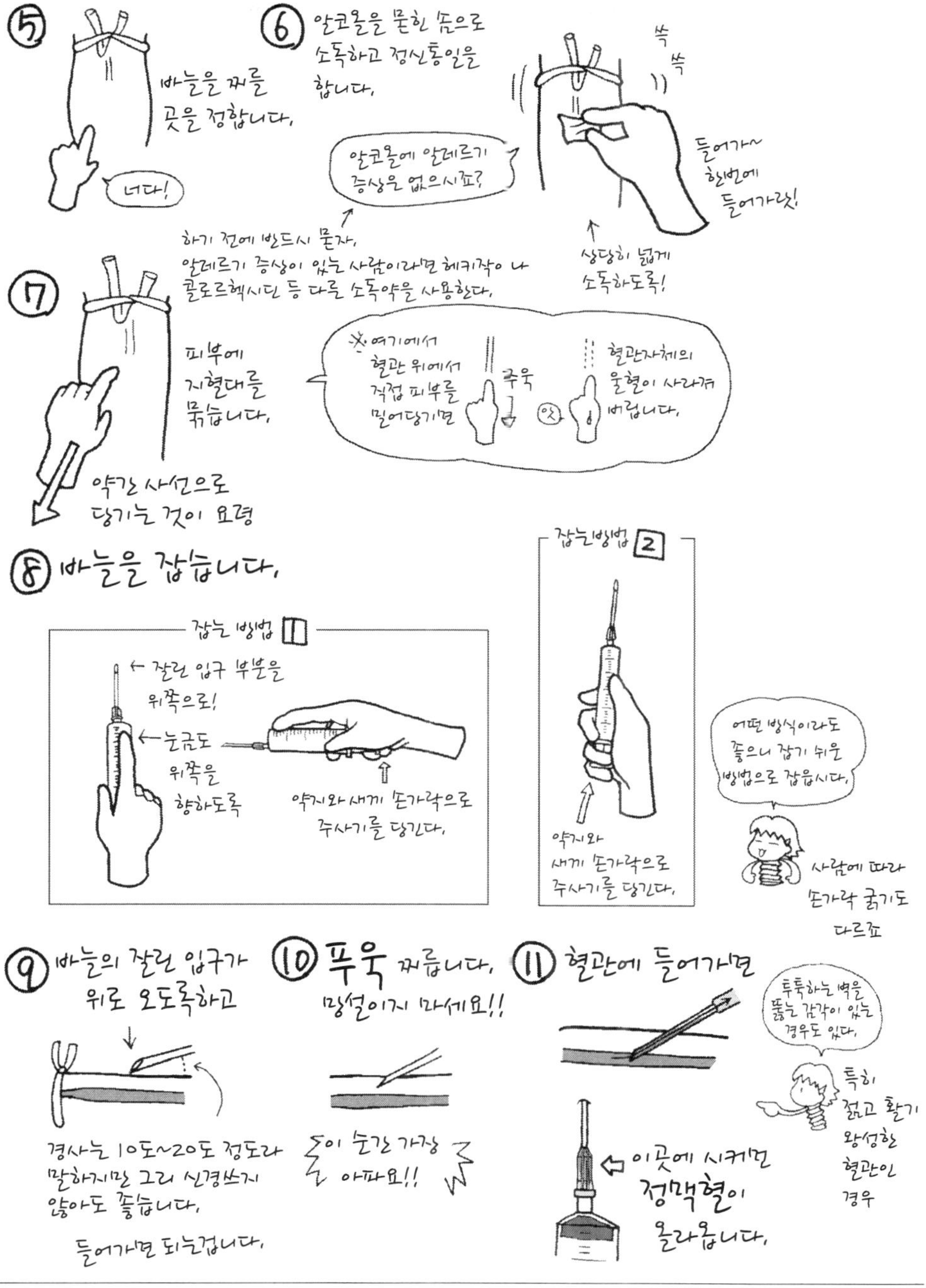
⑤ 바늘을 찌를 곳을 정합니다.
너다!
⑥ 알코올을 묻힌 솜으로 소독하고 정신통일을 합니다.
쓱 쓱
알코올에 알레르기 증상은 없으시죠?
하기 전에 반드시 묻자. 알레르기 증상이 있는 사람이라면 헤키작이 나 클로르헥시딘 등 다른 소독약을 사용한다.
들어가~ 한번에 들어가랏!
상당히 넓게 소독하도록!
⑦ 피부에 지혈대를 묶습니다.
약간 사선으로 당기는 것이 요령
※여기에서 혈관 위에서 직접 피부를 밀어당기면
주욱
앗
혈관자체의 울혈이 사라져 버립니다.
⑧ 바늘을 잡습니다.
잡는 방법 1
← 잘린 입구 부분을 위쪽으로!
←눈금도 위쪽을 향하도록
약지와 새끼 손가락으로 주사기를 당긴다.
잡는 방법 2
약지와 새끼 손가락으로 주사기를 당긴다.
어떤 방식이라도 좋으니 잡기 쉬운 방법으로 잡읍시다.
사람에 따라 손가락 굵기도 다르죠
⑨ 바늘의 잘린 입구가 위로 오도록하고
경사는 10도~20도 정도라 말하지만 그리 신경쓰지 않아도 좋습니다.
들어가면 되는겁니다.
⑩ 푸욱 찌릅니다.
망설이지 마세요!!
이 순간 가장 아파요!!
⑪ 혈관에 들어가면
투툭하는 벽을 뚫는 감각이 있는 경우도 있다.
특히 젊고 활기 왕성한 혈관인 경우
이곳에 시키면 정맥혈이 올라옵니다.

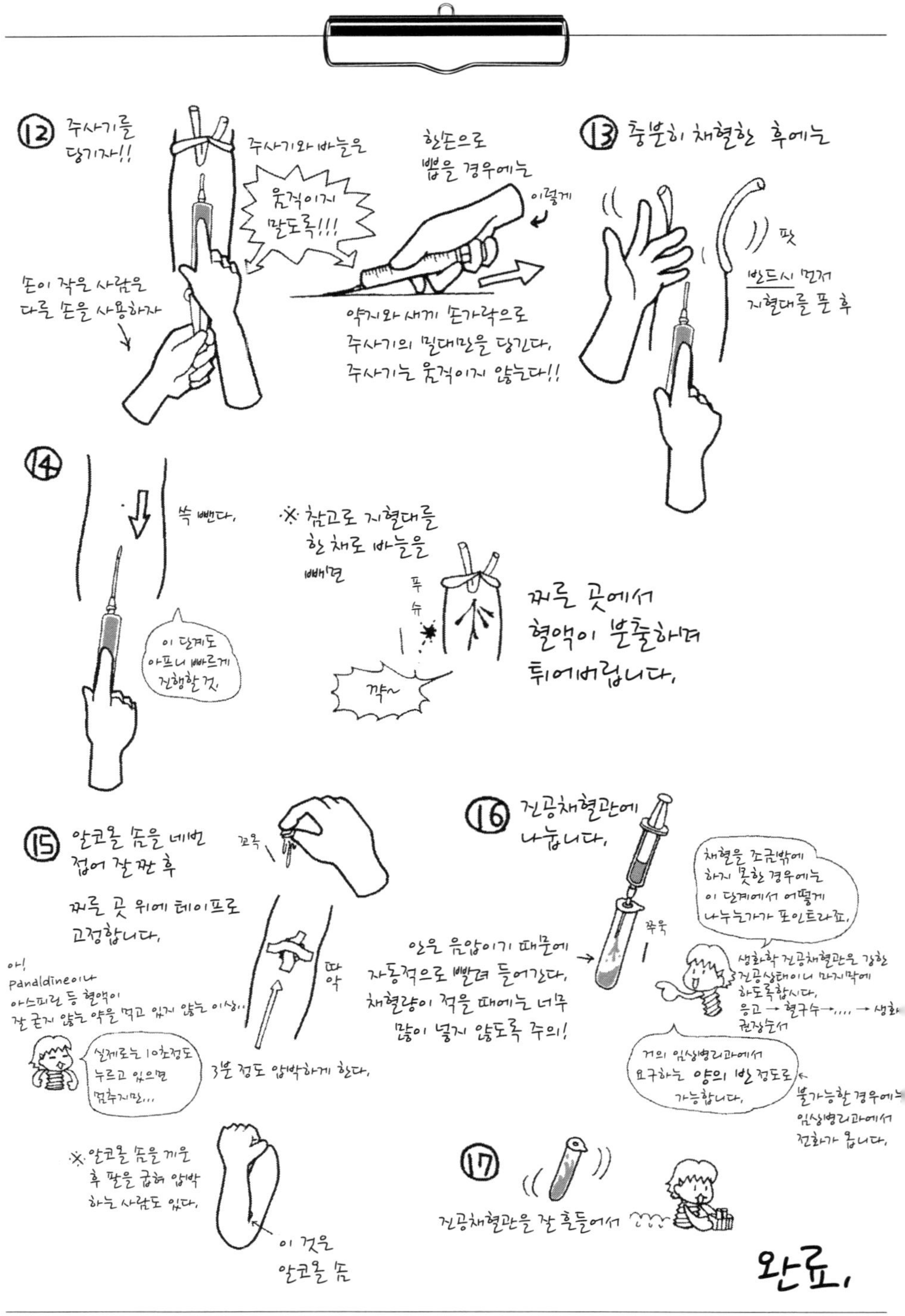
⑫ 주사기를 당기자!!
주사기와 바늘을
움직이지 말도록!!!
손이 작은 사람은 다른 손을 사용하자
한손으로 뽑을 경우에는
이렇게
약지와 새끼 손가락으로 주사기의 밀대만을 당긴다. 주사기는 움직이지 않는다!!
⑬ 충분히 채혈한 후에는
팟
반드시 먼저 지혈대를 푼 후
⑭ 쓱 뺀다.
이 단계도 아프니 빠르게 진행할 것.
※ 참고로 지혈대를 한 채로 바늘을 빼면
푸슈
꺅~
찌른 곳에서 혈액이 분출하며 튀어버립니다.
⑮ 알코올 솜을 네번 접어 잘 짠 후
꾸욱
찌른 곳 위에 테이프로 고정합니다.
따악
아! Panaldine이나 아스피린 등 혈액이 잘 굳지 않는 약을 먹고 있지 않는 이상..
실제로는 10초정도 누르고 있으면 멈추지만...
3분 정도 압박하게 한다.
※ 알코올 솜을 끼운 후 팔을 굽혀 압박하는 사람도 있다.
이 것은 알코올 솜
⑯ 진공채혈관에 나눕니다.
채혈을 조금밖에 하지 못한 경우에는 이 단계에서 어떻게 나누는가가 포인트라죠.
쭈욱
안은 음압이기 때문에 자동적으로 빨려 들어간다. 채혈량이 적을 때에는 너무 많이 넣지 않도록 주의!
생화학 진공채혈관은 강한 진공상태이니 마지막에 하도록합시다. 응고 → 혈구수 → ..... → 생화 권장순서
거의 임상병리과에서 요구하는 양의 ½ 정도로 가능합니다.
불가능한 경우에는 임상병리과에서 전화가 옵니다.
⑰ 진공채혈관을 잘 흔들어서
완료.

Column　진공채혈관에 혈액을 넣는 순서

채혈로 많은 혈액을 채집한 경우에는 진공채혈관에 나누는 순서는 아무래도 상관없습니다. 하지만 세상일이 항상 그렇게 잘 풀리리라고는 장담할 수 없지요. 긴급사태 등으로 혈액을 채집할 수 없었을 경우 어떻게 하실건가요? 채혈을 2mL밖에 못 했을 경우 어떤 진공채혈관에 우선적으로 혈액을 담아야 할까요?

답은 간단합니다. 바로(우물쭈물 하다가는 혈액이 응고됩니다) 담당 선생님에게 물어보십시오. '선생님, 채혈을 2mL밖에 못 했는데 우선 무엇부터 할까요?' 라고. 지시받은 그것이 가장 우선순위입니다. 물론 다시 채혈한다는 지시가 있다면 채혈을 다시 하십시오.

긴급상태가 아니거나 사람들에게 질문할 수 없는 경우라면 혼자서 생각해 봅시다. 혈구수와 생화학, 응고, 채혈을 해야 하고 2mL밖에 채혈 못 한 경우... 응고에는 반드시 혈액 1.8mL가 필요합니다. 응고에 넣어버리면 다른 것들은 못 하게 되는 겁니다. 혈구수는 1mL로 어떻게든 가능합니다. 생화학검사는 1mL로 몇 항목 정도는 나옵니다. 물론 생화학에 2mL 넣으면 나오는 항목 수는 늘어나겠지요. 그럼, 귀중한 2mL를 어디에 쓰시겠습니까?

「화학요법 중인 환자라면 갑자기 나타나는 백혈구 감소나 간기능 악화를 유념하여 혈구수+생화학 항목이 좋지 않을까... 대량출혈로 응급상태인 경우에는 혈구수와 혈액형이 좋겠지.. 와파린 양을 조정하고 있는 환자라면 응고가 최우선이 아닐까..」 결국 그 순간 그 환자에게 가장 중요한 것 부터 생각해야 합니다. 간호사라면 입원환자들과의 대화로 '지금 이 환자에게 가장 필요한 것' 에 대해 들어 왔겠지요. 위기일 수록 그것을 기억하여 신속하게 판단할 수 있도록 합시다.

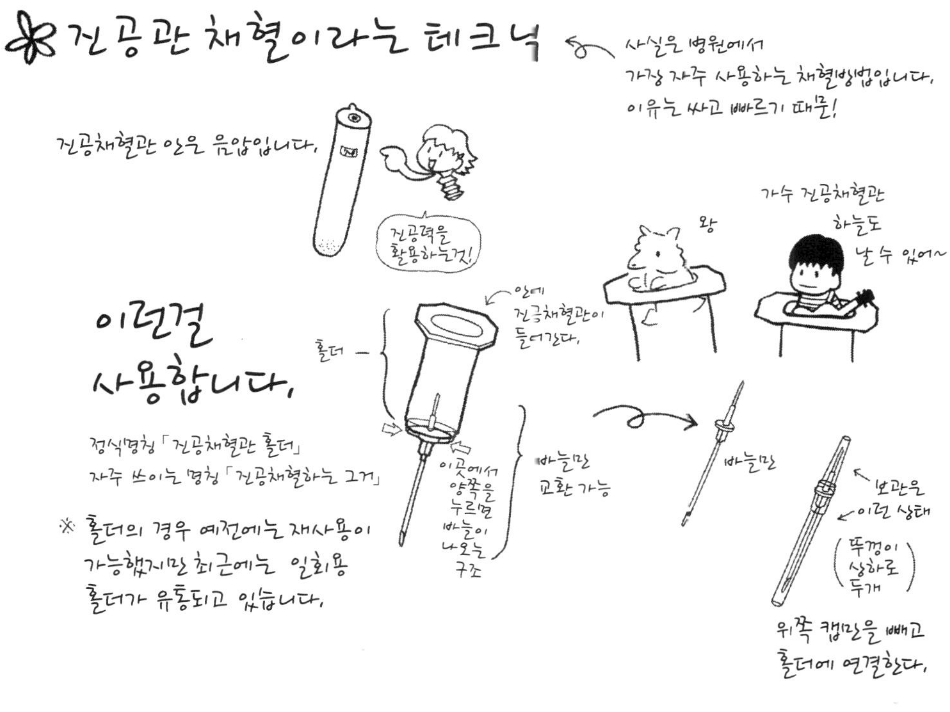

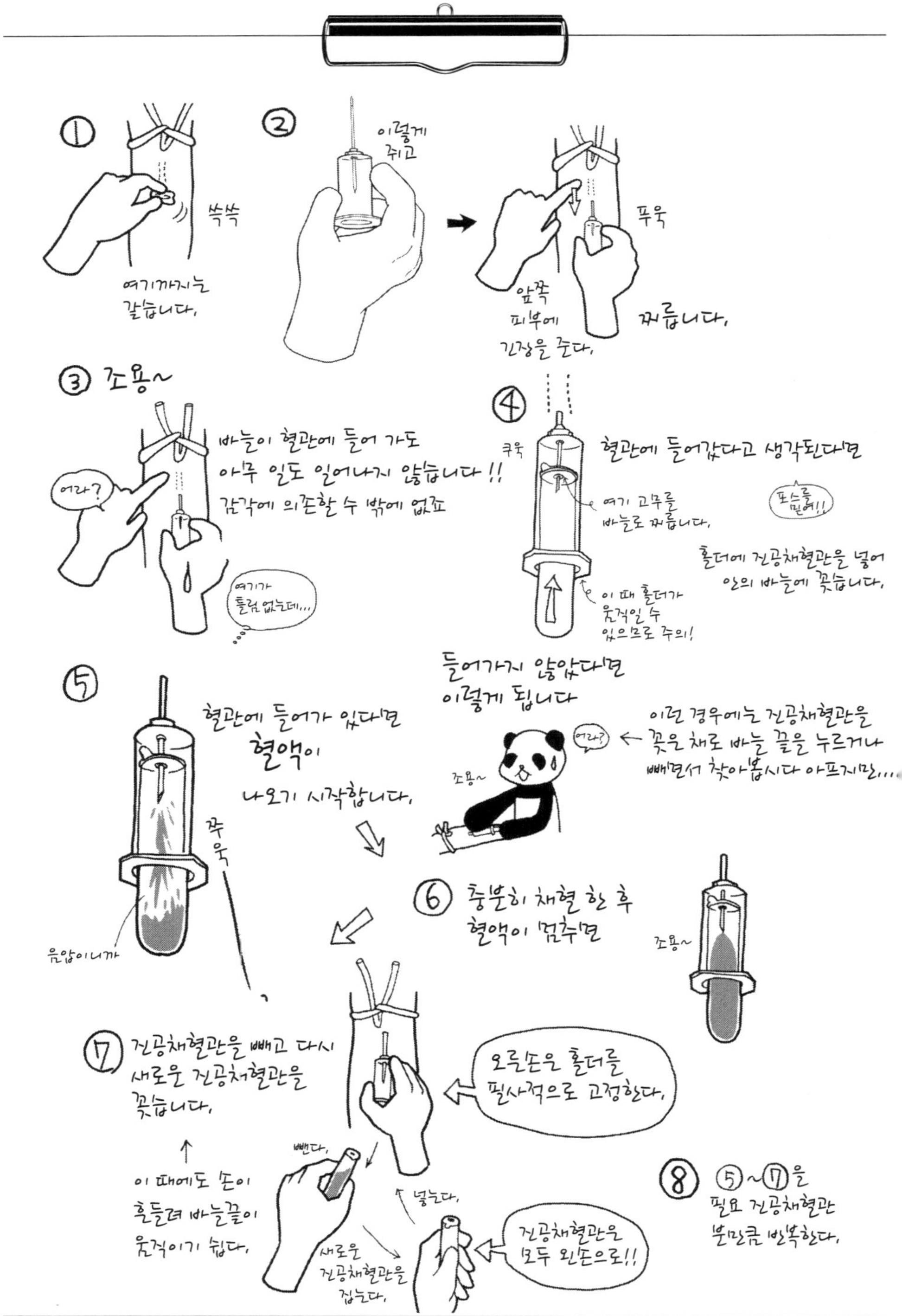

①
쓱쓱
여기까지는 닦습니다.
②
이렇게 쥐고
푸욱
앞쪽 피부에 긴장을 준다.
찌릅니다.
③ 조용~
바늘이 혈관에 들어 가도 아무 일도 일어나지 않습니다 !!
감각에 의존할 수 밖에 없죠
어라?
여기가 틀림 없는데...
④
쿠욱
혈관에 들어갔다고 생각된다면
여기 고무를 바늘로 찌릅니다.
이 때 홀더가 움직일 수 있으므로 주의!
포스를 믿어!!
홀더에 진공채혈관을 넣어 안의 바늘에 꽂습니다.
⑤
혈관에 들어가 있다면 혈액이 나오기 시작합니다.
쭈욱
음압이니까
들어가지 않았다면 이렇게 됩니다
이런 경우에는 진공채혈관을 꽂은 채로 바늘 끝을 누르거나 빼면서 찾아봅시다 아프지만...
어라?
조용~
⑥ 충분히 채혈 한 후 혈액이 멈추면
조용~
⑦ 진공채혈관을 빼고 다시 새로운 진공채혈관을 꽂습니다.
이 때에도 손이 흔들려 바늘끝이 움직이기 쉽다.
오른손은 홀더를 필사적으로 고정한다.
뺀다.
넣는다.
새로운 진공채혈관을 집는다.
진공채혈관은 모두 왼손으로!!
⑧ ⑤~⑦을 필요 진공채혈관 분만큼 반복한다.

⑨

마지막 진공채혈관을
완료한 다음
진공채혈관을 뺀 후
지혈대를 풀고

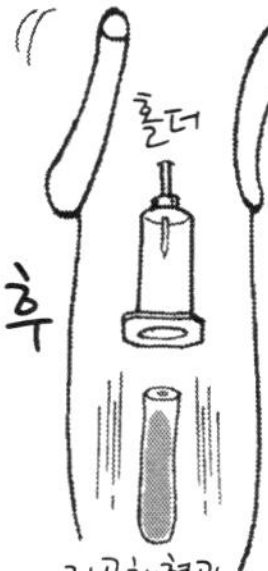

⑩ 홀더를 뺍니다.

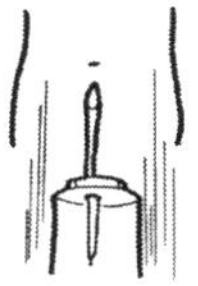

그 후는
통상적인 채혈과 같습니다.

진공채혈관을 빼고 꽂는 작업 사이에
얼마나 바늘이 움직이지 않는가가
포인트입니다.

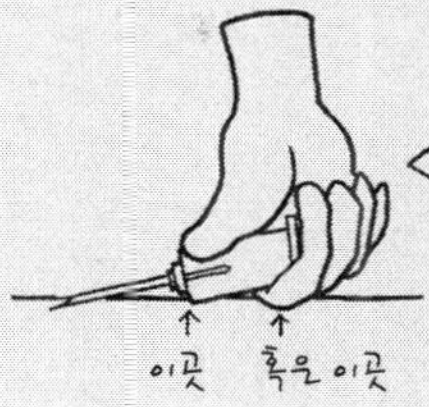

반드시 어딘가 한 점은
피부에 밀착시킵니다.
이게 움직이지
않는 요령!

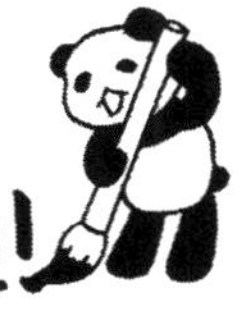

포인트는 이것!!

이전에는 많은 병원에서 ⑨의
⑨ 지혈대를 푼 후

진공채혈관 & 홀더를 함께 뺍니다.

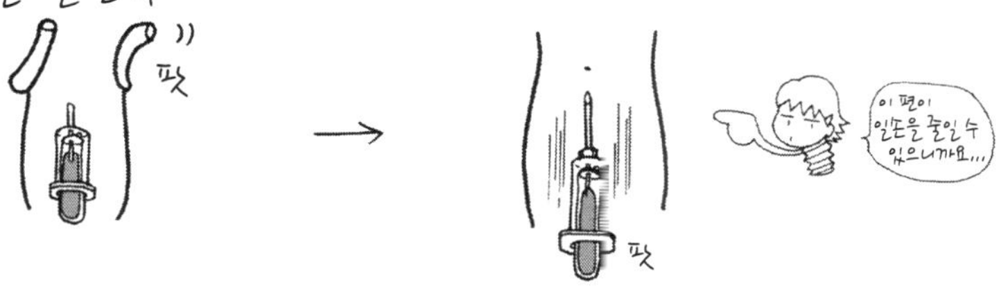

하지만 현재 병원에서 사용하고 있는 진공채혈관은 멸균 상태가 아니기 때문에 이 방법을 사용하면...

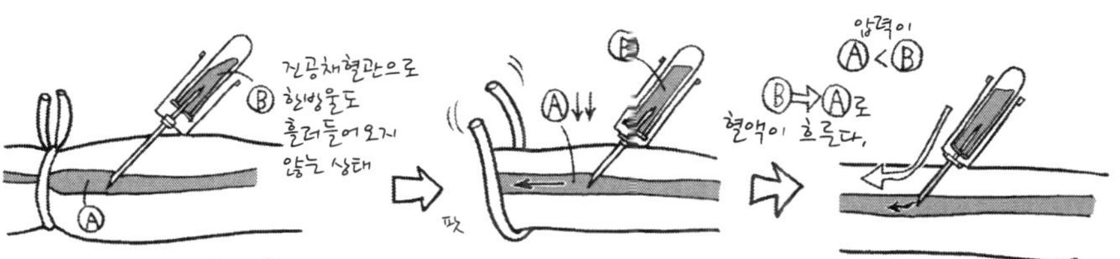

이 상태에서 Ⓐ와 Ⓑ의
압력은 같습니다.

지혈대를 풀면 Ⓐ에 모인 혈액이
흘러 Ⓐ의 압력이 낮아집니다.

압력차로 진공채혈관 안의
혈액 Ⓑ가 Ⓐ로 역류해 버립니다.

진공채혈관 안의 바이러스가 혈관으로 들어 갈 가능성이 있습니다.
라는 내용을 2003년 뉴스에서 방송했습니다.

⇨ 이에 대한 전문가들의 대답은

(1) 가능한 한 멸균된 진공채혈관을 사용하고

→ 당시 병원에서 사용하고 있는 곳 없었음
최근 겨우 출시되었지만
많이 쓰이는 것에 비해
비용이 비싸 부담스럽다.

(2) 라기보단.. 너네가 홀더를 재사용 하고 있는거 아니었던가?
더럽잖아! 일회용 제품 사용하라구!!

→ 최근 겨우 가능해 졌습니다.
현재 이런 제품이 주류입니다. 한 마디로 홀더도 일회용!

(3) 적어도 지혈대를 푸는 걸 홀더에 진공채혈관이 들어있지 않는
상태에서 해라. 그럼 역류하지 않잖아~ → 지금 여기!

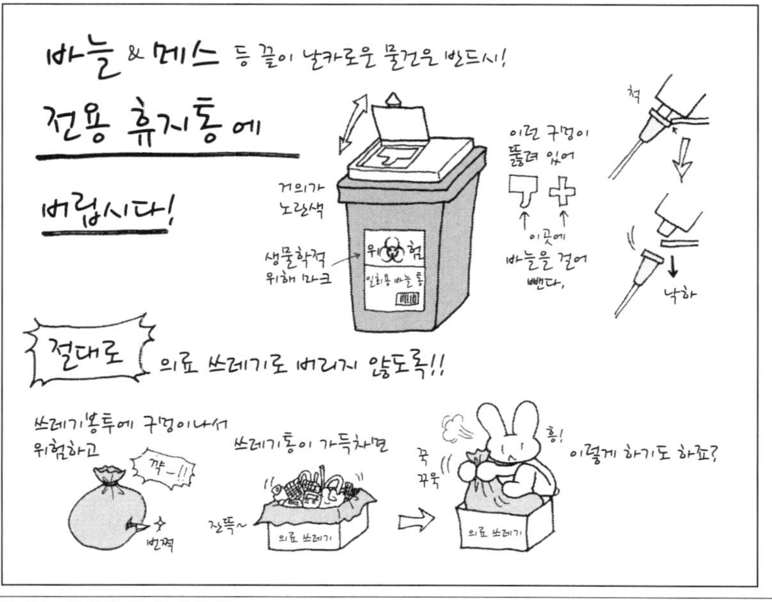

잘 되지 않는 경우

1 혈관이 도망가 버렸다!

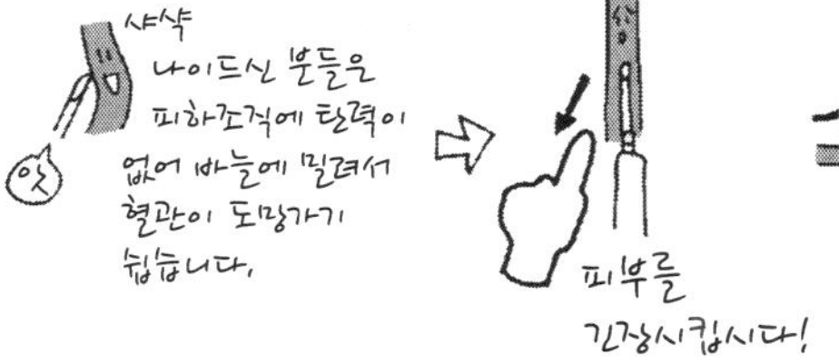

2 혈관이 찢어져 버렸다!!!

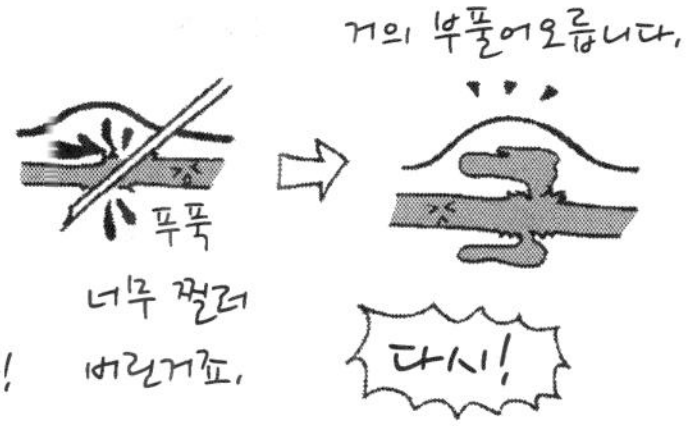

3 찔렀는데 도중에 밀대를 당길 수 없다!

<이유1> 도중에 바늘이 흔들렸다.

처음에는 혈액이 잘 나왔는데 도중에 손이 흔들려 혈액이 전혀 나오지 않게 되는 경우가 있죠.

손의 한 점을 환자 피부에 밀착시키면 손이 흔들리는 것을 방지할 수 있습니다. 반대로 손을 밀착시키지 않는 상태에서는 자신은 절대 움직이지 않을 작정이었더라도 반드시 움직이게 됩니다. 이는 격투기나 게임 센터의 조이스틱 기술에도 적용되는 진리입니다!

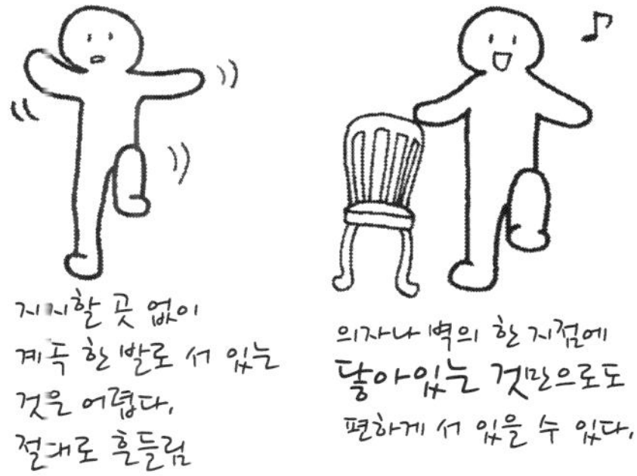

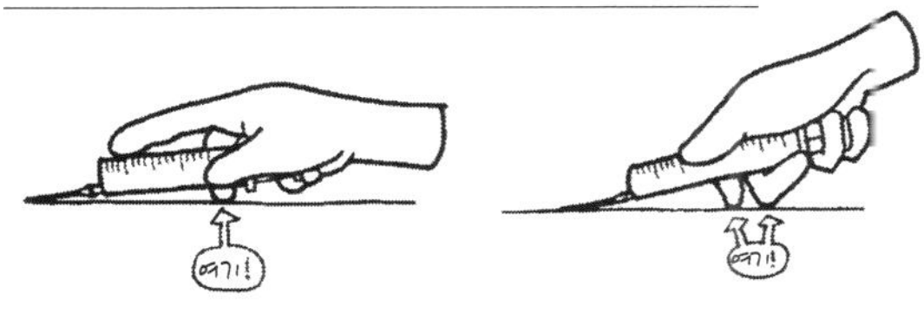

한 지점을 피부의 어딘가에 대고 있으면 손 흔들림이 적어진다.

<이유2> 혈관 속의 엄청난 수분부족

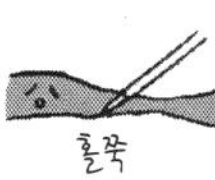

채혈 때문에 혈관벽이 홀쭉해 진다.
(노인이나 어린이가 특히 많음)

예) 혈대를 다시 묶는다.
예) 손을 쥐었다 폈다 하게 한다.
등으로 당겨지는 경우도 있다.

그래도 안 된다면 다시!

이런 타입의 사람에게는 가는 바늘(23G등)을 사용해도 좋습니다.

<이유3>

시간이 너무 많이 걸려 혈액이 굳어 버렸다!

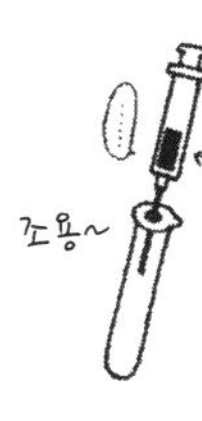
조용~
여기에서 이미 응고되고 있음
진공채혈관까지 들어가지 못할 경우도 있음

특히 혈산과 응고는 굳어버리면 데이터가 달라집니다.

생화학은 혈청만을 사용하기 때문에 문제 없을 수도 있음

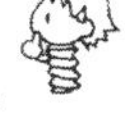

이래서 다시!

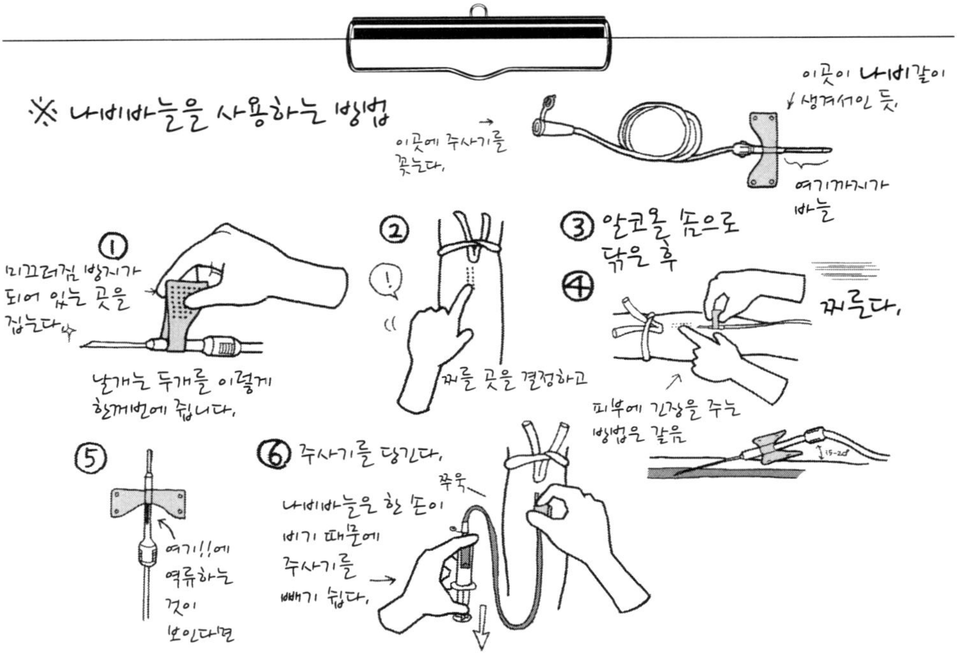

Column 채혈로 쓰러지는 사람은 빈혈이 아니다

채혈 때문에 쓰러지는 사람들을 자주 보게 됩니다. 이런 경우 여러분은 자주 「채혈 때문에 빈혈이 생겼다」 고 하지만 정확하게는 「빈혈」이 아닙니다. 채혈로 채집되는 혈액량은 아무리 많아도 50cc 정도로 그 정도 양으로는 빈혈이 일어나지 않는 답니다. 헌혈이라면 몰라도 통상적인 채혈로는 빈혈이 일어날 만한 양을 채집하지는 않습니다.

인간에게는(자신의 의지로는 컨트롤 할 수 없는) 혈관이나 내장을 제어하기 위한 「자율신경」이라는 신경이 있습니다. 자율신경에는 두 종류가 있는데 하나는 **교감신경**, 다른 하나는 **부교감신경**이라고 부릅니다. 대략적으로 말하면 교감신경은 「흥분·다툼상태인 경우」에 작동하는 신경, 부교감신경은 「편할 때」 작동하는 신경입니다. 이 두 가지는 항상 서로 우위를 차지하기 위해 싸우며 균형을 잡습니다. 말하자면 음과 양, 동전의 앞면과 뒷면, 1990년대의 윈도우와 맥과 같은 관계죠. 어느 쪽이 시장을 독점하면 많은 피해가 생기는 것처럼, 자율신경도 「어느 쪽만」이 과도하게 우위를 차지하게 되면 좋지 않은 일이 일어나게 됩니다. 과중한 스트레스나 허기, 긴장 등으로 제어 균형이 무너져 부교감신경이 이상적으로 우위를 차지하는 경우가 있습니다. 그렇게 되면 (부교감신경은 전신의 말초혈관을 넓히는 역할을 하기 때문에) 손발 등의 말단에 혈액이 정체하게 됩니다. 그런 긴장상태에서 사람들은 많은 경우 「서 있기」 때문에 중력관계에 따라 점점 더 발 쪽으로 혈액이 모이게 되죠. 심장으로 돌아오는 혈액량이 현저하게 줄어 심장박동이 느려지거나 멈추는 상태가 됩니다. 그렇게 되면 혈압이 떨어져 머리로 가는 혈류가 줄어 「핏기가 가시는 느낌이 들며」 실신하게 되는 겁니다. 조례시간에 장시간 서 있던 여학생이 쓰러지거나 취한 상태로 지하철에 승차해 서 있는 경우 정신이 없어지는 것도 이와 같은 현상이죠. 의학적으로는 **「혈관미주신경반사」** 또는 **「신경조절성 실신」** 이라 불립니다.

이런 원인을 알고 있다면 치료는 간단합니다. 손과 발의 말단에 혈액이 몰려 있는 것이니 그를 순환시키면 되는 겁니다. 누워서 발을 들고 안정을 취하는 것 만으로도 OK입니다. 그렇게 하면 발에 몰려 있던 혈액이 심장으로 순환하게 되어 30분 정도면 회복할 수 있습니다. 지하철 안에서도 자리에 앉는 것 만으로 상당히 편해질 수 있지요(경험자의 이야기). 앉는 것이 무리일 경우 제자리걸음을 하는 것만으로도 기분이 나아질 수 있습니다. (제자리걸음을 하면 근육의 펌프기능으로 정맥이 눌려 혈액이 심장으로 흐르기 쉽습니다.) 한번 해 보세요. 취한 손님으로 붐비는 지하철 또는 버스에서도 안심이죠!

동맥채혈

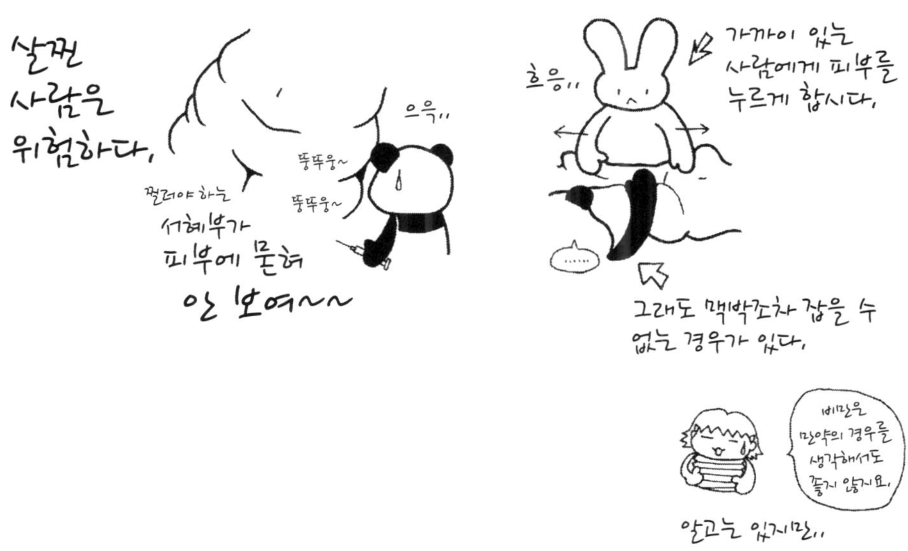
살찐 사람은 위험하다,
으윽,,
뚱뚜웅~
뚱뚜웅~
찔러야 하는 서혜부가 피부에 묻혀 안 보여~~
흐응,,
가까이 있는 사람에게 피부를 누르게 합시다,
……
그래도 맥박조차 잡을 수 없는 경우가 있다,
비말은 만약의 경우를 생각해서도 좋지 않지요,
알고는 있지만,,

【동맥채혈】

이제 슬슬 혈관에 익숙해 지셨나요? 채혈은 어떠신가요? 이런 것은 익숙해지면 되니까 혈관에 들어가지 않는다고 우울해할 필요 없어! 라고 말했습니다. (거짓말) 정맥의 검붉은 혈액에 익숙해진 다음은 동맥혈입니다. 그렇습니다. 동맥 천장까지 분출되는 새빨간 피요.

동맥혈과 정맥혈의 가장 큰 차이점은 무엇일까요? 그것은 「동맥혈은 **산소를 잔뜩 품고 있다**」는 것입니다. 전해질이나 단백질, 생화학 등 다른 요소는 크게 차이가 없습니다. 그럼 어째서 「동맥채혈이 필요」한 걸까요? 동맥따위! 잘리면 혈액이 분출되고 지혈못하면 출혈과다로 이어지니 위험하기 그지 없는데요.. 그것은 **「산소량」**을 측정해야하기 때문입니다. 더 정확하게 말하면 「동맥혈의 산소화가 확실히 이루어지고 있는지」를 알고 싶을 때 채혈합니다. 정맥혈의 경우 이미 전신에서 산소가 소비된 후라 산소량이 적은 것이 당연하기 때문에 정맥혈로는 판단할 수 없습니다. 사용 전의 산소량을 측정하기 위해서는 동맥에서 혈액을 채혈해 산소를 측정해야 합니다.

폐가 엉망일 경우, 반대로 너무 작동하여 과호흡일 경우, 폐는 건강하지만 어떤 이유로 전신에서 산소가 순환되지 않고 있는 경우, 신체의 산소소비가 많아져 산소가 모자른 경우에는 동맥채혈로 무엇이 증상의 원인인지를 생각합시다.

동맥채혈 자체를 간호사가 하는 곳은 없지만, 호흡상태가 나쁜 환자나 급변시, 응급실이나 중환자실에서는 빈번하게 실시되는 검사로 돕게 되는 경우도 많으니 꼭! 그 흐름을 알아두도록 합시다. 정맥채혈이 불가능할 경우 (동맥채혈 예정이 있다면) 의사에게 채혈을 부탁하는 것도 좋습니다.

동맥에 접근합니다, 무서워~

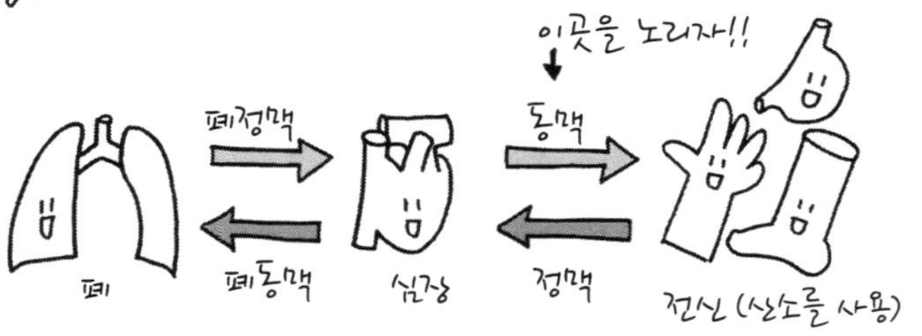

※ 엄밀하게는 말해「동맥」이라 함은 쉽게「눈으로 봐서 두근두근 움직이고 있는 혈관」으로 심장이라는 거대한 펌프로부터 힘을 받고 있는 관
(심장 → 폐로 가는 혈관은 폐동맥)

동맥 혈 은 산소가 많이 포함된 혈액
정맥 혈 은 이미 산소를 전신 말초에서 사용한 혈액

따라서 「동맥 혈 은 동맥과 폐정맥을 흐른다」는 것이 정답. 햇갈려..

⇨ 폐정맥은 심장 안쪽 깊이 자리잡고 있어 채혈이 어렵기 때문에 전신의 여러 동맥에서 채혈하게 된다!

채혈하기 쉬운 순서

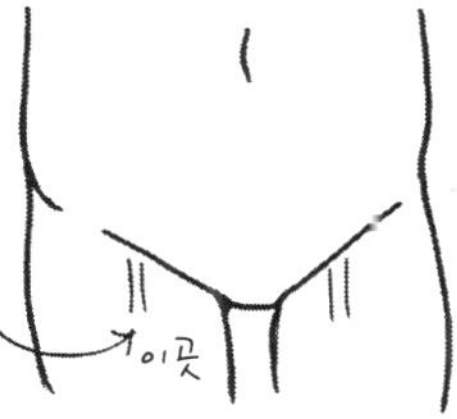

1위: 대퇴동맥

이유: 동맥이 두껍기 때문에 찌르기 쉽다
통증에도 비교적 둔하다.

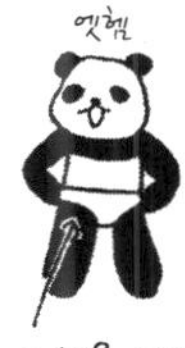

여성용 팬티의
이 라인(서혜라고 합니다)

어떤 곳이라도 결국
보이지 않는 상태에서
바늘로 찌르는 것이기에
신경 손상의 위험은
있습니다.

↓

팔 신경을 건드리면 큰일이니

↓

가능하다면
1위(좌우) → 2위(좌우) → 3위(좌우)
의 순서로 하는 것이 좋습니다.

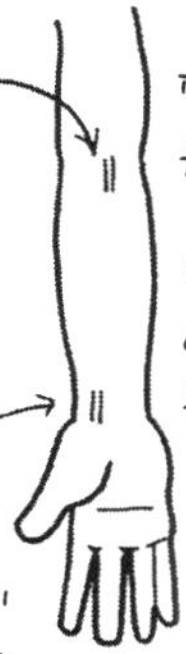

2위: 상완동맥

팔꿈치 안쪽의
한가운데

손목
엄지 손가락이
붙어 있는 곳

3위: 요골동맥

이유: 손과 가까운 곳이기
때문에 통각이 많아
너무 아프다.

이것이 혈액가스 채혈키트!!

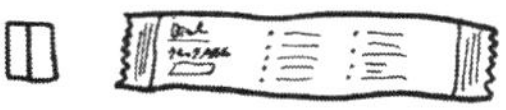

봉지 하나에 들어있다.

OPEN

혈액가스분석용
일회용 주사기

마른 상태에서는 공기가
통과하지만 젖은 상태에
서는 공기를 막는 필터

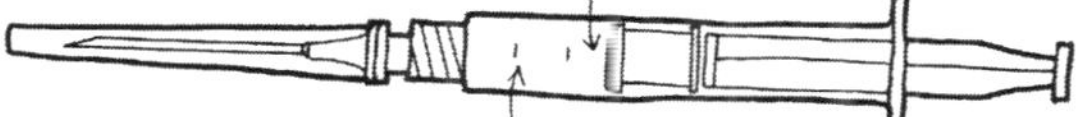

헤파린리튬이 들어 있다. (흰 가루가 들어 있는 타입과
벽에 발려 있는 타입이 있음)

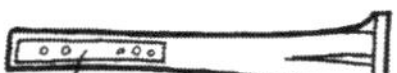

젤라틴 같은 것이 들어 있는 캡
(정식명칭: 실 캡)

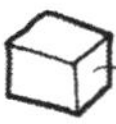

바늘을 꽂아 놓는 고무 큐브

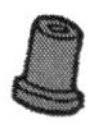

주사기 캡이 되는 고무마개

구조

동맥은 압력이 높기 때문에
바늘을 꽂는 순간

분수처럼

혈액이 분출됩니다.

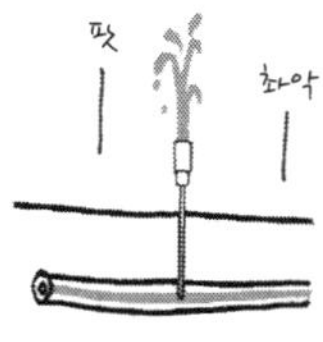

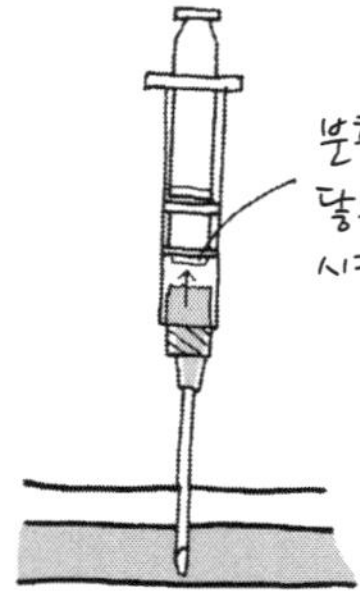

그 외
필요한 것

2 알코올 솜

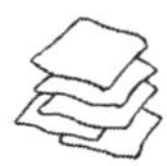

많~이

3 지혈용

이런 특수반창고도
있습니다.

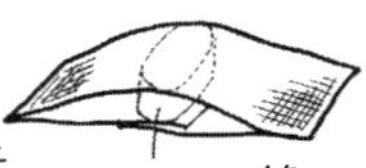

패드가 붙어있음

처음의 장소 선택이 가장 중요합니다!

그럼 가장 널리 쓰이는 대퇴동맥부터 시작해 볼까요?

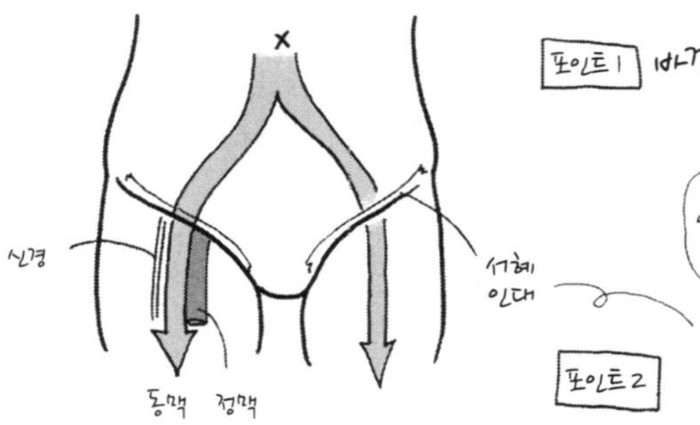

포인트1 바깥쪽 신경만은 건드리지 않도록 신경쓸 것!!

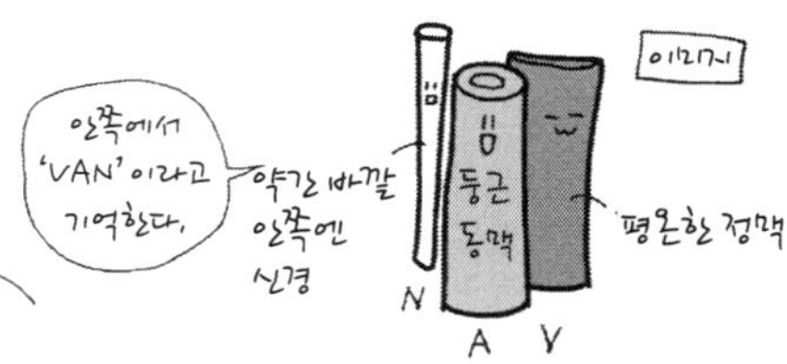

포인트2 서혜인대보다 아래쪽을 찌를 것!
(서혜인대 위쪽은 복강안이기 때문에 지혈하기
어렵달까.. 위험하다!!)

① 맥박을 확인합니다.

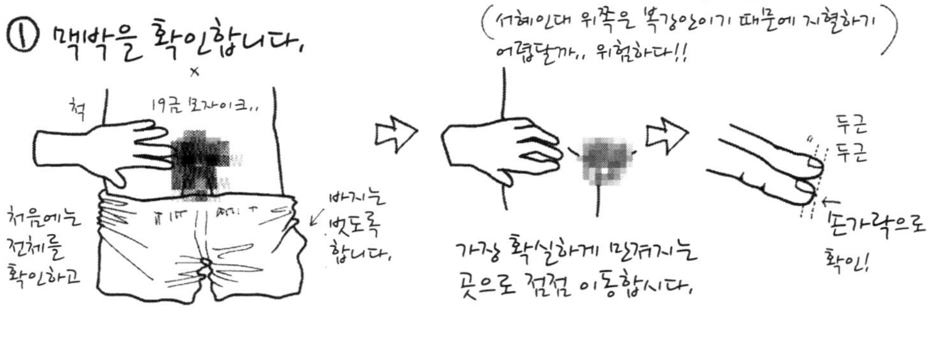

동맥채혈

동맥채혈은 **처음 단계인 촉진이 가장 중요**합니다.

「절대 여기」라고 생각되는 경우엔 항상 맞고,

조금이라도 불안한 경우에는 **절대로 빗겨나죠!!!!!!**

②

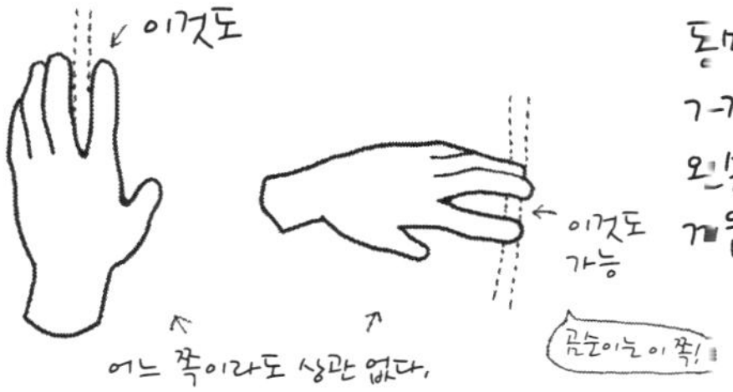

동맥의 두근거림이 가장 잘 만져지는 곳을 택해 왼손 검지 & 중지 사이에 끼웁니다.

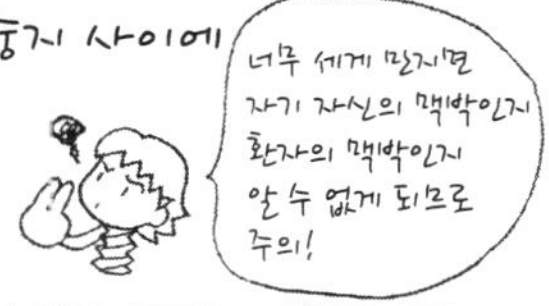

③ 채혈량을 세트합니다.

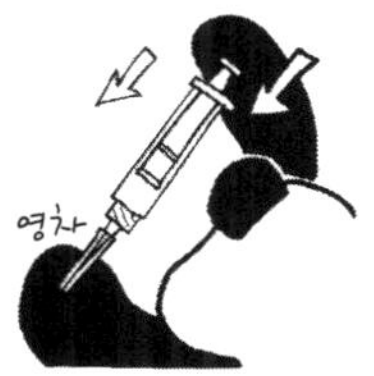

← 혈액가스를 측정만이라면 1mL로 충분하지만 만약을 위해 1.5~2mL 채혈해 두도록 합시다.

※여기까지의 방법은 모두 팔에서도 기본적으로는 같습니다.

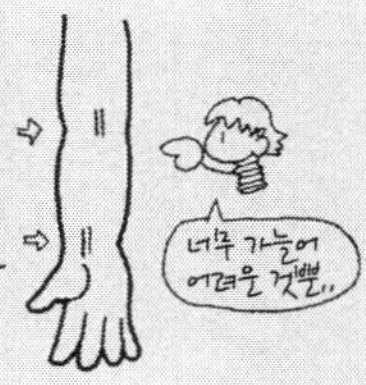

④ 바늘로 손가락 사이를 **수직으로** 찌릅니다.

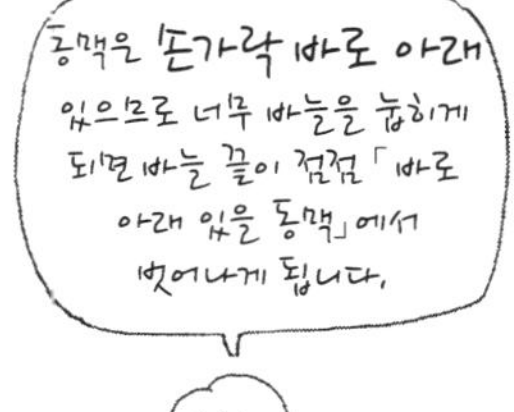

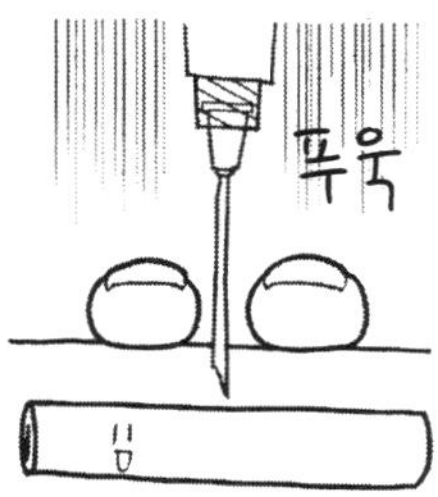

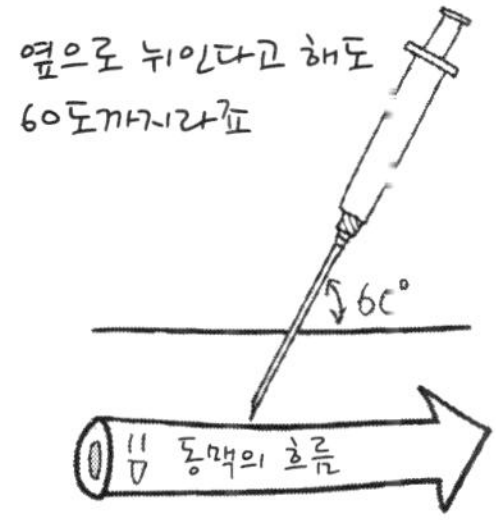

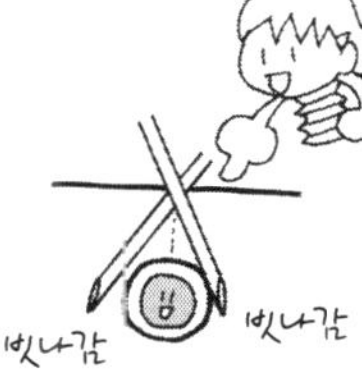

⑤ 동맥 벽에 다다르면 박동이 전해져

「바로 아래 쪽에 두근두근 움직이는 것이 있는 느낌」이 듭니다.

⑥ 더 진행하면 (툭) 하고 벽을 뚫는 느낌이 듭니다.

← 이것도

← 이것도 젊고 혈기찬 혈관이라면 알기 쉽지만 나이드신 분들의 경우 알기 어려울 수 있다.

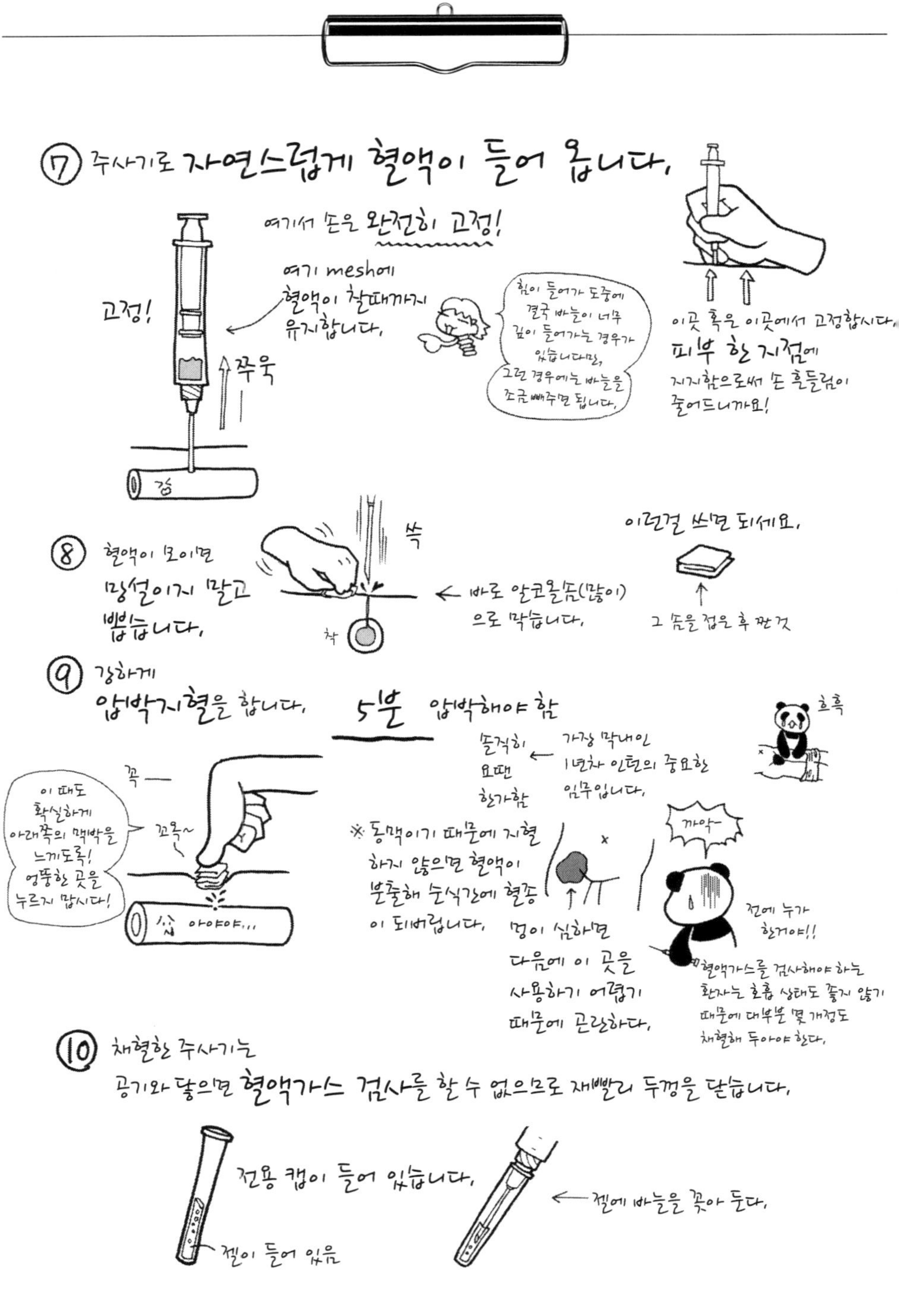
⑦ 주사기로 자연스럽게 혈액이 들어 옵니다.
여기서 손을 완전히 고정!
여기 mesh에 혈액이 찰때까지 유지합니다.
고정!
쭈욱
혈관
힘이 들어가 도중에 결국 바늘이 너무 깊이 들어가는 경우가 있습니다만, 그런 경우에는 바늘을 조금 빼주면 됩니다.
이곳 혹은 이곳에서 고정합시다. 피부 한 지점에 지지함으로써 손 흔들림이 줄어드니까요!
⑧ 혈액이 보이면 망설이지 말고 뽑습니다.
쓱
착
바로 알코올솜(많이)으로 막습니다.
이런걸 쓰면 되세요.
그 솜을 접은 후 짠 것
⑨ 강하게 압박지혈을 합니다.
5분 압박해야 함
솔직히 요때 한가함
가장 막내인 1년차 인턴의 중요한 임무입니다.
흐흑
꾹
이 때도 확실하게 아래쪽의 맥박을 느끼도록! 엉뚱한 곳을 누르지 맙시다!
꼬옥~
혈관 아야야...
※ 동맥이기 때문에 지혈하지 않으면 혈액이 분출해 순식간에 혈종이 되버립니다.
멍이 심하면 다음에 이 곳을 사용하기 어렵기 때문에 곤란하다.
꺄악~
전에 누가 한거야!!
혈액가스를 검사해야 하는 환자는 호흡 상태도 좋지 않기 때문에 대부분 몇 개정도 채혈해 두어야 한다.
⑩ 채혈한 주사기는 공기와 닿으면 혈액가스 검사를 할 수 없으므로 재빨리 두껑을 닫습니다.
전용 캡이 들어 있습니다.
젤이 들어 있음
젤에 바늘을 꽂아 둔다.

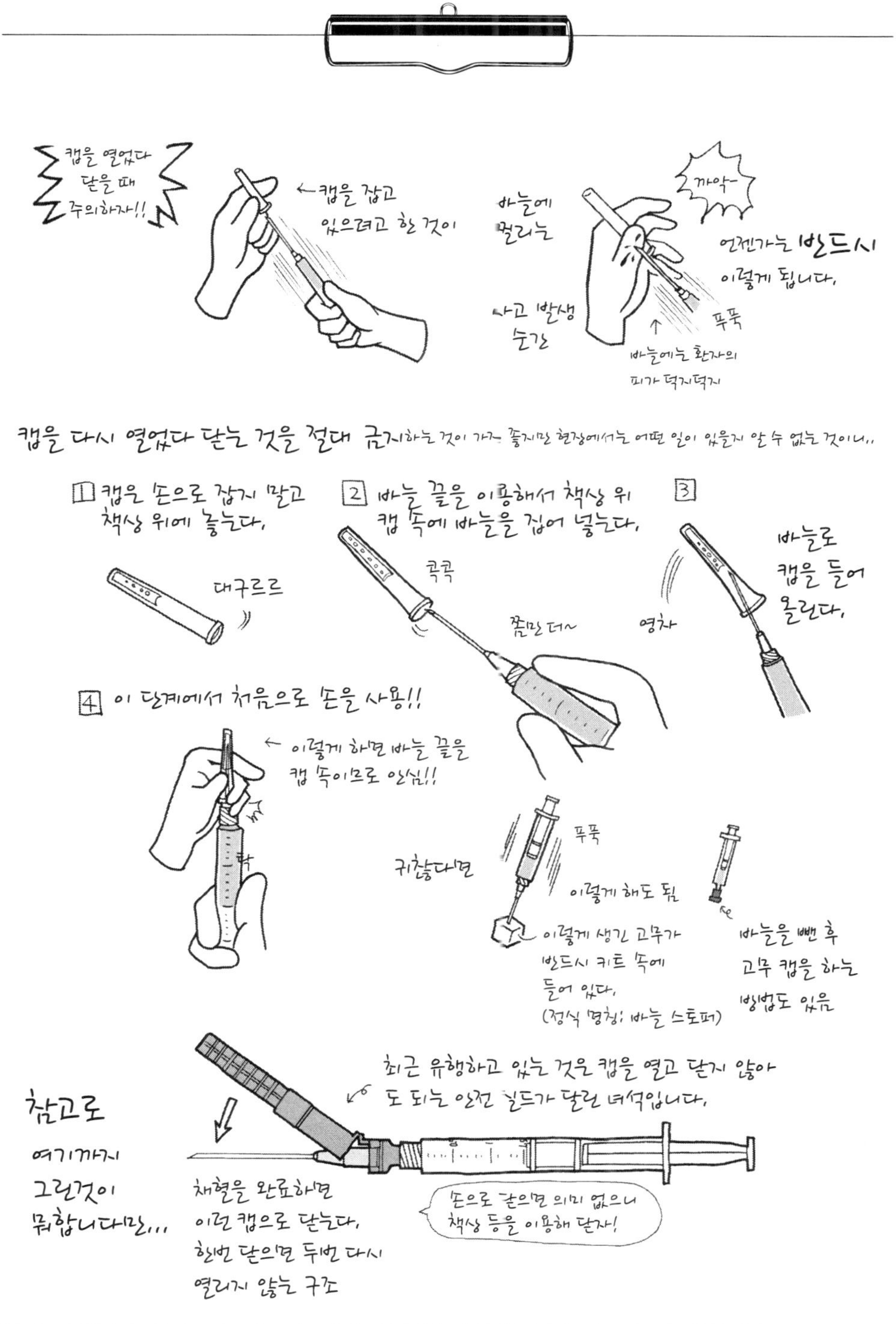
캡을 열었다 닫을 때 주의하자!!
←캡을 잡고 있으려고 한 것이
바늘에 찔리는 사고 발생 순간
까악~
언젠가는 반드시 이렇게 됩니다.
푸푹
바늘에는 환자의 피가 덕지덕지
캡을 다시 열었다 닫는 것을 절대 금지하는 것이 가장 좋지만 현장에서는 어떤 일이 있을지 알 수 없는 것이니..
1 캡은 손으로 잡지 말고 책상 위에 놓는다.
대구르르
2 바늘 끝을 이용해서 책상 위 캡 쪽에 바늘을 집어 넣는다.
콕콕
쫌만 더~
3
영차
바늘로 캡을 들어 올린다.
4 이 단계에서 처음으로 손을 사용!!
← 이렇게 하면 바늘 끝은 캡 쪽이므로 안심!!
착
귀찮다면
푸푹
이렇게 해도 됨
이렇게 생긴 고무가 반드시 키트 쪽에 들어 있다. (정식 명칭: 바늘 스토퍼)
바늘을 뺀 후 고무 캡을 하는 방법도 있음
참고로
여기까지 그런것이 뭐합니다만...
최근 유행하고 있는 것은 캡을 열고 닫지 않아도 되는 안전 실드가 달린 녀석입니다.
채혈을 완료하면 이런 캡으로 닫는다. 한번 닫으면 두번 다시 열리지 않는 구조
손으로 닫으면 의미 없으니 책상 등을 이용해 닫자!

⑪ 쓱쓱 쓱쓱

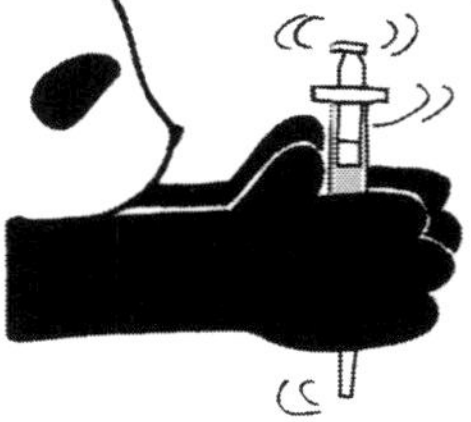

응고되지 않도록
혈액과 헤파린리튬을
잘 섞습니다.

⑫ 가스는 내버려 두면 빠르게 날라가 버리니
바로 검사실에 제출합니다.

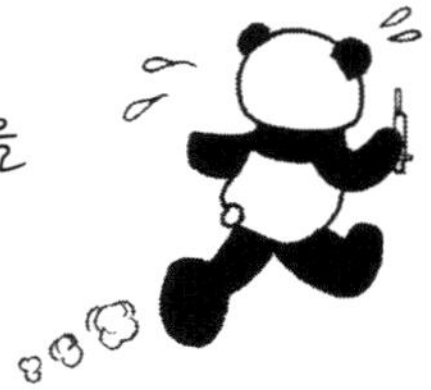

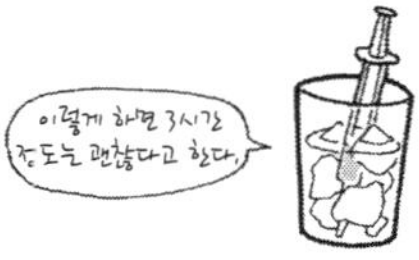

바로
제출할 수 없을
경우에는 얼음물에 넣어 둡니다.

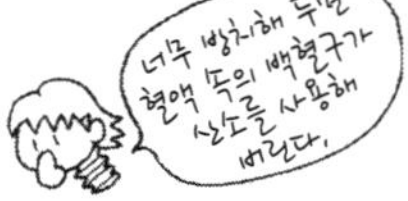

이게 검사도 해버릴까요?

⑬ 혈액가스분석기에
넣을 때는 먼저
바늘을 빼고

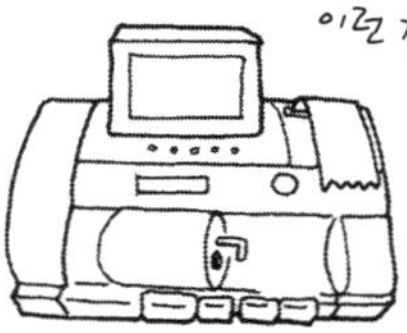

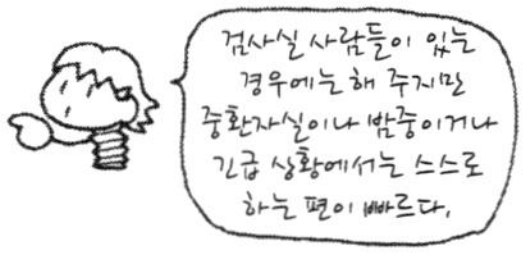

⑭ 분석기는 응고된 혈액을 넣으면
즉사하기 때문에

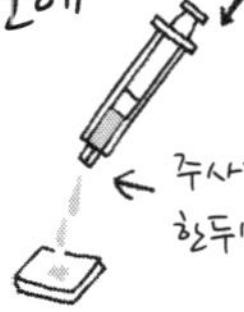

주사기 끝쪽의
한두방울을 버린 후

⑮ 이곳에 꽂습니다.

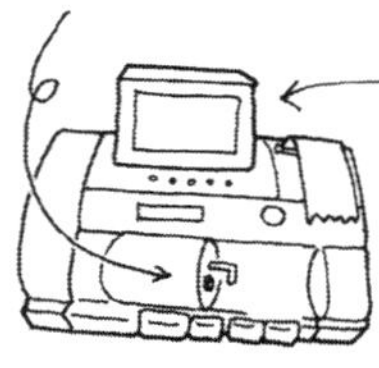

다음은 모니터의 지시를
따르면 된다.
또는
근처의 잘 알 것 같은
사람에게 물어봅시다.

⑯ 결과는 바로
나옵니다.

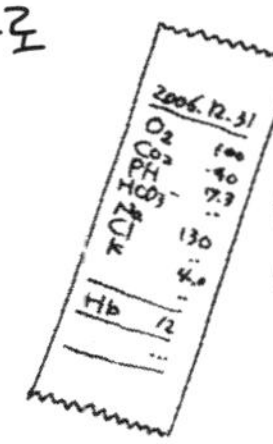

PaO_2 : 동맥혈중의 산소분압
$PaCO_2$: 동맥혈중의 이산화탄소분압

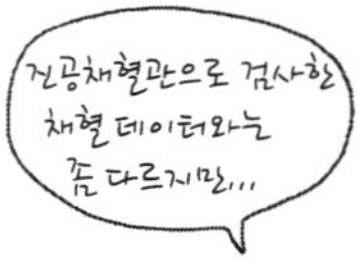

그 외 pH나 HCO_3^-를 알 수 있다.
기계에 따라서는 Hb, 유산, 혈당, Na, K, Cl 등도 알 수 있어 편리하다.

【여러가지 채혈】

장을 마감하며 여기서 잠깐 여러가지 형태로 이루어지는 채혈 요령을 소개합니다. 정맥주사나 동맥채혈을 「하면서」 통상적인 채혈도 해 버리는! 테크닉을 모아 봤습니다.

정맥주사나 동맥채혈을 하는 경우, 잘 될 때는 (혈관에 바늘이 들어가 있기 때문에) 혈액이 줄줄 넘쳐 흐르게 됩니다. 아깝다고 생각한 적 없으신가요? 「이것을 하면서 채혈검사를 하면 편할텐데-」... 누구라도 그렇게 생각할 것입니다. 그렇게 하면 이쪽 수고도 줄어들고 환자가 아픈 경험을 하는 것도 한 번으로 족하니 만사 좋을 텐데요. 전부 좋은 것뿐! 사방팔방만만세! 우주는 평화로울 것입니다. 그러니 꼭 이 테크닉을 마스터 하도록 합시다.

잠깐, 쉬어 갑시다! 여러가지 채혈

동맥혈 가스를 검사하면서 통상적인 채혈도 해 버리는 테크닉

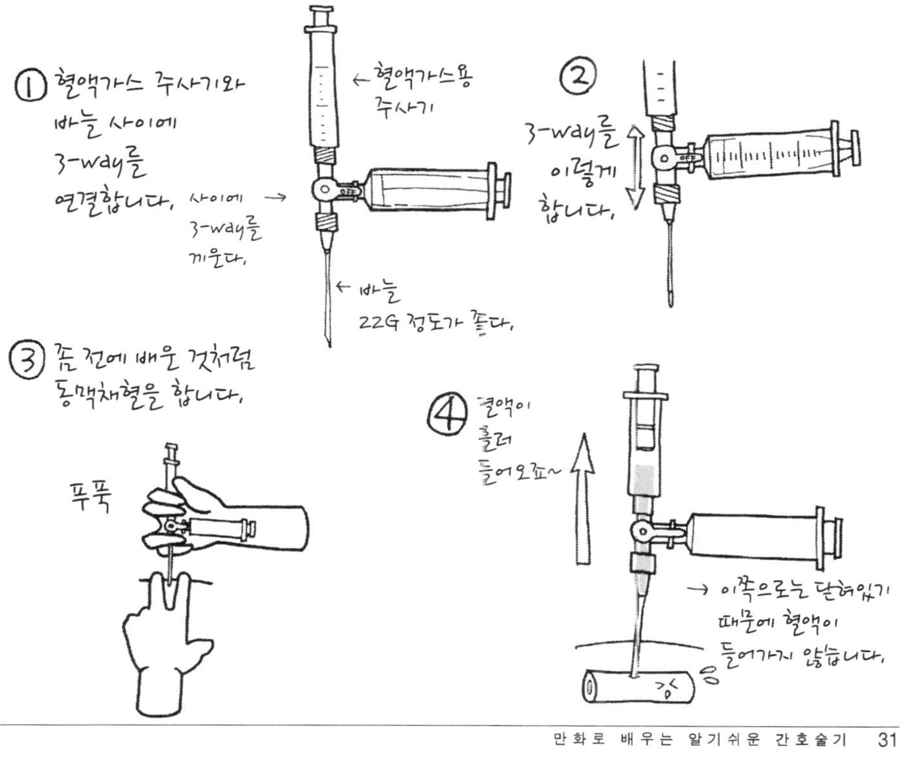

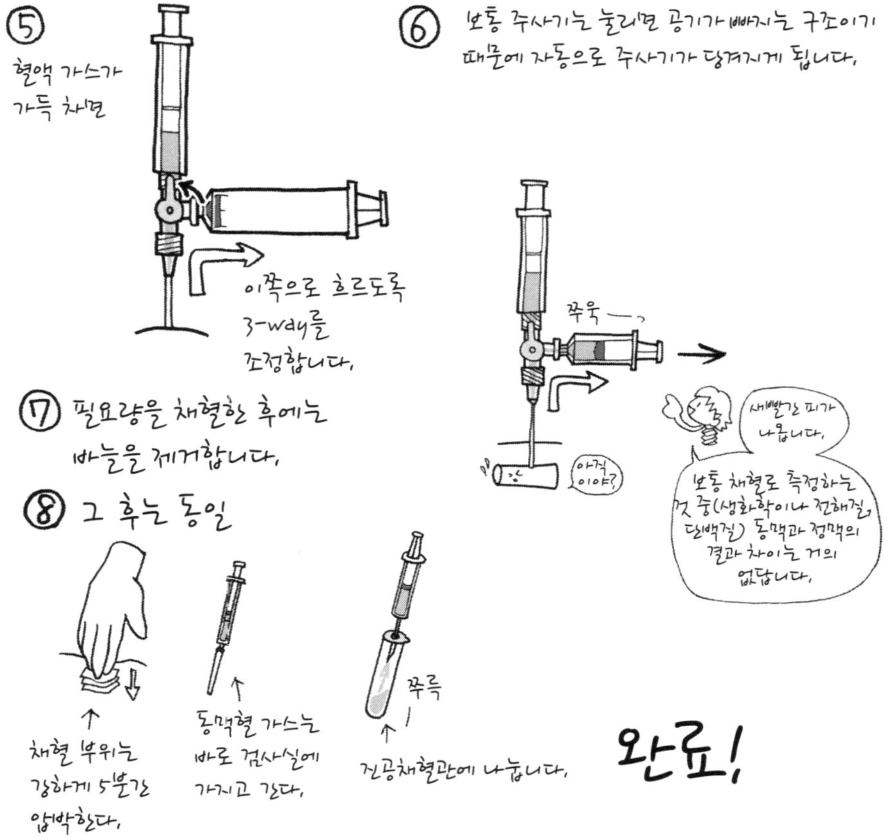

Column 동맥채혈에는 왜 전용 주사기를 사용하는가?

보통 채혈에 사용하는 통상적인 일회용 주사기의 경우

・동맥혈이 자동적으로 역류하지 않는다 = 주사기를 당겨야 하기 때문에 상당히 다루기 어렵다. 당기는 동안 손이 떨리거나 주사기를 당기는데 양 손을 사용하게 되는 경우도 많다. 솔직히 어려움.

・공기와 혈액이 섞이기 쉽다.

・미리 소량의 헤파린액을 채워 내관을 따뜻하게 해 두어야 한다.

...이렇게 귀찮고 다루기도 어렵기 때문에 사용하지 않습니다. 혈액가스를 측정하는 것이 목적이 아닌 채혈이라면(혈구수나 생화학만을 알고 싶은 경우) 동맥을 찌를 때 통상적인 주사기를 사용해도 됩니다.

뭐... 통상적인 채혈이라면 정맥에서 채혈하면 되는 것이지만요...

【실은 O_2 농도가 아닌 CO_2 농도를 보는 것입니다】

호흡상태 파악을 위한 가장 간단한 방법은 통칭「동맥 산소포화도」를 확인하는 것입니다. 정확하게는「경피적 동맥혈 산소포화농도」라고 하며 기호는 SpO_2입니다. 손가락에 끼우는 그것이죠.

이는 물론 피부에서 측정한 값으로(SpO_2의「p」는 경피적 percutaneous라는 의미), 동맥채혈로 직접 측정한 동맥혈 산소포화도(SaO_2)와 차이가 있을 수는 있습니다만, 대체적으로 맞습니다. 따라서 동맥채혈로 알고 싶은 것은 동맥혈의 산소농도가 아닌 것입니다. 그럼 무엇을 알고 싶은 것일까요? 실은 **이산화탄소 농도**랍니다. 이것을 간단히 설명해 드리자면 이렇습니다.

이론적인 자세한 이야기는 생리학 교과서에 자세히 나와 있으니 여기에서는「산증(acidosis)」과「생체항상성(homeostasis)」을 중심으로 생각해 봅시다. 산증이란「혈액의 산도(pH)가 산성이 되는 것」입니다만 아주 직설적으로 말하면 **「상태가 나빠지고 있다」**는 것이죠. 인간과 마찬가지로 세포도 산소를 마시고 이산화탄소를 토해 냅니다. 배출된 이산화탄소가 혈중에 녹으면(이산화탄소 수용액을「탄산수」라 할 정도) 혈액의 pH는 산성이 됩니다. 그리고 혈중 이산화탄소 농도는 폐와 신장에서 조절되지요. 간단히 말해 호흡을 멈추거나 소변을 누지 않으면 몸은 산증이 됩니다(어렵게 말해 호흡부전과 신부전이 되는 겁니다).

한편 생체항상성이란 생물에서 빠질 수 없는「항상성을 유지하는 기전」입니다. 체온이나 혈당치는 반드시 어느 정도의 범위로 조절되고 있지요. 그 중에서도 pH는 우선순위가 상당히 높게 설정되어 있어 다른 것을 희생해서라도 pH를 유지하려 하게 됩니다. 호흡이 나빠져 산증이 되면 그만큼 신장이 작동하여 어떻게든 되돌리려고 하게 되지요. 이를 보상기전(compensatory mechanism)이라 합니다. 신장이 기능하지 못한 부분에 대해서는 폐가 열심히 작용합니다. 이와 같이 인간은(생물은) 어떻게든 pH를 7.4 정도(정확하게는 7.35~7.45)로 유지하려 하죠. 왜 그렇게 pH 유지가 중요한지를 솔직히 잘 모르겠습니다. 다만 생물의 모든 활동은 화학반응이 기본이고 그것을 유지하는 것은 효소들이라는 점은 확실합니다. 효소가 활발히 활동하기 위해서는 pH가 매우 중요하고 효소마다 정해져 있는 최적 pH를 벗어나면 활성이 극단적으로 저하되어 버리지요. 즉, 몸의 pH가 비정상적이면 화학반응을 할 수 없게 되는 것입니다. 그렇게 되면 더 이상 생명유지는 불가능하게 되므로 pH 유지가 지상 명제가 되는 것이죠.

잠깐 다음 페이지의 동맥혈 pH와 $PaCO_2$, 동맥혈장 HCO_3-의「노모그램(계산도표)」을 봐 주세요. (1) 이 정상범위입니다. 폐나 신장이 나빠져 산증이 되면 변화의 방향은 (a)나 (b) 방향이 될 것입니다. 그렇다면 **호흡이 갑자기 멈춘 경우**에는 어떻게 될까요? CO_2를 배출할 수 없기에 $PaCO_2$는 점점 상승하게 되겠지요. 이는 계산도표의 (a) 방향이 됩니다. 따라서 동맥혈채혈을 한 결과가 (2) 부근에 있으면 호흡 상태가 갑자기 나빠졌다」고 생각할 수 있겠습니다. 그러나 만성적으로 원래 호흡 상태가 나빴던 사람의 경우는 다릅니다. 생체항상성이 작용하여 신장이 pH를 되돌리려고 하는 것은 (c) 방향으로 작용하는 힘이 되므로 검사 결과는 그 중간 근처인 (3) 이 될 것입니다. 이 경우「호흡 상태가 원래 좋지 않으며 그 상태가 길게 지속되고 있다」고 판단할 수 있겠습니다. 이렇게 동맥혈채혈의 결과가「계산도표 위 어디에 있을까」를 보고 원인을 알았다면 치료 방법을 생각해 봅시다. 폐가 원인이 산증(호흡성 산증)이라는 것을 알았다면 산소는 충분한지, 호흡 횟수는 어떤지, 폐 자체의 상태는 어떤지를 순서대로 생각하게 됩니다. 중요한 것은 투여된 산소가 최종적으로 혈액에 의해 운반될 것인지를 생각하면 됩니다. 산소가 부족하면 투여하도록 합시다. 호흡횟수가 부족하다면 삽관하여 호흡기의 보조를 받습니다. 폐가 흰색이라면 물을 빼 주면 되겠지요. 여기서 소개한 계산도표를 어느 정도 머리에 그리면서 원인을 찾아 치료 방법을 생각해 봅시다. 그것이 전략이라는 것입니다.

그러므로 혈액가스 분석 결과가 나오면 우선 **동맥혈의 이산화탄소 농도**를 체크합시다. 이는 호흡지표가 됩니다. 정상치인 40mmHg 정도보다 날렸는지(날았다는 것은「가스 휘발」의 의미로 수치적으로「작은 상태」를 의미)를 확인합시다. 다음으로는 산증인지 알칼리증인지를 봅니다. pH가 7.35보다 작으면 산증, 7.45보다 크면 알칼리증이 되겠지요. 그 다음 그것이 **폐에 원인이 있는지(호흡성), 그 이외의 원인인지**를 고민합니다. 이 때 사용하는 이론이 앞서 말한 계산도표입니다. 그러나 실제 현장에서 계산도표를 사용해 하나하나 생각하고 있을 여유는 솔직히 없죠. 이 때 사용할 수 있는 지표가 **BE(base excess : 염기과잉)**입니다. 혈액가스 측정기도 자동으로 계산해 주니 이를 확인합시다. BE는

대사성 산증(호흡이 원인이 아닌 산증입니다)의 지표가 됩니다. BE는 0이 기준으로 -5를 밑돌면 대사성 산증인 것입니다. 수치가 작아지면 산증이라는 것은 pH가 내려가면 산증이라는 것과 같아 기억하기 쉽죠. 그럼 CO_2와 BE가 모두 나빠지고 있는 경우 어떻게 생각하면 좋을까요? 이 경우가 「생체항상성」을 생각해야 하는 경우입니다. 크게 비정상적인 곳이 근본적인 원인으로 벌써 다른 한편으로는 그를 되돌리려 노력하고 있다(compensatory mechanism)고 생각합시다. 이런 식으로 어째서 몸 상태가 좋지 않은지, 산증의 원인은 무엇인지를 생각해 가는 겁니다. 「음...(CO_2) 수치가 높군...(호흡기의 호흡 횟수를) 조금 올릴까…」 등등. 이런 것을 알고 있다면 치료 방침에 관한 이해도 좀더 깊어지겠지요.

마지막으로 알칼리증에 대해 이야기해 봅시다. 알칼리증은 산증의 반대죠. 병원에 오는 사람은 대개 「몸의 상태가 나쁘기」에 산증 경향에 있습니다만, 이따금 알칼리증인 사람도 있습니다. 대표적인 알칼리증으로는 「구토」, 「이뇨제」와 「과환기증후군」이 있죠. 구토의 경우 위액이 H^+, Cl^-를 상실해 그 결과 알칼리증이 되는 것입니다. 이뇨제의 경우 이뇨제 때문에 「신장이 너무 작동」하여 알칼리증이 되는 거죠. 또 과환기증후군의 경우는(「과호흡발작」이라고도 할 정도로) 「폐가 너무 작동하는 것」이 원인이 됩니다. 이 경우 혈액가스는 우선 $PaCO_2$가 저하됩니다. 「발작」이라 할 정도의 급변이므로 「대사」 즉 BE가 보상할 수 있는 시간이 없기 때문에 BE는 그다지 변화하지 않았을 것입니다(변화했다면 폐의 알칼리성을 보상하기 위해 약간 내려간 것이겠죠). 실제 현장에서는 (대체로 젊은 여성의) 호흡곤란이나 의식소실발작 형태로 내원하게 되기에 우선 혈액가스를 확인한 후 「$PaCO_2$저하와 BE 불변(또는 경도저하)」이라는 결과에서 과환기증후군을 진단하고 봉투를 코와 입에 대고 반복해서 호흡하는 「종이봉투 호흡법」을 실시합시다.

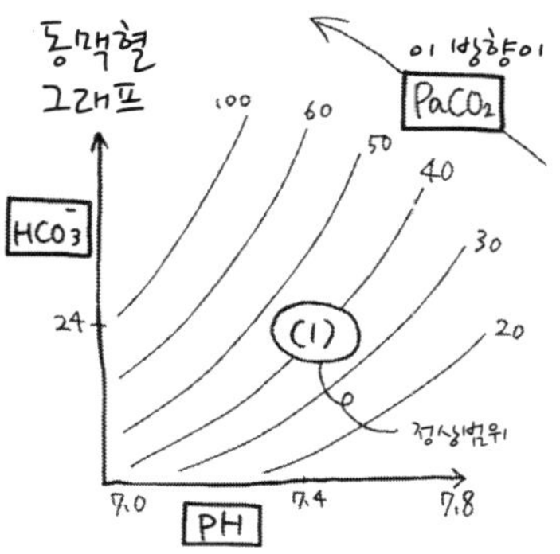

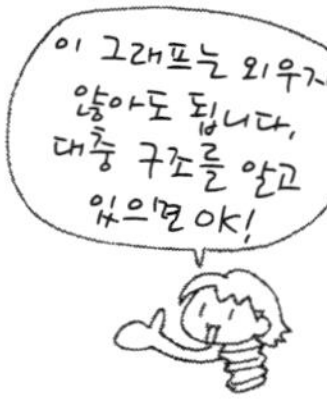

이 그래프는 외우지
않아도 됩니다.
대충 구조를 알고
있으면 OK!

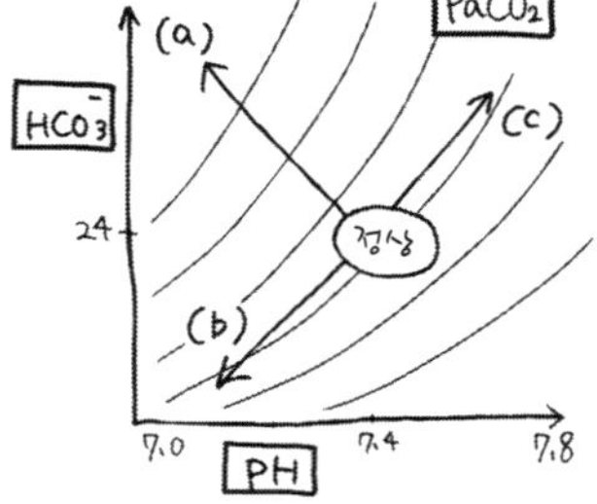

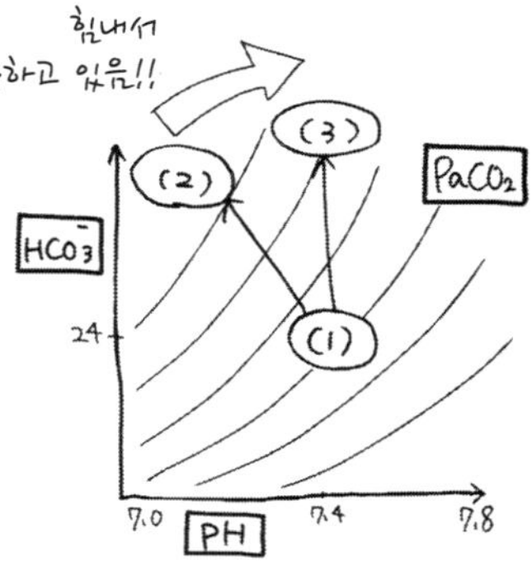

주사

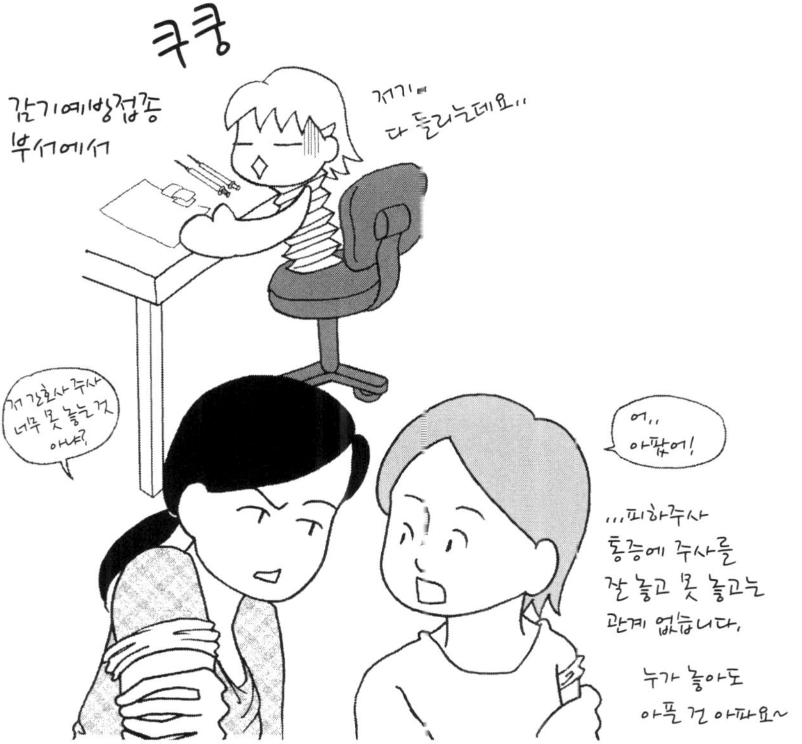
쿠쿵
감기예방접종 부서에서
저기.. 다 들리는데요..
저 간호사 주사 너무 못 놓는것 아냐?
어.. 아팠어!
...피하주사 통증에 주사를 잘 놓고 못 놓고는 관계 없습니다.
누가 놓아도 아플 건 아파요~

【주사】

다음은 주사입니다. 여러분, 주사라면 어떤 것을 떠올리게 되시나요?
예전부터 엉덩이를 푸욱 찌르던 그것? 어릴 적 너무 싫어서 열이 나길 바라던 예방접종? BCG 예방접종을 맞지 않으려고 스스로 마구 때려 홍반을 가능한 크게 만들었던 투베르쿨린 반응검사? 아니면 성인인 당신은 흰 가루를 너무 좋아하는 사람들이 팔에 마구마구 놓는 그것을 생각하고 있을지도 모르겠습니다.

주사는「어디에」놓는지에 따라 4 종류로 분류합니다. **정맥주사·근육주사·피하주사·피내주사**가 그것이죠. 일반적으로「혈액의 흐름이 좋은 부위」의 경우 그 약은 눈 깜짝할 사이에 몸 속에 넓게 퍼지기에 혈중농도가 상승하고 바로「약이 듣는」상태가 됩니다. 지금 눈앞에 혈압이 아주 낮은 환자가 있어 1초라도 빨리 혈압을 올리고 싶다!! 하는 경우에 유효하죠.

하지만「눈 깜짝할 사이에 체내에 퍼진다」는 것은 눈 깜짝할 사이에 간에도 흘러 들어가 눈 깜짝할 사이에 **약을 분해한다!** 는 의미도 됩니다. 약의 혈중농도는 눈 깜짝할 사이에 떨어져 효과가 없어지게 되는 것이죠. 빠른 효과는 눈 깜짝할 사이에 사라지는 것! 양날의 검이라 할 수 있겠습니다.

따라서「가능한 길~게 효과가 있었으면 하는」약(인슐린 등)은 일부러 혈액순환이 좋지 않은 곳에 투여해 혈중농도를 지속시킵니다. 이런 식으로 약의 사용목적에 따라 투여 방법을 바꾸는 거죠.

그럼 각각의 방법을 배워 봅시다.

❀ 약이 빨리 듣는 순서

1위		2위		3위		4위		
정맥에 놓는다,	>	근육에 놓는다,	>	피하부위에 놓는다,	>	피부 안쪽에 놓는다,	(>먹는다)	
‖		‖		‖		‖	‖	
정맥주사	>	근육주사	>	피하주사	>	피내주사	>	경구투여
참고로 흡수속도는 10	:	2	:	1	< 정도			

※ 피내주사는 흡수가 목적이 아닌 반응을 보기 위한 주사인 경우가 많다,

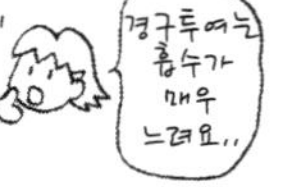

❀ 먼저 약을 채워 봅시다,

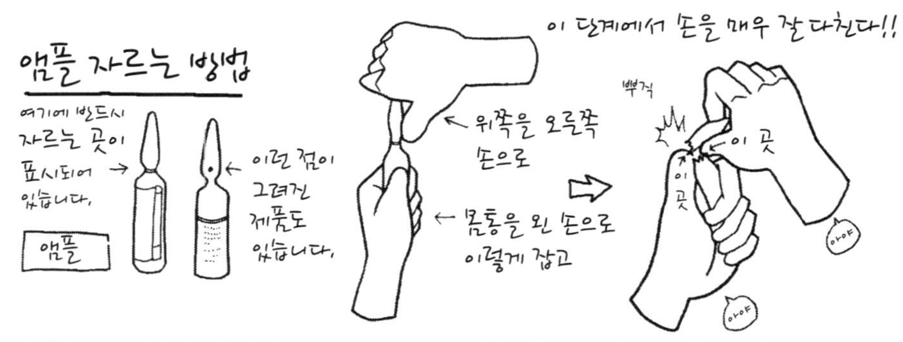

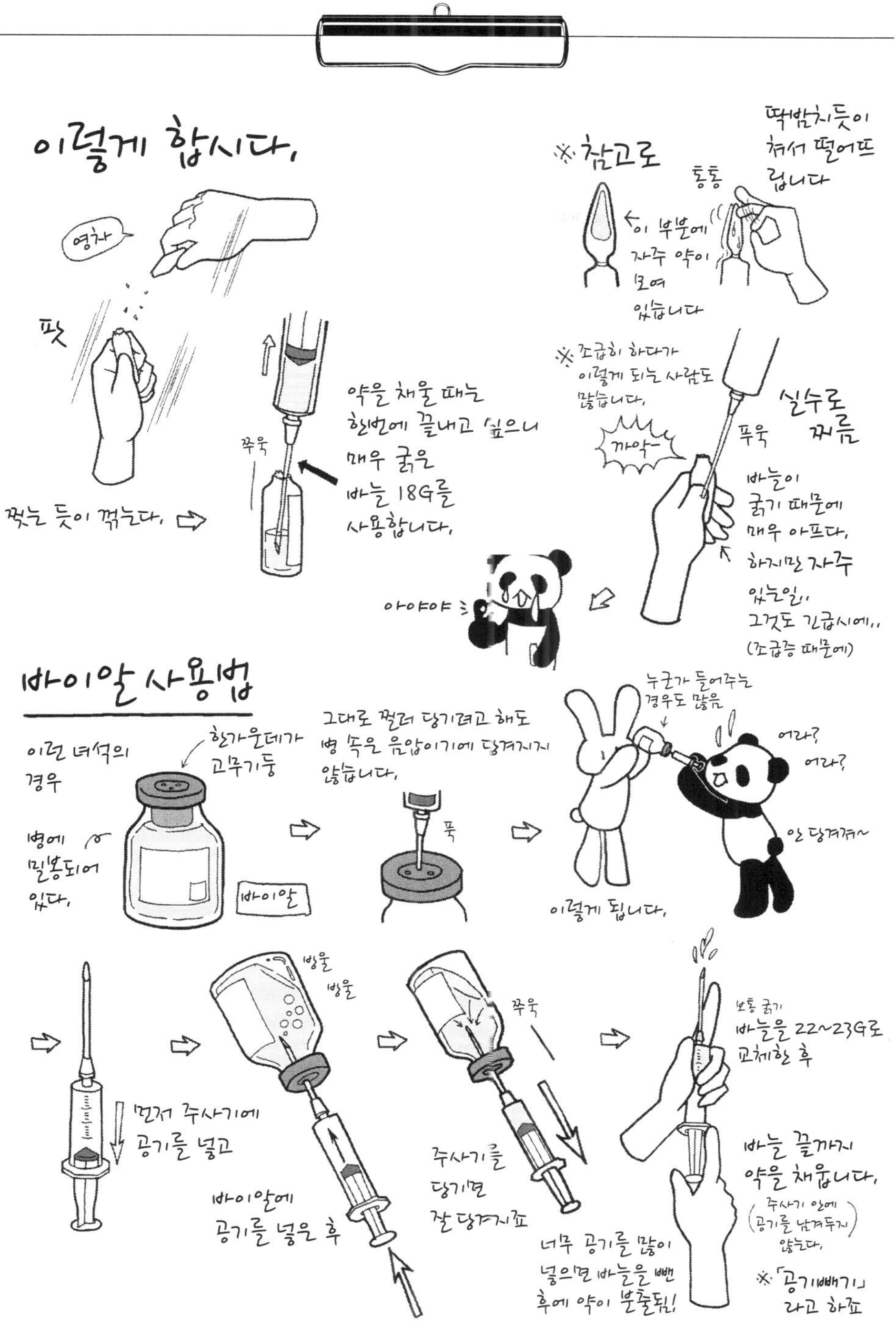
이렇게 합시다,
영차
팟
꺾는 듯이 꺾는다,
쭈욱
약을 채울 때는
한번에 끝내고 싶으니
매우 굵은
바늘 18G를
사용합니다,
※참고로
이 부분에
자주 약이
모여
있습니다
통통
딱밤치듯이
쳐서 떨어뜨
립니다
※조급히 하다가
이렇게 되는 사람도
많습니다,
까악~
푸욱
실수로
찌름
바늘이
굵기 때문에
매우 아프다,
하지만 자주
있는일,,
그것도 긴급시에,,
(조급증 때문에)
아야야
바이알 사용법
이런 녀석의
경우
한가운데가
고무기둥
병에
밀봉되어
있다,
바이알
그대로 찔러 당기려고 해도
병 속은 음압이기에 당겨지지
않습니다,
푹
누군가 들어주는
경우도 많음
어라?
어라?
안 당겨져~
이렇게 됩니다,
먼저 주사기에
공기를 넣고
방울
방울
바이알에
공기를 넣은 후
쭈욱
주사기를
당기면
잘 당겨지죠
너무 공기를 많이
넣으면 바늘을 뺀
후에 약이 분출됨!
보통 굵기
바늘을 22~23G로
교체한 후
바늘 끝까지
약을 채웁니다,
(주사기 안에
공기를 남겨두지
않는다,)
※「공기빼기」
라고 하죠

완료

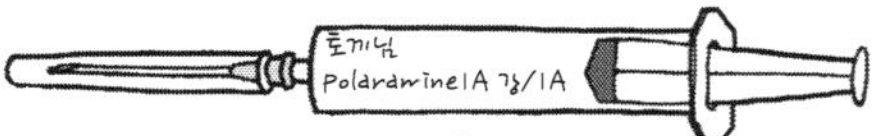

반드시 매직 등으로
내용을 적어 둡시다.
(환자 이름도 적어 놓으면 더욱 좋음)

주사기에 들어간 후에는 내용이 무엇이든지
모두 「그냥 투명한 액체」 입니다.
놓여 있는 다른 사람의 주사기를 실수로
사용하는 경우도 있을 수 있죠.
위험해요!

빠른 효과 1위 : 정맥주사 줄여서 「정주」

약물 중독자가
흰 가루를 녹여
주사하는 그 곳!!

정맥에 놓으면 되는 것이기에 기본은 지금까지 해 온 채혈이나 혈관주사와 같습니다.

① 무엇보다도 **환자 본인 확인!!!!**

효과가 빠르기 때문에
투여를 잘못한 경우 매우
위험한 상황이 될수 있습
니다. 되돌릴수 없는 일이죠.

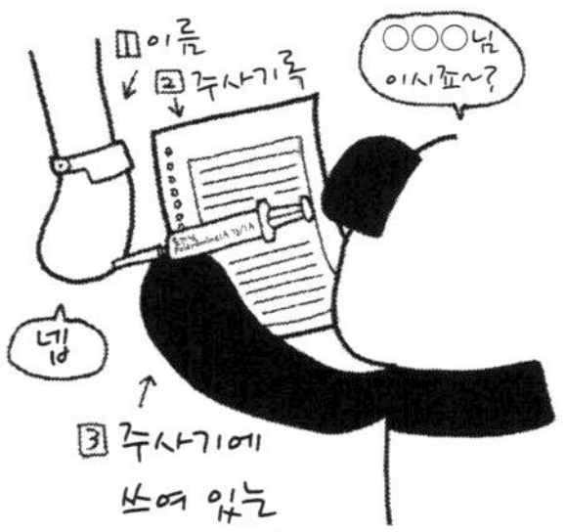

1 이름
2 주사기록
○○○님
이시죠~?
넵
3 주사기에
쓰여 있는
내용과 이름

② 주사놓기 좋은 동맥을 찾습니다.
팔꿈치 안쪽이었죠~

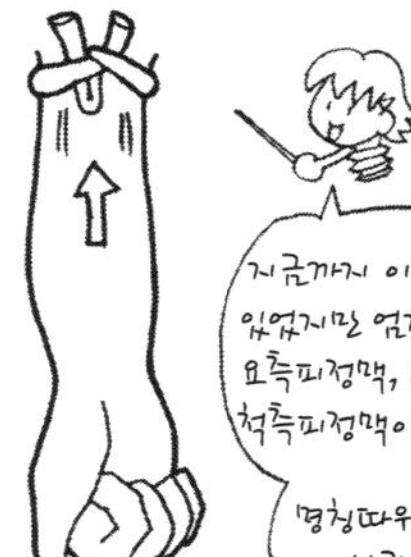

지금까지 이름을 무시하고
있었지만 엄지 손가락 쪽을
요측피정맥, 새끼 손가락 쪽을
척측피정맥이라고 합니다.
명칭따위 뭐가 되든지
상관 없지만요

③ 손을 쥐었다
폈다를
반복하게
합니다.

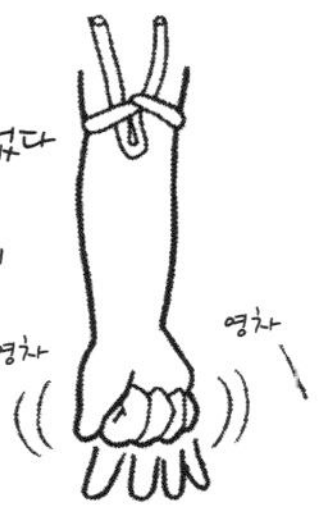

영차
영차

④ 알코올솜으로 닦습니다.
(지금까지와 같음)

⑤ 찌를 때는 망설이지
말고 푹!
(지금까지와 같음)

이 곳도 좋습니다.

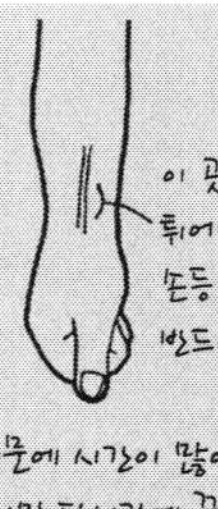

손목이 잘 돌아가기 때문에 시간이 많이 걸리는
정맥주사에는 좋지않지만 단시간에 끝나는
주사에는 좋은 장소입니다.

⑥

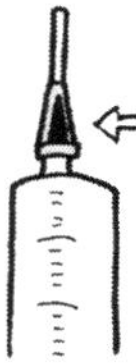

⇦ 이곳으로 역류하는 것이 보인다면

⑦ 반드시!! 주사기를 당겨 검붉은 혈액이 역류하는 것을 확인합니다.

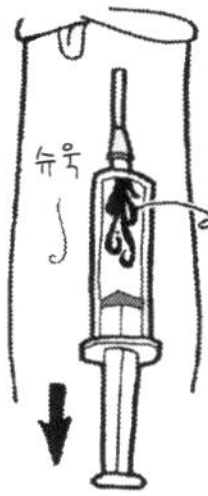

이것이 정맥에 들어간 증거입니다.

신선한 붉은 색으로 당기지 않아도 뿜혀 나온다면 동맥에 들어가 있는 것입니다.

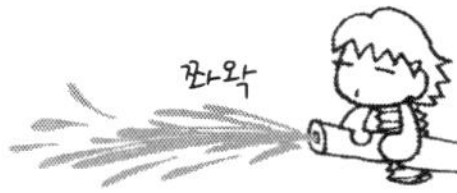

동맥은 손가락이나 손으로 가는 혈액을 운반하는 역할을 하기 때문에 막히면 큰일납니다! (손가락 혈행이 안 좋아져 잘 못하면 괴사되는 경우도 있음) 절대로 동맥에 약을 주입하지 않도록 합시다.

⑧ 지혈대를 풀고 약을 투여합니다.

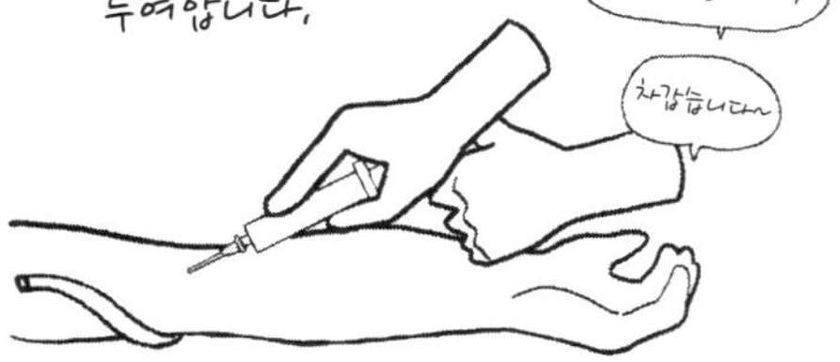

드물게 약제에 심한 알레르기(아나필락시스)를 일으키는 경우가 있으므로 처음에는 천천히 투여합니다.

⑨ 괜찮은 것 같으면 조금씩 속도를 높여 투여합니다.

⇧

어떤 책에는 「1mL/분의 속도로 투여한다」라고 (한마디로 1분에 1mL) 쓰여 있지만, 저자는 그렇게 천천히 넣는 사람은 본 적이 없네요

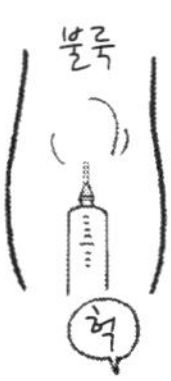

바늘을 찌른 곳
※천자부위가 부풀어 오른다면 약이 새고 있는 것입니다.

→ 바로 투약을 중지하고 바늘을 뺍니다. 다음 곳에서 다시!

⑩ 전부 투여한 후에는 바늘을 뺍니다.

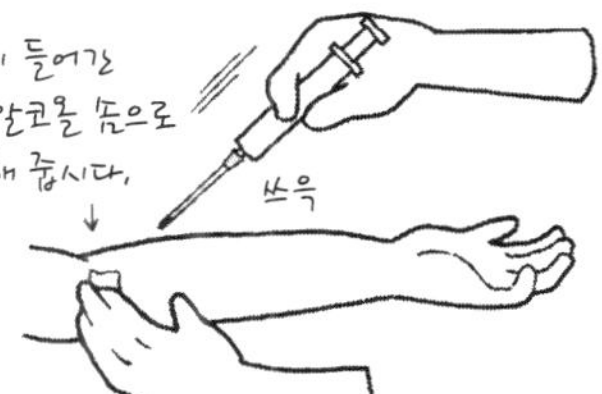

⑪ 피가 멈출때까지 압박하게 합니다.

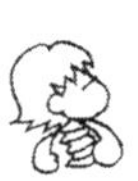

귀찮다고 그냥 투여하는 일이 절대 없도록!

약이 듣지 않는 것은 물론이거니와 잘못하면 피부가 썩을 수 있음

끝

2위 : 근육주사 줄여서 「근주」

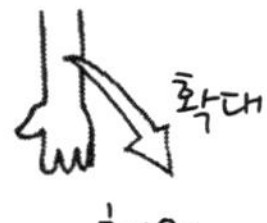

신체 중심쪽에 가까울수록 혈관이 굵기 때문에 혈행이 좋다.

이콜 흡수도 빠르다.

이콜 약효도 빠르다. ...고 생각합시다.

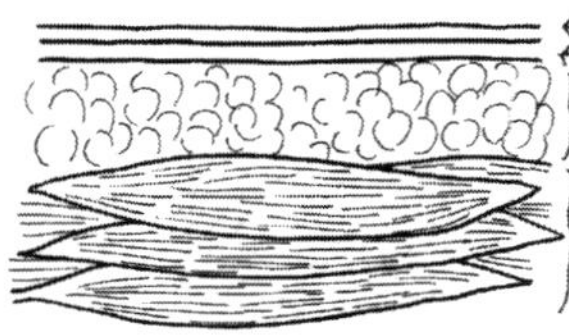

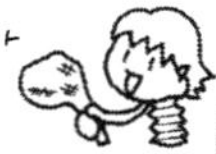

근육은 일꾼!=에너지를 많이 사용한다. =산소와 영양이 필요 = 혈행이 풍부하다.. 는 것이겠죠

포인트

- 5mL정도 까지는 투여할 수 있다.
- 정맥정도로 즉효를 바라는 경우가 아닌, 그런대로 빠르고 그런대로 긴 시간동안 약효를 유지하고 싶은 경우
  예) 복통시의 부스코펜® 경련시의 페노발®
- 혈관에 투여하면 혈관이 상할 수 있는 자극이 심한 약, 유성액, 현탁액 등
  예) 호르몬제
  - 유성액: 물이 아닌 기름에 녹인 약
  - 현탁액: 용제에 미세한 입자가 균일하게 섞인 약

근처에 중요한 혈관이나 신경이 없는 **굵은 근육**이라면 어디라도 상관 없지만

가장 자주 사용하는 곳은 이곳 입니다. 삼각근

제겐 「슬램덩크 근육」으로 통하죠

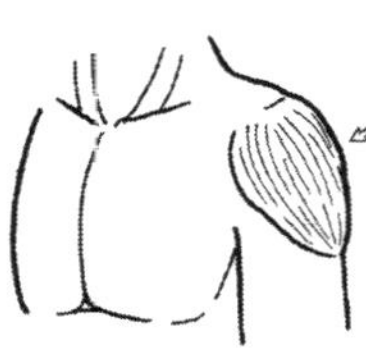

또는

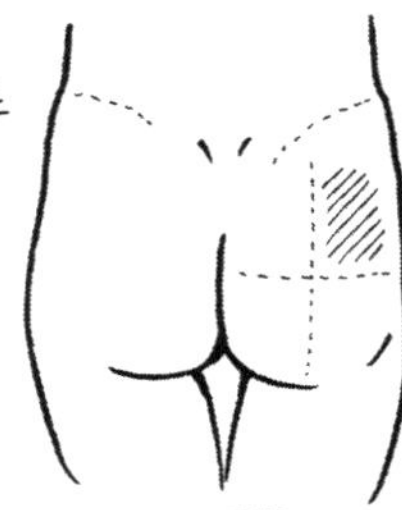

이곳

이전에는 자주 엉덩이를 때렸었지요..

※ 어떤 주사라도 반복적으로 놓아야 할 경우에는 조금씩 장소를 바꾸어 가면서 놓습니다. (예: 인슐린 피하주사, 호르몬 근육주사) 그 부분이 딱딱해 지거나 잘 못하면 괴사되는 일도 있으니 주의!

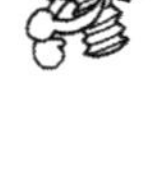

삼각근이 얇은 여성분 등에겐 지금도 엉덩이에 주사를 놓는 경우가 있습니다만, 옷 벗기는 것도 귀찮고 근처에 좌골신경도 있기 때문에 팔이 두껍다면 삼각근이 주류입니다.

①

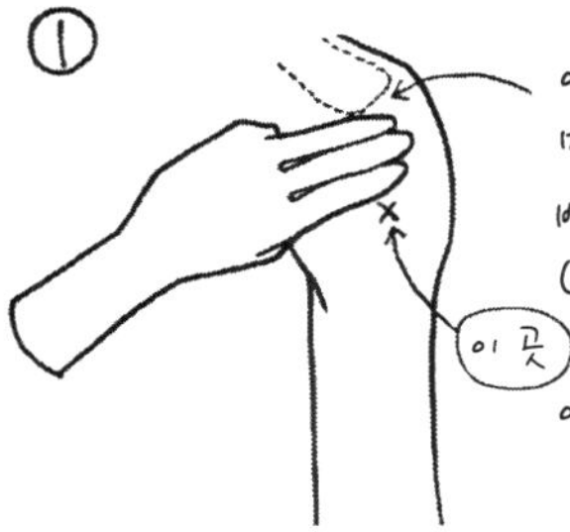

어깨의 이 지점에서
만져지는
뼈(견봉)에서 3횡지
(손가락 3개를 옆으로
둘 때의 폭)
아래가 노리는 곳!

② 알코올솜으로 닦은 후
왼손으로 삼각근을 잡고
피부를 늘립니다.
쭈욱

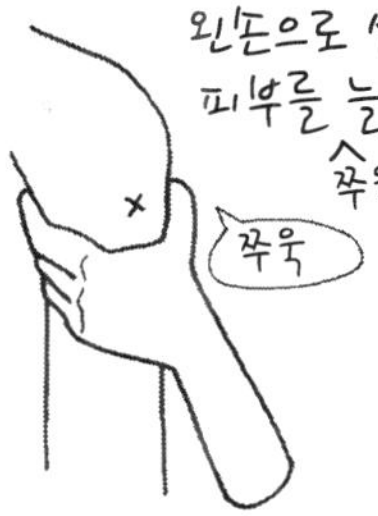

③ 주사기는
연필쥐듯이 쥐고

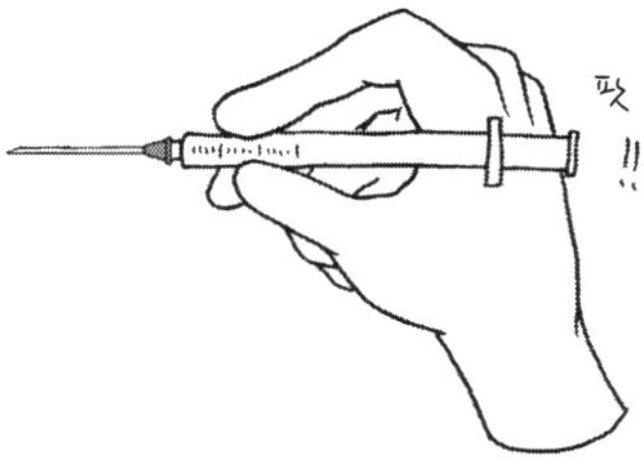

대담하게 이렇게
잡는 사람도 있습니다.

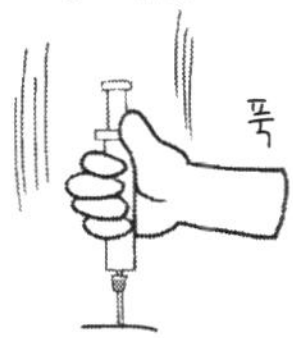

바늘의 기본은 22G or 23G
이지만 조금 가늘어도 괜찮습니다.

※ 근육은 깊기 때문에 가늘고 짧은
바늘은 닿지 않는 경우가 있습니다.
체격을 보고 정합시다.

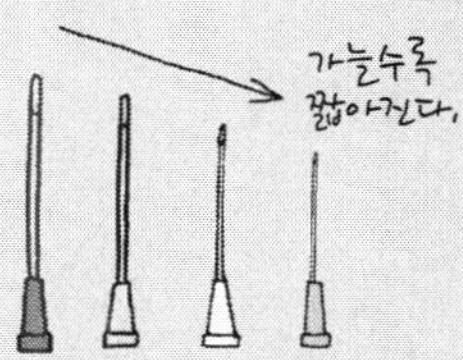

22G 23G 25G 26G

특별한 규칙은 없지만
근육: 22~25G
피하나 피내: 24~26G
정도가 굵기나 길이, 아픈 정도를 생각해서
타당한 정도입니다. 취향대로 선택하세요.

④ 피부를 **수직**으로 찌릅니다!
이 단계는 기세 좋게 합시다!!!

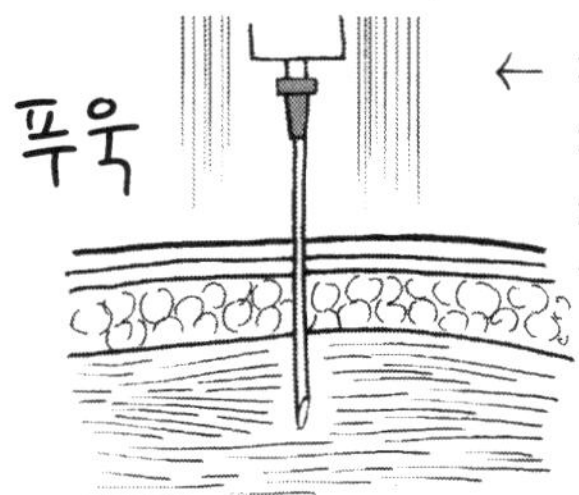

← 22G 바늘이라면
2/3~1/2
25G 바늘이라면
전부가 들어가도록
바늘을
깊게, 한 번에 찌른다.

⑤ 저림 증상이 있는지 묻는다.
(있다면 신경에 바늘이 닿았을 수도
있으니 빼고 다시 하자)

해부도를 생각해 보면 신경에는 절대!라고 말해도
좋을 정도로 바늘이 닿을리 없지만 관례적인 말이므로
일단은 물어 둔다. 형식적인 질문!

⑥ 주사기를 당겨
역류가 없는 것을 확인

(있다면 정맥에 바늘이 들어가 있는
것이므로 그대로 주사를 두면 정맥주사가
되니 위치를 바꿔 다시 놓는다.)

⑦ 약을 천천히 투여합니다.

엄청 아파요~

아니라 주사 중에서는 제일
아프다 해도 좋을 정도로..
이 통증은 기술이 좋고 나쁨과는 관계 없습니다.

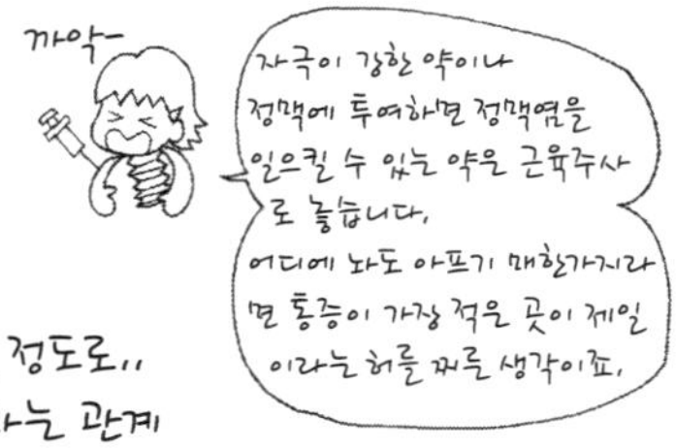

힘도 많이 듭니다.

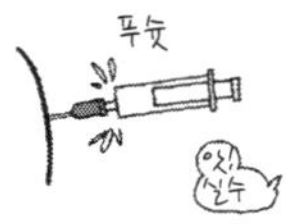

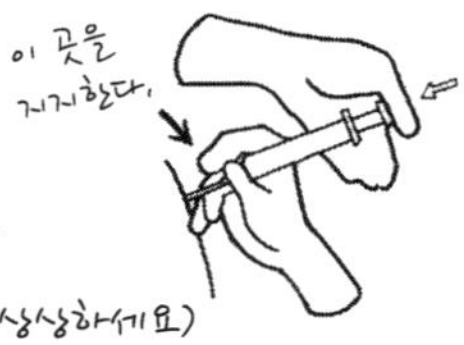

(돼지고기에 바늘을 꽂아 물을 주입한다고 상상하세요)
바늘과 주사기 사이에서 주사약이 뿜어 나오는 경우도 있습니다.

⑧ 모두 주입하면
한번에 뽑은 후 알코올
솜으로 압박합니다.

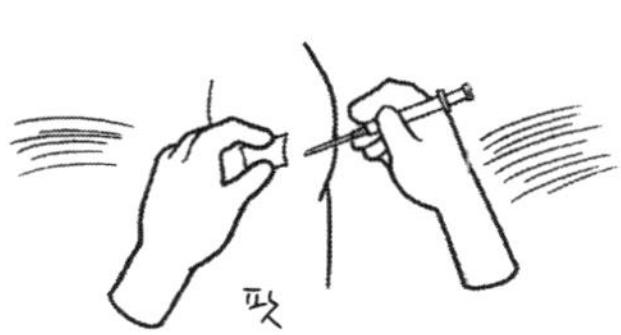

⑨ 문지르자!
문지르자!

※ 근육이 약제에 과도한 반응을 보여
아프거나 근구축이 발생하는 경우도
있기 때문에 약을 퍼뜨리는 단계입니다.
특히 아이들은 근구축을 일으키기 쉽기
때문에 기본적으로 근육주사를 놓지 않습니다.

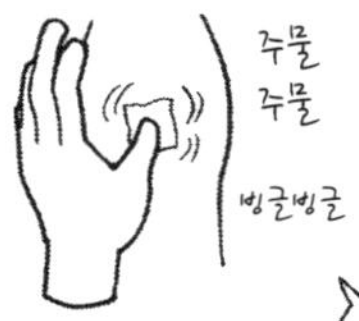

이 경험에 대한 임팩트가
너무 커서 피하주사나 피내주사,
혹은 채혈을 한 경우에도 문지르는
사람들이 속출합니다.

참고로 엉덩이의 경우

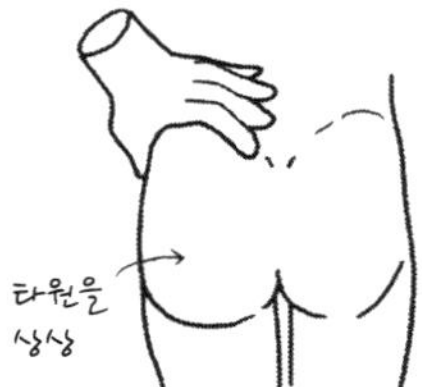

① 장골능선을
체크합니다.

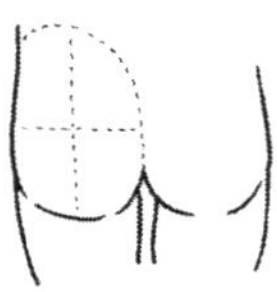

② 엉덩이 타원의
중심을 정해 4분할
합니다.

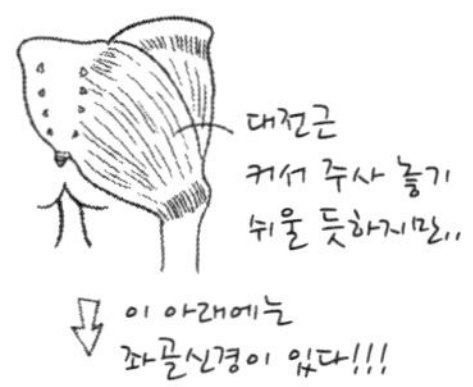

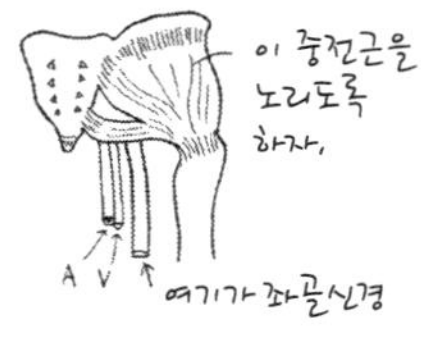

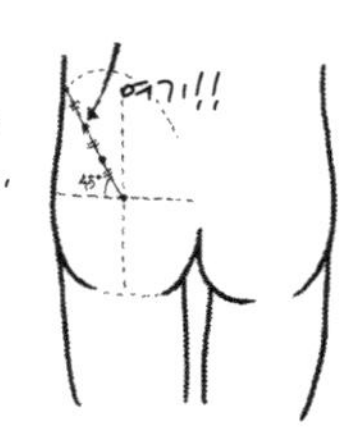

③ 중심에서 상외측영역으로
2등분선을 그었을 때, 그
2/3 지점이 타겟!

3위 ; 피하주사

바늘 굵기
24~26G

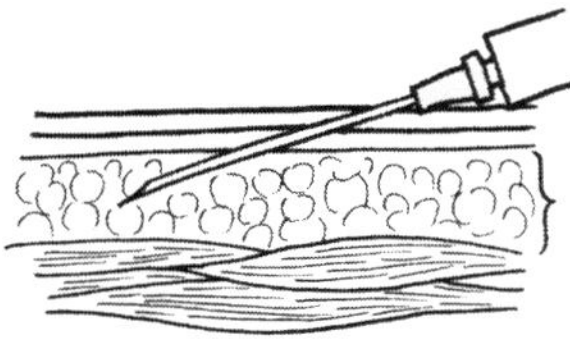

피부 아래의 「피하조직」에 약을 투여합니다.
유명한 「피하지방」이 여기에 쌓여 있습니다.

◦천천히 흡수되기를 원하는 경우
◦대량 투여는 무리!
0.2~2mL정도까지!
예: 인슐린, 인플루엔자 등 거의 모든 백신

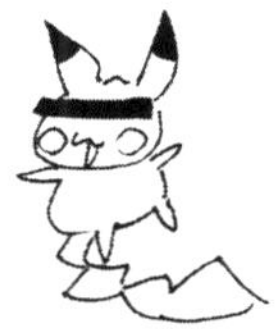
피카츄~

① 어깨와 팔꿈치 사이의 아래쪽 1/3 지점인 신측(늘어나는 쪽)이 가장 신경 등이 없어 안전 & 아프지 않다고 합니다.

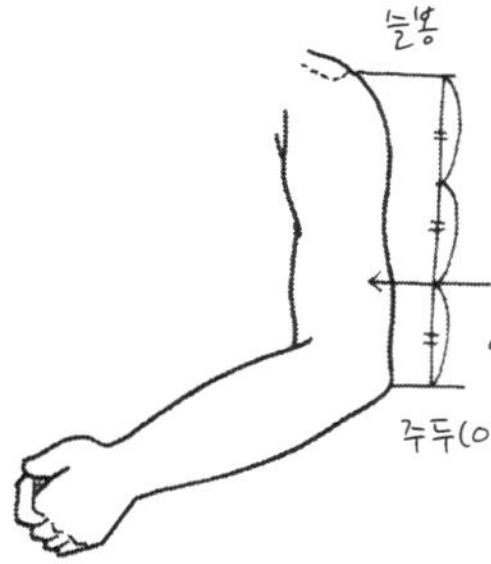

② 알코올솜으로 닦은 후

③ 왼손으로 피부를 잡아 가볍게 들어 올립니다.

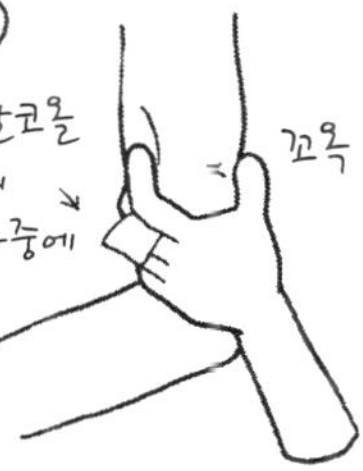

④

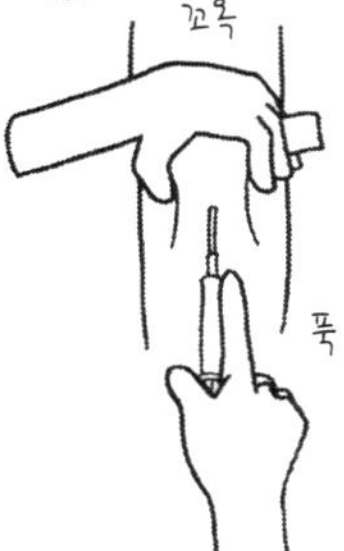

이런 이미지..
피부를 들어 올려 찔러 넣기 쉽도록 한다.

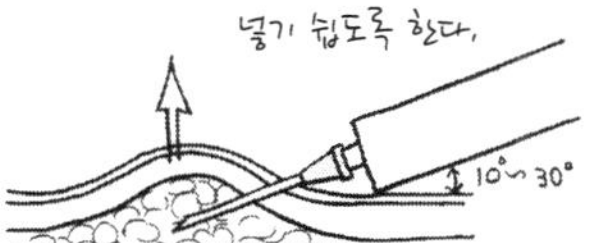
10~30°

⑤ 주사기를 당겨 역류하지 않는지를 확인!

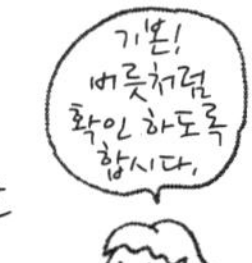
기본!
버릇처럼
확인 하도록
합시다.

⑥ 약을 투여합니다.

⑦ 완료된 후에는 뺍니다 문지를 필요는 없습니다.

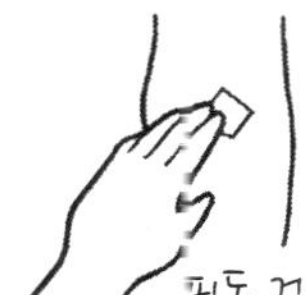
피도 거의
나오지
않습니다.

빨리 흡수되기를 바란다면 마사지를 하면 됩니다만, 기본적으로 「천천히 흡수되기를 바랄때 피하주사」를 놓기 때문에 마사지할 필요가 없는 경우가 많습니다.

❀ 가장 느린 4위; 피내주사 줄여서「피내」

약을 투여 한다기 보다는

「그 약에 대해 신체가 알레르기 반응을 보일 것인지」

를 검사하기 위해 사용합니다.

예; 투베르쿨린 반응

항생제 등 약의 알레르기 유무를 체크

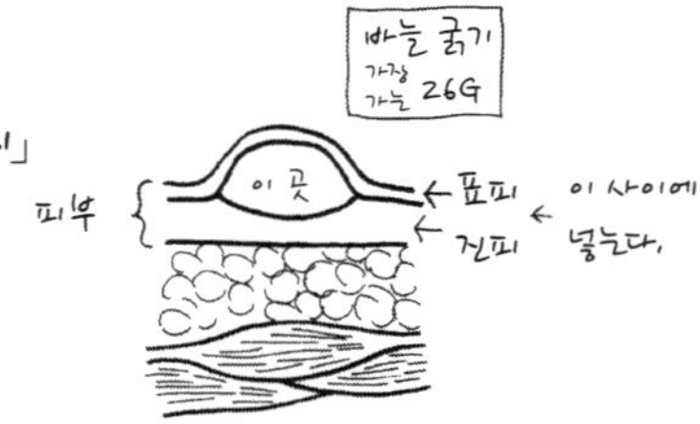

① 놓는 곳은 정말 어디든지 상관 없지만 피부색이 희고 깨끗한 전완굴 쪽인 경우가 많습니다.

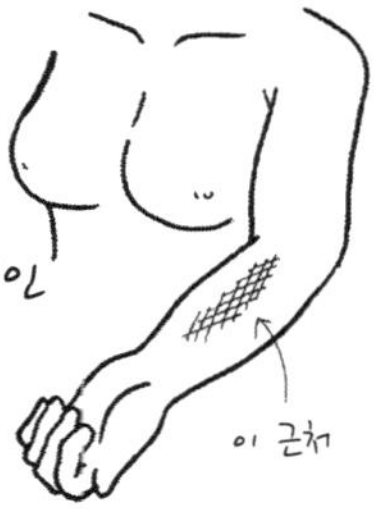

② 준비를 합니다.

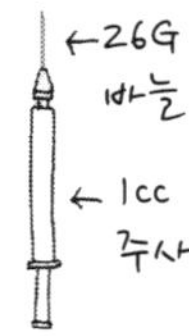

③ 가장 가는 바늘을 사용합니다.

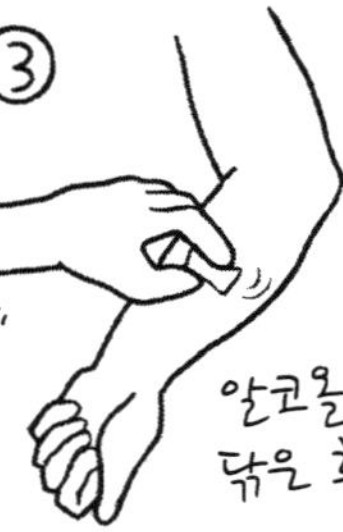

알코올 솜으로 닦은 후

④ 피부에 긴장을 주면서

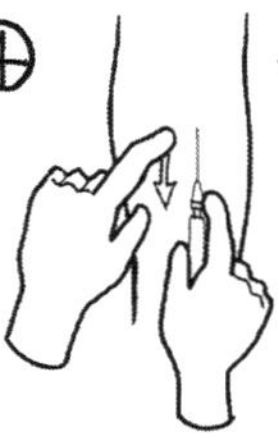

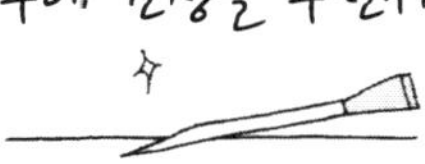

거의 눕힌 상태로 찌릅니다.

⑤

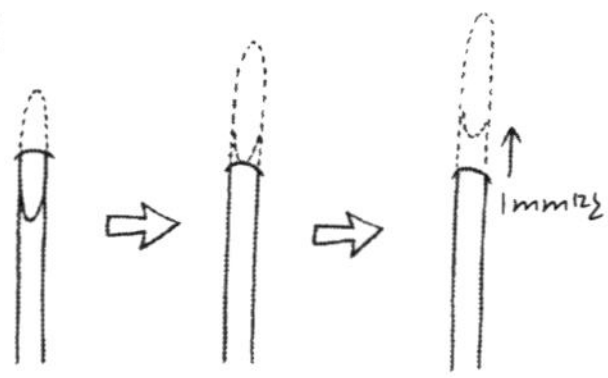

바늘의 잘린 면이 모두 피부 속으로 들어가면 거기에서 아주 조금만 더 들어갑니다.

⑥ 피부 긴장을 풀고 약을 투여합니다.

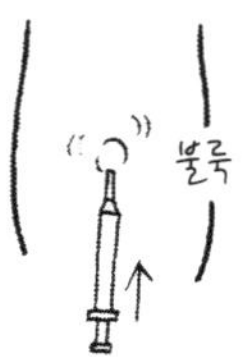

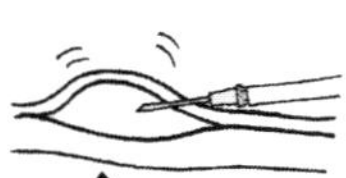

이 때 뚜렷하게 부풀어 오른다면 (팽진) 성공!!

⑦ 0.1~0.2mL로 충분합니다. 바늘은 빼도록 합시다.

⑧

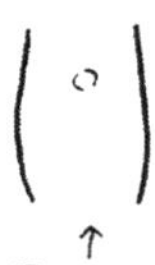

볼록 튀어나와 있습니다.
완료!

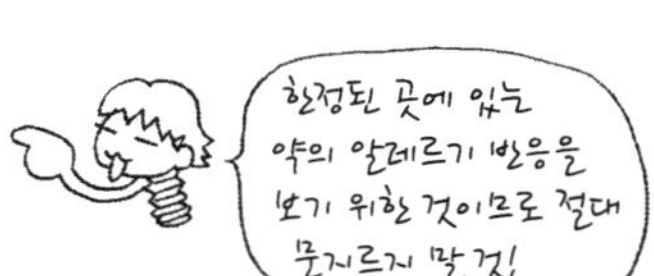

약물 알레르기; 15분 후
투베르쿨린 반응; 2일 후 } 에 체크합니다.

정맥주사

한 세트(Angio needle의 경우)

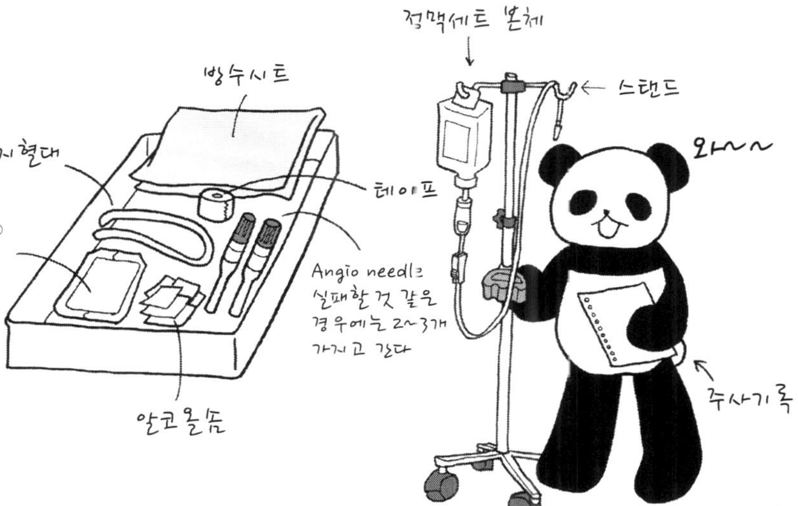

#【정맥주사】

다음으로 정맥주사를 배워봅시다. 정맥주사는 병원에서 자주 사용되는 기술입니다. 일반적으로 「정맥로 확보」「정맥 라인을 찾는다」「라인 킵」 등의 용어로 불리고 있습니다.

탈수증상, 배탈이 나서 물을 마실 수 없을 경우, 수술 후 금식, 대량 출혈, 무슨 이유에선지 환자가 돌연 쇼크 상태에 빠진 경우, 숙취 등 몸에 수분이나 약을 빠르게 넣고 싶을 때 사용합니다.

예전에는 구강으로 물을 먹이거나 약을 먹는 방법 밖에 없었습니다. 장에서 흡수되지 않으면 아웃이죠. 하지만 인류는 정맥에 직접 접근하여 설탕물이나 식염수, 약물은 중력을 이용해 직접 혈관에 넣는다는 **비장의 기술**을 생각해 냈답니다. 위나 소장에서 약이 분해될 걱정도 없고 직접 혈액에 성분이 주입되어 약제가 몸 전체를 돌아다니기에 흡수되는 속도도 월등하죠. 그 효능은 끝없이 넓어졌습니다.

지금은 그 무엇보다 먼저 「우선 라인을 연결해 볼까요?」 하며 **정맥주사가 없으면 환자가 아니라는 분위기라...** 입원환자 모두가 수액백을 달고 복도를 걷는 모습... 환자 중 「우선 정맥주사를 맞으면 뭐든 낫는다」 라고 착각하고 있는 분이 많기도 하구요….

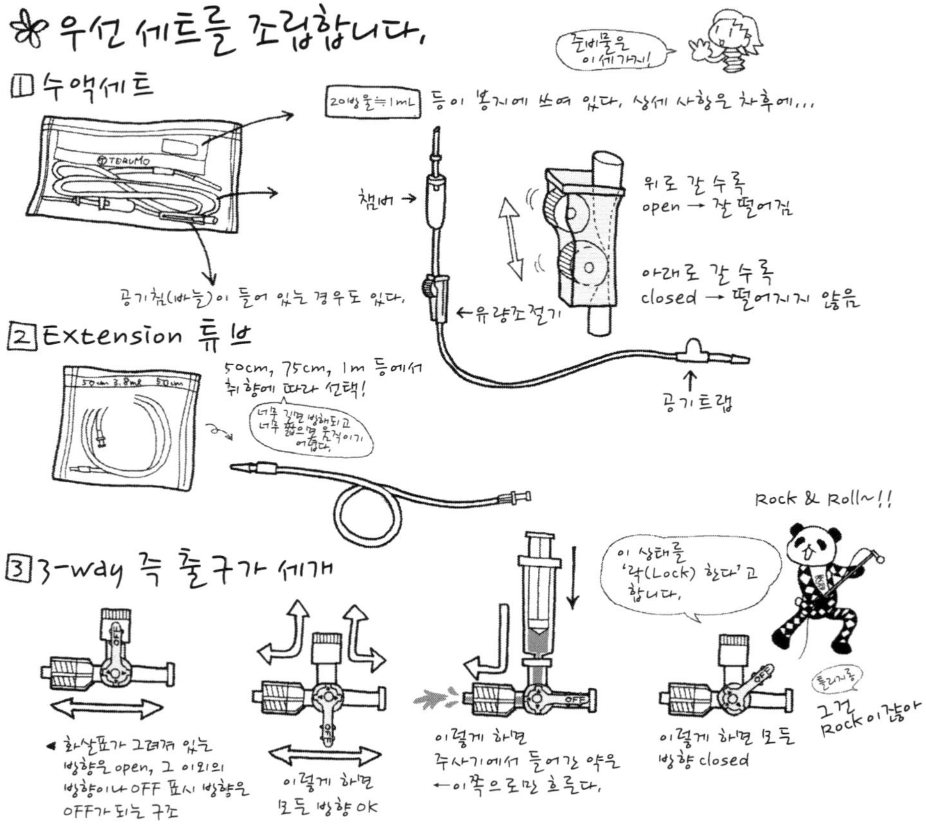

여러가지 수액병

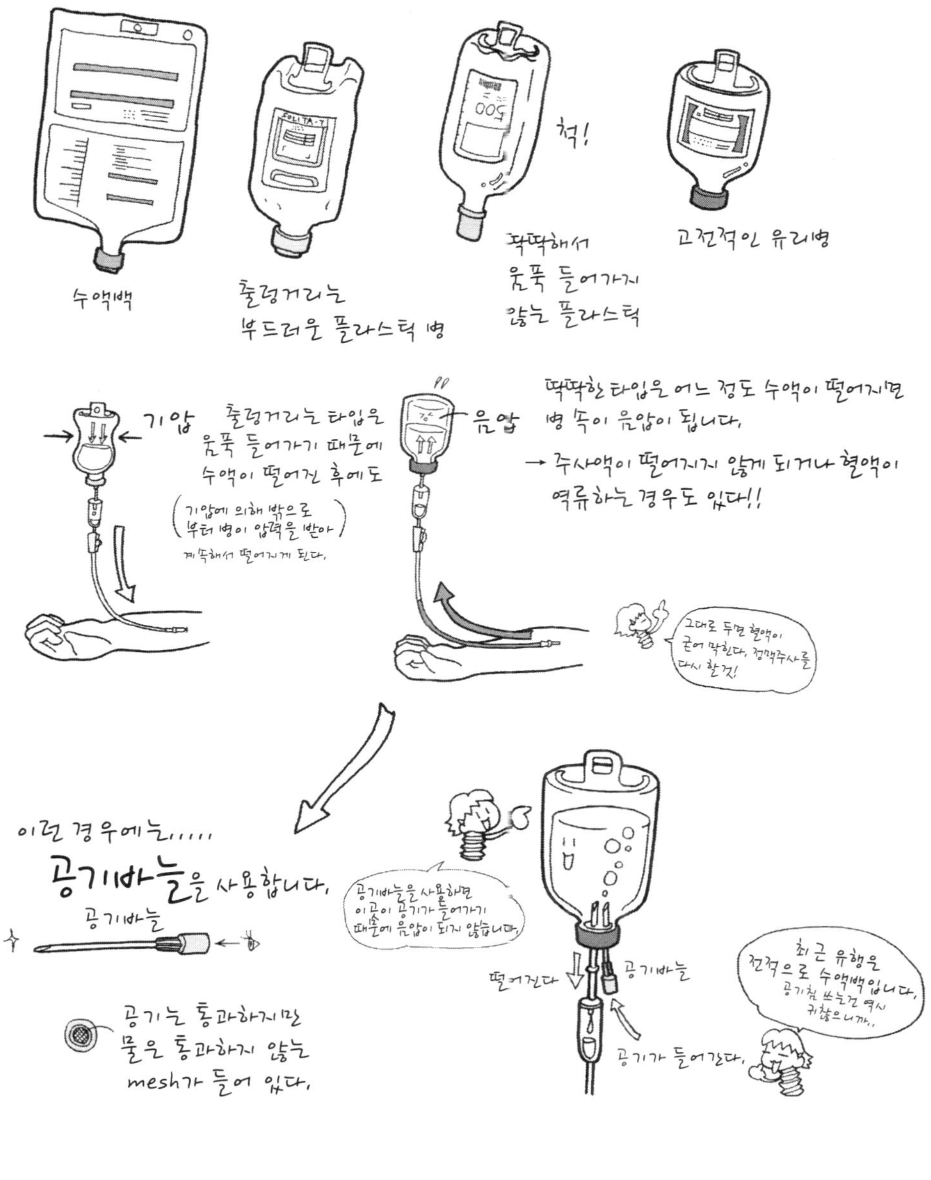

정맥주사

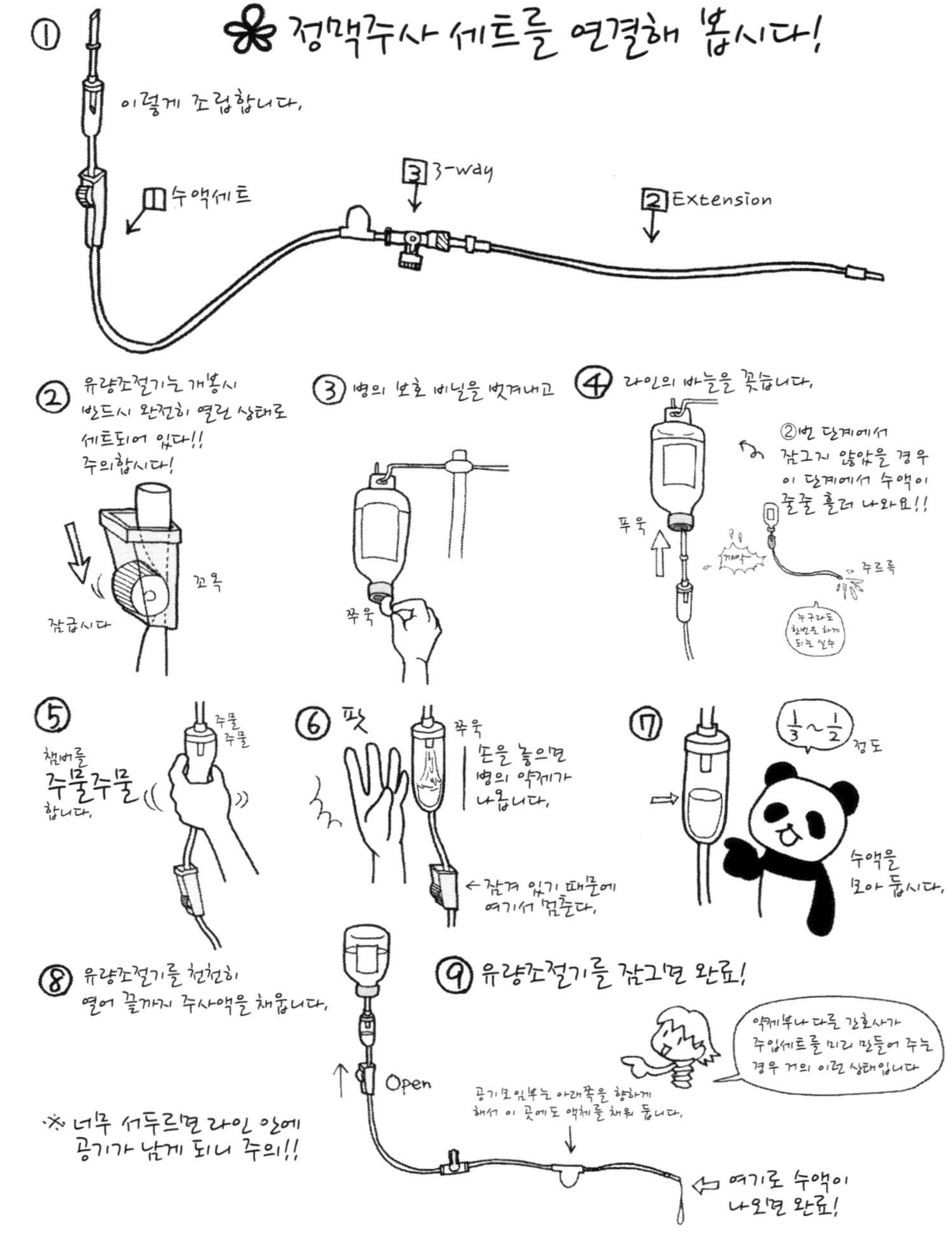

① 정맥주사 세트를 연결해 봅시다!
이렇게 조립합니다.
1 수액세트
3 3-way
2 Extension
② 유량조절기는 개봉시
반드시 완전히 열린 상태로
세트되어 있다!!
주의합시다!
꼬옥
잠급시다
③ 병의 보호 비닐을 벗겨내고
쭈욱
④ 라인의 바늘을 꽂습니다.
푸욱
②번 단계에서
잠그지 않았을 경우
이 단계에서 수액이
줄줄 흘러 나와요!!
꺄악
주르륵
누구라도
한번은 하게
되는 실수
⑤ 챔버를
주물주물
합니다.
주물
주물
⑥ 팟
쭈욱
손을 놓으면
병의 약제가
나옵니다.
←잠겨 있기 때문에
여기서 멈춘다.
⑦
1/3 ~ 1/2 정도
수액을
모아 둡시다.
⑧ 유량조절기를 천천히
열어 끝까지 주사액을 채웁니다.
※ 너무 서두르면 라인 안에
공기가 남게 되니 주의!!
⑨ 유량조절기를 잠그면 완료!
약제부나 다른 간호사가
주입세트를 미리 만들어 주는
경우 거의 이런 상태입니다
Open
공기모임부는 아래쪽을 향하게
해서 이 곳에도 약제를 채워 둡니다.
여기로 수액이
나오면 완료!

❀ 환자가 있는 곳으로 갑시다

⑩ 무엇보다

본인 확인

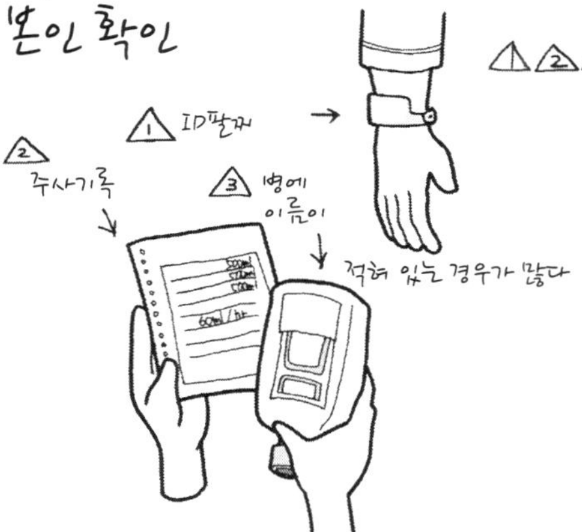

△1 △2 △3 세 곳의 이름이 같은지

반드시!! 확인합시다.

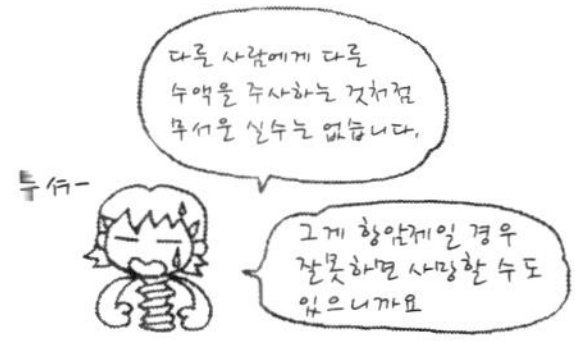

다른 사람에게 다른 수액을 주사하는 것처럼 무서운 실수는 없습니다.
투덜ー
그게 항암제일 경우 잘못하면 사망할 수도 있으니까요

「그런 초보적인 실수를 저지를 리가 없다」고 생각할지도 모르지만 바쁠 때는 정말 이런 실수도 한다니까요~

⑪ 혈관찾기는 항상 중요하죠

포인트 1

아프지 않은 부위에 놓습니다.

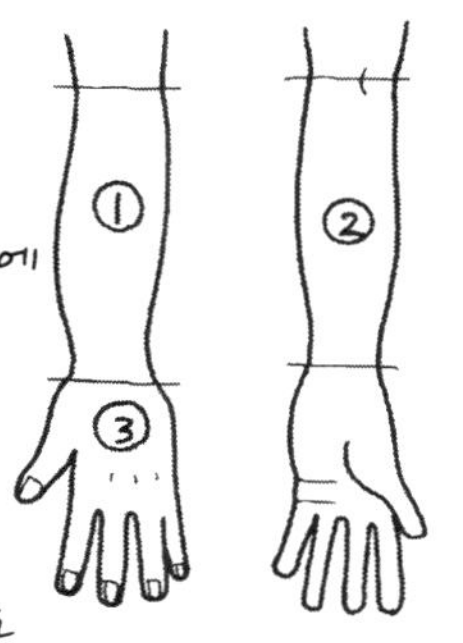

덜아픈 순서는
① 전완 외측
② 전완 내측
③ 손등

이 순서로 혈관을 찾아봅시다.

포인트 2 가능한 한 움직임이 없는 곳에 놓습니다.

관절 등 잘 움직이는 곳
=주사맞는 긴 시간 동안 바늘이 움직일 위험이 높다.
=수액이 새거나 떨어지지 않게 될 가능성이 높기 때문에
가능하면 안정된 곳에 놓습니다.

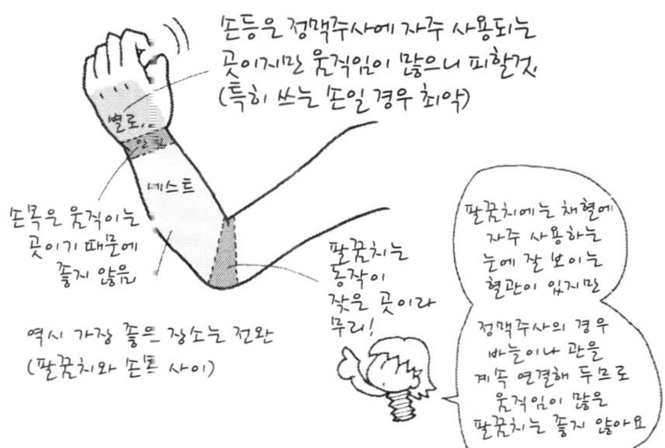

포인트 3 미숙한 경우에는
굵고 곧은 혈관을 노립니다.

정맥주사

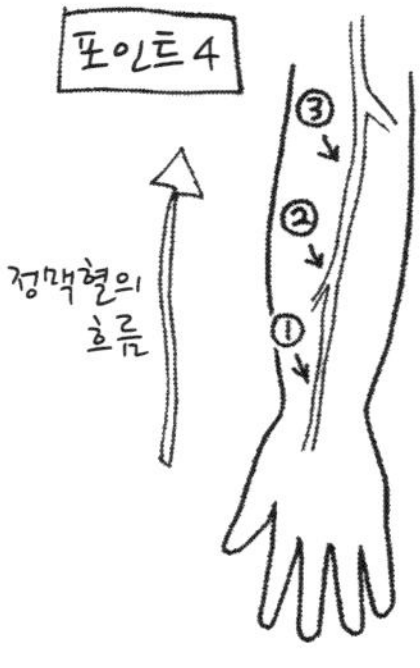

하나의 혈관이
길 ~~ 게 보이는 경우에는
말단부터 도전해 봅시다.

※
예를 들어 ③에서 실패하면
혈관이 파열되기에 그 곳에서
약제가 새어 나와 ①과 ②에서
정주이 불가능해 집니다.
하지만! ①에서 실패했을 때는
상류인 ②나 ③에서
다시 시도할 수 있어요.

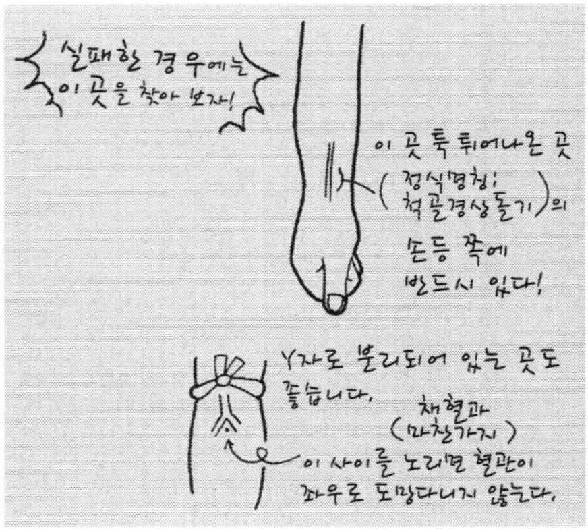

정맥주사에 사용하는 바늘은 두 가지 종류가 있습니다.

(1) 나비바늘
(2) Angio needle
입니다.

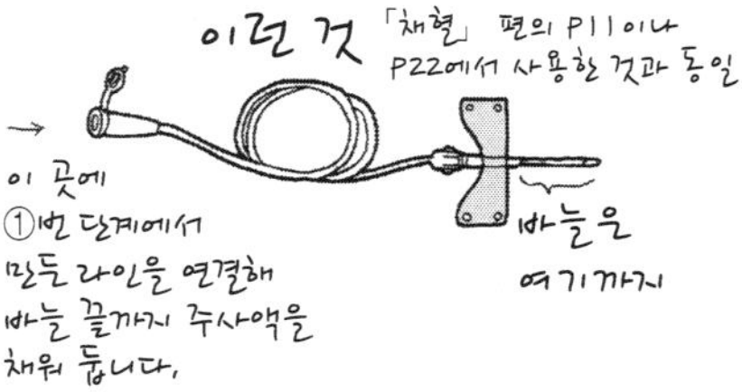

✿ 나비바늘의 경우

이점 :

→ · 바늘 가격이 싸다.
- 방법이 비교적 간단하다(익숙하기 때문이라고도 함).
- 하루 1회, 30분 정도로 끝나는 정주 등의 경우에 좋다.
- 바늘을 뽑는 것이 간단하다. 점적상태 유지나 헤파린락이 귀찮을 때 편리하다.
- 정주 시간이 짧고 환자가 움직이지 않으면서 팔꿈치를 펴고 있을 수 있는 사람이라면 팔꿈치에 놓아도 OK!

단점 :

→ · 하루에도 몇번씩 주사를 맞아야 할 경우에는 바늘이 들어갈 때마다 아프기 때문에 환자가 힘들다.
- 뾰족한 바늘이 몸에 들어가 있는 상태이기 때문에 움직일 수 없고 팔꿈치를 굽힐 수도 없다. 화장실도 못감!!
- 따라서 장시간 정맥주사를 해야 할 때는 좋지 않다.
- 고정하는 각도에 따라 방울이 잘 떨어지지 않을 수 있다.
- 바늘이 혈관을 나와 주위로 새는 경우가 많다.
  절대로 새면 안 되는 주사(항암제 등)인 경우에는 하면 안됨.

⑫ 기본적으로 「채혈」과 같습니다.

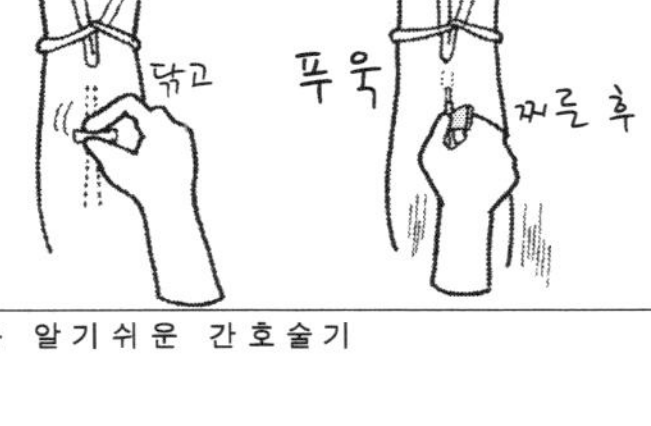

⑬

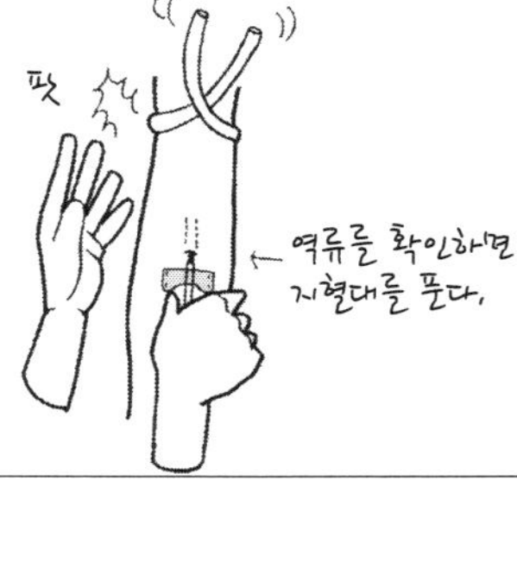

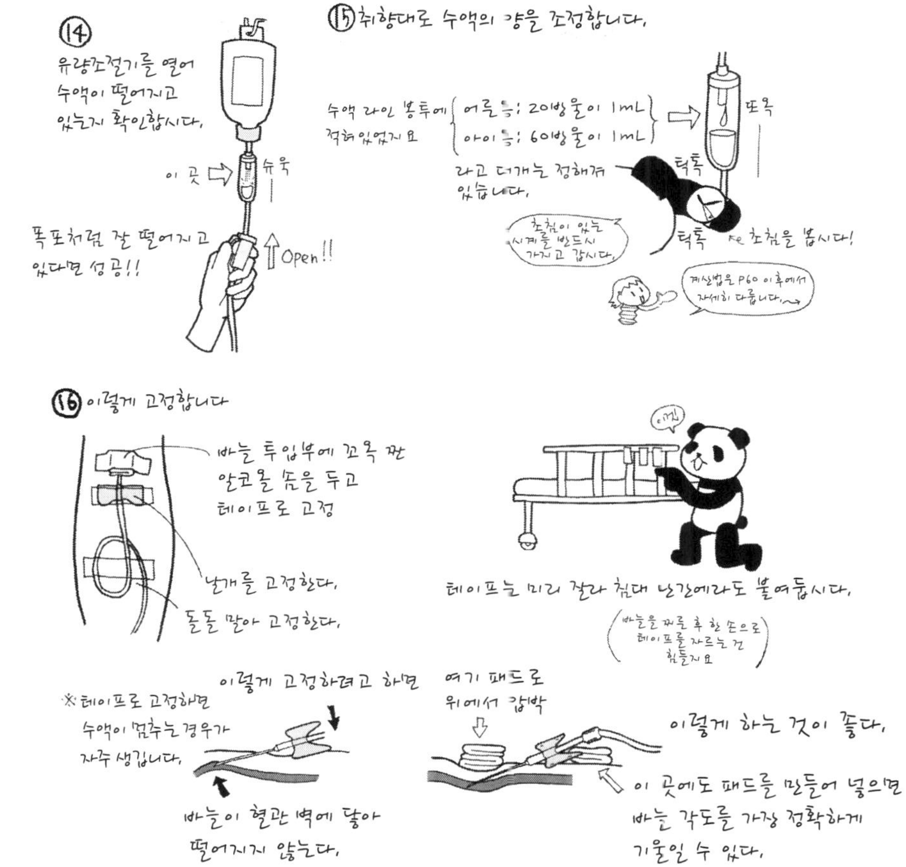

Angio needle의 경우

장점 :

→ · 한번 넣으면 관이 막힐 때까지 상당히 오랫동안 사용할 수 있다.
· 바늘이 아닌 부드러운 플라스틱의 관을 삽입는 것이므로 들어간 후 전혀 아프지 않다.
· 움직여도 안전.
· 헤파린락 해 둘 수 있다. 몇 번이라도 그 곳으로 주사를 놓을 수 있음.
· 주위로 새지 않는다.

단점 :

→ · 솔직히 그다지 단점은 없지만….
· 계속 관과 연결되어 있으니(특히 목욕 등) 성가시다는 사람도 가끔 있다.

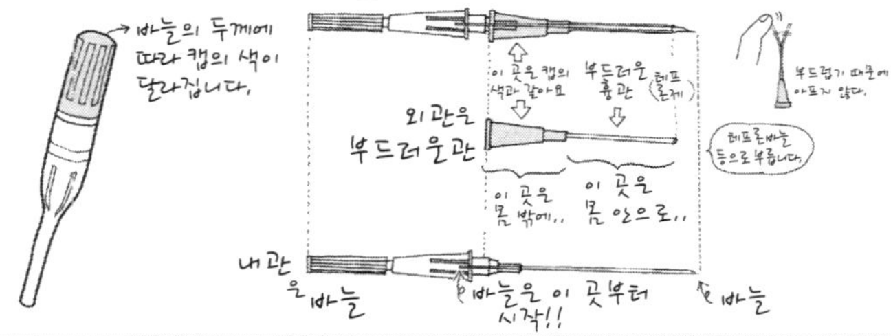

※Angio needle로 자주 사용하는 바늘 굵기
← 최근 국제표준화기구(ISO) 규격으로 통일해서 변경 됨.

굵다 ● 16G: 가장 굵고 정주 속도도 최고이지만 놓을 때 엄청 아프다. 사용방법은 18G와 동일.
18G: 아주 굵다. 출혈성 쇼크, 수술 등 빠른 시간 내에 수혈이 필요한 경우에 사용한다.
20G: 굵다. 수혈에는 이 것 이상의 굵은 바늘을 사용한다.
22G: 보통 굵기. 통상적인 성인의 정주에 쓰인다.
가늘다 ● 24G: 가늘다. 소아용.

이런 고로.. 수혈이 필요할 것 같은 수술시에는 20G 이상으로 라인을 만들자. 수술에서 22G나 23G를 준비하면 '뭐야...' 라고 생각 될지도...

여러가지 Angio needle 잡는 법

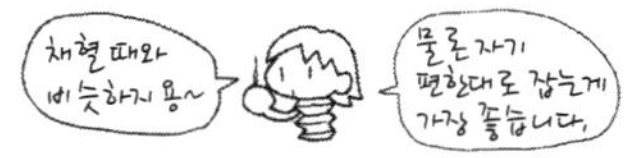

채혈 때와 비슷하지용~
물론 자기 편한대로 잡는게 가장 좋습니다.

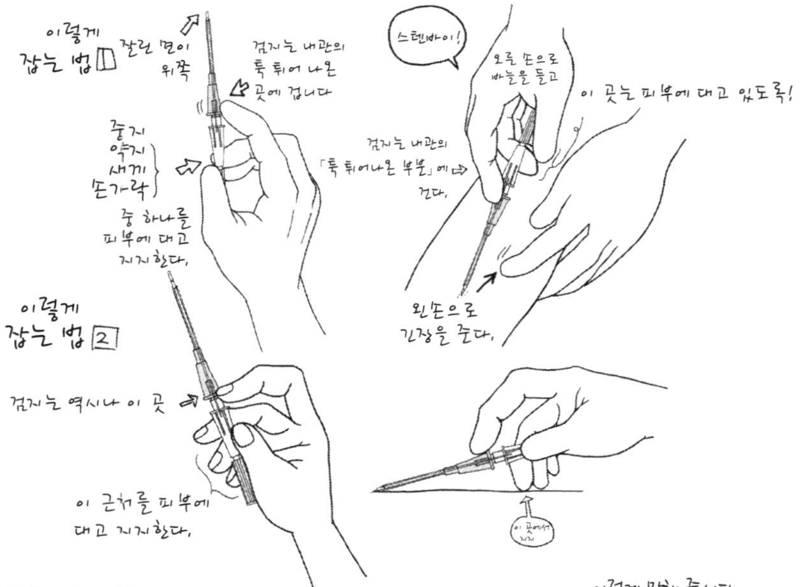

50 페이지에서 ⇝

⑫ 혈관을 정한 후 알코올 솜으로 닦고

⑬ 긴장을 주며 망설이지 말고 찌르다!!

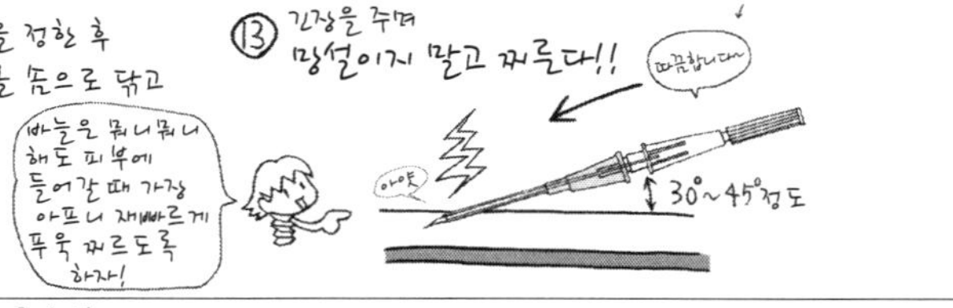

바늘은 뭐니뭐니 해도 피부에 들어갈 때 가장 아프니 재빠르게 푸욱 찌르도록 하자!
이렇게 말해 줍시다.
따끔합니다~
아얏
30°~45°정도

⑭ 내관이 혈관에 들어가면
이 곳으로 혈액이 올라옵니다.

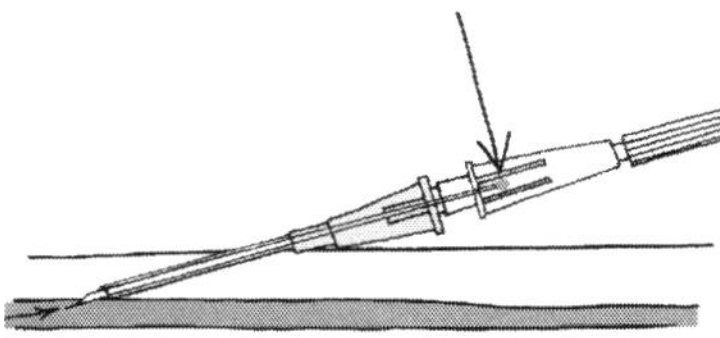

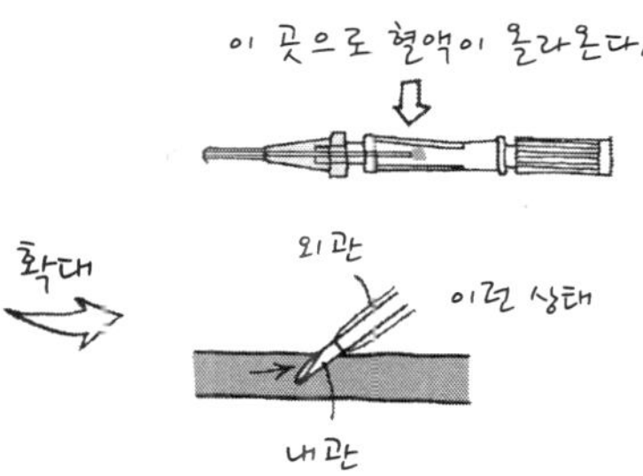

⑮ 바늘을 조금 눕혀서 3~5mm정도 진행합니다.

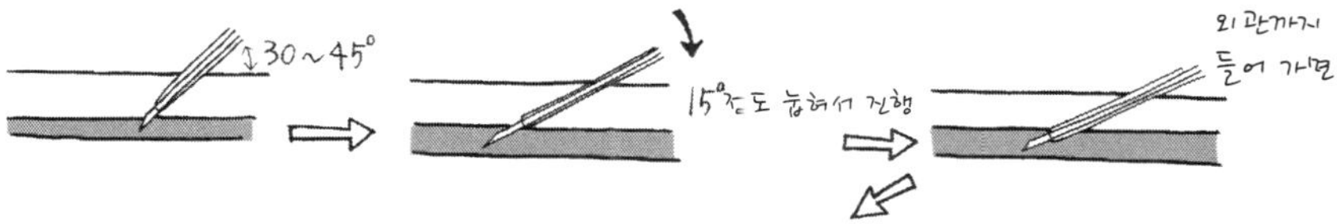

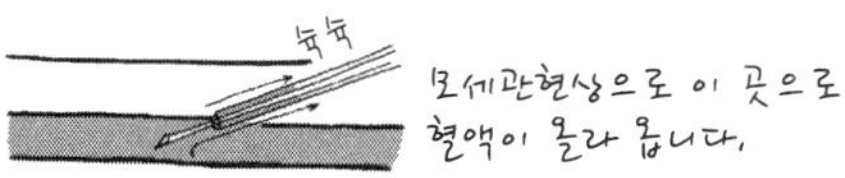

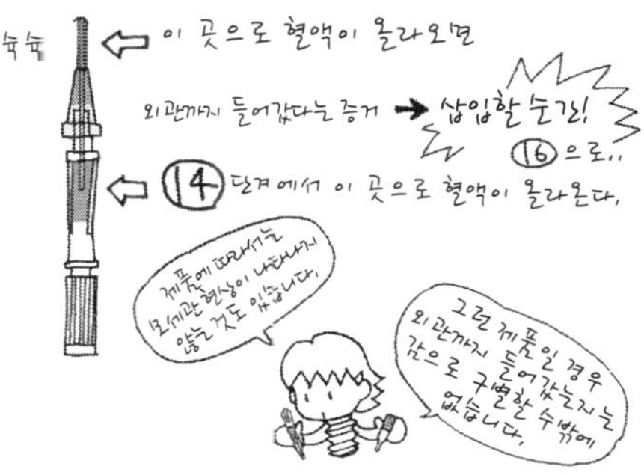

⑯ 천천히 외관만 진행시킵니다.
내관인 바늘은 그대로!
절대로 움직이거나 빼지 맙시다.

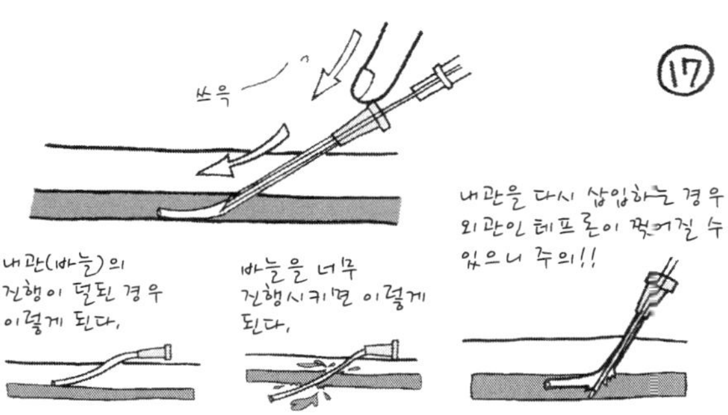

⑰ 어느 정도
외관이 들어가면

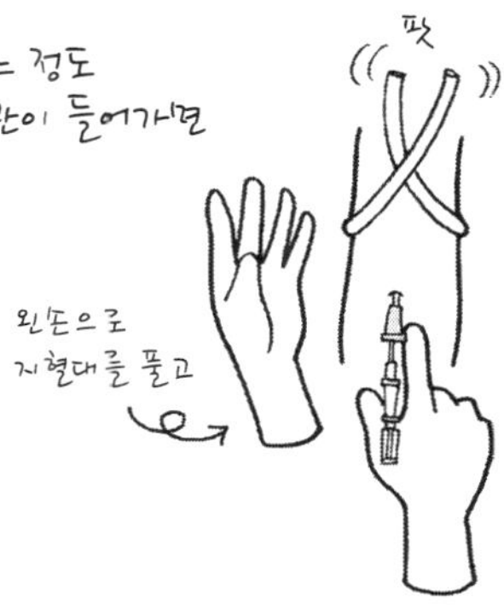

정맥주사

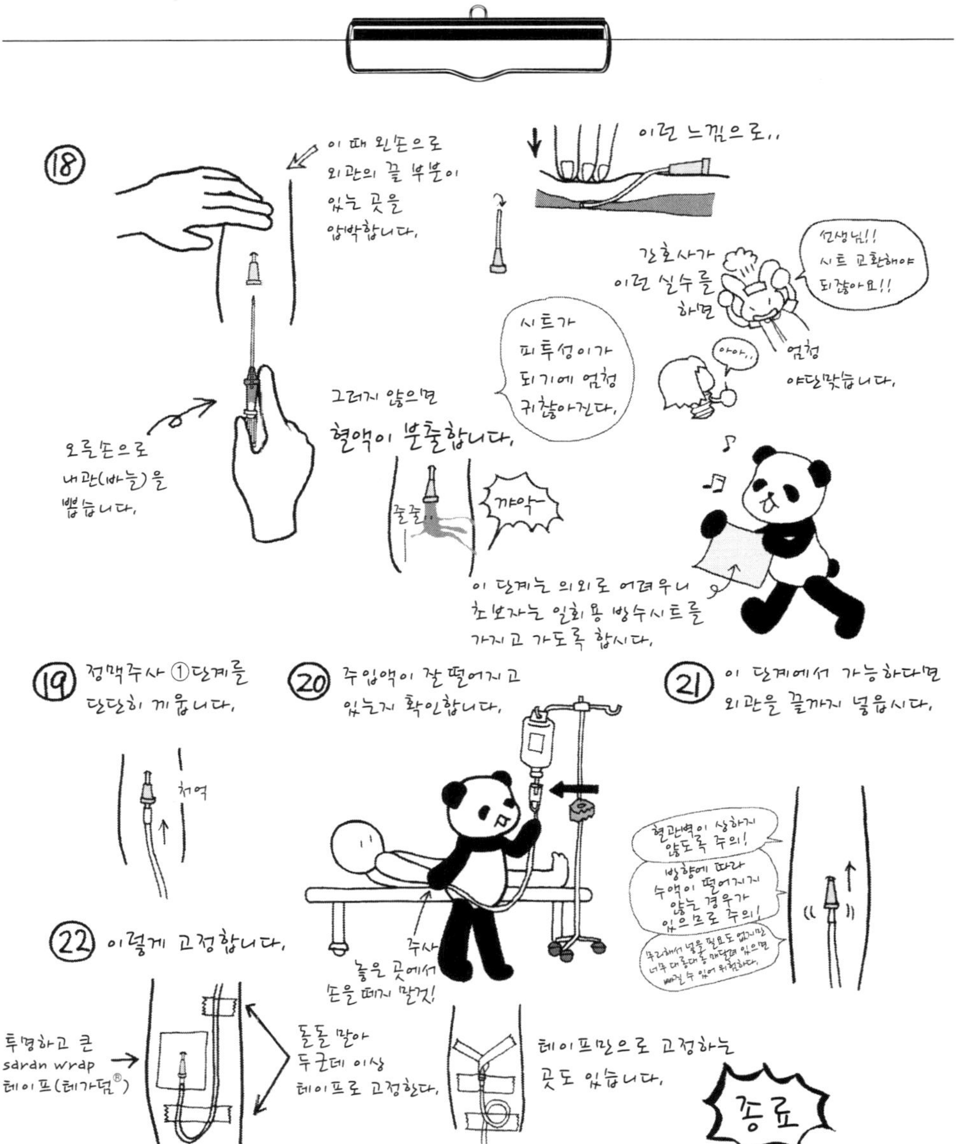
⑱
이 때 왼손으로 외관의 끝 부분이 있는 곳을 압박합니다.
오른손으로 내관(바늘)을 뽑습니다.
이런 느낌으로..
간호사가 이런 실수를 하면
선생님!! 시트 교환해야 되잖아요!!
아아..
엄청 야단맞습니다.
시트가 피투성이가 되기에 엄청 귀찮아진다.
그러지 않으면
혈액이 분출합니다.
줄줄
꺄악~
이 단계는 의외로 어려우니 초보자는 일회용 방수시트를 가지고 가도록 합시다.
⑲ 정맥주사 ①단계를 단단히 끼웁니다.
처억
⑳ 주입액이 잘 떨어지고 있는지 확인합니다.
주사 놓은 곳에서 손을 떼지 말것!
㉑ 이 단계에서 가능하다면 외관을 끝까지 넣읍시다.
혈관벽이 상하지 않도록 주의!
방향에 따라 수액이 떨어지지 않는 경우가 있으므로 주의!
무리해서 넣을 필요도 없지만 너무 대충대충 매달려 있으면 빠질 수 있어 위험하다.
㉒ 이렇게 고정합니다.
투명하고 큰 saran wrap 테이프(테가덤®)
돌돌 말아 두군데 이상 테이프로 고정한다.
테이프만으로 고정하는 곳도 있습니다.
종료

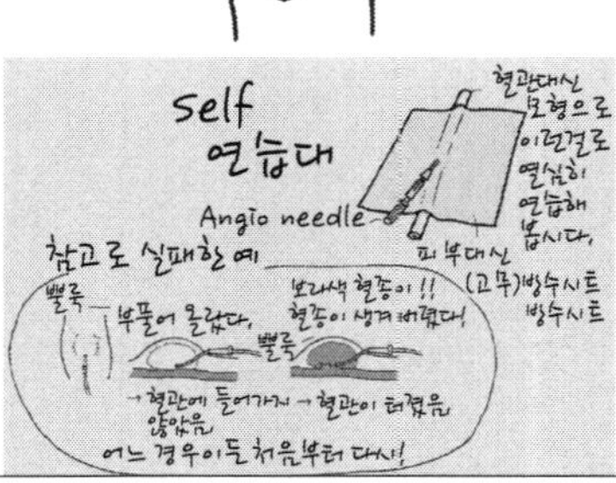

정맥라인을 유지하는 것은 간호사에게 가장 중요한 일입니다.
처음할 때는 생각대로 전~혀 들어가지 않지만 그게 보통인거죠.
어쨌든 여러 번 연습하는 수밖에 없습니다.
여러번 실패하고 나서 겨우 숙달되는 겁니다. 분명!

고민되는 경우의 작은 팁

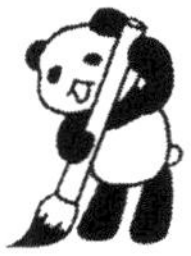

라인에 공기가 들어갔을 경우

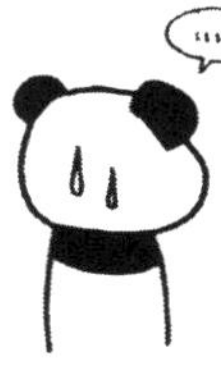

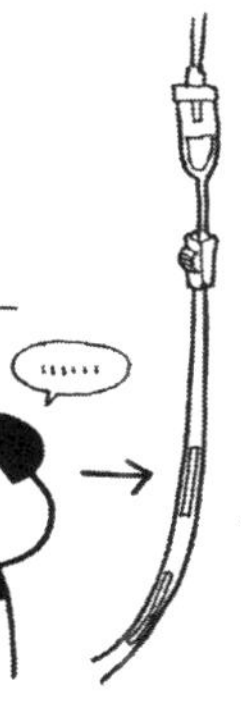

기본적으로
라인 하나 정도의 공기로는
문제가 발생하지 않습니다.

정맥의 경우 폐에서 공기가 트랩되어 어지간한 양으로는 뇌까지 산소가 가지 않기 때문에 특별히 문제될 건 없습니다.

공기색전으로 사망한다는 건 폐에서 트랩되지 않은 공기가 뇌까지 가서 뇌의 혈관에 공기가 모여 혈액이 운반될 수 없게 됨으로서 사망하는 경우입니다.

.....그래도 기분 나쁘니 어떻게든 해 봅시다.

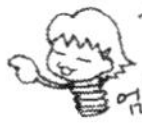

엄청난 양을 고의로 주입하지 않으면 안 죽는 다구요~

방법 1

3-way로 공기를 수액과 함께 버린다.

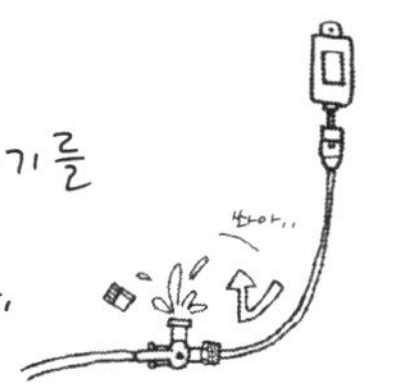

방법 2 라인 안의 공기를 챔버로 보낸다.

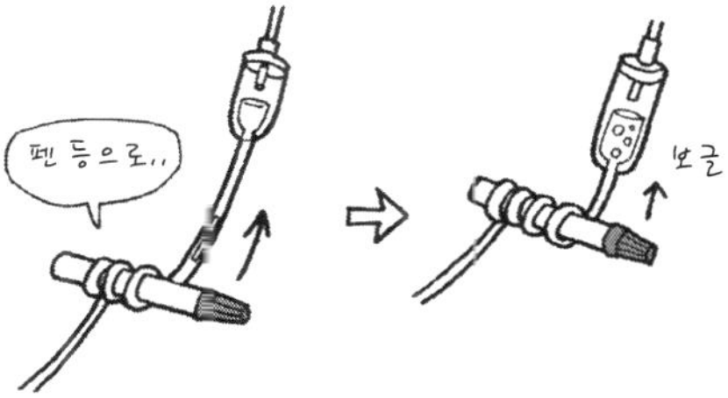

고민되는 경우의 작은 팁 새거나 막혀 있는 것 같을 때는...?

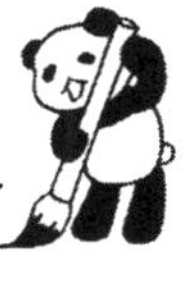

혈관에 들어가 있는지를 확인하고 싶을 때는 이렇게 합시다.

예) 화학요법 전 주사액이 떨어지는 것이 원활하지 못 할 때

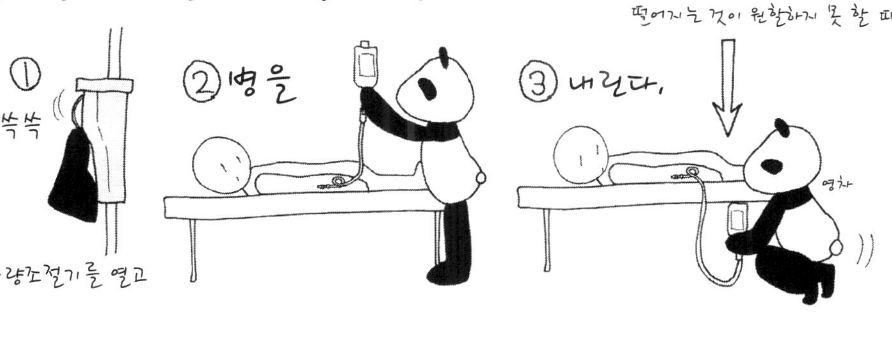

① 쓱쓱
유량조절기를 열고
② 병을
③ 내린다.
영차

④ 역류하면

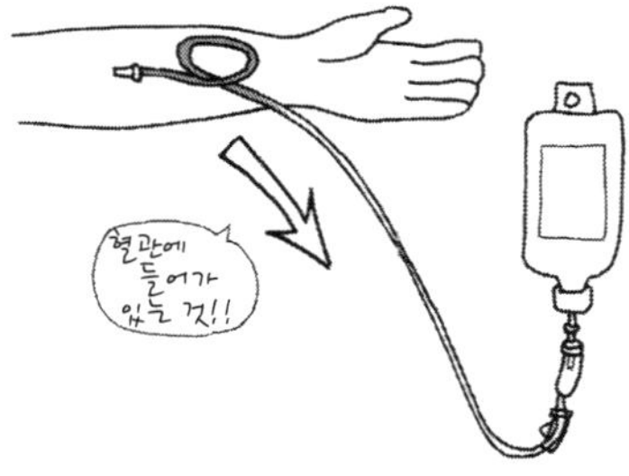

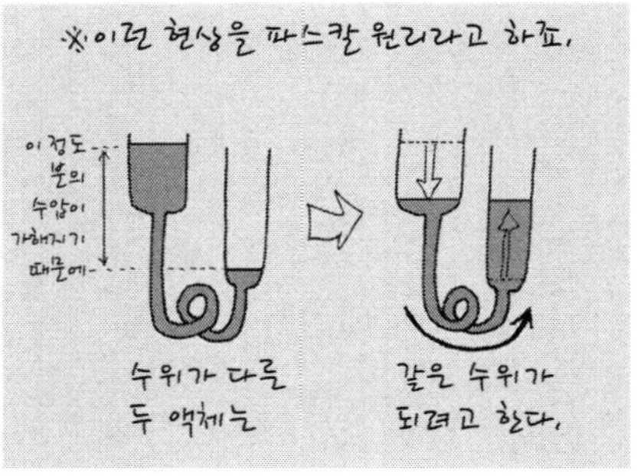

⑤ 이대로 두면
역류한 혈액이 굳어
정말로 라인이
막혀 버리니
플러쉬해서
흐르게 합니다.

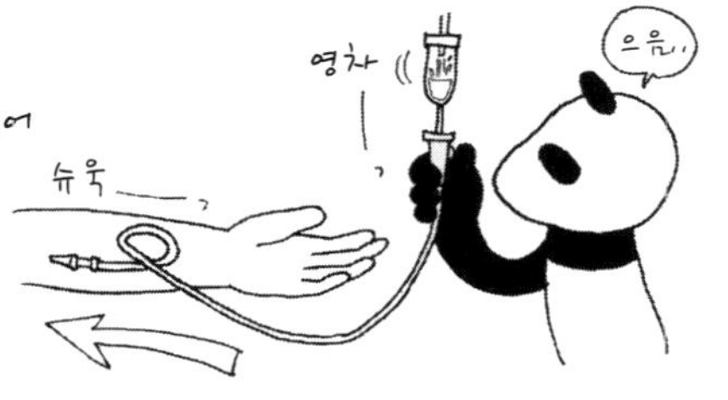

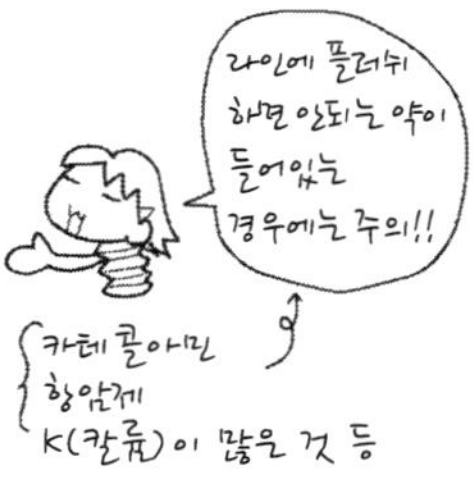

덤으로~

헤파린락

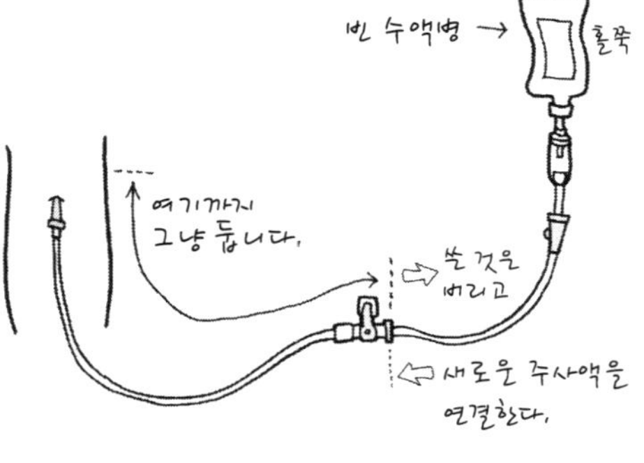

헤파린락이란 헤파린이 첨가된 생리식염수를 10mL정도 플러쉬(주사 라인으로 빠르게 일정량의 약제를 흐르게 하는 것)하고 뚜껑을 씌워 **「Angio needle ~ Extension 튜브 ~ 3-way」** 부분만을 연결해 두는 것입니다.

헤파린이라는 항응고제를 넣음으로써 Angio needle 끝에 딱지가 생겨 라인이 막히는 것을 방지할 수 있습니다.

밤에 잘 때 돌아누울 수도 있기에 추천이지요.

새로운 주사라인을 잇고 싶을 때는 3-way에 이으면 됩니다!

환자도 몇번씩 아프지 않아 좋고, 간호하는 입장에서도 긴장되는 주사 삽입을 반복하지 않아도 되므로 매우 편리하기에 자주 사용되고 있습니다.

필요한 것

1 헤파린락용 헤파린주사기
2 3-way 뚜껑
3 알코올 솜

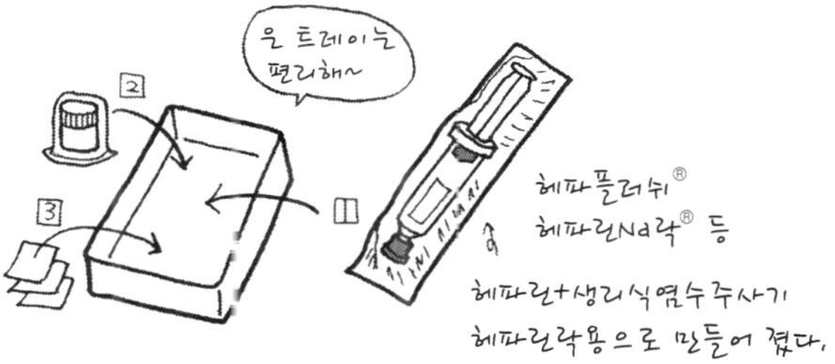

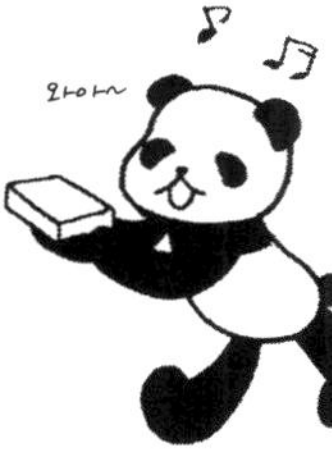

정주이 완료되면 이 세 가지를 가지고 환자에게 간다.

① 3-way를 환자 쪽으로 OFF합니다

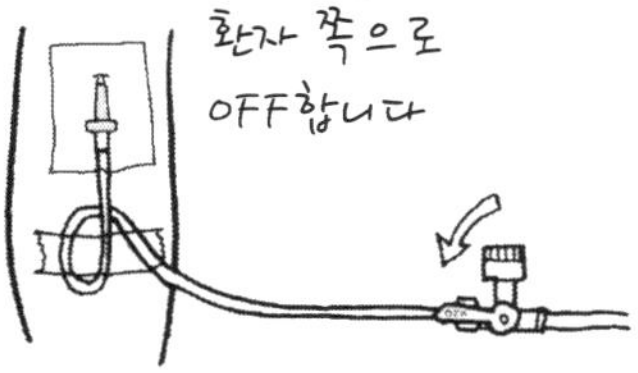

② 라인을 뽑습니다.

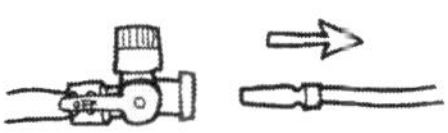

③ 이 곳을 알코올 솜으로 닦은 후 헤파린주사기를 연결합니다.

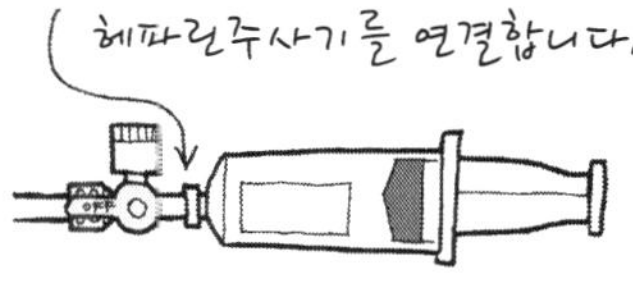

④ 3-way를 이렇게 합니다.

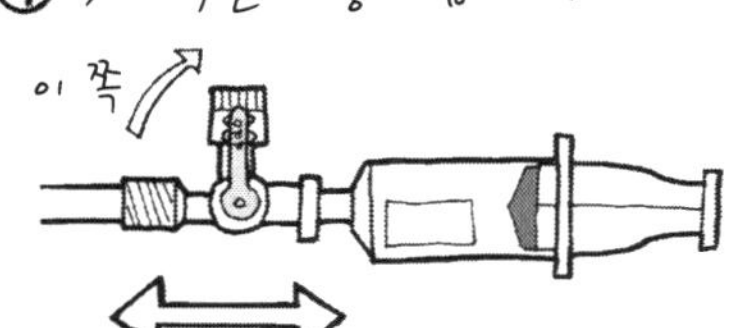

⑤ 3-way 속에 남아 있는 공기를 빼기 위해 주사기를 당깁니다.

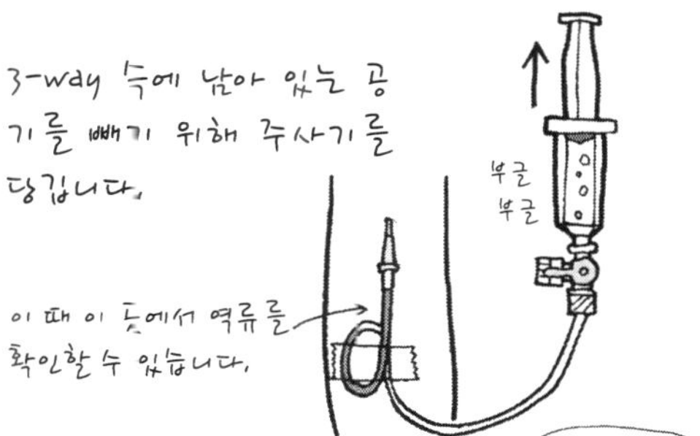

⑥ 헤파린을 플러쉬 합니다.

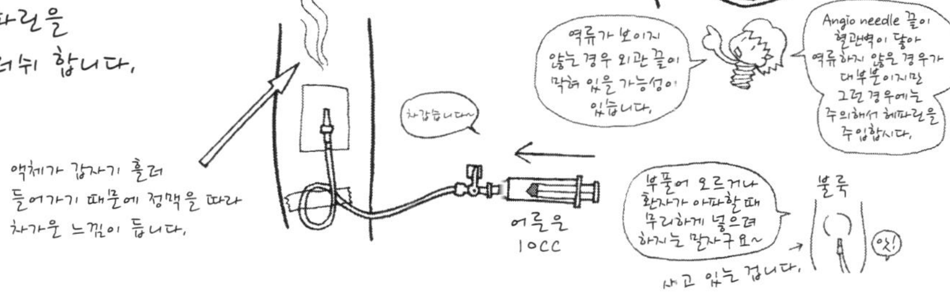

⑦ 넣은 후에는
3-way의 몸 쪽을
OFF 합니다.

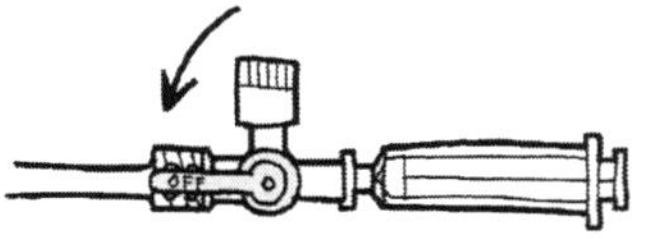

⑧ 주사기를 뽑아 버리고
가지고 온 새로운 뚜껑을
씌운 후

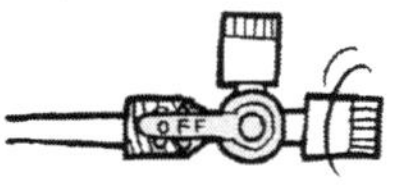

⑨

방해되지 않도록
둘둘 맙니다.

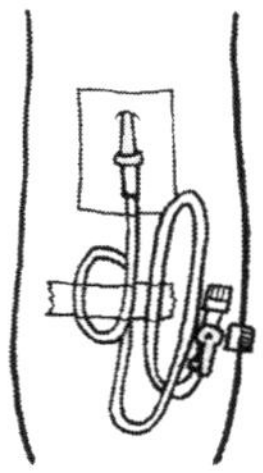

⑩

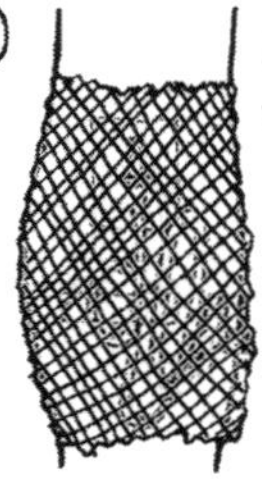

Adaptic dressing으로
덮습니다.

(머리를 다쳤을 때
사용하는 메론 포장
그물망 같은 녀석)

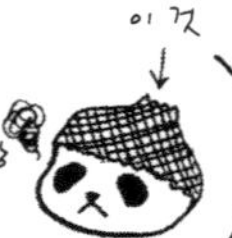

완료

라인을 빼면서 채혈까지 끝내는 테크닉

간단합니다! P54 ⑱를 보면

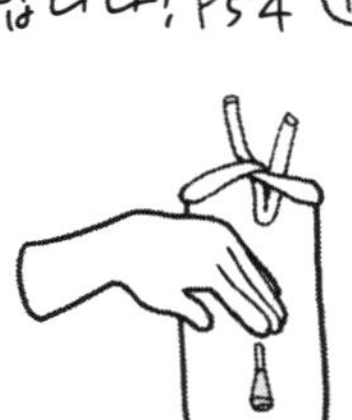

이런 상태입니다.

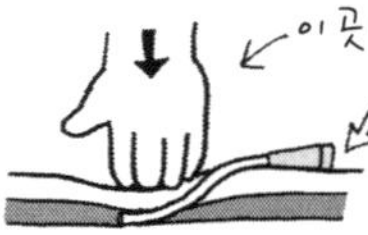

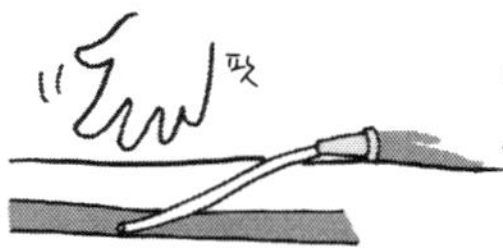

손을 놓으면
혈액이 나옵니다.

↑
이걸 이용하는 겁니다.

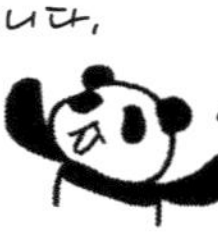

① 이 상태에서 주사기를 연결하고

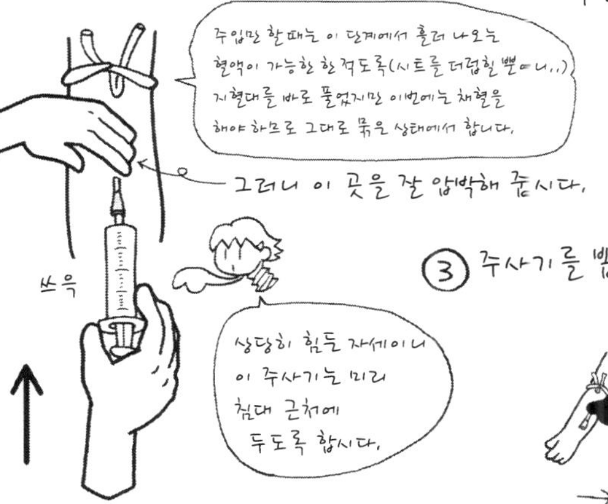

② 단단히 연결 되었는지 확인

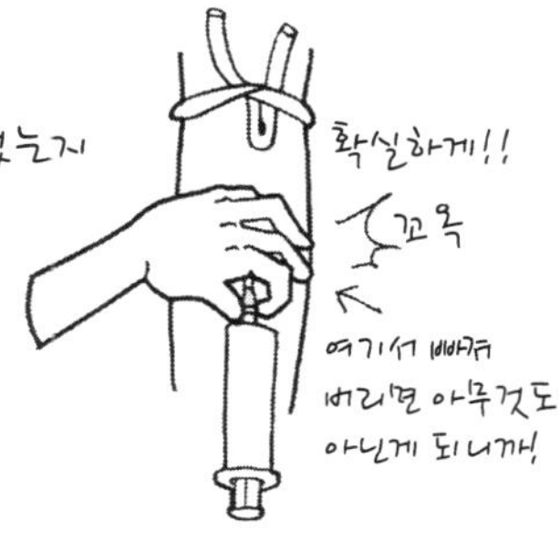

③ 주사기를 뽑습니다.

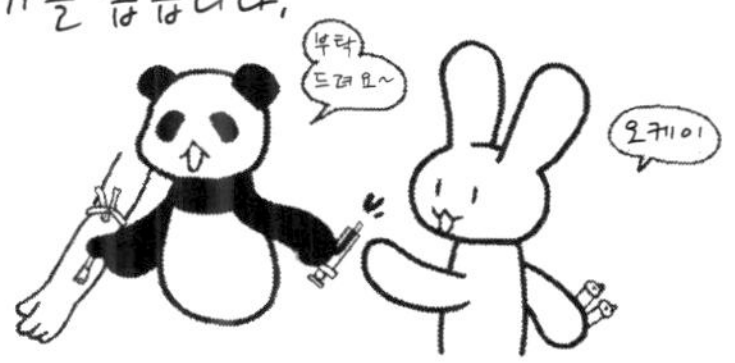

→ 이 주사기는 누군가에게 부탁해서 빠른 시간 내에 진공채혈관에 나눕니다. 그 후는 동일!

끝

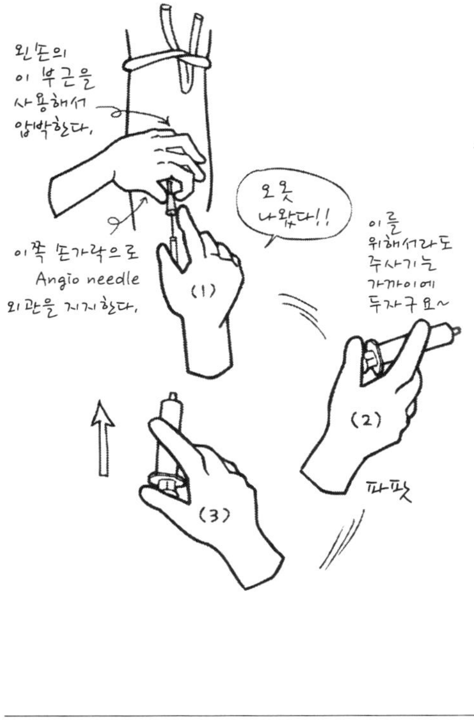

익숙해지면...

오른손으로 찌른 Angio needle의 외관이 들어가 있는 상태에서

→ 왼손으로 외관 끝이 들어가 있는 곳을 압박하면서 Angio needle 외관을 잡고 고정

→ (1) 오른손으로 내관의 바늘을 뺀다.

→ 오른손으로 바늘을 전용 쓰레기통에 버린다.

→ (2) 오른손으로 주사기를 잡는다.

→ (3) 오른손으로 주사기를 연결한다.

→ 오른손으로 주사기를 당긴다.

→ 오른손으로 주사기를 뺀다.

는 테크닉이 가능해 집니다.

(왼손은 그대로이므로 오히려 안정되어 좋다.)

Column 정맥주사 방울수 계산은 의외로 어렵다...

여기에서는 주입 속도에 대해 이야기해 봅시다. 솔직히 그다지 「기술」이라 할 것도 없으니 「나는 테크닉만 읽고 싶어!」라고 강경하게 생각하시는 분은 읽고 잊어버리셔도 좋습니다. 필요할 때 다시 참고해 주세요.

정맥주사기록에는 다양한 방식으로 정맥주사 지시가 쓰여 있습니다. 의사에 따라 처방은 천차만별이죠. 자주 보는 패턴은 이런 것.

1. "500mL 수액백 60mL/hr" 처럼 유속이 쓰여 있다.
2. "500mL 수액백 1일 3병" 처럼 1일 총량이 쓰여 있다.
3. "200mL 수액백 3시간 동안" 처럼 걸리는 시간과 총량이 쓰여 있다.

아무튼 여러가지 작성법이 있으니 병동에 따라 독자적인 방법이 있는 곳도 있겠지요. 그래도 현장에서 실제로 정맥주입을 할 때 가장 중요한 것은 「결국 ㅇㅇ초에 ㅁㅁ방울을 떨어뜨리면 좋을 것인가?」인 겁니다! 다양한 주문을 일일이 「ㅇㅇ초에 ㅁㅁ방울」과 같이 다시 계산해야 하죠. 생각해보면 그리 복잡하지 않은 계산입니다만 실제로 해 보면 의외로 귀찮답니다. 계산은 틀리면 안 되는 일이니 다루기 힘들다 생각하는 사람도 많은게 아닐까요? 여기에서는 네 가지 방법을 소개해 드리겠습니다. 제일 쉬운 방법으로 계산하세요.

우선 그 수액세트가 「몇 방울에 1mL」인지를 확인합니다. 대개 성인용의 경우 20방울≒1mL」, 소아용은 「60방울≒1mL」입니다. 이하는 가장 자주 사용하는 성인용 「20방울≒1mL」의 계산 방법입니다.

첫번째는 저자가 이용하는 방법입니다. 「우선 2초에 1방울=90mL/hr」만 기억하는 방법.

두번째는 「500mL병 1일 ㅇ개=△△mL/hr=ㅇ초에ㅁ방울」만 기억하거나 표로 만들어 가지고 다니는 방법입니다.

세번째는 계산기를 가지고 다니는 사람에게 추천하는 방법입니다. 「전체 수액량(mL)/걸리는 시간(분)×20=1분간의 적하량」을 계산하는 방법.

네번째는 계산을 잘못하는 건 싫으니 아예 시판하는 정맥주사 게이지를 사용하는 것입니다.

하나하나의 자세한 방법은 아래 그림으로 소개하겠습니다.

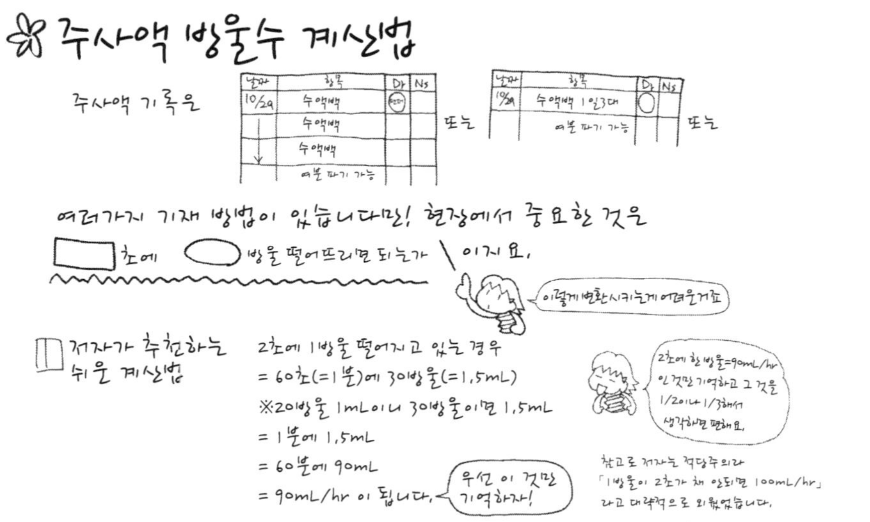

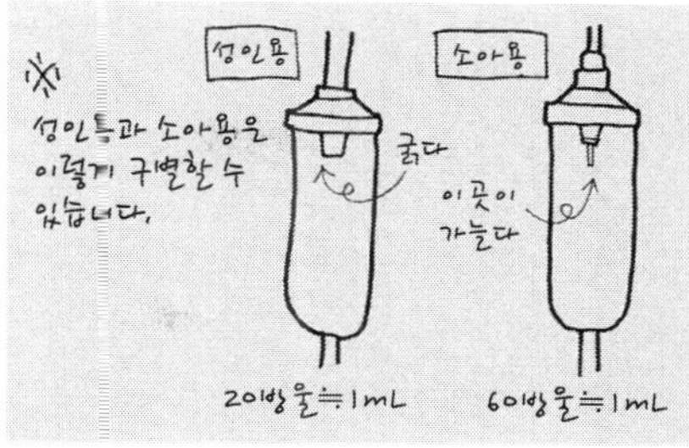

< ▨ mL/hr이라 써 있는 경우 >

"90mL/hr를 기준으로"

20mL/hr라 써 있는 경우 ⇨ 20/90의 속도, 한 마디로 4.5배 천천히 떨어뜨리면 되는 거니 2초×4.5
=9초에 한 방울

30mL/hr라 지시되어 있으면 ⇨ 1/3의 속도, 한 마디로 3배 천천히 떨어뜨리면 되는거니 2초×3
=6초에 한 방울

60mL/hr라 지시되어 있으면 ⇨ ↑위의 두배 속도이니 3초에 한 방울

120mL/hr라 지시되어 있으면 ⇨ ↑위의 두배 속도이니 1.5초에 한 방울(3초에 2방울)

< 1일 ▨ 병이라고 써 있는 경우 >

예를 들어 수액백(500mL) 1일 3병 ⇨ 1일은 24시간이니
500mL를 8시간 사이에 떨어뜨리면 되는거죠.

(거의 480mL이라는 생각으로..)

⇨ 500mL/8hr≒거의 60mL/hr ⇨ 3초에 한 방울이 됩니다.

500mL 수액병× ▨ 병을 1일 동안 놓는 패턴은 자주 있으니 이건 외워두어도 좋습니다~! 그런 이유로-

2

(약 480mL라 생각하자) 조금 남지만..

⟶ 500mL 병을

1일 1병 $= \frac{500ml}{24hr} \fallingdotseq \frac{480}{24} = 20ml/hr$ ⇨ 9초에 1방울

1일 2병 $= \frac{500ml}{12hr} \fallingdotseq \frac{480}{12} = 40ml/hr$ ⇨ 4.5초에 1방울

1일 3병 $= \frac{500ml}{8hr} \fallingdotseq \frac{480}{8} = 60ml/hr$ ⇨ 3초에 1방울

1일 4병 $= \frac{500ml}{6hr} \fallingdotseq \frac{480}{6} = 80ml/hr$ ⇨ 2초에 1방울

정도

3 계산기를 가지고 다니는 분에게 추천하는 계산법

성인용(20방울≒1 mL) 수액 라인인 경우 $\dfrac{\text{전체 수액량(mL)}}{\text{걸리는 시간(분)}} \times 20$

소아용(60방울≒1 mL)인 경우 $\dfrac{\text{전체 수액량(mL)}}{\text{걸리는 시간(분)}} \times 60$

이 1분간(60초)의 방울수가 됩니다

예 수액백 500mL 하루 여섯병일 경우

⇨ 500mL 병을 4시간 동안 떨어뜨리는 거니까...

⇨ 1분 사이에 $\dfrac{500\text{mL}}{4 \times 60\text{분}} \times 20 = 41.6...$ 방울 정도..

⇨ 1분(20초)에 40방울인 건가..
그럼 대충 3초에 2방울정도군.. 하는 답이 나온다.

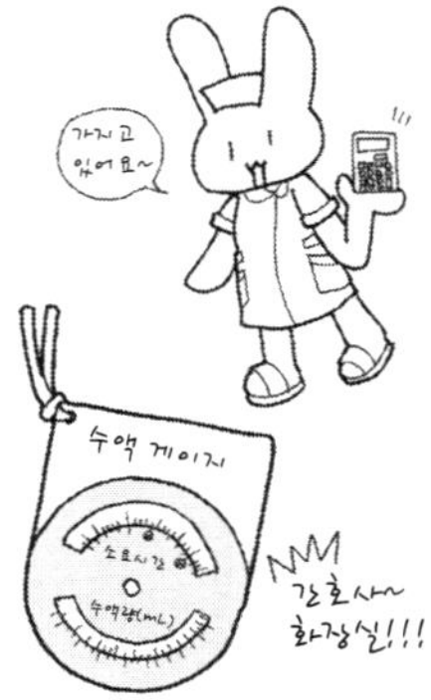

4 계산이 귀찮은 분을 위한 이런 일람표도 있습니다.

※수액 게이지 사용방법

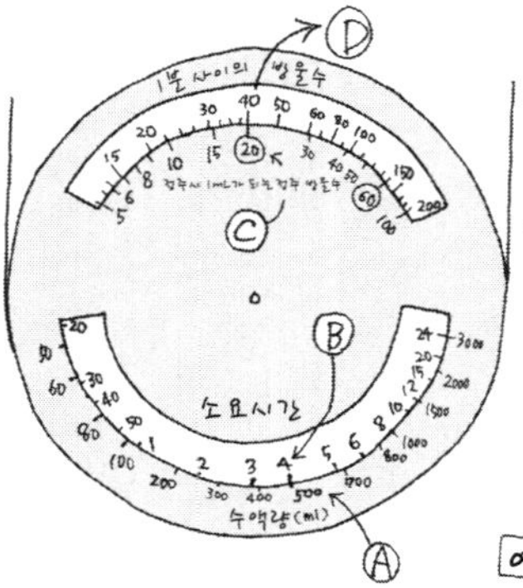

(1) 아래쪽 눈금 (Ⓐ 수액 총량과 Ⓑ 그에 걸리는 시간을 맞춘다.

예 Ⓐ 500mL를 Ⓑ 4시간동안 점주!

(2) 위쪽 눈금에서 Ⓒ사용하는 라인의 ○방울이 1mL인지

(대개 성인용이면 ⑳방울=1mL
소아용이라면 ⑥⓪방울=1mL)

Ⓒ를 보고 그와 맞는 Ⓓ창 안을 본다.
그 것이 1분 사이의 방울 수

예 Ⓒ 성인용 라인으로 Ⓓ 1분간 40방울이면
→한 마디로 3초에 2방울 정도죠

Column 주사의 통증에 기술이 좋고 나쁨은 (그다지) 관계없다.

세간에 「채혈이나 주사, 정맥주사를 놓을때 아픈 의사, 간호사=서투른 의사, 간호사」 라는 이미지가 있습니다만 실제는 그렇지 않답니다.

주사의 통증은 기본적으로 「찔린 부분의 피부에 우연히 있을 수 있는 통점의 유무」 에 의해 정해집니다. 통점의 위치는 사람마다 다르고, 해부해서 현미경으로 봐도 「피부의 통점이 어디에 있는지」 는 알 수 없습니다. 무릇 통증을 인지하는 신경이 도대체 어떤 모양을 하고 있고 어디 부근에 분포하고 있는지도 병리학적으로 아직 모르는 상황이기에 「어디가 아픈지」 는 피부 위에서 본 것 만으로는 알 수 없답니다. 그래서 운이라는 겁니다. 그러나 환자는 「주사가 아프다=서투르다」 라는 낙인을 찍고 싶어 하지요. 그 기분을 모르는 것은 아닙니다만 터무니 없고 아무 근거 없는 이야기입니다. 그래도 아프게 놓지 않기 위한 최소한의 포인트로는

- 피부의 상피부분을 통과할 때가 가장 아프므로 그 곳에서 망설이지 말고 푸욱 찌른다.

....하지만 실제로는

팔 각도를 조금 바꾸는 것 만으로도 수액 낙하 속도가 변하기 때문에 계산처럼은 되지 않는다.

그러므로 자주 보러간다.

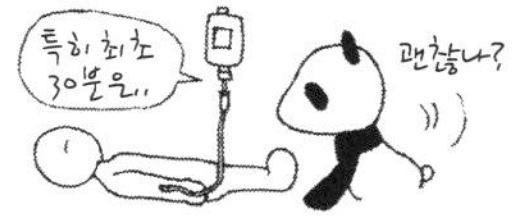
특히 최초 30분은..
괜찮나?

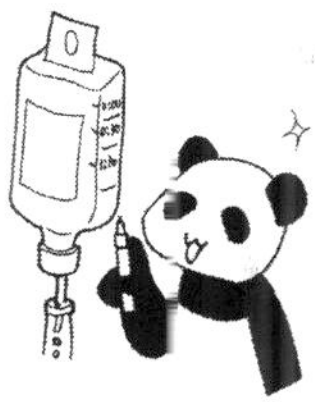

병에 시간을 적어 놓는다 & 떨어진 양을 check하자.

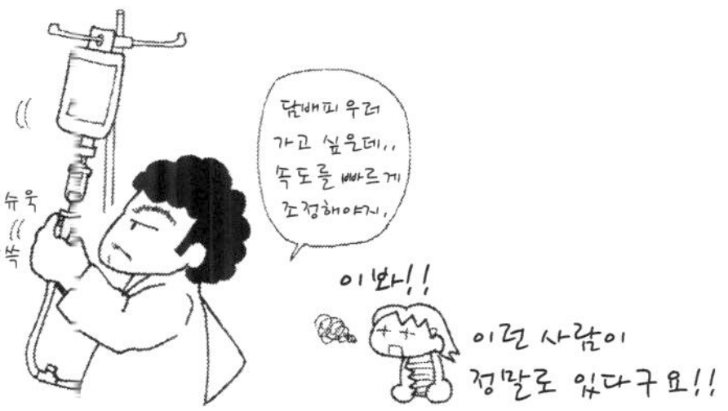
담배피우러 가고 싶은데.. 속도를 빠르게 조정해야지.
슈욱
쏙쏙
이봐!!
이런 사람이 정말로 있다구요!!

이 보다 더 정확하게 주입해야 하는 경우!!

그렇지 않으면 위험한 경우!! 에는 자동주입기로 주입한다.
수액펌프나 주사기펌프를 사용합니다.

예 항암제
카테콜아민(아드레날린이나 노르아드레날린 등)
K(칼륨)이 다량 포함되어 있는 수액
눈으로 세기 힘든 정도로 조금씩 투여하는 경우
(소아/하루 동안 천천히 투여하는 중심정맥영양 등)

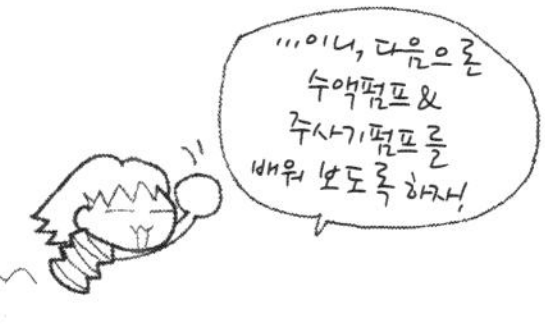
...이니, 다음으로 수액펌프 & 주사기펌프를 배워 보도록 하자!

- 가능한 한 가는 바늘을 사용한다. 다만 너무 가늘어서 약제를 투여하기 어렵거나 시간이 너무 걸리거나 투여할 장소까지 닿지 않으면 소용없으니 사용 가능한 가장 가는 두께를 제대로 판별할 것.
- 바늘을 찌를 장소를 미리 손가락으로 조금 압박 → 그 후 찌르면 통증이 적어진다(는 경우도 있음).
- 바늘을 찌르는 장소나 투여하는 약에 따라 통증은 다르다. 어떻게 해도 아픈 건 아프니 「조금 아픕니다—」 등을 미리 말해 둔다.
- 계속 찌르지 않도록 한다. 그러기 위해서는 준비를 제대로 하고 찌르기 전 장소 결정이나 셋팅(즉 준비!)을 완벽하게 한다.
- 바늘을 찌르고 나서 피부 안에서 계속 혈관을 찾지 않도록 한다. 그러기 위해서는 (준비철저!)
- 단시간 안에 끝낸다. 그러기 위해서는 (준비철저!)

정도가 있겠습니다. 이것들만 지킨다면 나머지는 운이죠. 병실에서 환자들이 「그 간호사, 너무 서툴러서 싫어—. 그 사람이 주사 안 놨으면 좋겠어—」 라 험담을 해도 흠될 건 없는 겁니다. 신경쓰지 말고 자신있게 주사 놓도록 합시다.

수액펌프는 이렇게 생겼답니다.
(infusion pump)

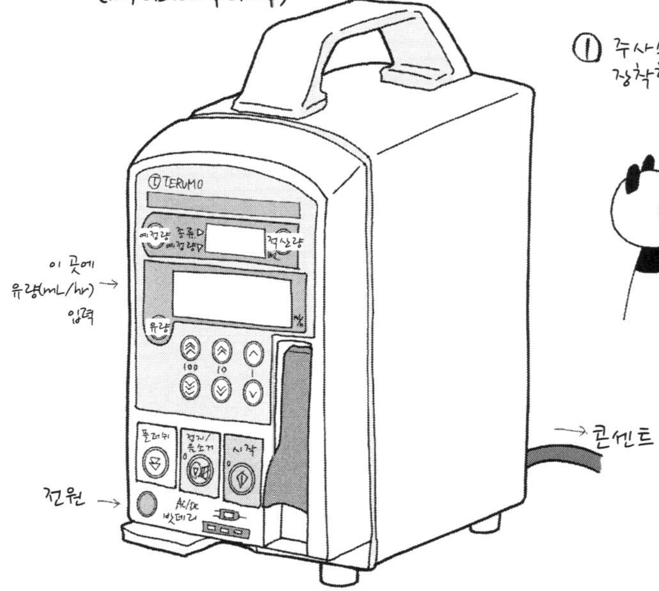

① 주사스탠드에 장착합시다.

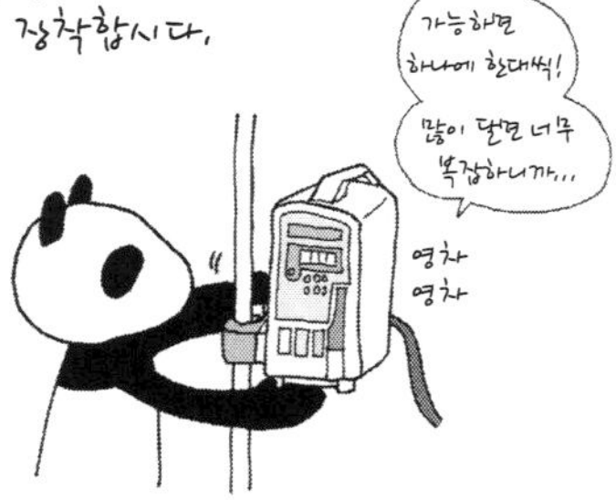
가능하면 하나에 한대씩!
많이 달면 너무 복잡하니까...
영차 영차

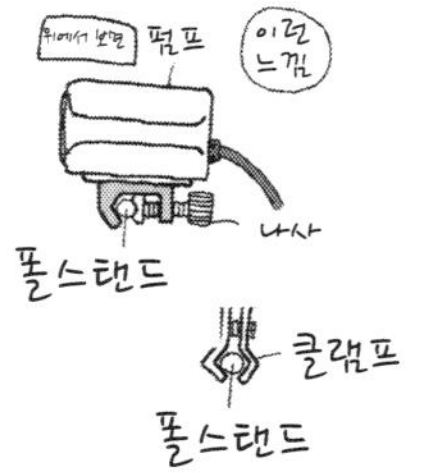

② 수액라인은 펌프용 전용 라인을 사용합시다.

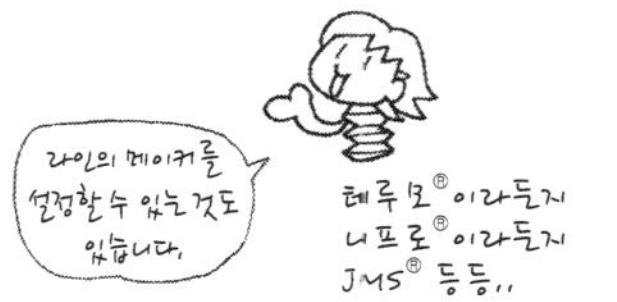
라인의 메이커를 설정할 수 있는 것도 있습니다.
테루모® 이라든지
니프로® 이라든지
JMS® 등등..

③

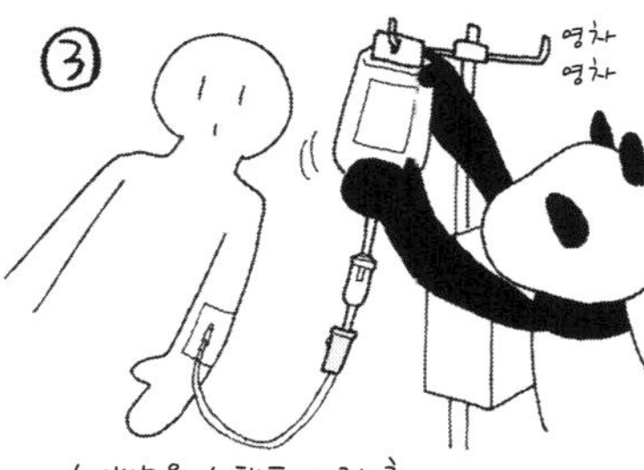

수액병을 스탠드에 건 후

④ 유량조절기는 수액펌프 보다 아래로 이동시킵니다.

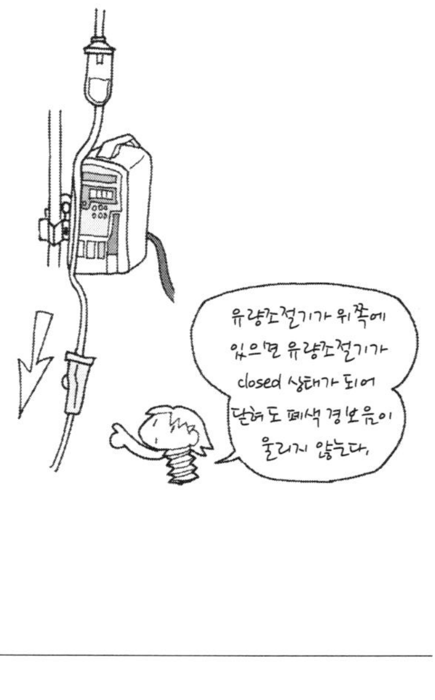
유량조절기가 위쪽에 있으면 유량조절기가 closed 상태가 되어 닫혀도 폐색 경보음이 울리지 않는다.

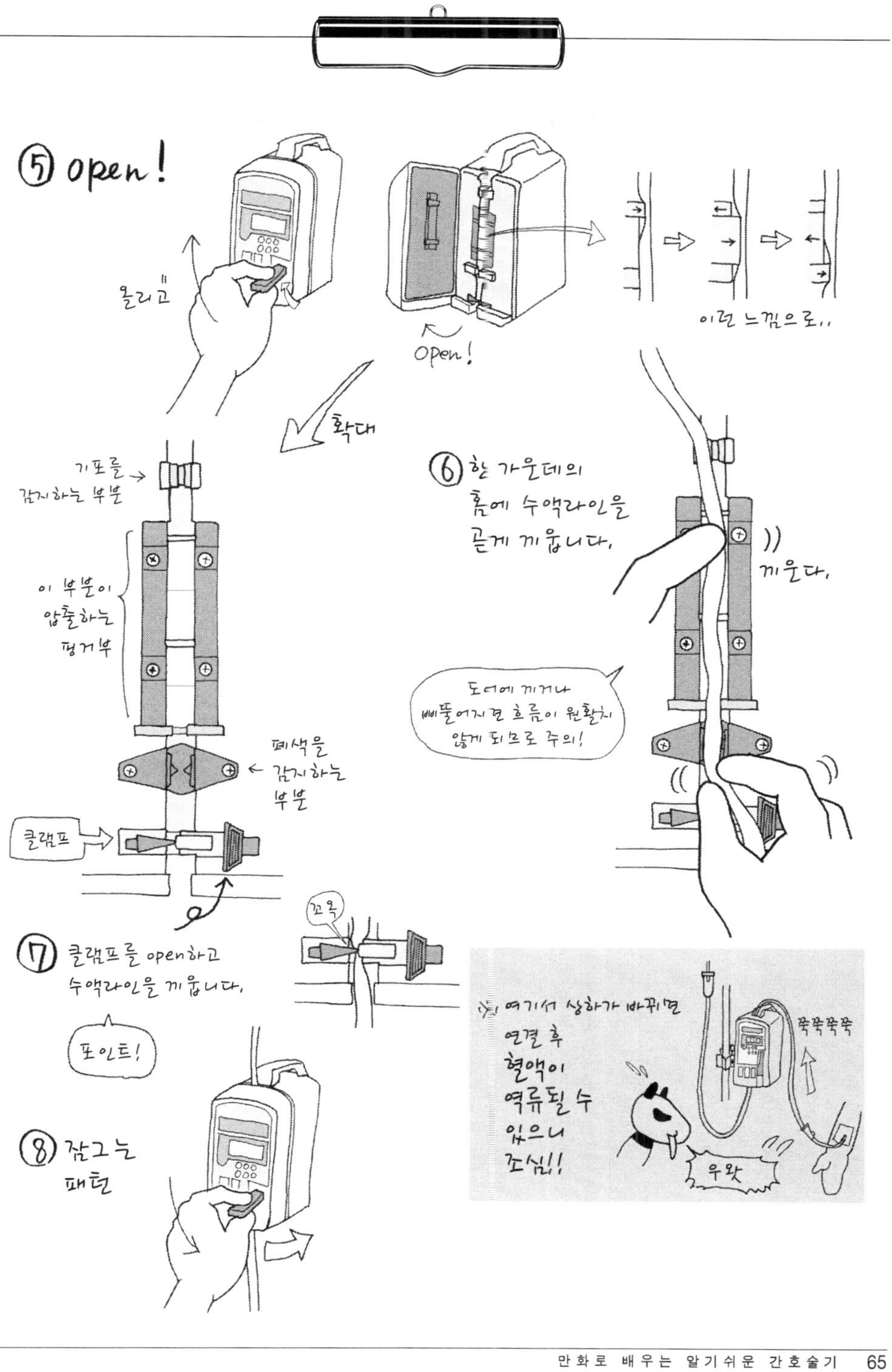
⑤ open!
올리고
Open!
이런 느낌으로..
확대
기포를 감지하는 부분
이 부분이 압축하는 핑거부
폐색을 감지하는 부분
클램프
⑥ 한 가운데의 홈에 수액라인을 곧게 끼웁니다.
끼운다.
도어에 끼거나 삐뚤어지면 흐름이 원활치 않게 되므로 주의!
꼬옥
⑦ 클램프를 open하고 수액라인을 끼웁니다.
포인트!
⑧ 잠그는 패턴
여기서 상하가 바뀌면
연결 후 혈액이 역류될 수 있으니 조심!!
쭉쭉쭉쭉
우왓

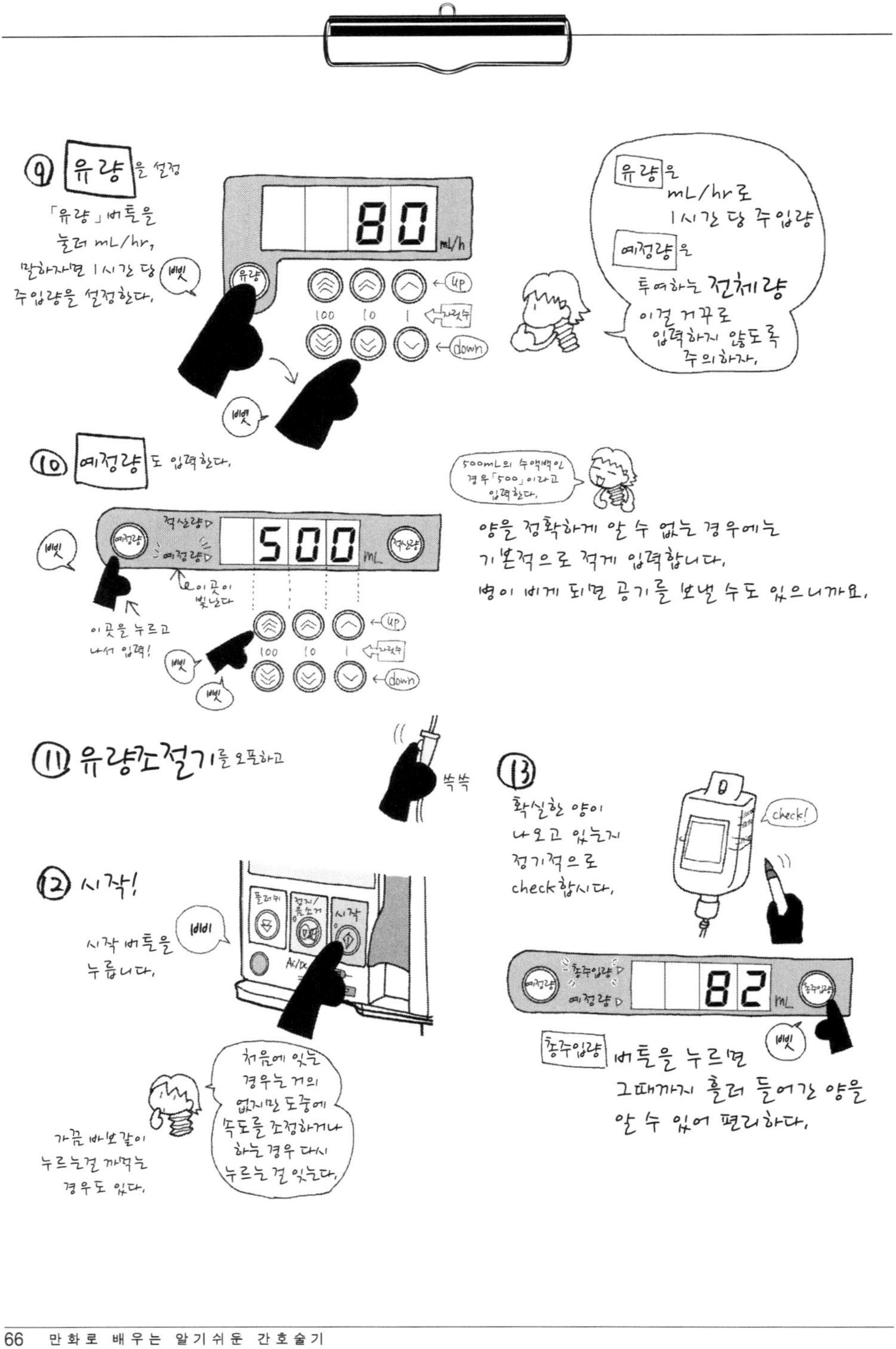
⑨ 유량을 설정
「유량」버튼을 눌러 mL/hr, 말하자면 1시간 당 주입량을 설정한다.
삐빗
유량
80
mL/h
up
자릿수
100 10 1
down
삐빗
유량은 mL/hr로 1시간 당 주입량
예정량은 투여하는 전체량
이걸 거꾸로 입력하지 않도록 주의하자.
⑩ 예정량도 입력한다.
500mL의 수액백인 경우「500」이라고 입력한다.
적산량
예정량
500
mL
삐빗
이곳이 빛난다
이곳을 누르고 나서 입력!
삐빗
삐빗
up
100 10 1
자릿수
down
양을 정확하게 알 수 없는 경우에는 기본적으로 적게 입력합니다.
병이 비게 되면 공기를 보낼 수도 있으니까요.
⑪ 유량조절기를 오픈하고
쓱쓱
⑫ 시작!
시작 버튼을 누릅니다.
삐삐
시작
AC/DC
처음에 잊는 경우는 거의 없지만 도중에 속도를 조정하거나 하는 경우 다시 누르는 걸 잊는다.
가끔 바보같이 누르는걸 까먹는 경우도 있다.
⑬
확실한 양이 나오고 있는지 정기적으로 check합시다.
check!
총주입량
예정량
82
mL
삐빗
총주입량 버튼을 누르면 그때까지 흘러 들어간 양을 알 수 있어 편리하다.

어째서! 설정한 양대로 되지 않는걸까?

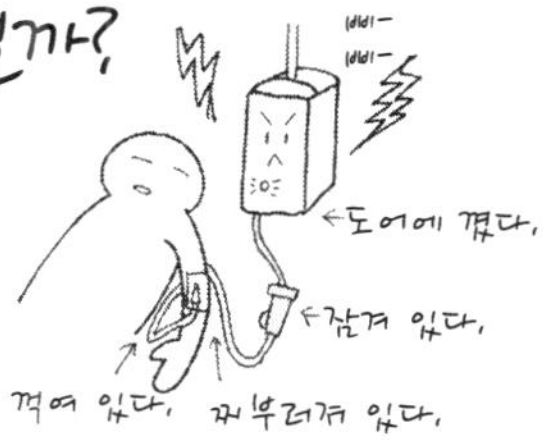

(1) 라인이 어딘가에서 막혀 있는 경우

→ 도어에 라인이 껴 있거나 홈에 확실히 들어가 있지 않다.

→ 어딘가 구부러졌거나 짜부러져 있다.

→ 몸 속 Angio 바늘이 막혀 있다.

(2) 수액에 점도 높은 액체가 사용되는 경우

예정보다 조금밖에 투여되지 않는 경우가 있습니다.

예) 50% 포도당 등 농도 짙은 고칼로리 수액 일부 항암제 (타키솔®, ELPLAT® 등등)

⇨ 수시로 「지금까지 투여된 양」을 check하여 필요하다면 보정하도록 합시다.

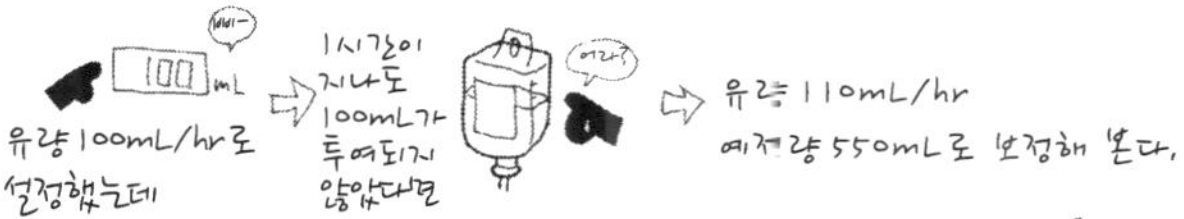

완료! 빼내자!

⑭ 총주입량 = 예정량이 되면 완료음이 울립니다.

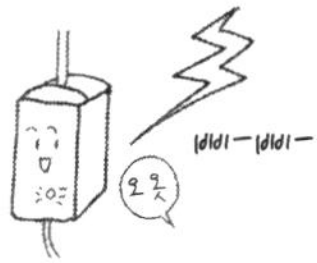

⑮ 이 스토퍼에 잘 끼워두면

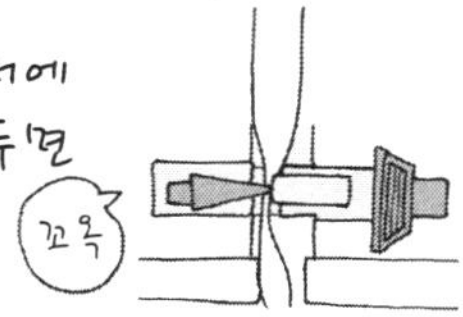

뚜껑을 열어도 주르륵 흘러 나오지 않습니다.

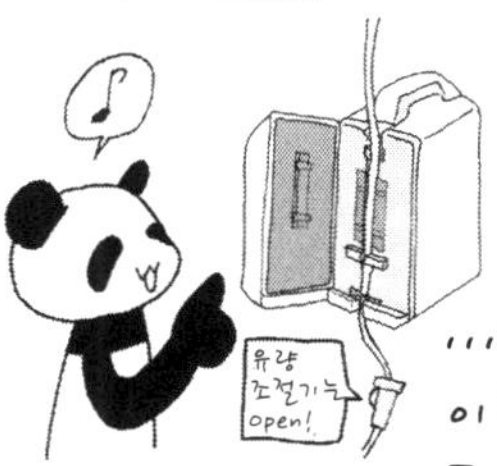

⇨ 그래도 무서우니까 유량조절기를 잠그고 나서 뚜껑을 엽시다.

...상태이므로 이곳 클램프에 들어가 있지 않다면 주르륵 흘러 나옵니다.

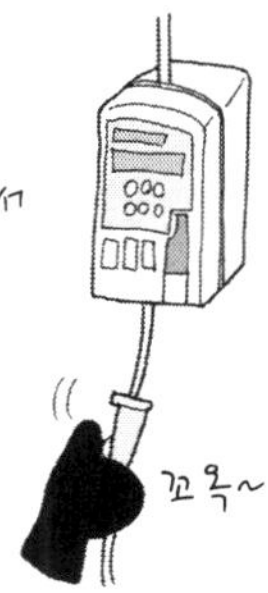

⑯ 라인을 빼고 완료!

정맥주사

※ 플러쉬(flush) 방법

(1) 일단「정지」버튼을 누른 후
(2)「플러쉬」버튼을 길게 누릅니다.

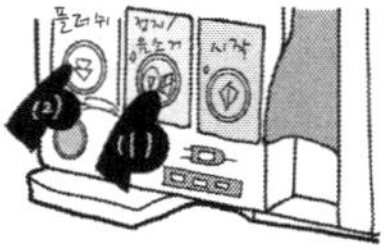

플러쉬 한 양은 주입량에 들어가지 않는 기계도 있으니 너무 많이 하지 않도록 주의!

※ 3-way or 유량조절기가 잠겨져 있는 상태잖아! 실수!!

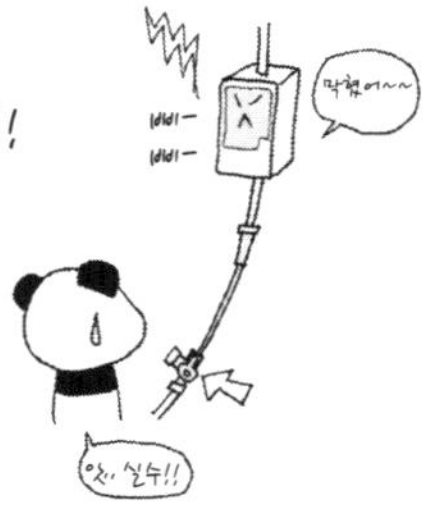

⇨ 깨닫고 서둘러 open하면 한번에 약이 슈슉 주입되는 경우가 있으니 주의!!

⇨ 유량조절기는 천천히 open한다.
or
3-way라면 압력을 뺀 후에 흐르게 하자.

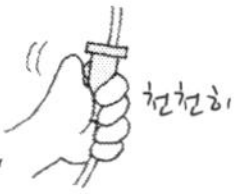

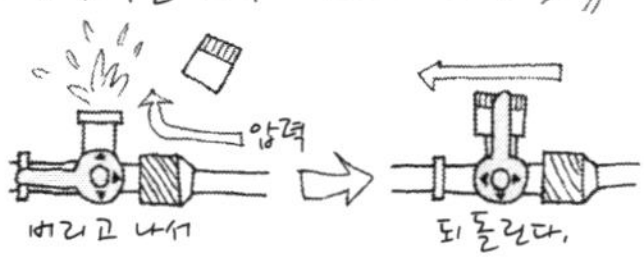

수액펌프는 부드러운 라인을 손가락으로 쭈욱 짜내는 느낌이라 아무래도 조금 부정확합니다.

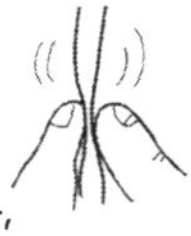

⇦ 주사기펌프는 딱딱한 주사기의 밀대를 누르는 것이기에 더욱 정확하며 소량투여에 적합합니다.

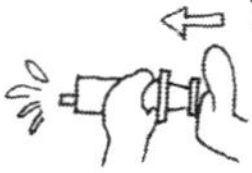

...고로 다음으로 주사기 펌프에 대해 알아보도록 합시다. ~→

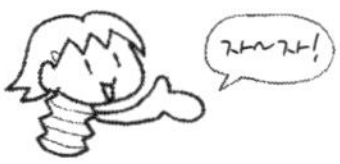

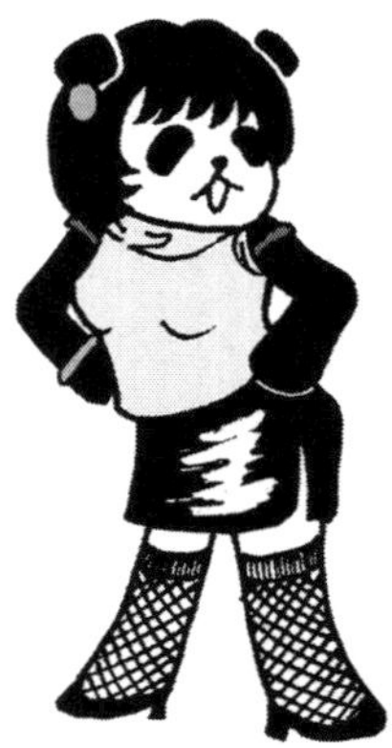

주사기 펌프는 이렇게 생겼답니다

하이테크 머카입니다. 비싸니까 떨어뜨리지 않도록 주의합시다.

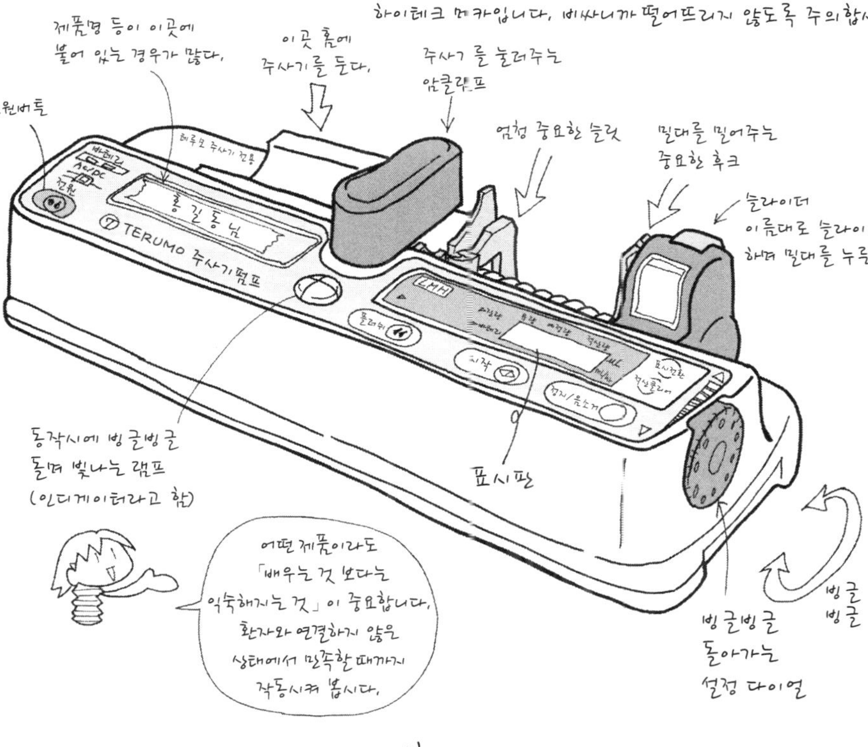

① 스탠드에
고정합니다.

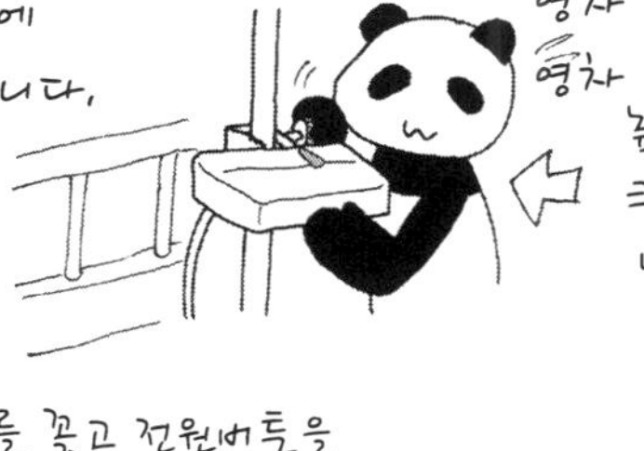

높이는 침대와 비슷한 정도가 좋습니다.
크리스마스트리처럼 잔뜩 설치되는 경우에도
너무 높거나 낮지 않은 곳에 고정합시다.

② 콘센트를 꽂고 전원버튼을
삐익 누릅니다.

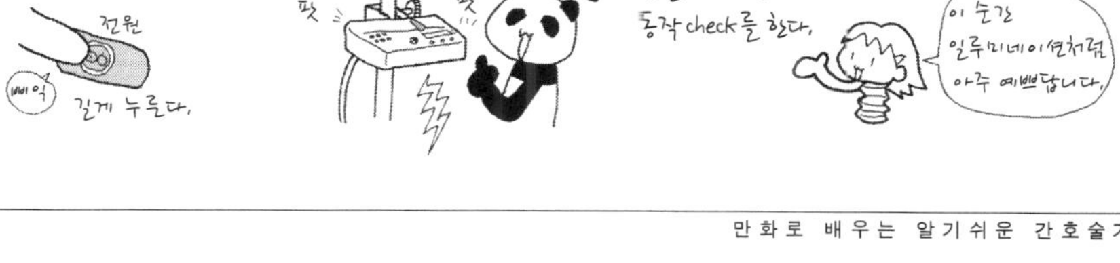

코드램프가
점멸하며 자동으로
동작 check를 한다.

주사기를 준비하자!

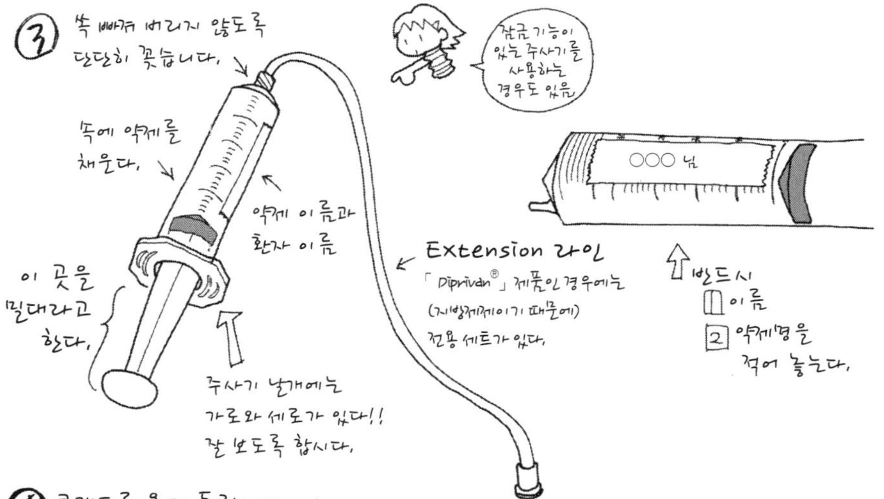

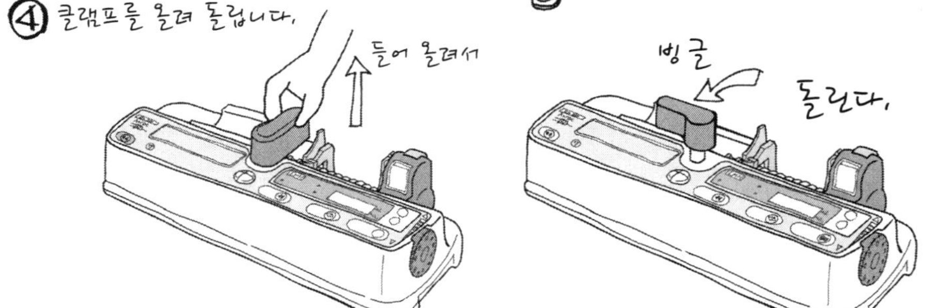

주사기를 확실하게 고정한다.

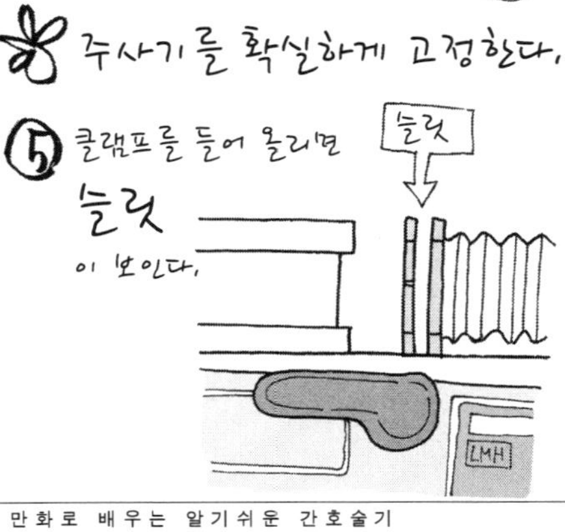

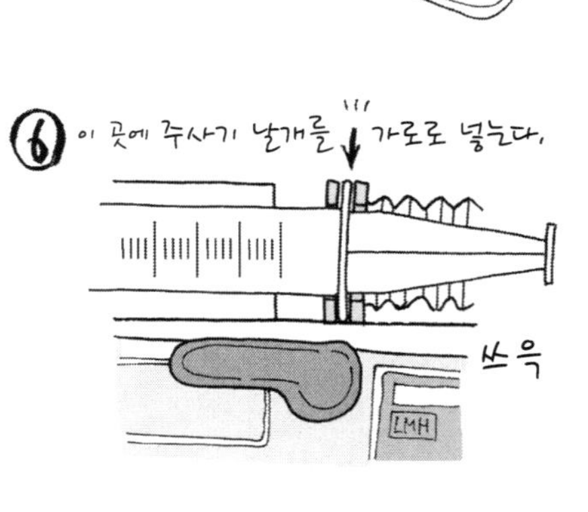

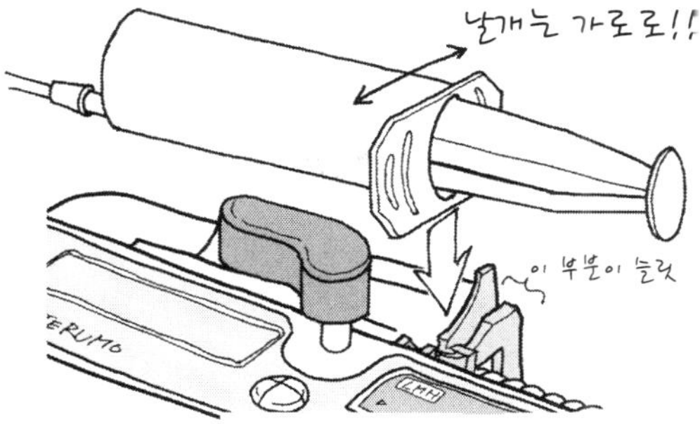

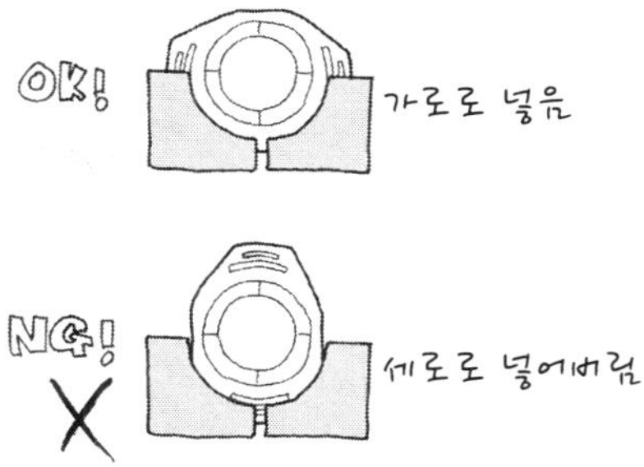

다음은 밀대 고정!!

⑦ 다음으로 밀대를 고정합니다. 슬라이더에 달려 있는 스위치 (「클러치」라 한다고 함) 을 누르고

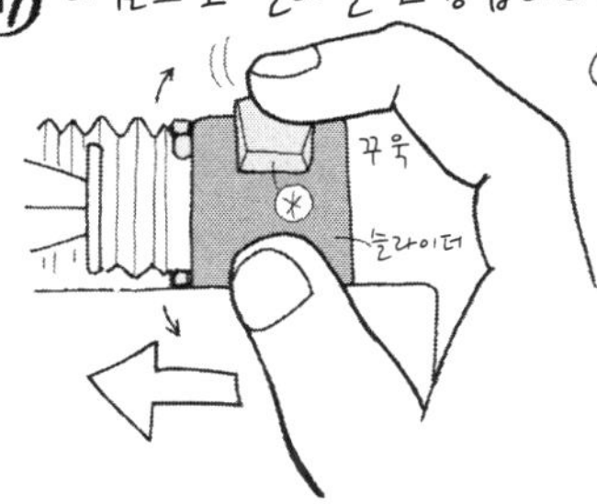

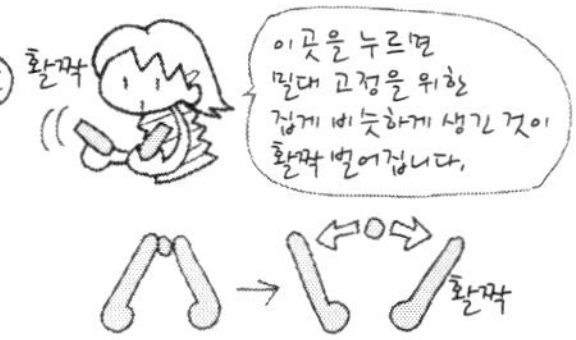

⑧ 슬라이더를 이용해 밀대를 이곳까지 가지고 와서...

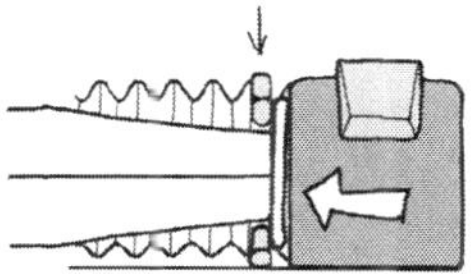

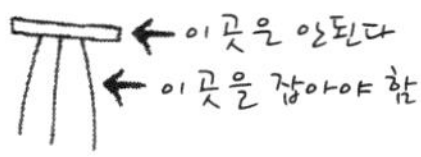

⑨ 잘 맞추어 고정한다.

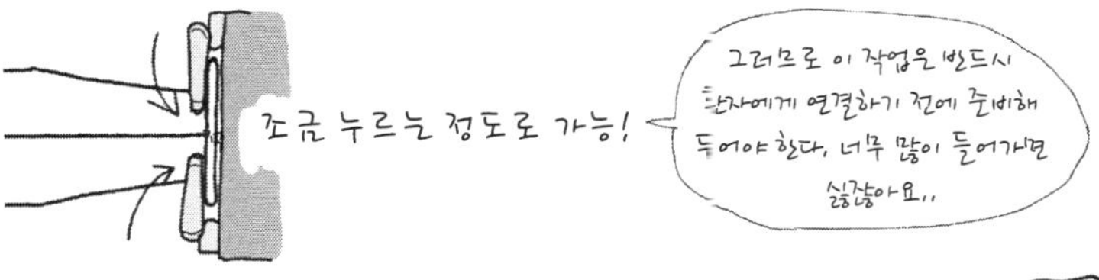
조금 누르는 정도로 가능!
그러므로 이 작업은 반드시 환자에게 연결하기 전에 준비해 두어야 한다. 너무 많이 들어가면 싫잖아요..

⑩ 암을 내려 주사기를 단단히 고정한다.

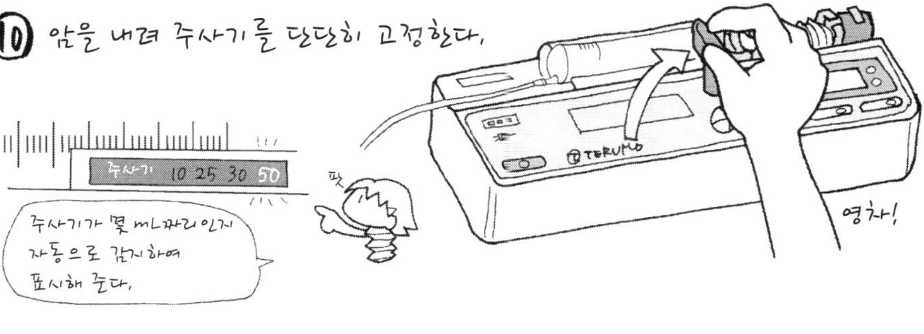
주사기 10 25 30 50
주사기가 몇 mL짜리인지 자동으로 감지하여 표시해 준다.
팟
TERUMO
영차!

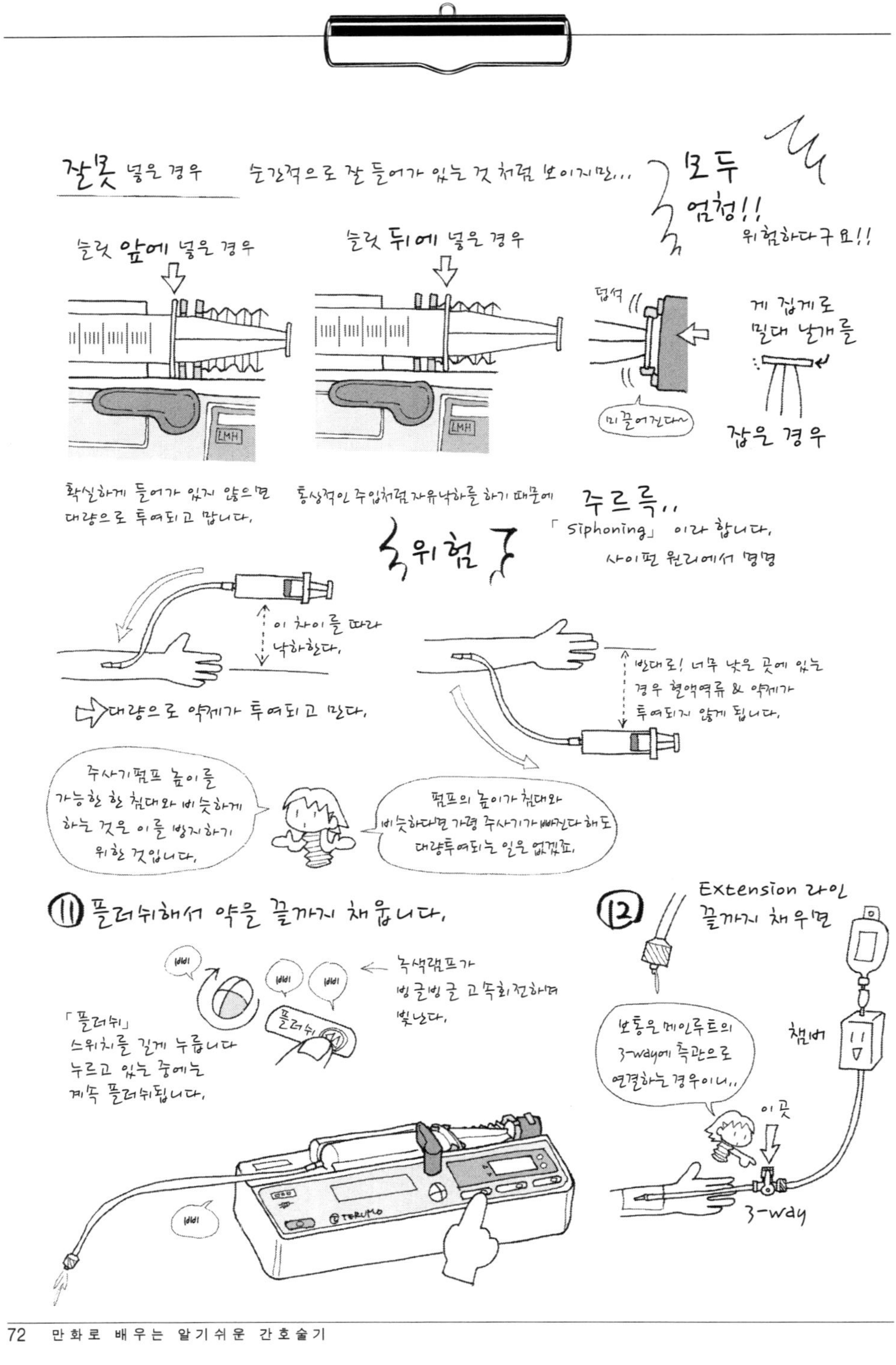
잘못 넣은 경우
순간적으로 잘 들어가 있는 것 처럼 보이지만...
모두 엄청!! 위험하다구요!!
슬릿 앞에 넣은 경우
슬릿 뒤에 넣은 경우
LMH
덥석
미끌어진다~
게 집게로 밀대 날개를 잡은 경우
확실하게 들어가 있지 않으면 대량으로 투여되고 맙니다.
통상적인 주입처럼 자유낙하를 하기 때문에
위험
주르륵..
「siphoning」 이라 합니다.
사이펀 원리에서 명명
이 차이를 따라 낙하한다.
대량으로 약제가 투여되고 만다.
반대로! 너무 낮은 곳에 있는 경우 혈액역류 & 약제가 투여되지 않게 됩니다.
주사기펌프 높이를 가능한 한 침대와 비슷하게 하는 것은 이를 방지하기 위한 것입니다.
펌프의 높이가 침대와 비슷하다면 가령 주사기가 빠진다 해도 대량투여되는 일은 없겠죠.
⑪ 플러쉬해서 약을 끝까지 채웁니다.
삐삐
녹색램프가 빙글빙글 고속회전하며 빛납니다.
「플러쉬」 스위치를 길게 누릅니다 누르고 있는 중에는 계속 플러쉬됩니다.
플러쉬
TERUMO
⑫ Extension 라인 끝까지 채우면
보통은 메인루트의 3-way에 측관으로 연결하는 경우이니..
챔버
이곳
3-way

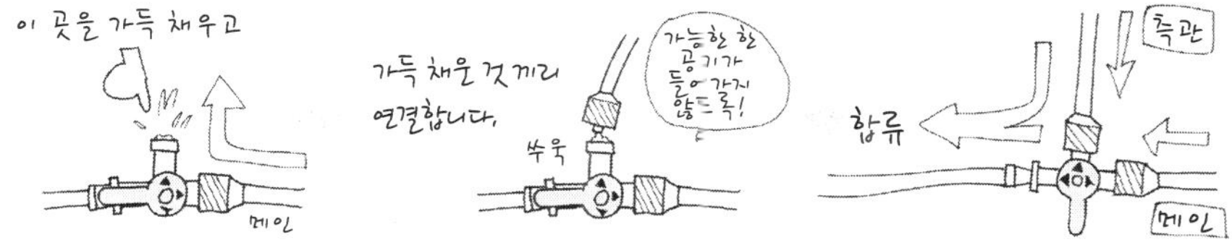

⑬ 전의 데이터가 남아 있을지도 모르니
가장 처음 투여하는 약제라면 총주입량을
표시 해둡시다.

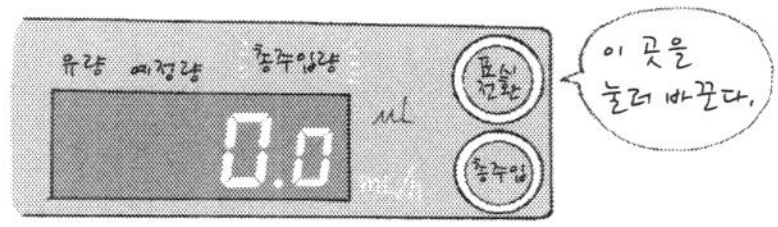

「표시전환」 버튼을 눌러「총주입량」 표시로 한다.

→ 0이라면 그대로 하면 됨!!

→ 숫자가 나온다면 총주입 버튼을 길게 누른다.

유량 설정

⑭「표시전환」을 눌러「유량」 표시로 한 뒤

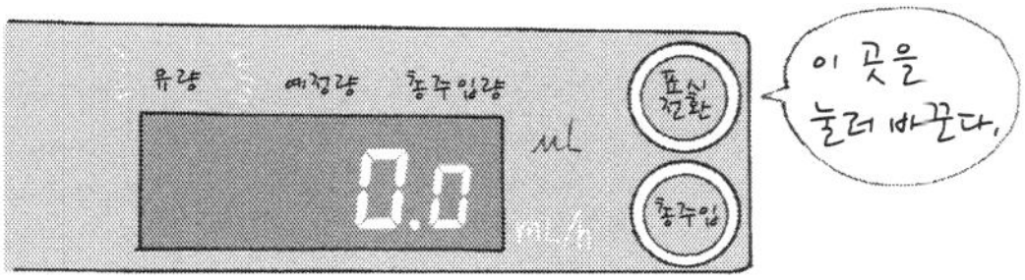

⑮ 옆의 다이얼을
빙글빙글 돌린다.

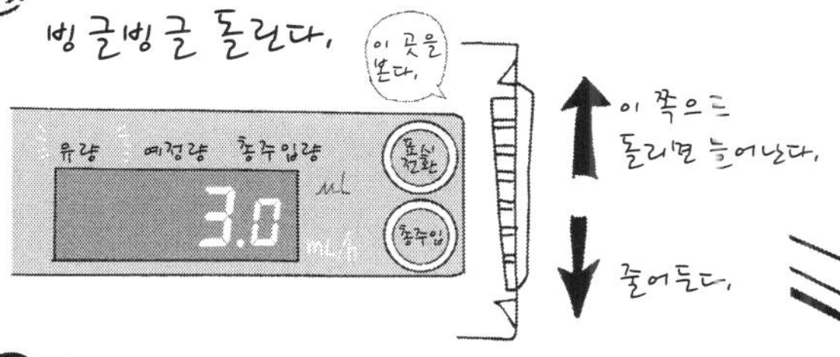

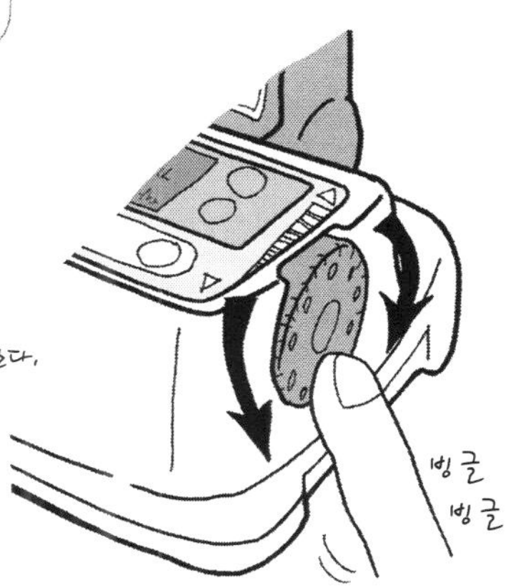

⑯ 문제가 없다면 시작!!

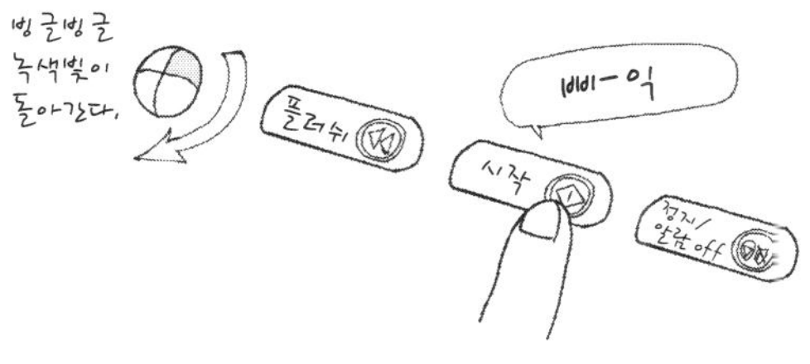

완료한 후에는 주사기를 교환하자

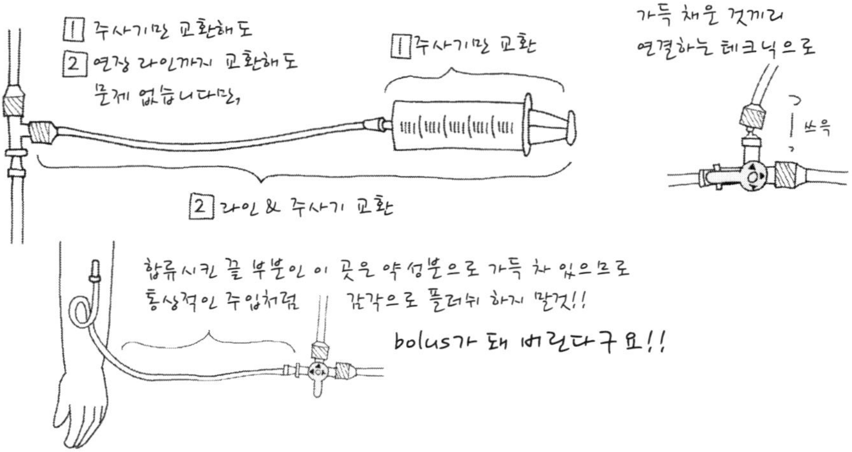

※ 'bolus란? (bolus투여)

짧은 시간 안에 약제를 잔뜩 투여하는 것.「동통시 unpack 1mL bolus」라던지 「불안시 Diprivan 1mL bolus」등으로 쓰입니다.

방법

1. 반드시! 일단「정지」를 누른 후
2. 「플러쉬」버튼을 목표량에 다다를 때까지 길게 누른 후
3. 「시작」버튼을 눌러 재개!!

(이 부분을 잊기 쉽다!)

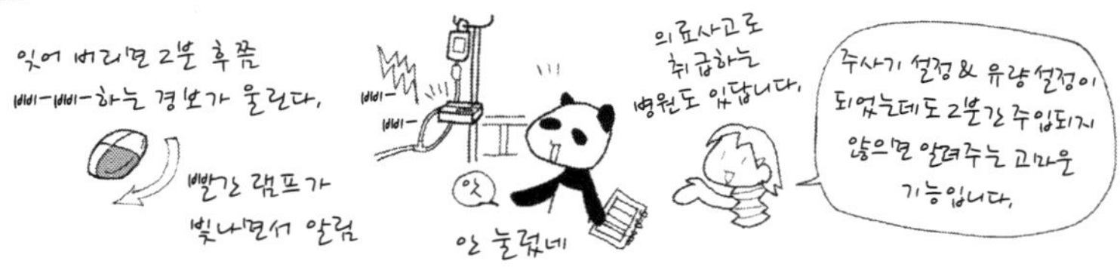

잊어 버리면 2분 후쯤
삐-삐-하는 경보가 울린다.
빨간 램프가
빛나면서 알림
삐-
삐-
앗
안 눌렀네
의료사고로
취급하는
병원도 있답니다.
주사기 설정 & 유량설정이
되었는데도 2분간 주입되지
않으면 알려주는 고마운
기능입니다.

기도확보 · 기관내삽관

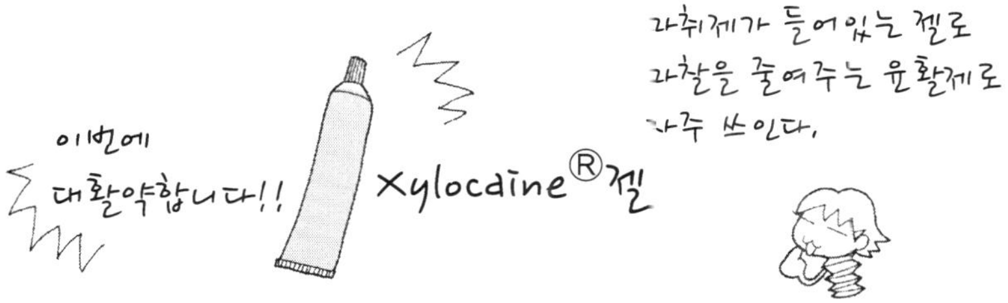

【기도확보】

다음으로 공기가 지나가는 길인 「기도」에 대해 생각해 봅시다. 기도는 입에서 폐로 공기를 보내는 길입니다. 이 곳이 어떤 원인으로 좁아지거나 완전하게 막혀 버리면 그야말로 **대위기**의 순간이 시작되는 거죠. 간단하게 말해 **질식**되어, 그대로 방치하면 인간은 눈 깜짝할 사이에 사망합니다.

기도는 그리 넓지는 않기에 의외로 쉽게 막혀 버린답니다. 설날 떡에 질식하는 할아버지, 술 취해 **구토물**에 질식하는 청년, 천식 발작, 벌에 물려 알레르기 반응으로 기도가 붓는 아나필락시스 발작, 익수! 등의 사고, 입이나 식도의 암이 자란 경우, 마취나 약물중독 등으로 **혼수상태가 되는 것**만으로도 기도는 좁아집니다. 이를 그대로 방치하면 전신의 산소 부족으로 사망하게 되겠죠. 사망까지는 가지 않더라도 비만 등으로 기도가 좁아져 수면중에 기도가 막힘으로서 호흡을 할 수 없게 되는 「수면무호흡증후군」 이라는 병도 있습니다.

그런 경우에는 기도에 견고한 관를 삽입하여 공기가 통과하는 길을 만들어 주어야 합니다. 이것이 이번에 다루는 기술인 「기도확보」 입니다. 마취통증의학과나 응급의학과는 물론, 일반 병동에서의 긴급 사태 대응에 필수불가결한 기술이라고 말할 수 있겠지요.

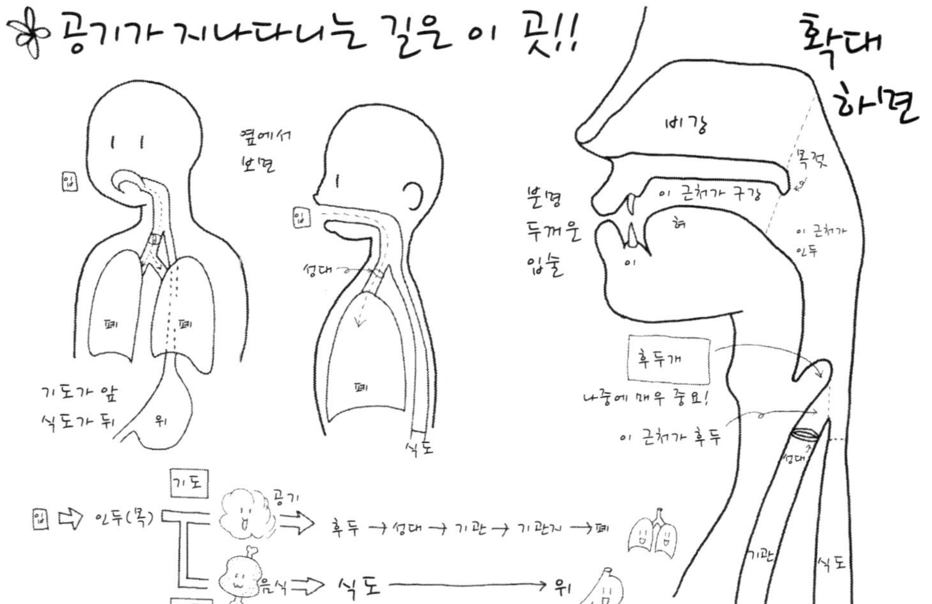

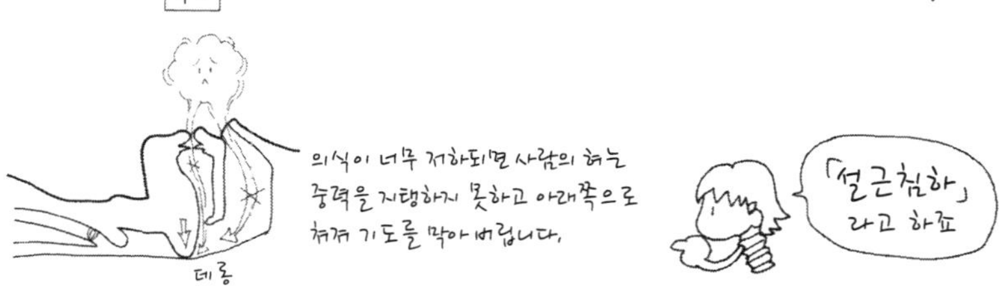

토물이 보인다면
최악의 상황입니다.

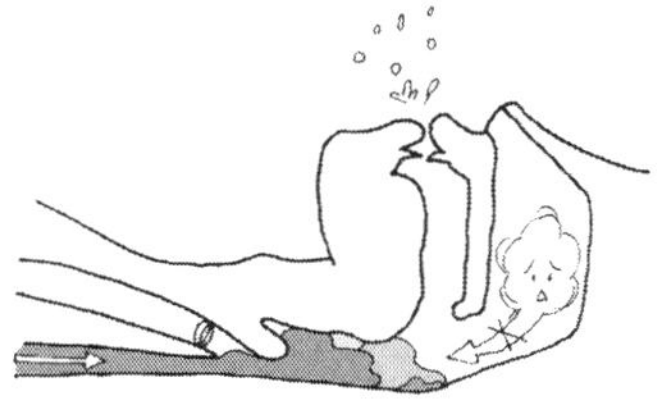
부글부글

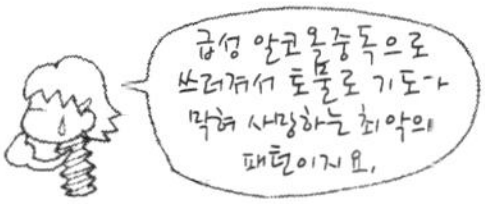

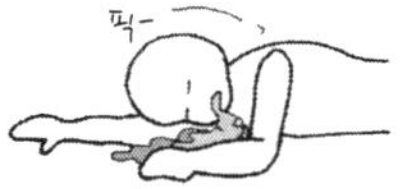
픽—

※쓰러져 토할것 같은 사람은
얼굴을 옆으로 향하게 합시다.

기도가 어떤 원인으로 막히면
그 순간부터 **대사건**이 벌어지는 겁니다.

⇨ 기도를 무리하게라도 확보할 필요가 있죠

✿ 우선은 관을 삽입하지 않고 손으로 기도확보!

이런 자세

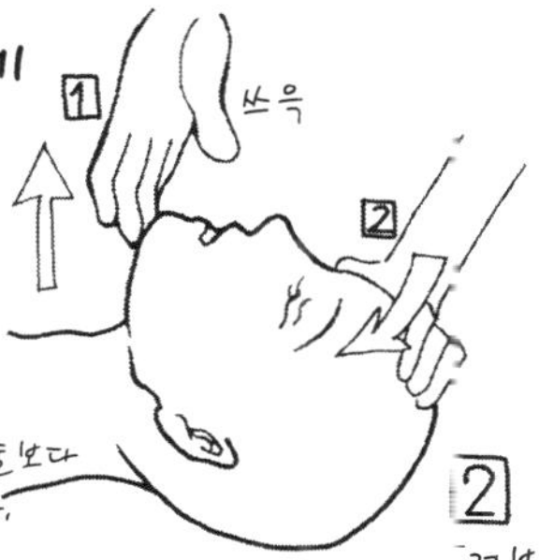

1
「하악거상」
아래 턱을 올려
「아랫 입술이 윗 입술보다
튀어나오도록」 한다.

2
「경부신전」
이마를 내린다.

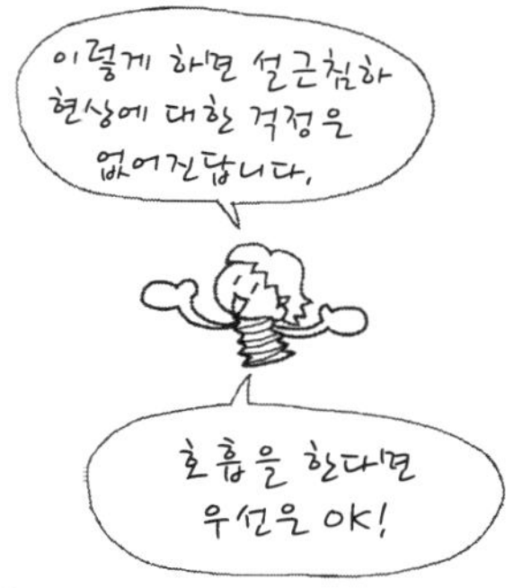
이렇게 하면 설근침하
현상에 대한 걱정은
없어진답니다.
호흡을 한다면
우선은 OK!

많은 경우 이렇게 하면 호흡이 돌아옵니다.

하지만 ⇝ 그래도 호흡을 하지 않는다면

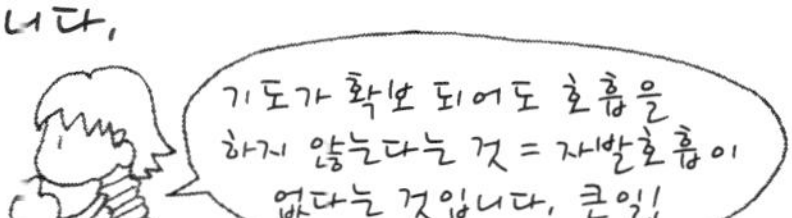

펌프처럼 강제적으로 공기를 보낼 필요가 생깁니다.

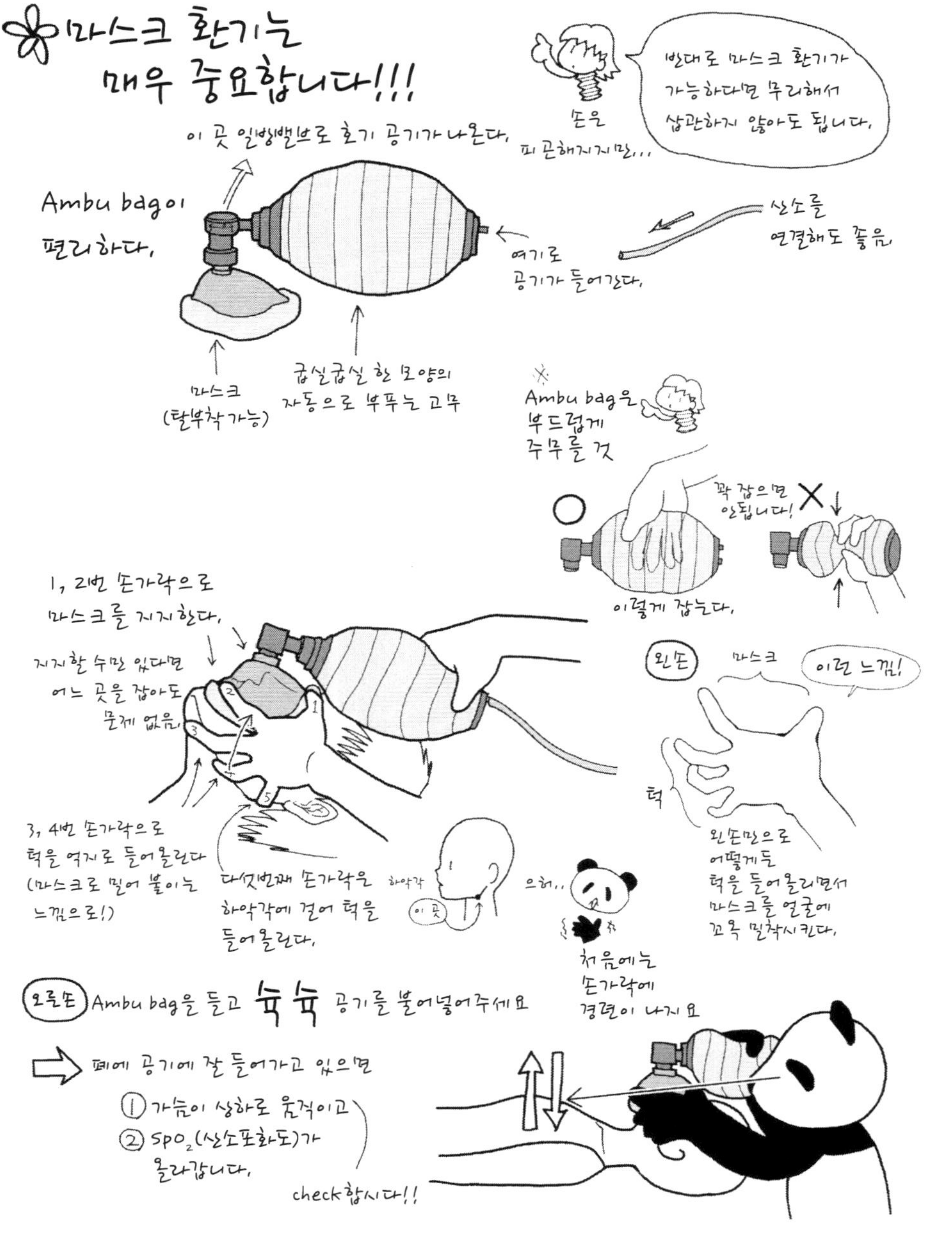

마스크 환기는
매우 중요합니다!!!
반대로 마스크 환기가 가능하다면 무리해서 삽관하지 않아도 됩니다.
손은 피곤해지지만...
이 곳 일방밸브로 호기 공기가 나온다.
Ambu bag이 편리하다.
산소를 연결해도 좋음.
여기로 공기가 들어간다.
마스크 (탈부착 가능)
굽실굽실 한 모양의 자동으로 부푸는 고무
※ Ambu bag은 부드럽게 주무를 것
꽉 잡으면 안됩니다!
이렇게 잡는다.
1, 2번 손가락으로 마스크를 지지한다.
지지할 수만 있다면 어느 곳을 잡아도 문제 없음.
왼손
마스크
이런 느낌!
턱
3, 4번 손가락으로 턱을 억지로 들어올린다 (마스크로 밀어 붙이는 느낌으로!)
다섯번째 손가락은 하악각에 걸어 턱을 들어올린다.
하악각
이 곳
으허..
왼손만으로 어떻게든 턱을 들어올리면서 마스크를 얼굴에 꼬옥 밀착시킨다.
처음에는 손가락에 경련이 나지요
오른손 Ambu bag을 들고 슉슉 공기를 불어넣어주세요
폐에 공기에 잘 들어가고 있으면
① 가슴이 상하로 움직이고
② SpO2(산소포화도)가 올라갑니다.
check합시다!!

...생각한 대로 되지 않는 경우, 대개는

① 하악이 올라가 있지 않다,
② (마스크가 얼굴에 밀착되어 있지 않아) 공기가 새고 있다,

} 모두 왼손의 역할이 미숙하다는 것!!

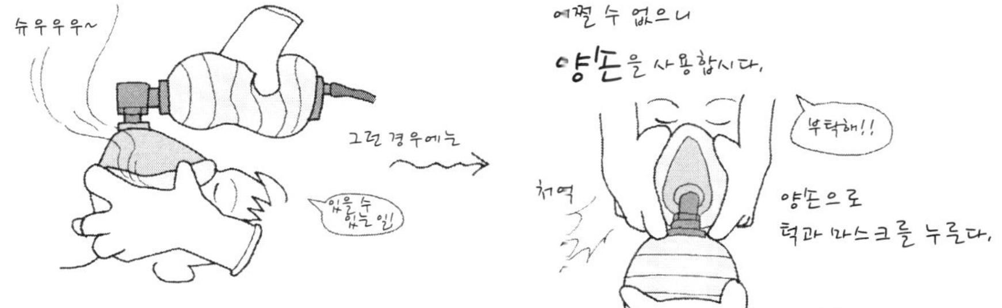

슈우우우~
그런 경우에는
있을 수 있는 일!
어쩔 수 없으니
양손을 사용합시다,
부탁해!!
양손으로 턱과 마스크를 누른다,

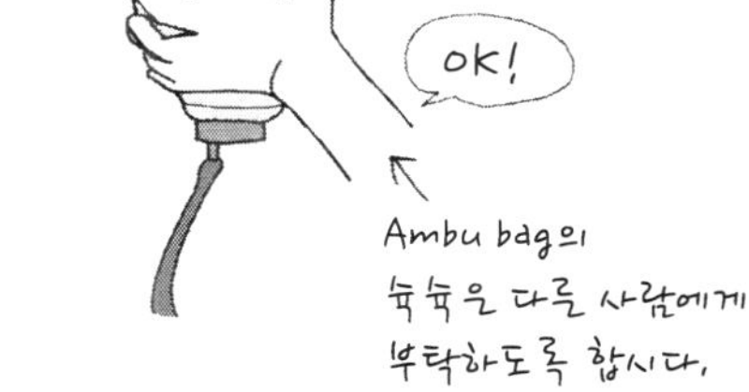

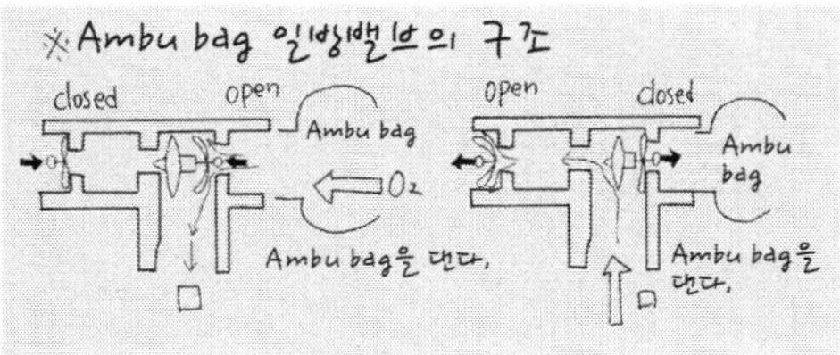

※ Jackson-Rees 회로를 사용하는 경우도 있습니다,

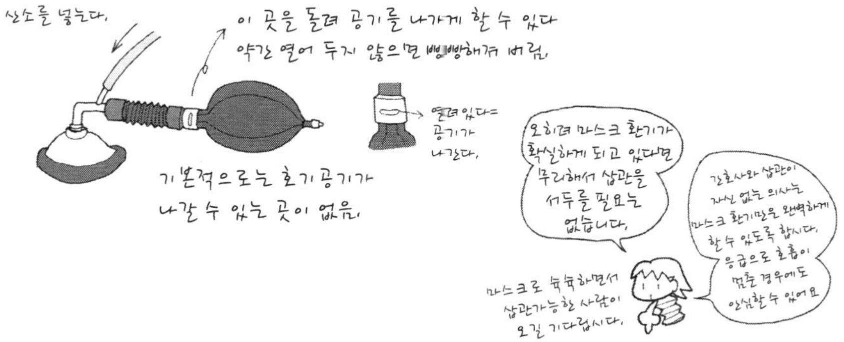

마스크 환기를 하고 있다면 기본적으로 얼마든지 호흡을 유지할 수 있습니다,
하지만 이 것을 장시간동안 하고 있으면 역시 손도 힘들지요

⟹ 삽관하면 편한데... 라고 생각하게 되는 겁니다,

기도 확보를 위한 여러가지 관을 비교해 보았습니다.

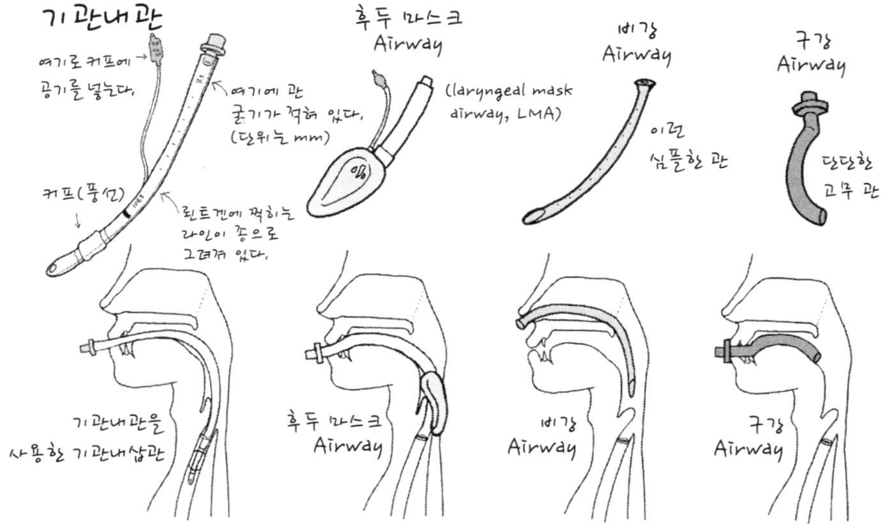

- 기도와 식도를 완전히 분리할 수 있다. (구토가 있더라도 안심)
- 공기가 드나드는 길도 완벽하게 확보되어 있다.

그런대로 토물 걱정을 덜 수 있긴 하지만 완벽하게는 확보되지 않는다.

이 두 가지는 토물이 있을 경우 전혀 대응 불가능하다.

	기관내관		후두 마스크 Airway		비강 Airway		구강 Airway
쉬운 순서	어렵다	<	조금 어렵다	<	쉽다	<	간단!
확실성	매우 완벽	>	그런대로 확실하지만 완벽하지는 않다.	>	방심하면 안된다. (눈을 뗄 수 없다.)	>	방심하지 않아도 안심할 수 없다. (눈을 뗄 수 없다.)

가장 확실한 기도확보 방법이지만 의사나 일부 구급대원만이 할 수 있다.

의사가 아니어도 가능하고 어렵지도 않지만 기도를 유지하는 확실성이 떨어진다.

...우선 간호사라면 보조에 그치는 일이기는 하지만 가장 사용 빈도가 높은 기관내삽관부터 다루어 봅시다~

일곱개의 삽관 도구

삽관에 필요한 일곱가지 도구입니다.
이외에도 산소나 흡인기(suction), 수동식인공호흡기,
그리고 그런 응급시에 가장 중요한 것! ....도움이 필요하지요.
만전의 체제로 준비해둡시다.

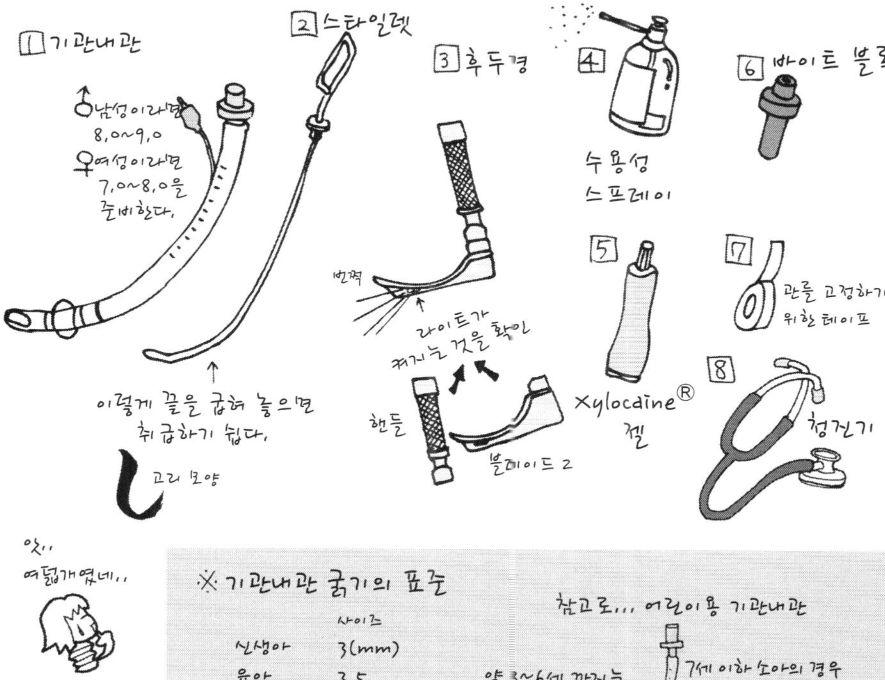

※ 기관내관 굵기의 표준

	사이즈
신생아	3(mm)
유아	3.5
1세	4
2세	4.5
3세 이상	년/4
소아	6
7세 정도	
성인 ♀	7
성인 ♂	8

여기까지는 커프 없이..

커프 사용

세정도부터 커프가 있는 것을 사용할 수 있다.

참고로... 어린이용 기관내관

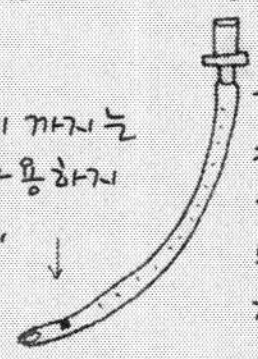

약 3~6세 까지는 커프를 사용하지 않습니다.

7세 이하 소아의 경우 커프의 압박에 의해 기도유종이 발생하기 쉽기 때문에 커프가 없는 제품을 사용한다.

고리 모양을 만들어 두면
스타일렛 방향을 빙빙 돌려 조절할 수 있습니다.

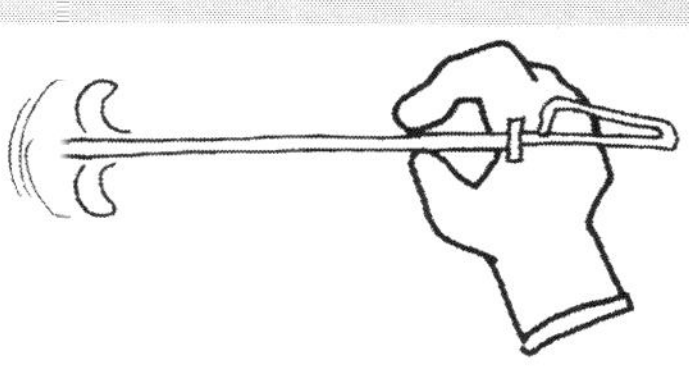

환자의 상태를 사전에 check해 둡시다.

「삽관하기 어려운 환자」

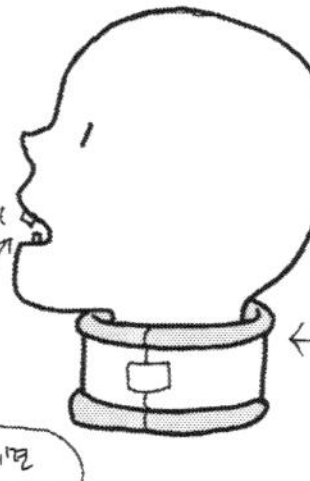

4 입을 벌리게 한다.

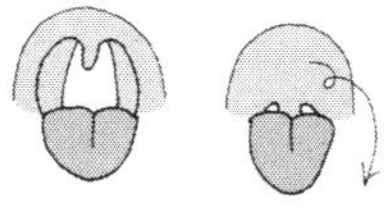

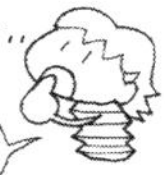

우웅..
이런 경우에는 여러가지 다른 방법을 사용해 봅시다.
예정되어 있는 수술의 마취인 경우에는 사전 정보수집을 확실히 할 수 있습니다.
긴급시에는 그렇게까지는 못 하더라도 알고 있는 리스크는 파악해 두도록 합시다.

5 위 속에 음식물이 들어 있다.

⇨ • 빈 속 (6시간 이상 금식함) = OK

• 마지막 음식섭취로부터 6시간 경과하지 않은 경우

「위 속에 음식물이 들어있음」으로 취급합니다(전문용어로 full stomached).

삽관하는 상황에는 거의 의식이 없기 때문에 토하는 경우 토물이 기도로 들어가 질식하게 됩니다. 최악의 상황!

실은 보통 식후 3~4시간이면 위를 통과하지만요.. 6시간은 상당한 여유시간을 두는거죠.

참고로 장이 막혀 있으면 (장폐색 등) 6시간 지나도 통과하지 못하는 경우가 있으니 상황에 맞춥시다.

모든 기술에서 가장 중요한 것은 우선 준비!! 랍니다.

① 기관내관을 준비합니다.

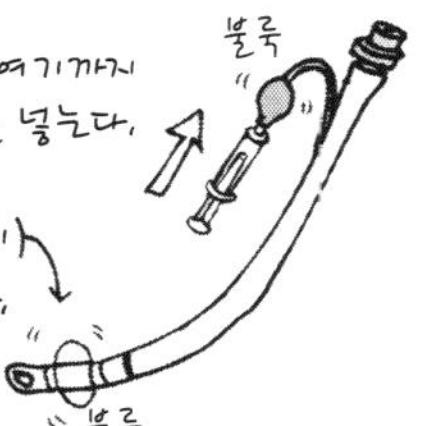

커프의 공기가 새지 않는지 확인한다.

② 검은색 라인부터 끝까지 Xylocaine®젤을 발라 마찰력을 줄이게 만듭니다.

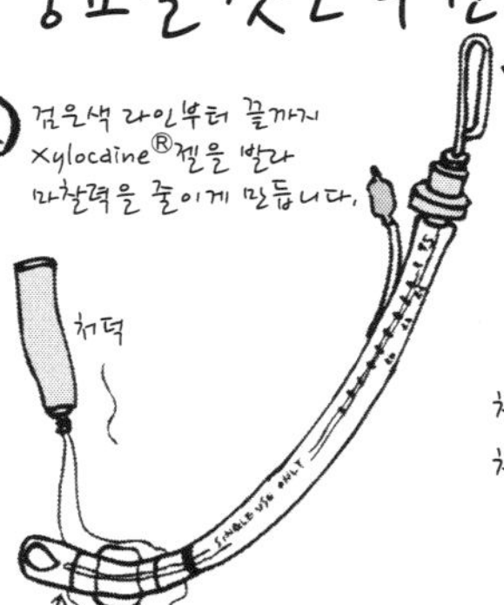

스타일렛의 미끌어짐을 좋게 하기 위해 스타일렛에도 Xylocaine® 스프레이를 뿌립니다.

스타일렛은 끝이 나오지 않도록!

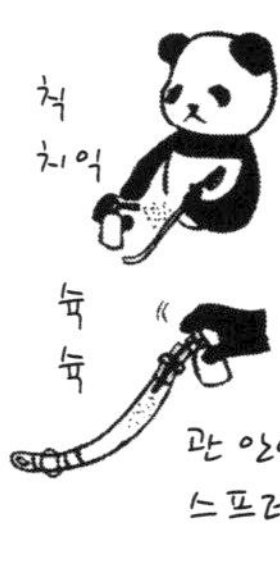

칙
치익
슉
슉

관 안에도 스프레이를 뿌린다.

③ 후두경은 자주 전지나 전구가 나가니
주의합시다.

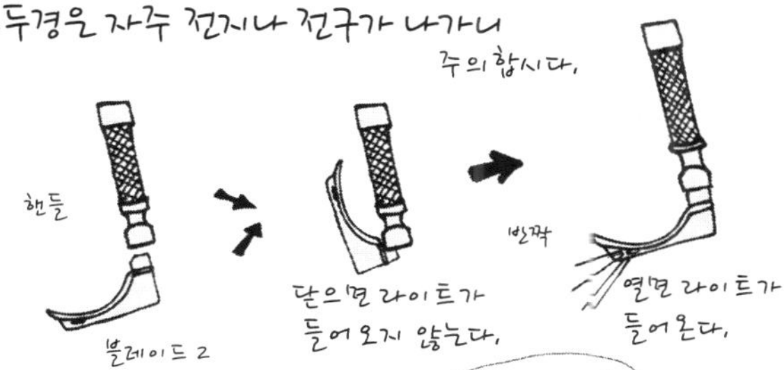

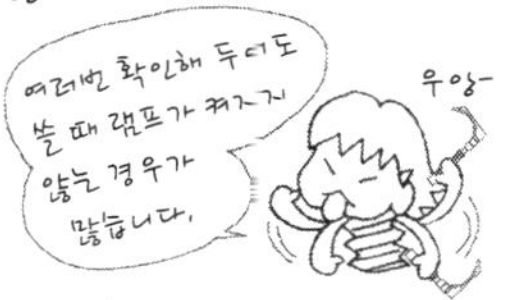

※ 블레이드의 사이즈

성인의 경우 대개는 **3호**를 사용합니다.

가끔 체격이 큰 사람은 **4호**를 써야하는 경우도 있다.

소아의 경우 **0~2호**의 곧은 블레이드를 사용한다.

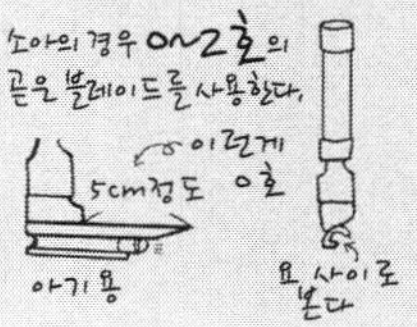

자세가 가장 중요! 기술은 그 다음입니다.

④ 기도를 보기 쉽도록 목을 뒤로 젖힙니다.

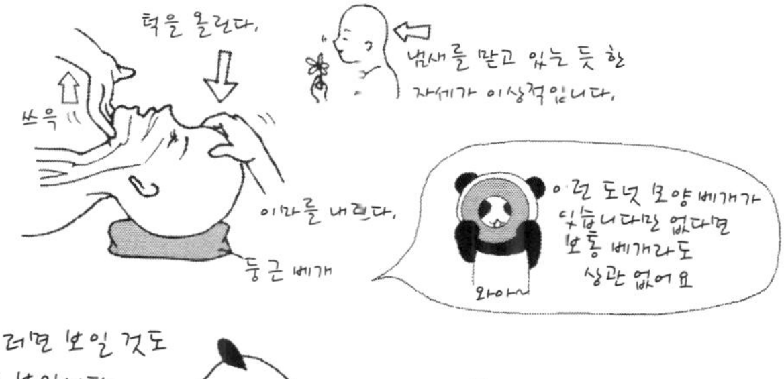

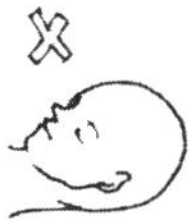

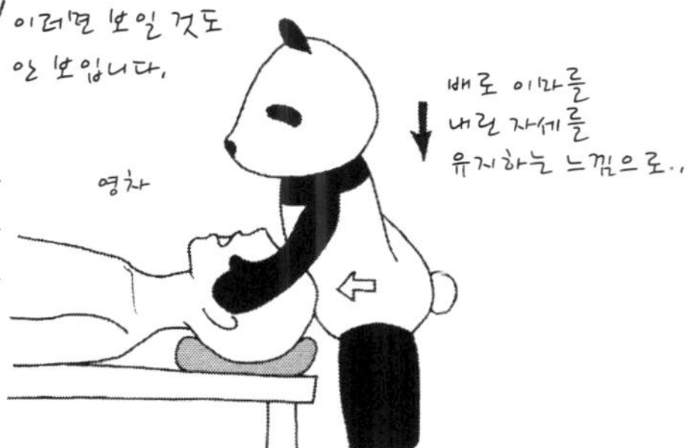

⑤ Ambu bag으로 충분히 환기하여 산소포화도(SpO_2)를 100%로 만든 후 삽관하도록 합시다.

실패한 경우에는 처음부터 다시!!!

30초 이내에 결판을 내도록 합시다!

삽관을 하고 있는 동안에 호흡은 멈춰져 있습니다. 질질 끄는 것은 금물!! 입니다.

세팅 완료??

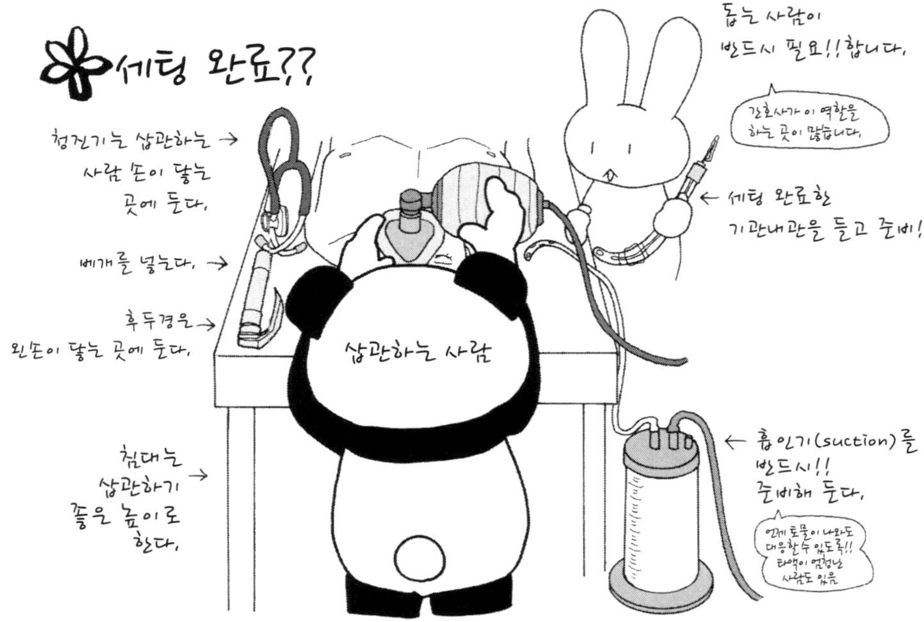

그럼 넣어 보자구요~

삽관의 요령은 ① 뒤로 잘 젖힐 것, ② 입을 잘 벌릴 것 입니다

성대가 보이기만 한다면 그 곳에 관를 집어 넣으면 되는 것이니 실제로는 정맥주사보다 「간단」 하답니다. 입에서 성대까지 일직선으로 길을 만들수 있다면 그야말로 확실하지요.

⑥ 입을 잘 벌린다!!

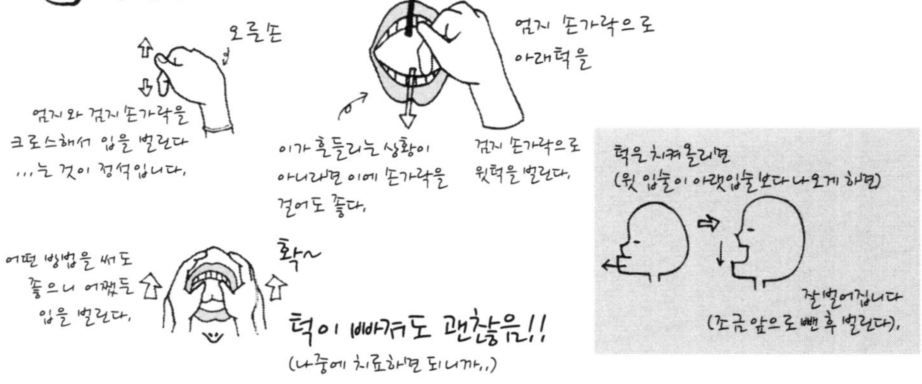

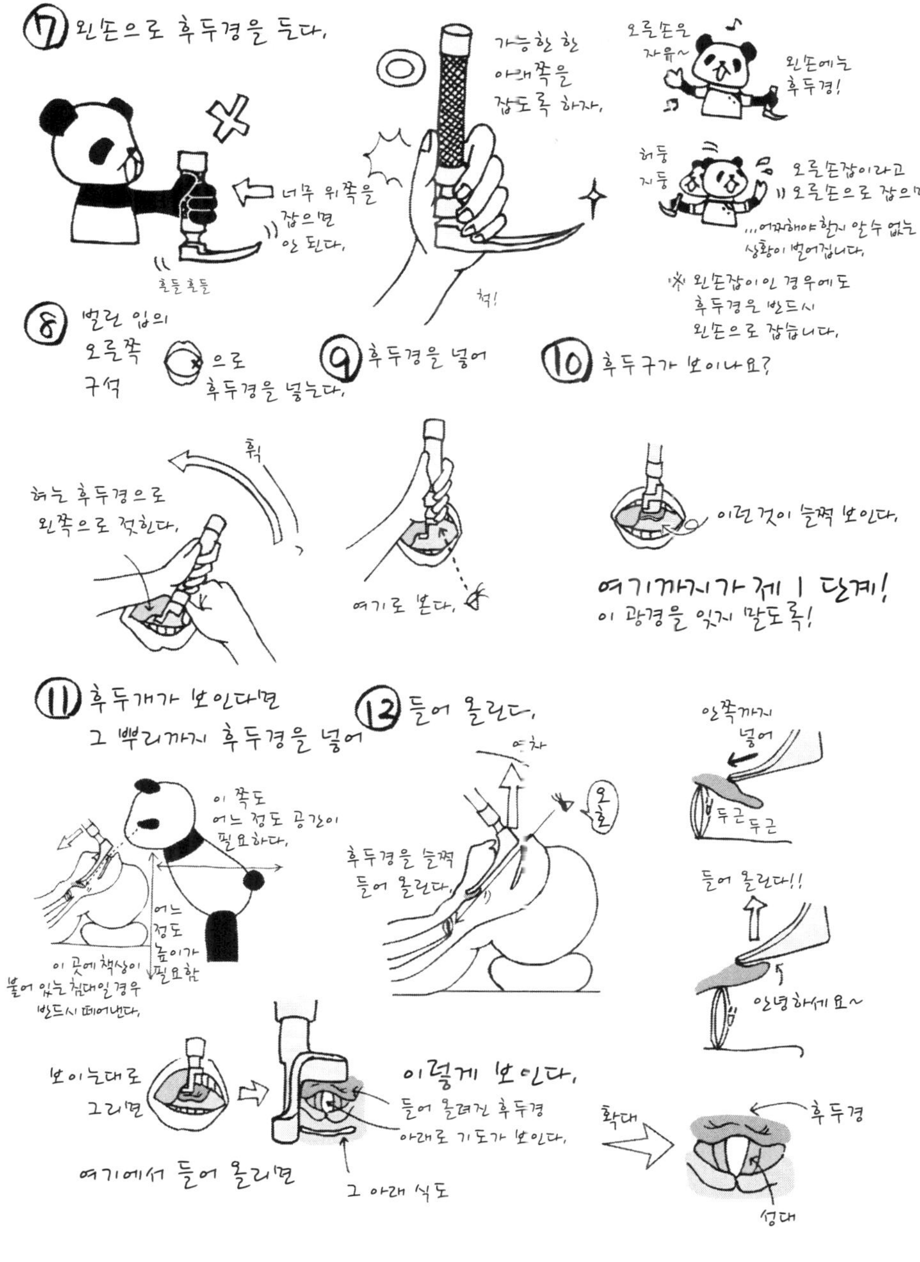

⑦ 왼손으로 후두경을 든다.
너무 위쪽을 잡으면 안 된다.
흔들흔들
가능한 한 아래쪽을 잡도록 하자.
척!
오른손은 자유~
왼손에는 후두경!
허둥지둥
오른손잡이라고 오른손으로 잡으면
...어찌해야 할지 알 수 없는 상황이 벌어집니다.
※ 왼손잡이인 경우에도 후두경은 반드시 왼손으로 잡습니다.
⑧ 벌린 입의 오른쪽 구석으로 후두경을 넣는다.
휙
혀는 후두경으로 왼쪽으로 젖힌다.
⑨ 후두경을 넣어
여기로 본다.
⑩ 후두구가 보이나요?
이런 것이 슬쩍 보인다.
여기까지가 제 1 단계!
이 광경을 잊지 말도록!
⑪ 후두개가 보인다면 그 뿌리까지 후두경을 넣어
이쪽도 어느 정도 공간이 필요하다.
어느 정도 높이가 필요함
이곳에 책상이 붙어 있는 침대일 경우 반드시 떼어낸다.
⑫ 들어 올린다.
영차
오호
후두경을 슬쩍 들어 올린다.
안쪽까지 넣어
두근두근
들어 올린다!!
안녕하세요~
보이는대로 그리면
여기에서 들어 올리면
이렇게 보인다.
들어 올려진 후두경
아래로 기도가 보인다.
그 아래 식도
확대
후두경
성대

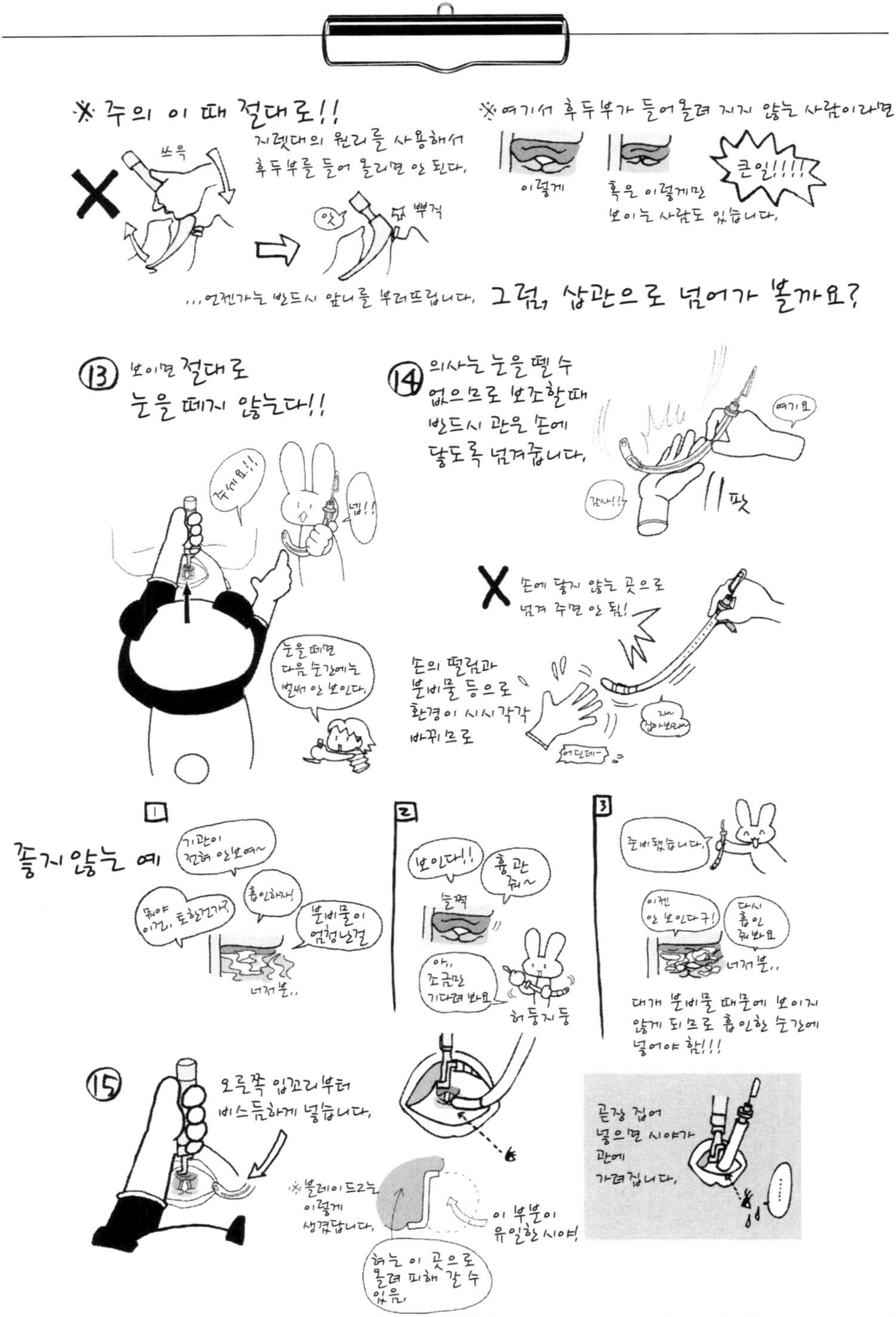

※ 주의 이 때 절대로!!
지렛대의 원리를 사용해서
후두부를 들어 올리면 안 된다.
쓰윽
앗
뿌직
※여기서 후두부가 들어올려 지지 않는 사람이라면
이렇게
혹은 이렇게만
보이는 사람도 있습니다.
큰일!!!!!
…언젠가는 반드시 앞니를 부러뜨립니다.
그럼, 삽관으로 넘어가 볼까요?
⑬ 보이면 절대로
눈을 떼지 않는다!!
주세요!!!
넵!!
눈을 떼면
다음 순간에는
벌써 안 보인다.
⑭ 의사는 눈을 뗄 수
없으므로 보조할 때
반드시 관을 손에
닿도록 넘겨줍니다.
여기요
감사!!
팟
✕ 손에 닿지 않는 곳으로
넘겨 주면 안 돼!
손의 떨림과
분비물 등으로
환경이 시시각각
바뀌므로
어딘데~
좋지 않은 예
1
기관이 전혀 안보여~
뭐야 이거, 토한건가?
흡인하자!
분비물이 엄청난걸
너저분..
2
보인다!!
흡관 줘~
슬쩍
아.. 조금만 기다려 봐요
허둥지둥
3
준비됐습니다.
이젠 안 보인다구!
다시 흡인 줘봐요
너저분..
대개 분비물 때문에 보이지 않게 되므로 흡인한 순간에 넣어야 함!!!
⑮ 오른쪽 입꼬리부터
비스듬하게 넣습니다.
※블레이드2는 이렇게 생겼답니다.
이 부분이 유일한 시야!
혀는 이 곳으로 올려 피해 갈 수 있음.
끝을 집어 넣으면 시야가 관에 가려집니다.
……

확인되면 남은 건 넣을 것 뿐!!!

⑯ 관이 성대를 통과한 것을 확인했다면

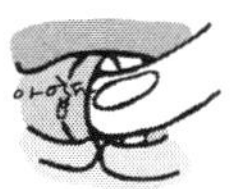
아잉~

⑱

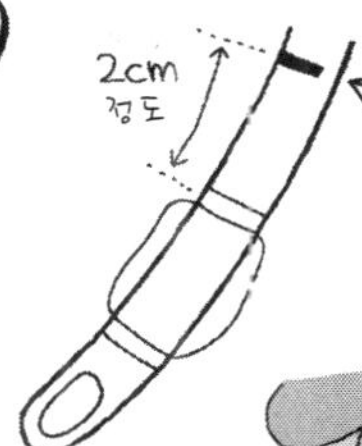

성대가 이 곳의 검은 선에 올 때까지 넣는다.

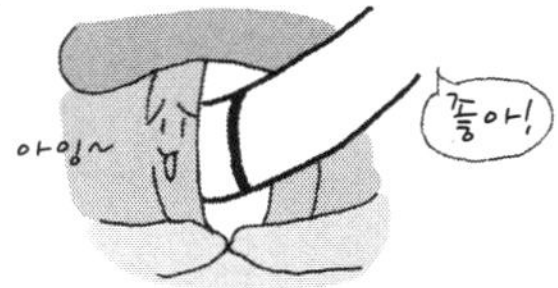

⑰ 스타일렛을 뺍니다.

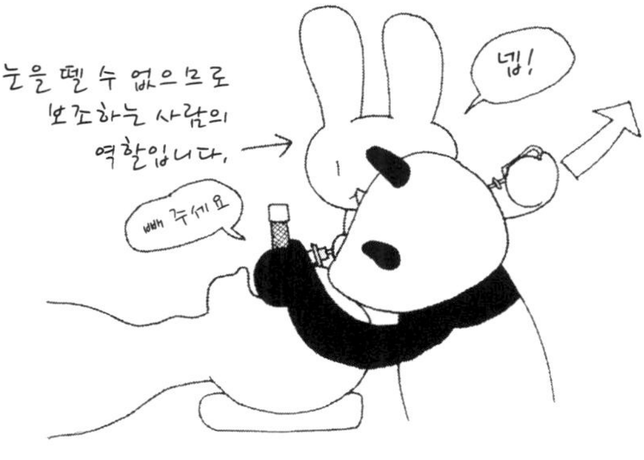
눈을 뗄 수 없으므로 보조하는 사람의 역할입니다.
넵!
빼 주세요

⑲ Ambu bag을 연결합니다.

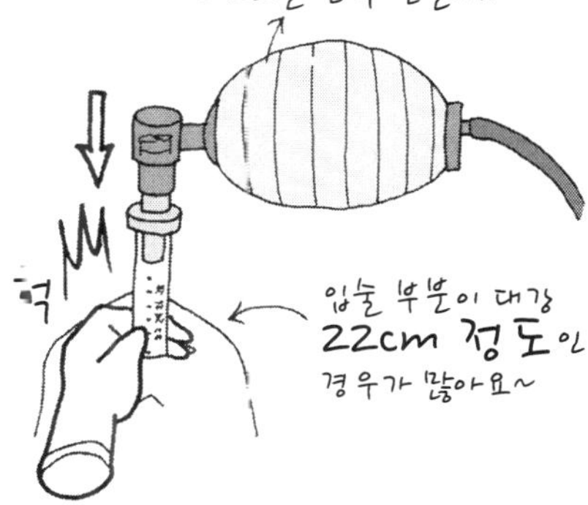

⑳ 확인해 봅시다.

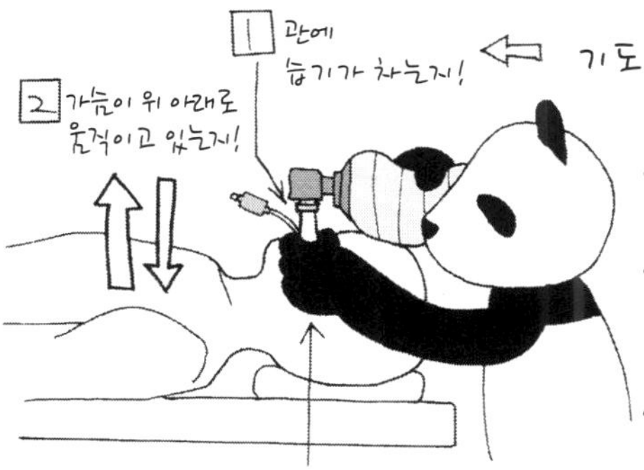
1 관에 습기가 차는지!
2 가슴이 위 아래로 움직이고 있는지!

기도에 들어가 있으면 내쉬는 공기로

- 관에 습기가 찬다(식도에 들어가 있는 경우 내쉬는 공기가 나오지 않으므로 습기가 차지 않는다).
- 관에 CO_2 모니터를 연결한 경우, 내쉬는 공기에 CO_2가 많이 포함되어 있으므로 CO_2 값($ETCO_2$)이 상승한다. (식도라면 당연히 올라가지 않는다)
- SpO_2(혈중산소농도)가 올라간다.

손은 **절대로** 떼지 않는다. 그리고 무엇보다 중요한 것은 **청진!!** 입니다

㉑ 청진하자!

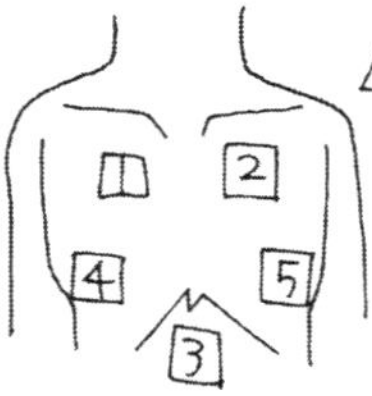

반드시 위 3 에서 소리가 나지 않는지 확인합니다.

1 = 2 같은 소리
4 = 5 같은 소리
3 소리가 나지 않는다. ⇨ OK

방치하면 사망하게 되므로 불안한 경우에는 반드시 다시 할 것!

3 에서 부글부글 소리가 난다. ⇨ 식도삽관 (다시!!)

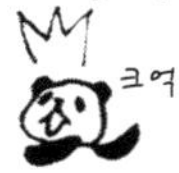

크억

1 과 2
4 와 5 의 소리에 차이가 있다. ⇨ 편폐삽관 (조금 빼준다)

㉒ 보조하는 사람이 커프를 부풀려 기도를 막습니다.

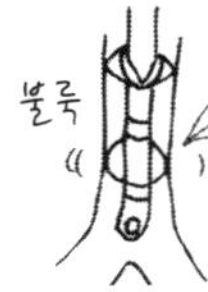

불룩

이 풍선으로 기도를 완전히 막는다.

토물이 있어도 기도에 들어가지 않아 안심할 수 있음!

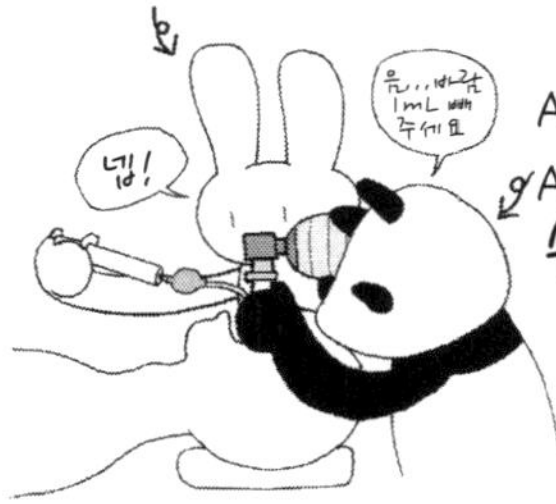

넵!
음.. 바람 1mL 빼 주세요

Ambu bag을 누르면서 Airway의 슈욱하는 소리를 듣고 있다.

⇨ 소리가 나지 않을 때까지 커프에 공기를 넣습니다.

뭐.. 대개는 4~6mL 정도!

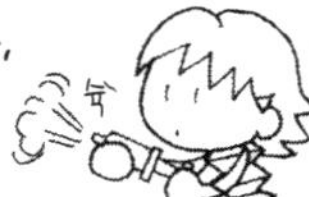

슉

응급일 경우 ⑲번 단계 정도에서 한꺼번에 10mL 정도 공기를 넣은 후 빼는 경우도 많습니다.

토물이 나온다 해도 안심할 수 있으니까요

㉓ OK라면 고정시킵니다.

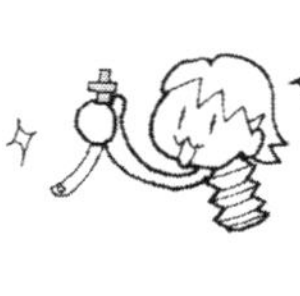

빼지면 큰일나니 처음에 반드시 기관내관만을 고정합시다.

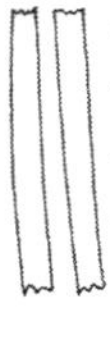

테이프는 30cm×2개 정도 미리 잘라 가까이 두는 것이 가장 좋다.

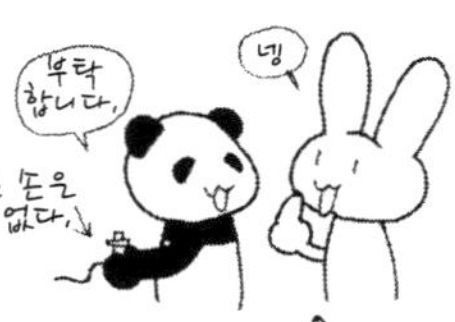

부탁합니다.
넹
한 손은 뗄 수 없다.

준비하는걸 잊었다면 주변 사람이 잘라 주도록 합니다.

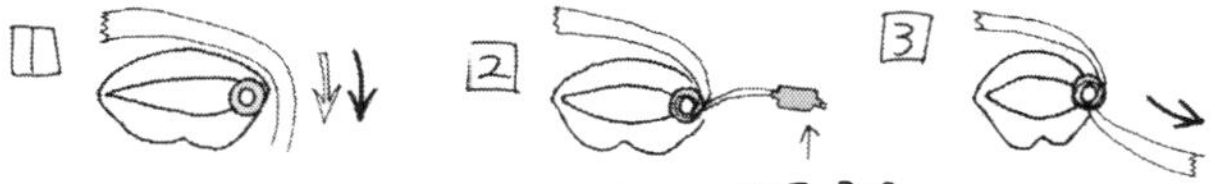

1 입 꼬리에 걸어

2 2~3회 둘둘 말아 / 커프 관은 피합시다.

3 이 쪽에서 고정한다.

4 다음으로 바이트블록을 입에 넣어

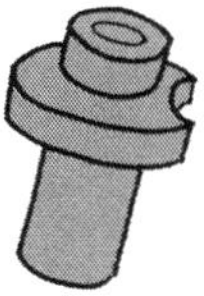

이 곳이 움푹 패여 있어
흡관에 피트된다.

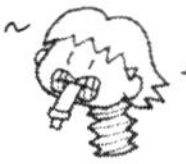

이~

기관내관을 물면
기도가 완전히 닫히므로
물지 못하도록 딱딱한
것을 넣는 것이지요..

여기서
바이트블록 등장!
딱딱한 플라스틱

5

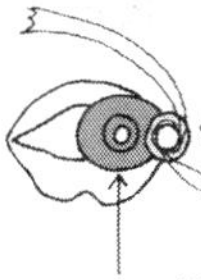

6 바이트블록을 고정한다.

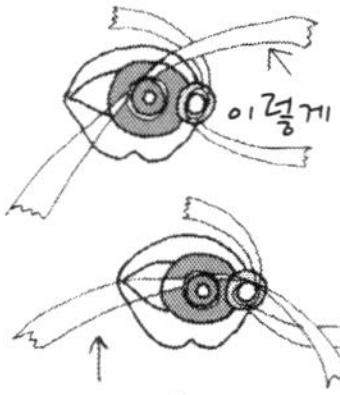

이렇게 입꼬리 쪽으로
해도 OK

㉔ 반드시 흉부 X-Ray를 찍는다.

관의 위치확인

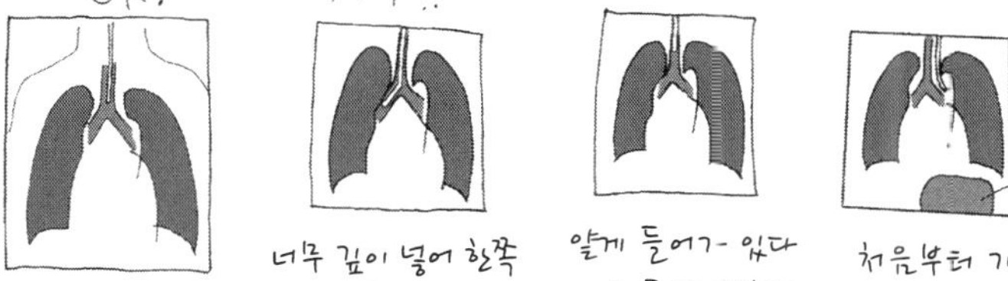

너무 깊이 넣어 한쪽
기관에 들어가 있다
(편폐삽관).
→그만큼 빼준다.

얕게 들어가 있다
→ 조금 더 넣는다.

처음부터 기도로 들어가지 않았다.
→ 즉시 다시!!

덤으로

기관내관도 여러가지랍니다.

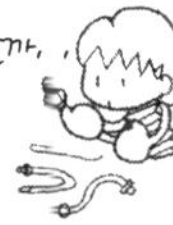

뭘로 할까.

지금까지 설명에 사용된 것은
가장 단순하고 싸서 많이 쓰이고
있는 녀석입니다.
여러가지 기능의 관을 목적에
맞추어 나누어 사용합니다.

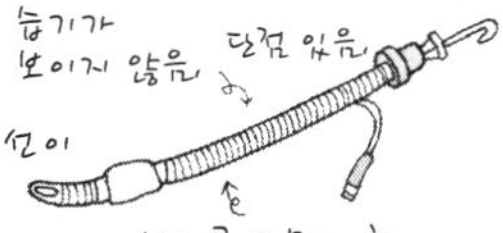

습기가
보이지 않음.
단점 있음.

스테인레스 나선이
들어가 있는 관
별칭: 스파이럴관

실리콘 고무라 힘이
없어 넣기 힘들다.

환자가 물어도 찌부러지지 않는다.

입 근처를 check하기 어려운 자세로
하는 수술 등에 좋다(신경외과).

레이 관

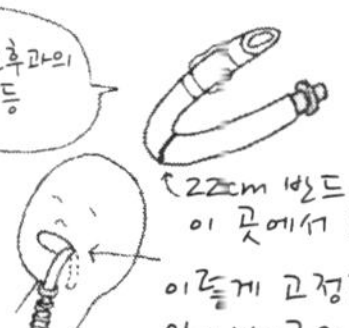

이렇게 고정되기 때문에
입이나 코의 수술을
하기 쉽다.

두 갈래로 갈라진
분리환기 관
별명: 더블 루멘 관

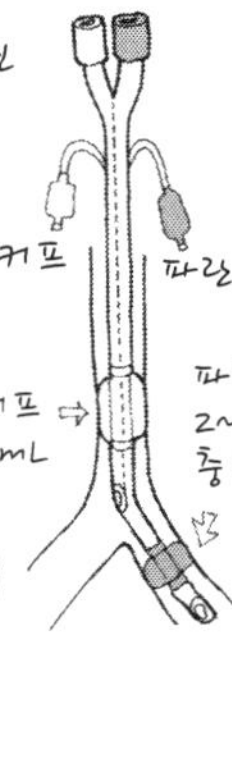

→ 여기를 당기면 끝이 굽는다.

비강관

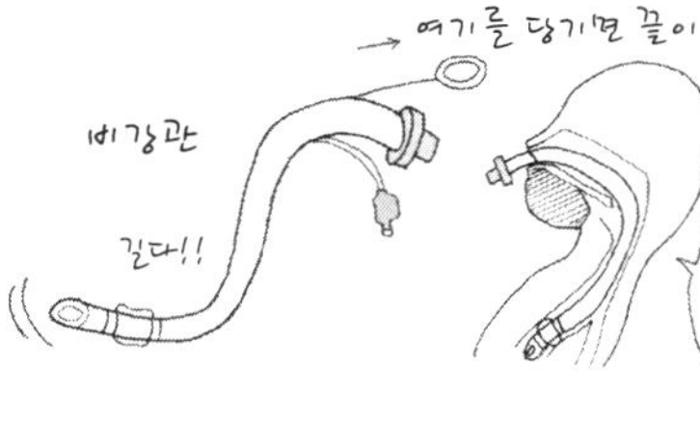

입으로 삽관할 수
없을 때(상처가
있거나 암이
있는 경우)

㉕ 인공호흡기에 연결합니다.

응급에는 이런 휴대용도 쓰이지요

환기량과 호흡회수 정도만 설정할 수 있다.

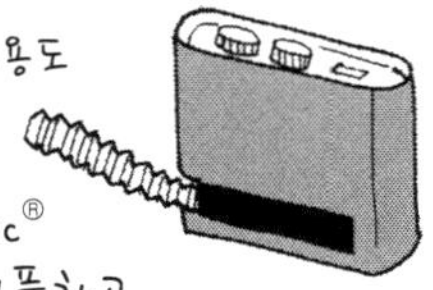

Parapac®
매우 심플하고 아무것도 없다.. 는 느낌의 제품

여러가지 있습니다
ICU나 수술실에는 더 큰 녀석이 있어요.

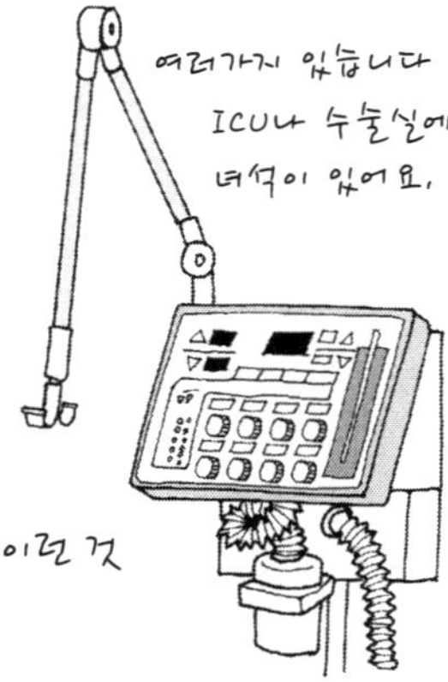

이런 것

후에 세밀하게 조정하기도 하지만요..

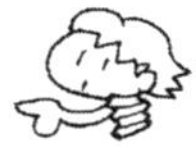

우선은 환기량 10mL/kg (성인의 경우 500mL정도) 환기회수 10회/분 정도가 기준이 될까?

이봐~!

완료!

후두마스크 넣는 방법

Laryngeal Mask : (라린겔이라 읽는 경우도 있다.)

「후두부의」 마스크라는 의미

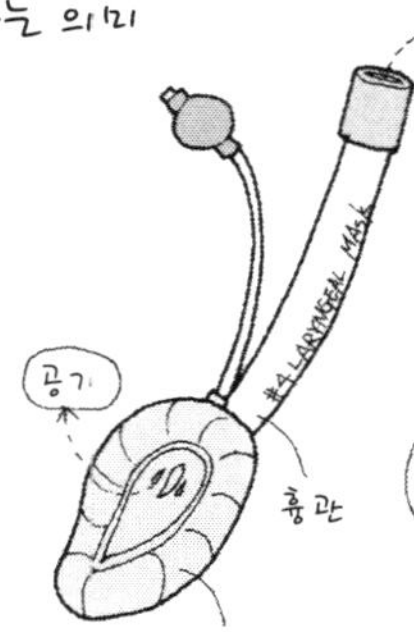

크기 선택
♂ #4
♀ #3 이 기준
(#1~2는 소아용
#5는 거인용)

이미지 상으로는 통상적인 마스크를

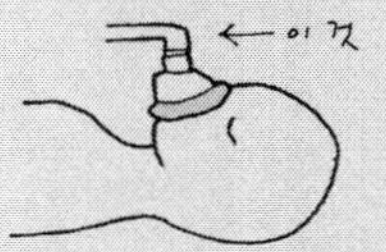

억지로 목구멍에 집어 넣은 느낌

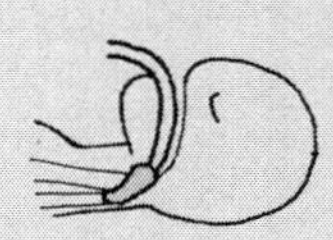

잘 들어가는 것은 좋은 한 편

기관내삽관과 비교하면 역시 완벽하지 못한점이 있지요.

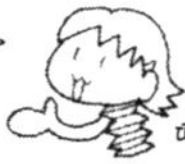

때문에

이런 구조

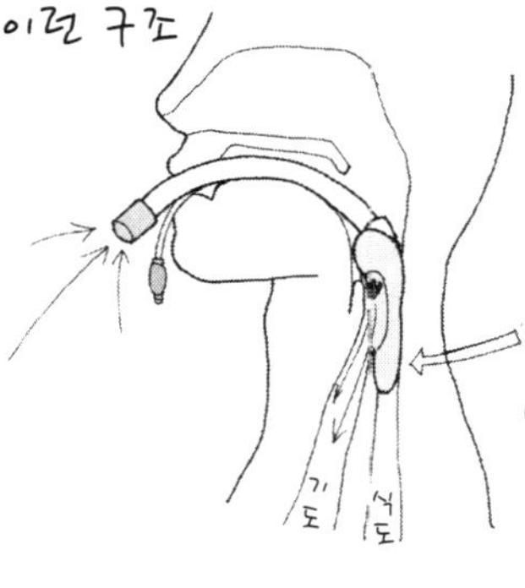

이 곳 커프로 식도괄약근을 막는다.

- 장시간의 수술
- 장시간동안 기관내삽관이 필요할 듯한 중환자
- 아무래도 토할 것 같은 사람 (위가 비어있지 않은 경우)

에는 사용하지 않습니다. 기관내삽관을 하도록 합시다.

① 커프가 부풀어 있는 것을 확인한다.

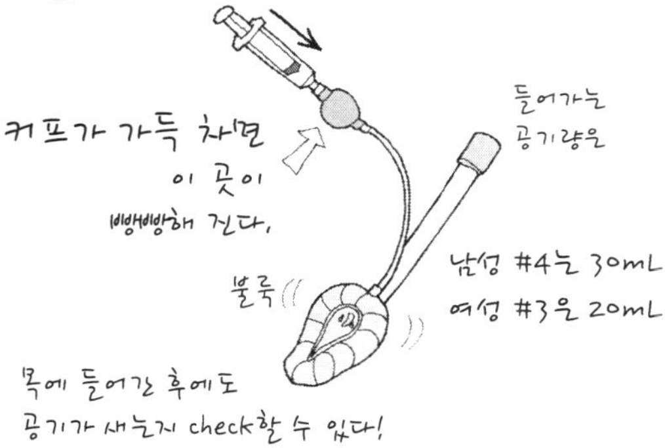

② 문제 없어 보인다면 공기를 빼서 손바닥으로 눌러준다.

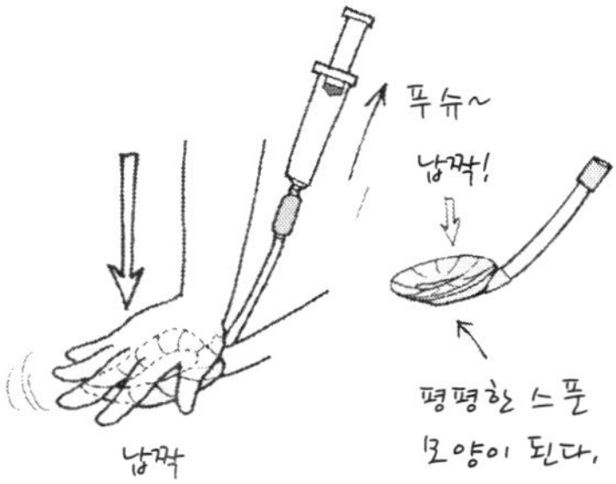

③ 뒤쪽에만 Xylocaine® 젤을 구석구석 발라

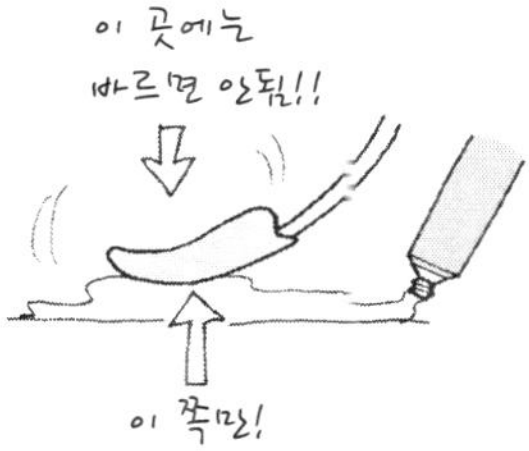

④ 준비!

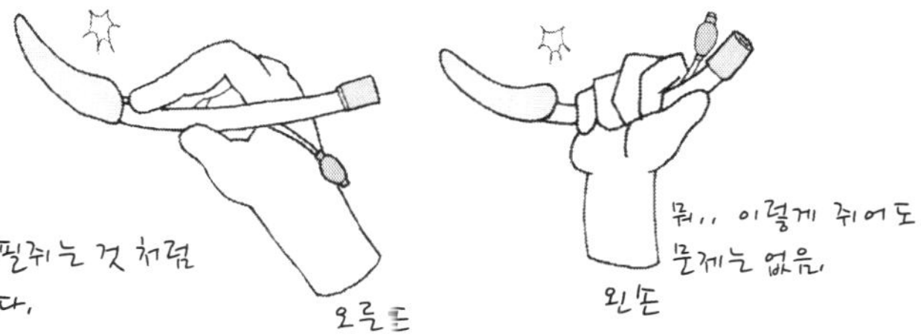

⑤ 마스크 환기로 몸 속에 충분히 산소를 주입한 후 입을 열고

⑥ 입 안의 뒷쪽 벽(경구개)을 따라 마스크를 진행시킵니다.

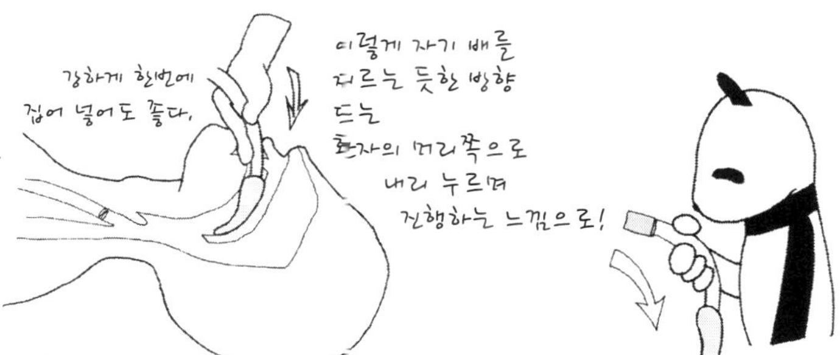

⑦

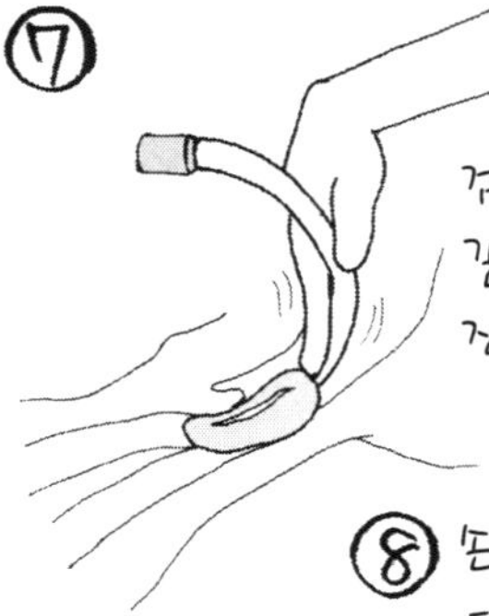

검지로 커프를
갈 수 있는 곳까지
진행시켰다면

⑧ 손을 뗀다!!
더 이상 손 대지 않음!

⑨

커프에
공기를 넣고
잘 들어갈
경우 불쑥
조금 올라오는
느낌이 듭니다.

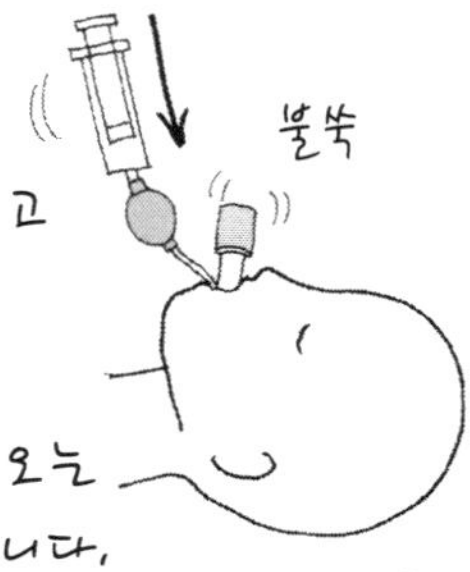

⑩

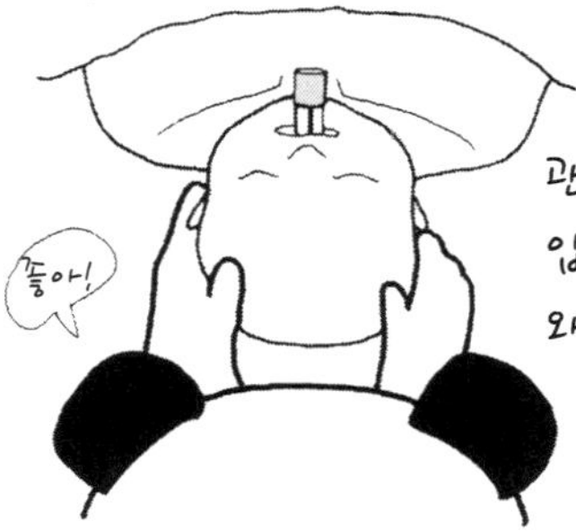

관의 검은 선이
입술 한 가운데에
와 있는지 확인

⑪ Ambu bag을
연결하고

⑫ 환기할 수 있는지
확인합니다.

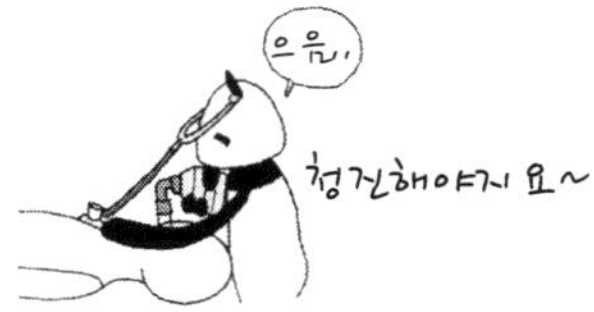
으음,
청진해야지요~

⑬

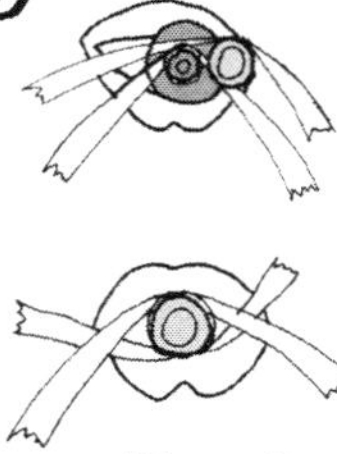

바이트블록을
넣어 고정합니다
그 후는 삽관과 동일.

이렇게 입꼬리를 향해
고정하는 방법도 있습니다.

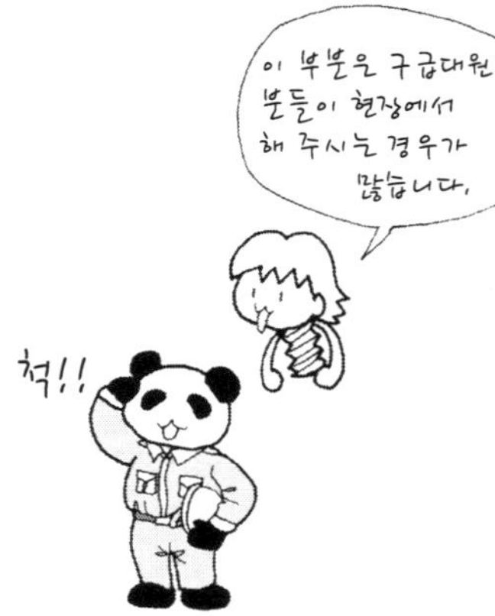
이 부분은 구급대원
분들이 현장에서
해 주시는 경우가
많습니다.
척!!

완성!!

Airway 넣는 방법

코로!

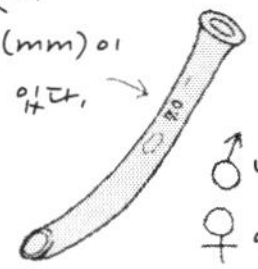

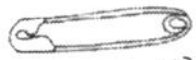
안전핀이
동봉되 있습니다.

① Xylocaine® 젤을 잔뜩 발라 표면을 미끄럽게 만듭니다.

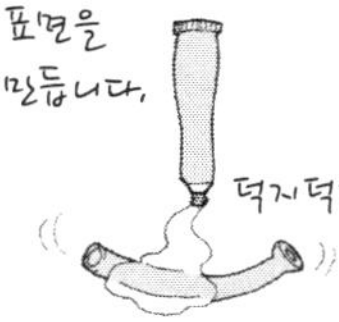
덕지덕지

콧구멍은 처음은 **위쪽** 방향이지만 진행하다 보면 **아래** 방향이 되므로

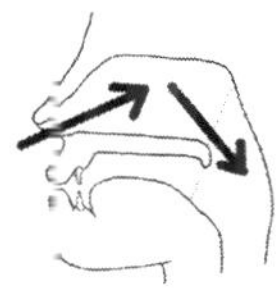

② 처음에는 곧장 위쪽으로 넣고

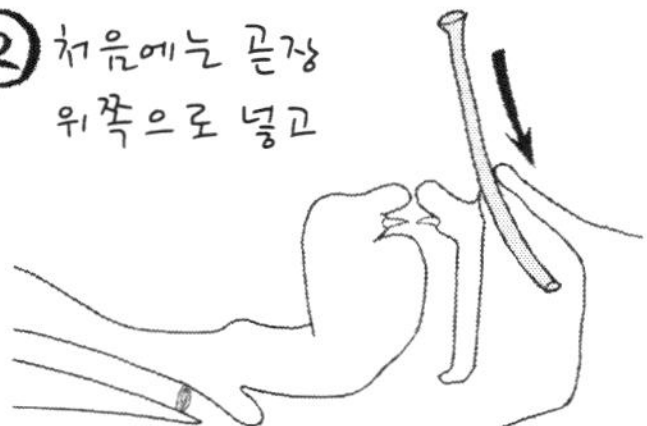

③ 빙글 돌려 180° 회전시키면서 안쪽으로 진행한다.

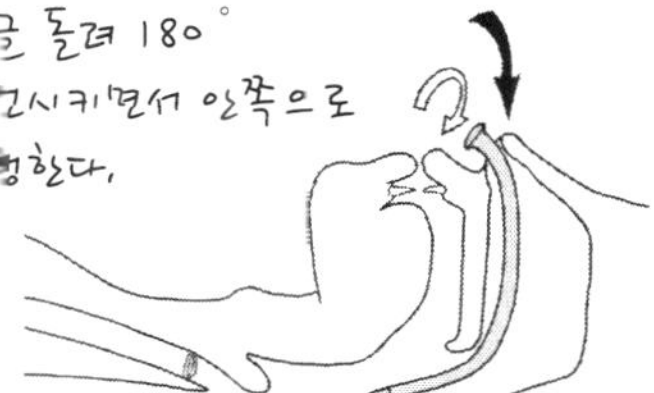

④ 끝까지 넣어도 좋지만 그 이상 들어가 뺄 수 없게 되면 곤란하니 안전핀을 꽂아 두도록 합니다.

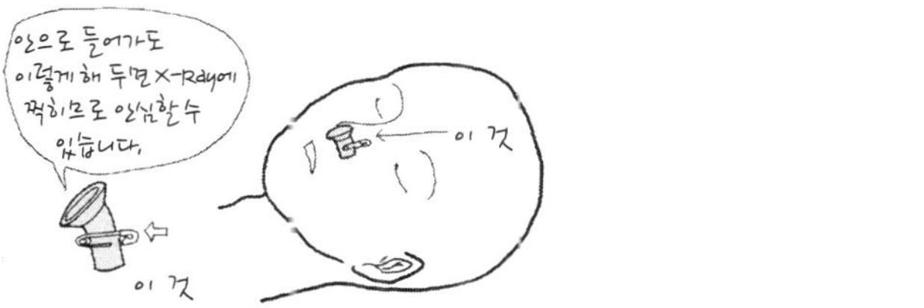
안으로 들어가도
이렇게 해 두면 X-Ray에
찍히므로 안심할 수
있습니다.
이 것
이 것

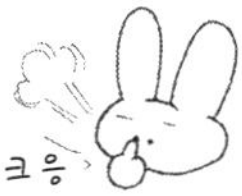
크응

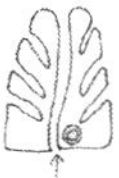
비중격
굽어져 있는
경우가 있다.

콧구멍은 **좌우차**가 상당히 크므로

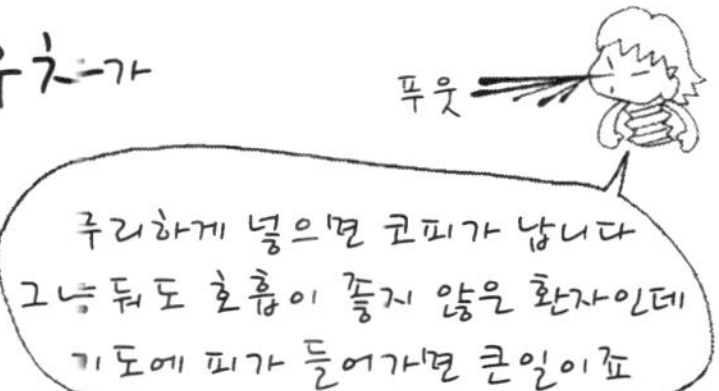

무리하게 넣지는 맙시다
잘 들어가지 않는다면
좌우를 바꾸어
볼 것!!

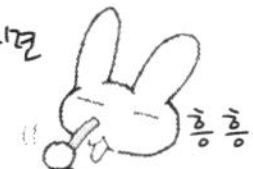
흥흥

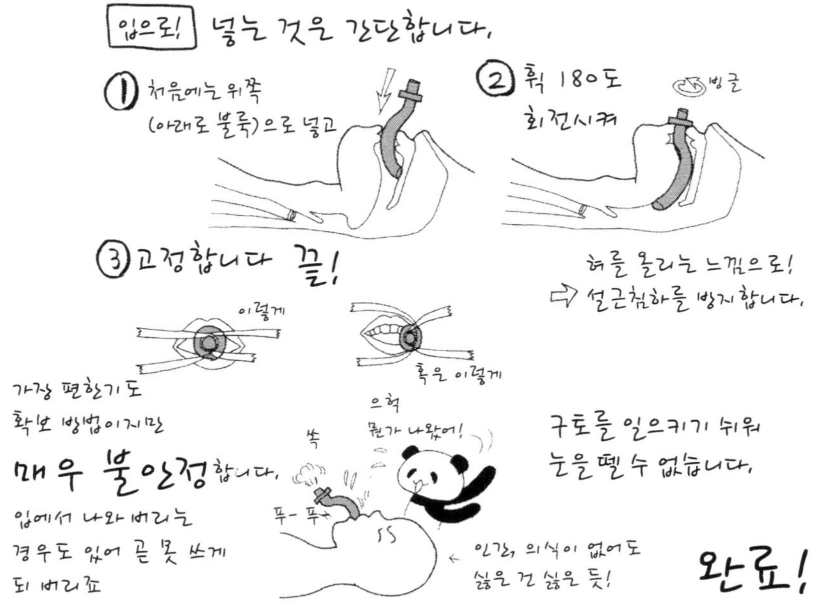

Column 나를 잊게 되는 기관내삽관

기관내삽관의 승부는 30초라고 합니다. 그도 그럴 것이 삽관하는 동안 환자는 환기를 할 수 없는 상태인 겁니다. 의사들은 **「삽관할 때 본인도 호흡하지 말라」** 고 배운다죠. 자신이 괴롭다면 환자도 괴롭다고 판단해야 하는 겁니다. 이는 어떤 기술이건 마찬가지겠지만 긴박한 상황으로 집중력이 높아지면 시간은 눈 깜빡할 순간에 지나가 버리는 겁니다. 삽관은 생명을 좌우하며 주위의 주목을 끄는 기술이기도 하기에 그 긴장감은 엄청나답니다. 잘 들어가지 않은 경우에는 더욱 그렇죠. 하지만 「환기」 만이라면 마스크만로도 충분하기에 삽관때문에 환자 상태가 크게 악화된다는 것은 본말전도입니다. 삽관이 어려운 경우엔 침착하게 다시 한번(마스크로 충분히 환기하고 나서) 재도전합시다.

삽관을 돕는 경우도 긴급할 수록 그 중요성은 더해집니다. 분비물로 기관이 막혀 있을 때 등의 경우(응급시에는 자주 있음) 흡인으로 깨끗하게 된 후 관이 들어가야 합니다. 순간이라도 한눈을 팔면 안 되기 때문에 원할 때 원하는 것이 나오지 않을 경우 의사가 무심코 화를 내는 경우도 있습니다. 중요한 것은 삽관할 때 만큼은 「호흡을 맞춘다」 는 것이겠지요. 호흡을 맞추기 위해서는 삽관순서를 기억하는 것 뿐만이 아니라 **의사가 무엇을 생각하고 있는지** 이해하는 것이 중요하다고 생각합니다.

여기서 한 가지 부탁드릴 것이 있습니다. 삽관을 보조하게 될 경우에는 **함께 호흡을 멈추도록** 해주세요. 삽관시 의사는 시간을 잊어 버립니다. 힘들다면 환자의 SpO_2 를 보고 수치가 낮다면 「SpO_2○○입니다」 라고 의사에게 전합시다. 단지 「SpO_2수치가 내려가 있습니다」 라고 말하면 의사는 한 눈을 팔 수 없는=모니터를 볼 수 없는 상황이기 때문에 더 초조해질 것이니 확실한 숫자를 말해야 합니다. 중요한 기술이 잘 되지 않는 경우 누구라도 예민해지지요. 그럴 때 **간호사가 안정되어 있다면 정말 도움이 됩니다.** 삽관하는 동안 환자의 몸 상태는 주위 사람들에게 달려 있습니다. 보조하는 간호사가 일을 안정되고 확실하게 처리하면 사고를 막아 환자를 구할 수 있습니다.

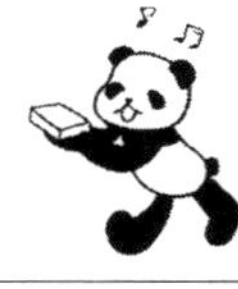

【기관절개】

다음 순서는 기관절개입니다. 이제 기도확보는 질렸어~라 성각하는 분! 조금만 더 함께 해 주세요~ 기도확보의 왕도는 「기관내삽관」 이었습니다. 스스로 호흡할 수 없는 사람의 기도관리에 가장 사용하기 쉬운 방법이죠.

그러나 기관내삽관은 그리 길게 유지할 수 없답니다. 기관내곤이 성대를 압박하기 때문에 관을 뽑은 후 환자의 목소리에 지장이 있기 때문이죠. 게다가 관이 길기 때문에 객담이 차기 아주 쉽습니다. 물론 객담이 생길 때마다 흡인을 하면 됩니다만 너무 자주 흡인해야 한다면 간호하는 사람도 피곤해지죠. 일반적으로는 기관내삽관의 사용한계는 10일이라 합니다. 실제로는 더 장기간동안 하고 있는 사람도 많지만 뭐.. 일반론이 그렇다는 겁니다.

뇌사상태인 사람이나 척수손상 등 급성기를 넘어 **「장기간 기도관리」** 가 필요해진 환자의 기도확보 방법으로는 「기관절개」 가 있습니다. 이는 성대보다 아래에 있는 기관과 피부를 잇는 **shortcut**을 만드는 방법이죠. 객담을 흡인하기도 쉬워 자택에서 가족이 간호하는 것도 가능해 집니다.

기관절개는 메스를 사용한 본격적인 수술이므로 규모가 큰 기술입니다. 목에는 굵은 혈관이나 중요한 장기가 많이 있으니 이를 **손상시키지 않도록** 세심한 주의를 기울입시다.

shortcut을 만든다.

「기도확보」 에 대해서는 지금까지 계속 다루어 왔죠

긴급시 기도확보 중 가장 빠르고 안전하며 확실한 것은 기관내삽관이었습니다.

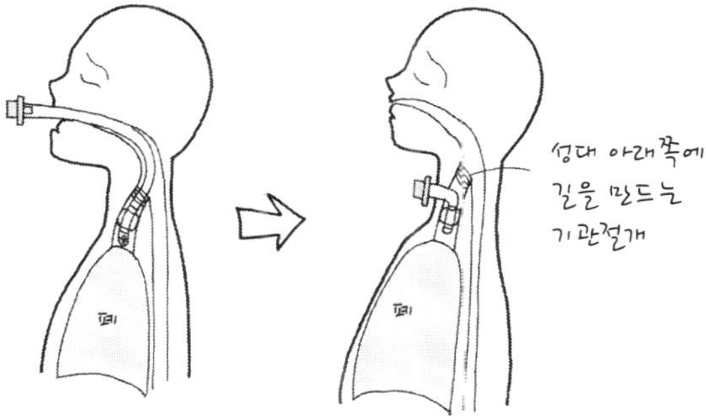

하지만

① 만성화 되어 장기간 인공호흡이 필요한 경우
(척수손상 혹은 뇌출혈에 의한 식물인간 상태 등)

② 기관내관에서의 기관 분비물이 너무 많은 경우

③ 위쪽 기도가 막혀 삽관할 수 없는 경우
(성대가 부어오르(후두유종)거나 목/입/코 주위의 암, 급성후두개염 등)

등의 경우 말하자면 shortcut할 길을 만드는 기술이 기관절개입니다.

길이가 짧은 만큼 환자가 편하고 간호하기도 편합니다.

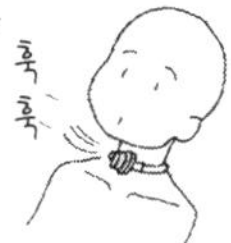

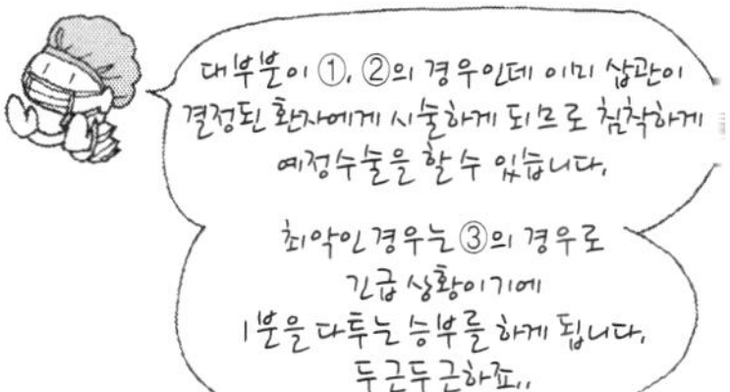

어떤 경우라도 준비는 철저히 해 둡시다!

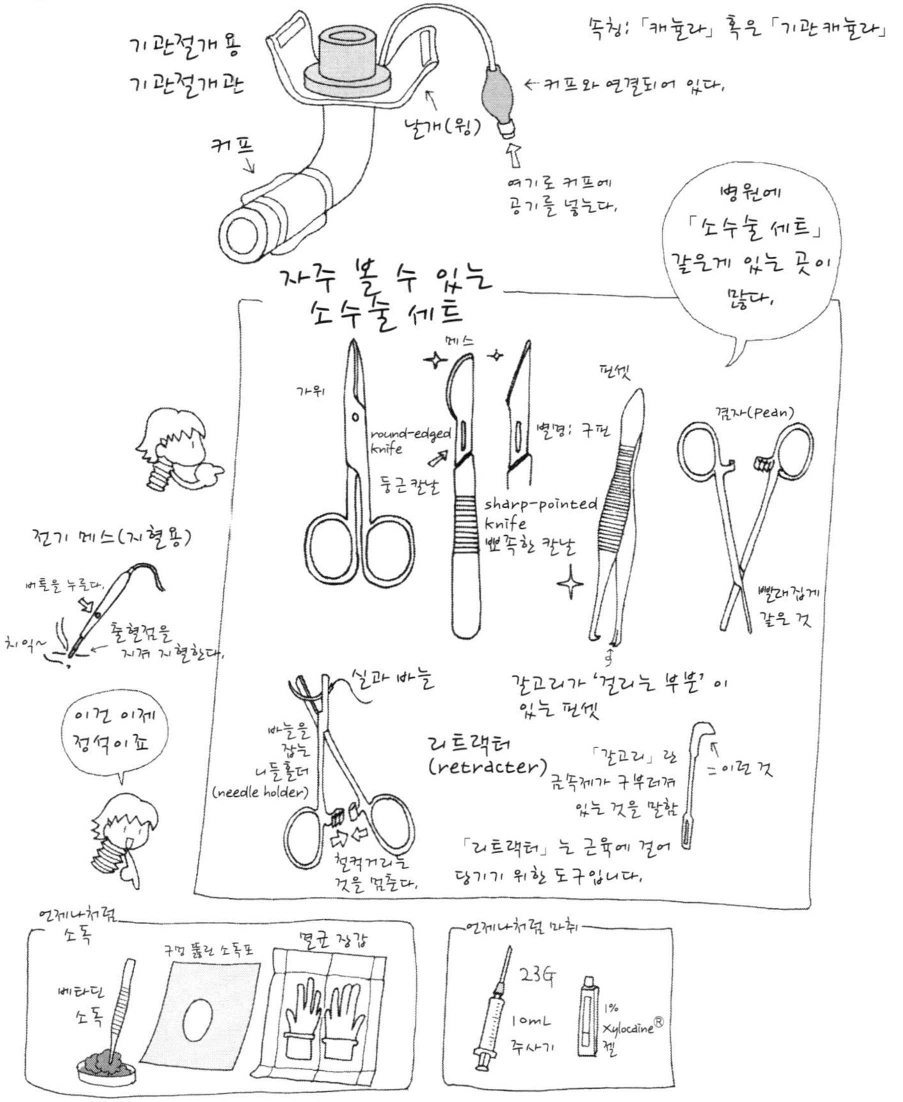

✿체위를 만들고 장소 check

이렇게 합시다.

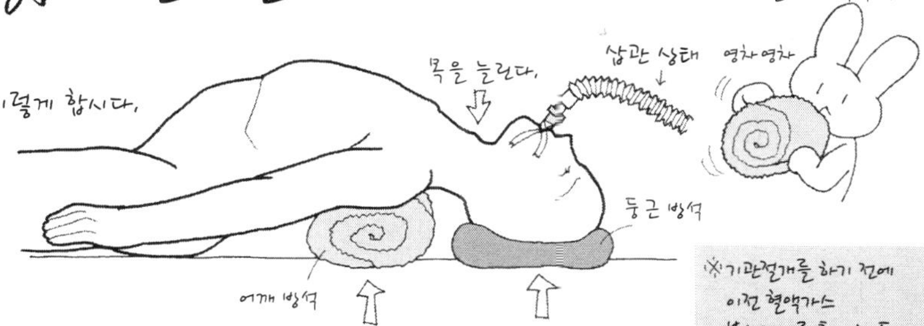

어깨를 올린다. 뒤로 젖힌다.

※기관절개를 하기 전에
이전 혈액가스
분석결과를 확인해 둡시다.
호흡상태 check

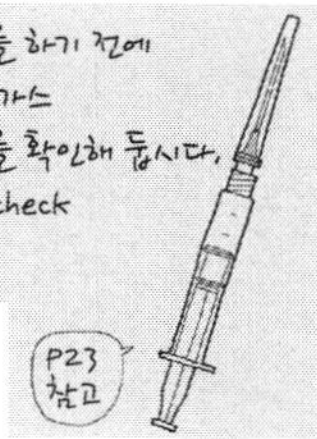

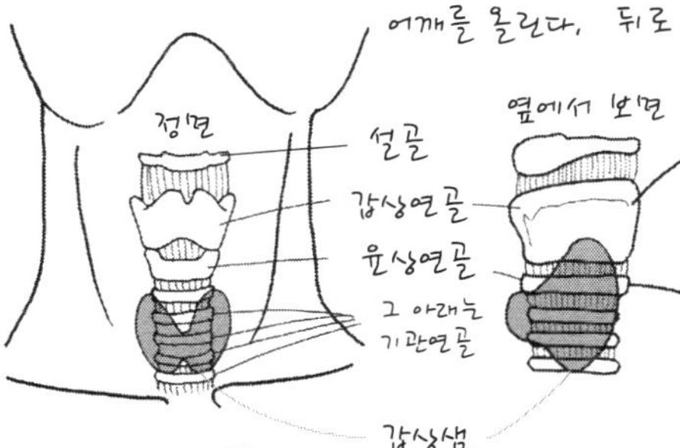

속어로 「울대뼈」 라고 함
남자들은 이 곳이
가장 튀어나와 있다.

여자들의 경우 이 쪽이
튀어나와 있는 경우도
많다.

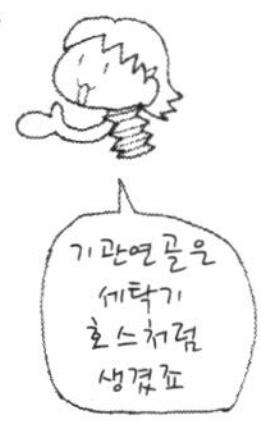
기관연골은
세탁기
호스처럼
생겼죠

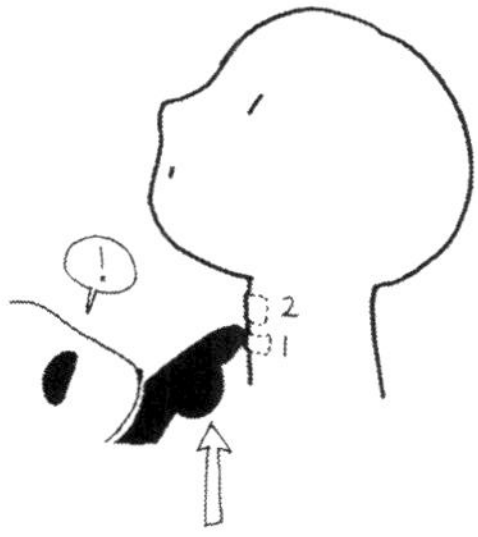

아래쪽부터 목을
더듬으면서 올라갈 때

1 제일 처음으로 볼록 만져지는 곳이 윤상연골

2 두번째로 만져지는 튀어나온 곳이 갑상연골입니다.

절개할 수
있는 곳은
3군데 있습니다.

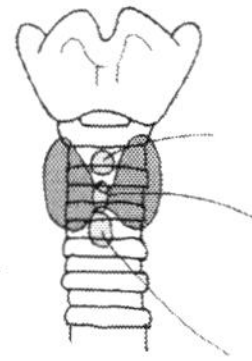

1 상기관절개 → 갑상샘 위, 윤상연골 아래

2 중기관절개 → 갑상샘을 두개로 나누고
그 아래에 구멍을 낸다.

3 하기관절개 → 갑상샘 아래

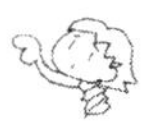
위험하기 때문에
거의 사용하지
않습니다.

3이 가장 일반적입니다.

...이런 이유로 이번에는 3 하기관절개의 흐름을 마스터해 보도록 합시다.

절개하면 안 되는 곳

(1) 윤상연골 ...... 기관을 고리 모양으로 유지하고 있는 「뼈 구조」인 연골
이 것이 없으면 기관은 찌부러져 버립니다.

(2) 갑상샘 ......「갑상샘호르몬」이라는 중요한 호르몬을 만들고 있는 작지만 무시 못할 장기. 갑상샘에 상처가 나면 출혈이 발생하고 갑상샘 동맥을 자르면 갑상샘도 죽어 버리므로 주의해야 한다.

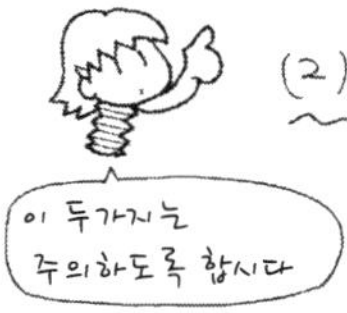

기관절개 줄여서 '기절'

① 매직으로 표시해 두도록 합시다.

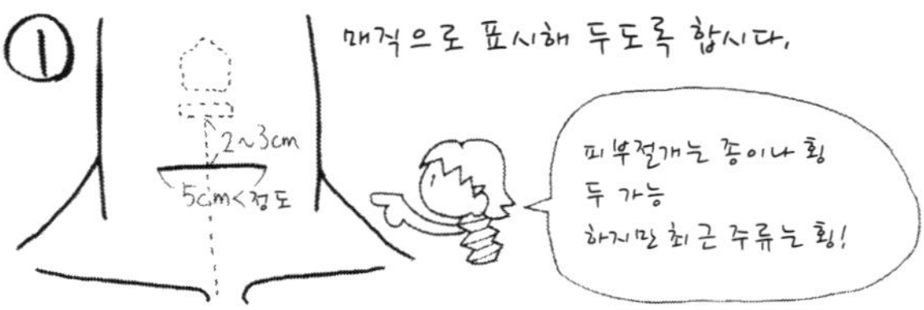

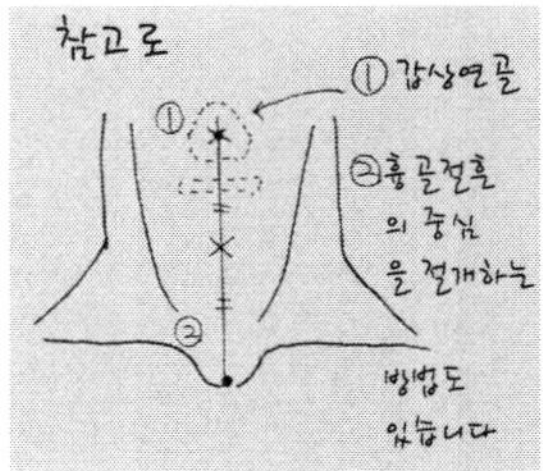

윤상연골에서 2~3cm 아래를 횡으로 5cm 절개

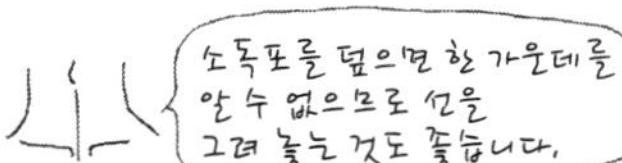

② 넓게!

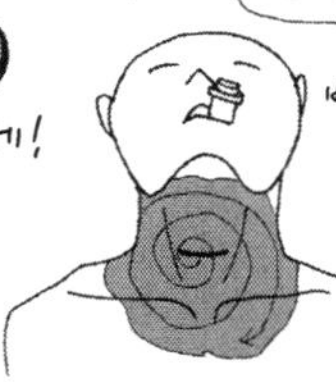

③ 멸균 장갑을 끼고

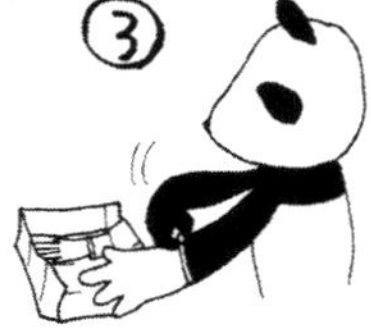

④ 소독포를 덮은 후

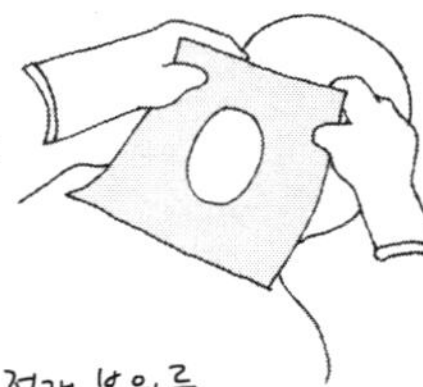

⑤ 표시한 절개 부위를 Xylocaine® 젤로 마취합니다.

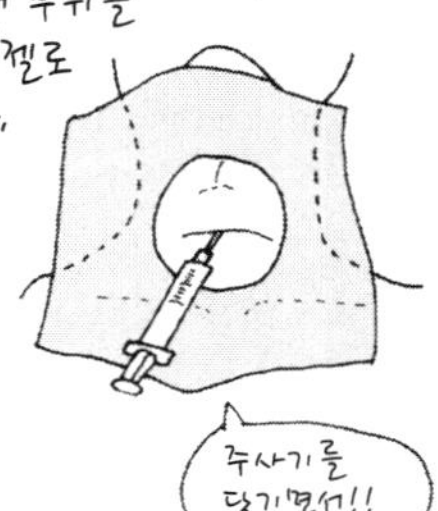

⑥ 피부를 메스로 쓰윽 절개합니다.

피부를 절개하는 메스는 round-edged knife

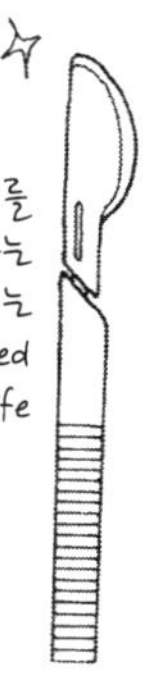

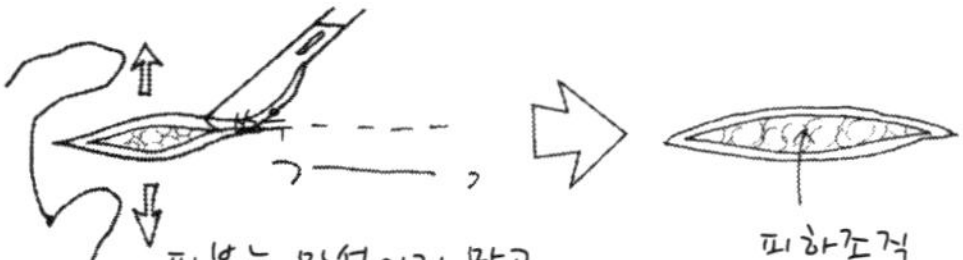

피하조직을 근육(넓은목근)이 나올 때까지 벌린다.

· 메스나 가위는 가능한 한 사용하지 말고 리트랙터(retractor) 등으로 천천히 벌린다.

· 피하지방은 출혈도 기 쉬우므로 전기메스로 지혈하면서 진행하자.

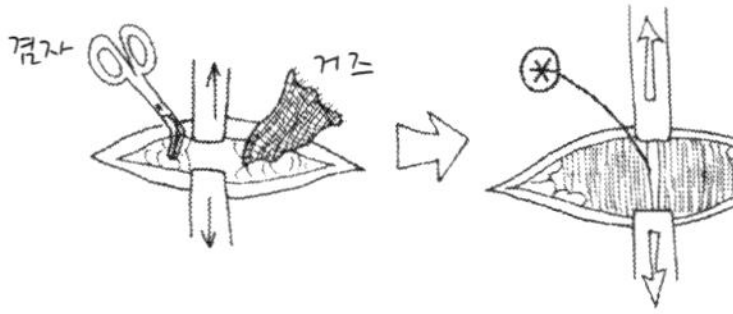

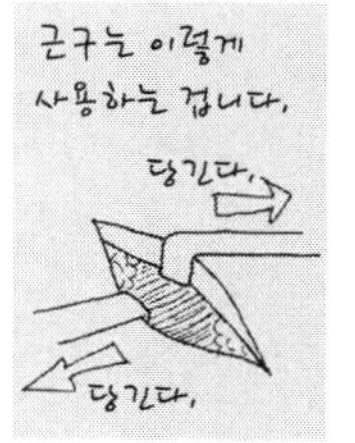

※ 이 단계에서 중심에서 벗어나면 비참한 결과를 낳습니다.

계속 목을 헤집는 꼴이 되어 최악이죠

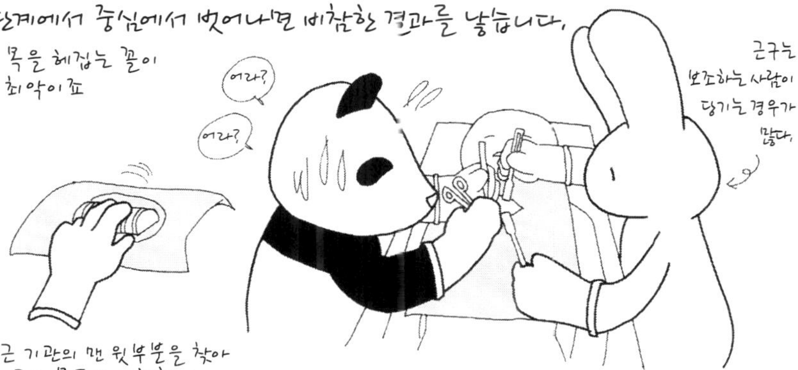

항상 둥근 기관의 맨 윗부분을 찾아 그 곳을 목표로 진행합시다.

⑦ ⊛ 넓은목근의 정중앙 선 (linea alba라 하는 듯!) 을 종으로 **절개**해

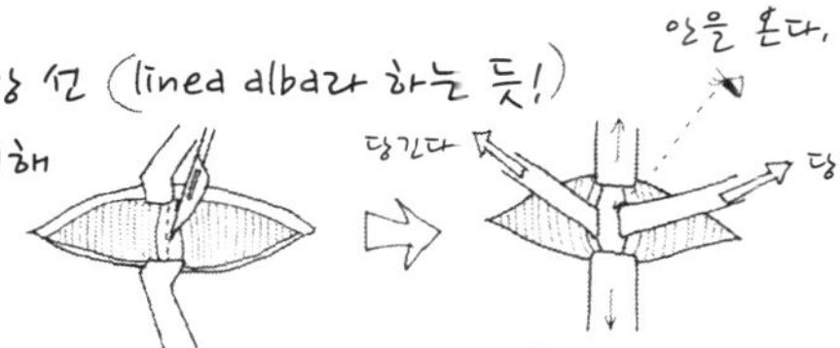

어떤가요?

⑧ 박리해 가면

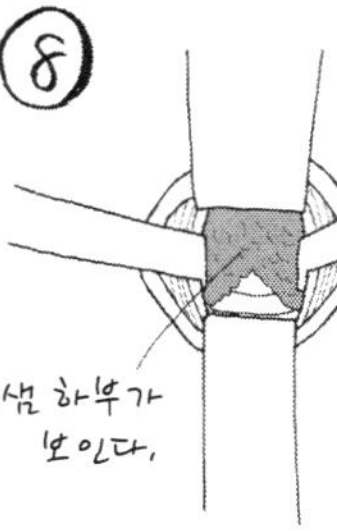

갑상샘이 있다!!

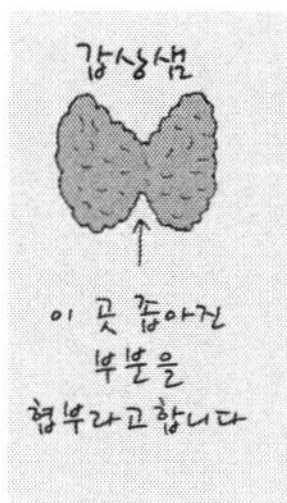

⑨ 협부에 근구를 걸어

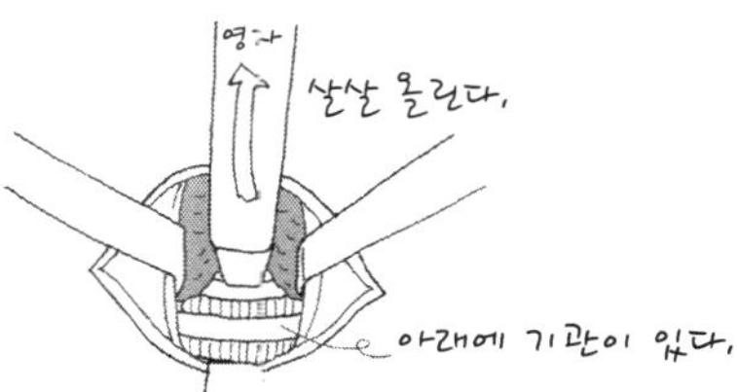

(대개는 제2 기관연골와 제3 기관연골)

⑩ 기관 앞에 있는 근층을 잘 박리하여 깨끗이 만들어 둔다.

갑상샘동맥 & 정맥에 주의!!!

이제 구멍을 내 볼까요?

방법은 여러가지 있습니다.

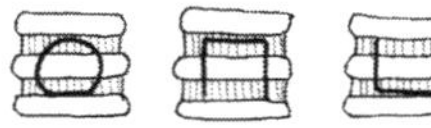

원 모양일 경우 기관 쪽으로 떨어지면 최악! 이니 주의하도록 합시다.

⑪ 목표하는 연골에 실을 한 줄 걸어

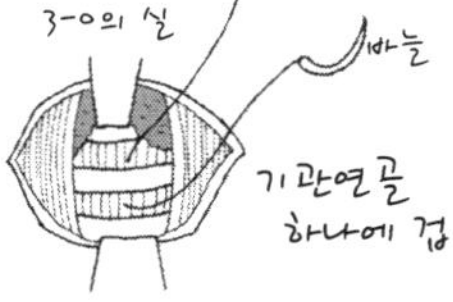

기관연골 하나에 겁니다.

⑫ 첨도

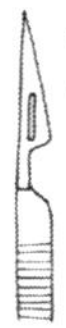

뾰족하게 생긴 메스로 자릅니다.

뒤집어진 U자 모양이라면

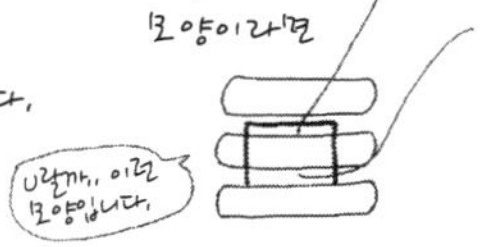

연골을 한두군데 자르면 된다.

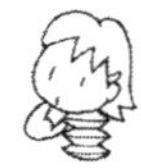

시야가 깊고 좁기 때문에 한군데 절개하면 여유가 없는 경우도 많다.

⑬ OPEN!

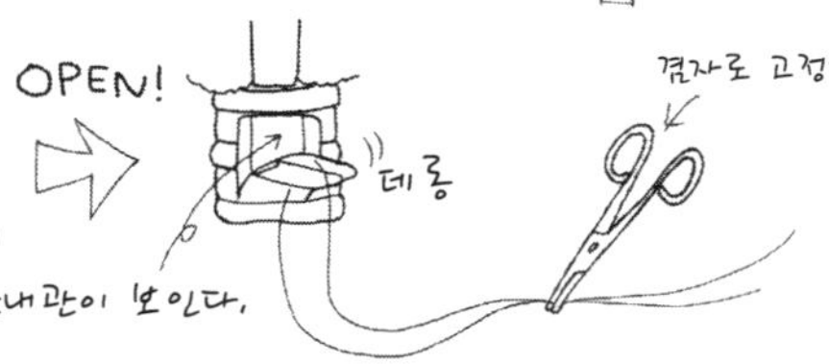

안에 기관내관이 보인다.

기관내관을 넣는다.

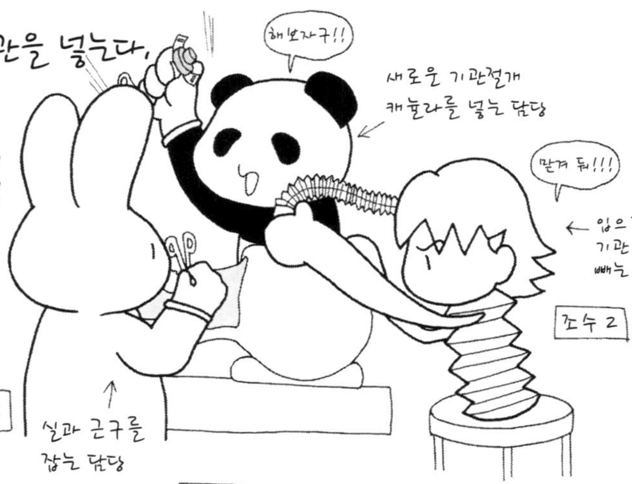
해보자구!!
새로운 기관절개 캐뉼라를 넣는 담당
승패의 순간입니다!!
맡겨 둬!!!
← 입으로 기관 내관을 빼는 담당
조수 2
조수 1
실과 근구를 잡는 담당

⑭ 주위의 혈액이나 분비물은 흡인으로 없앤 후

⑮ 조수 2가 삽관 내관 커프의 공기를 뺀다.

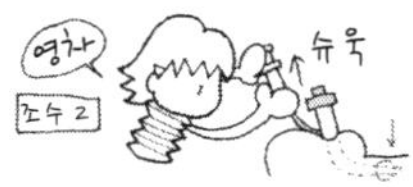
영차
조수 2
슈욱

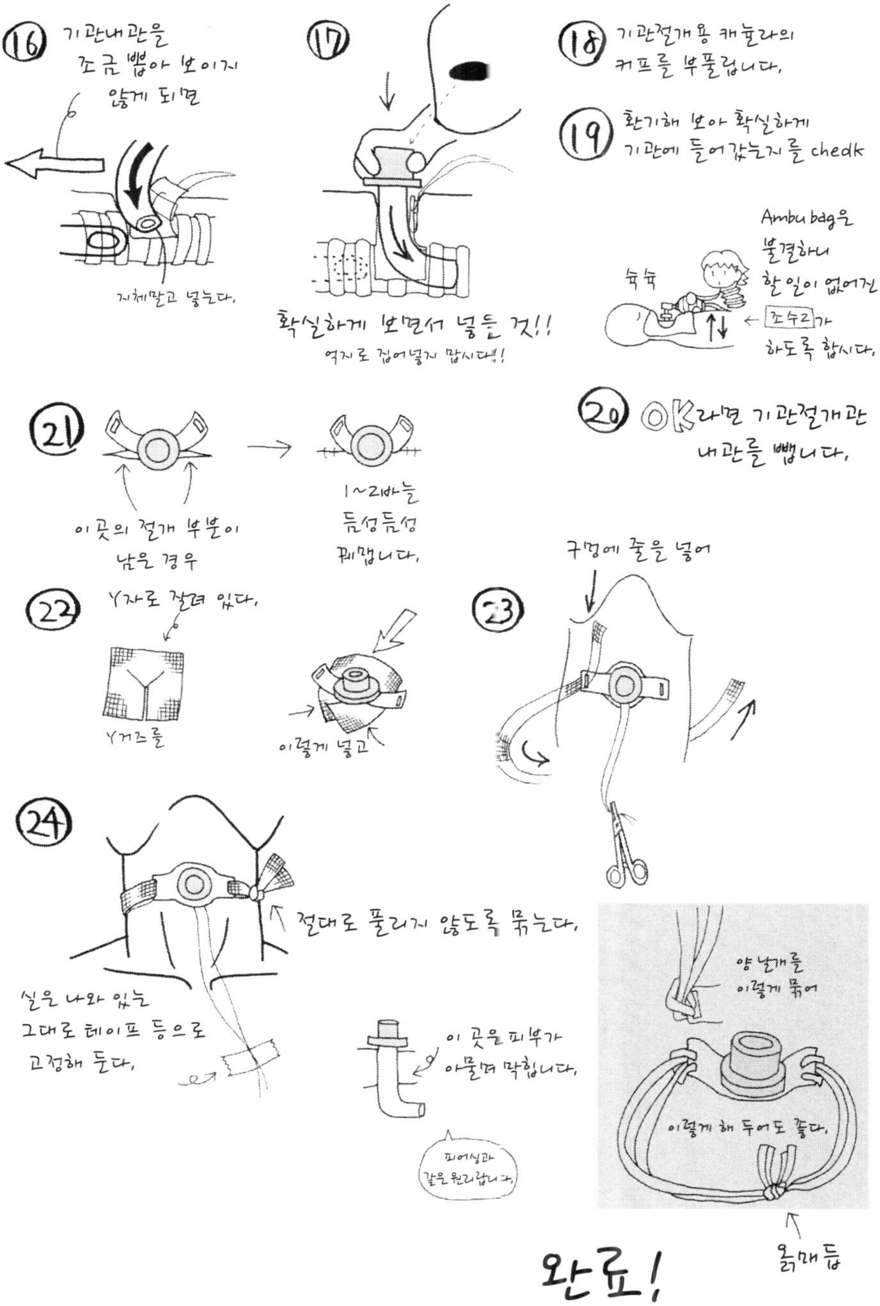

⑯ 기관내관을 조금 뽑아 보이지 않게 되면
지체말고 넣는다.
⑰
확실하게 보면서 넣을 것!!
억지로 집어넣지 맙시다!
⑱ 기관절개용 캐뉼라의 커프를 부풀립니다.
⑲ 환기해 보아 확실하게 기관에 들어갔는지를 check
Ambu bag은 불결하니 할 일이 없어진 조수2가 하도록 합시다.
슉슉
⑳ OK라면 기관절개관 내관을 뺍니다.
㉑ 이곳의 절개 부분이 남은 경우
1~2바늘 듬성듬성 꿰맵니다.
㉒ Y자로 잘려 있다.
Y거즈를
이렇게 넣고
㉓ 구멍에 줄을 넣어
㉔ 절대로 풀리지 않도록 묶는다.
실은 나와 있는 그대로 테이프 등으로 고정해 둔다.
이 곳은 피부가 아물며 막힙니다.
피어싱과 같은 원리랍니다.
양 날개를 이렇게 묶어
이렇게 해 두어도 좋다.
옭매듭
완료!

교환해 보도록 합시다~

첫번째 캐뉼라 교환은 수술 3~4일 후 하도록 합니다.

이 정도 기간이라면 상처 부위가 대충 아물었을 테니..

~ 준비물 ~

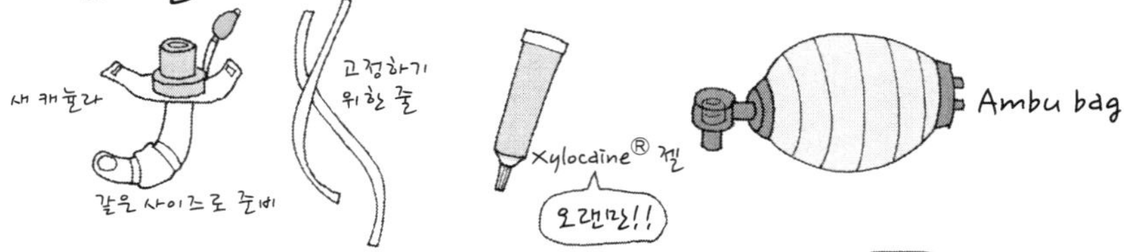

기관 캐뉼라 표면에 Xylocaine® 젤을 바릅니다

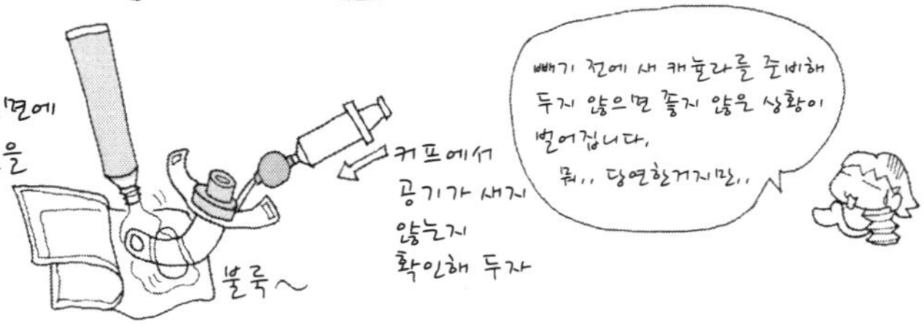

① 충분히 흡인해 둔다.

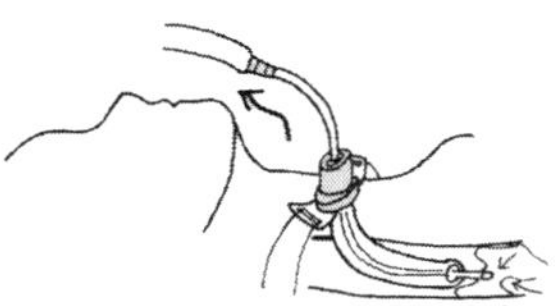

② 삽입되는 캐뉼라 커프의 공기를 뺀 후

③ 실을 푼다.

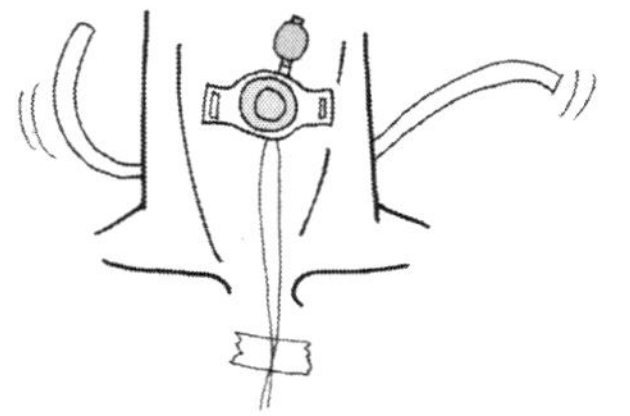

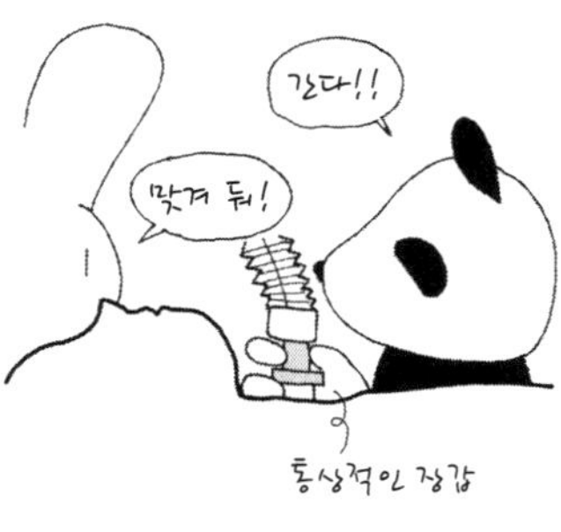

④ 캐뉼라를 뺀다.

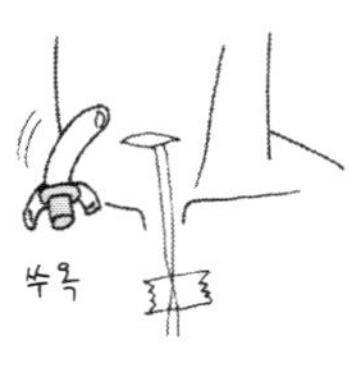

⑤ 주위를 잘 소독한 후

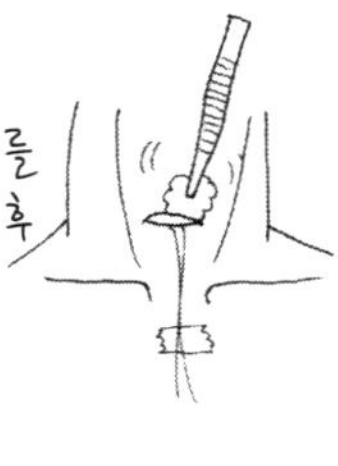

⑥ 새 캐뉼라를 넣는다.

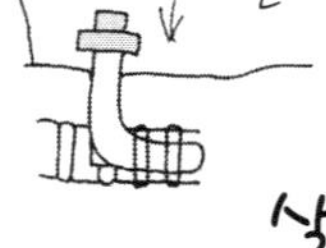

살살합시다~

⑦ 청진으로 확실하게
들어가 있는지를 확인

→ 커프를
부풀립니다.

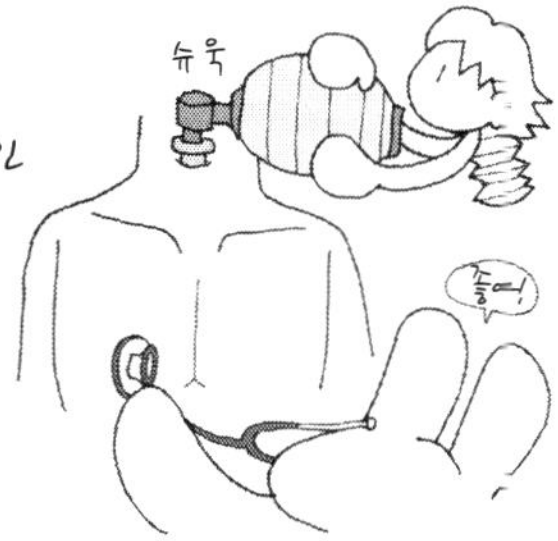

⑧ 캐뉼라 아래 쪽에
같은 방법으로
Y거즈를 댄 후

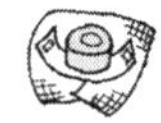

⑨ 줄로
고정한다.

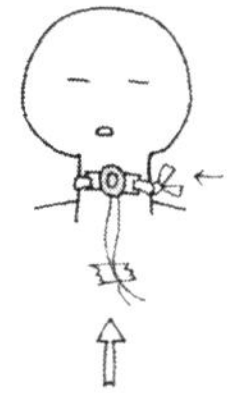

이 실은 창상(상처 입구)이
안정될 때까지 그대로 둔다.
안정되면 빼도 됨.

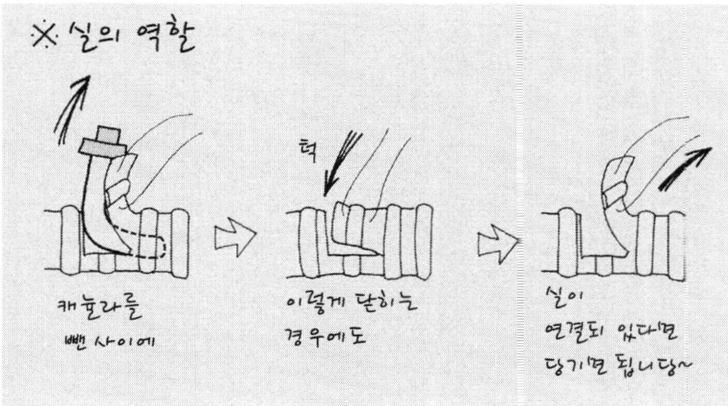

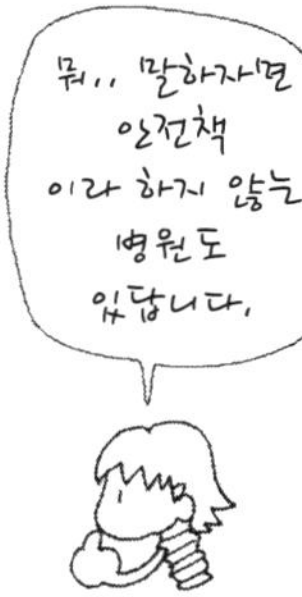

※갑상연골을 확인하는 방법

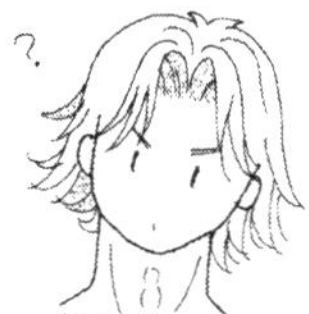

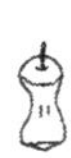

볼록한 것이 보이나요?

미국에서는 Adam's apple이라고도
하지요~

Column　인체에 「관을 넣는다」는 건..

우선 인체에 「관을 넣을 필요가 있다」는 것은 어떤 상태인 건지 생각해 봅시다. 관을 사용하는 기술에는 크게 두 가지 종류가 있답니다.

1. 원래 있는 구멍에 관을 넣는다.
2. 원래 구멍이 없던 곳에 억지로 관을 넣는다.

1. 원래 있는 구멍에 관을 넣는다.

기도, 식도, 위, 요도, 직장항문 등 원래부터 관 형태인 곳에 관을 넣는 방법입니다. 보통이라면 어떤 것들(기도라면 공기, 소화관이라면 음식, 요도라면 소변)이 끊임 없이 흐르고 있는 곳이지요. 그런 곳에 관을 넣는 이유는 무엇일까요?

첫번째로 ① **어떤 원인으로 구멍이 좁아져 → 막혀버린 경우**입니다. 관이 좁아지거나 완전히 막혀 버리면 그 순간부터 그 곳을 지나야 할 어떤 것들(공기나 음식, 소변 등)이 쌓이게 됩니다. 그 양은 순식간에 증가하게 되죠. 방치하면 눈 깜짝할 사이에 어떤 병이든 걸리게 될 겁니다 관을 넣어 길을 확보할 필요가 있는 순간입니다.

두번째로 ② **역류시켜야 하는 경우**입니다.

요도는 방광 → 밖으로 소변을 내보내는 방향으로만 움직이고 소화관은 입 → 식도 → 위 → 소장 → 대장 → 항문이라는 방향으로만 움직입니다. 반드시 어떤 일정방향의 「흐름」이 있는 것입니다. 이를 이유가 있어 역류시켜야 할 때. 그럴 때 관을 넣게 됩니다.

두 경우 모두 「원래 있는 구멍에 관을 넣는」 것이므로 기술적으로는 그다지 어렵지 않습니다. 본인 스스로 넣는 분도 계시고 의국 회식에서 「위관 통째로 삼키기 대회」를 할 정도니까요. 튜브가 잘 미끄러지기만 하면 통증도 (비교적) 적은 기술라 말할 수 있겠습니다.

2. 원래 구멍이 없는 곳에 길을 만든다.

고름이 차 있는 경우, 이상한 곳에 액체 덩어리가 생긴 경우, 복부에 물이 너무 많이 차 있는 경우 등 몸의 일부분에 갑자기 **「액체가 찬 풍선」** 같은 것이 생기는 경우가 있습니다. 수영장처럼 된 상태에서는 약이 가야 할 곳으로 갈 수 없게 됩니다. 방치하면 점점 액체가 차서 주위를 압박하게 되죠. 잘못하면 정상조직도 죽을 수 있답니다. 우선은 「물리적으로」 액체를 밖으로 빼지 않으면 치료를 시작할 수 없습니다.

그 풍선에 바늘을 꽂고 속의 액체를 밖으로 빼내는 기술이 이런 「원래 구멍이 없는 곳에 길을 만든다」는 기술입니다. **바늘로 찌르고 관을 넣어 모여 있는 액체를 밖으로 빼낸다...** 아플 것 같죠? 풍선이 몸 속 깊숙히 자리잡고 있다면 그 곳으로 접근하는게 힘들 것 같기도 합니다. 목표 장소에서 벗어나면 귀찮은 일이 생기겠죠.

……때문에 이 경우는 조금 규모가 큰 기술이 사용됩니다. 통증도 크죠, 확실히 마취를 한 후 진행하도록 합시다.

이상이 「관을 넣는다」는 기술의 큰 흐름입니다.

1. 에 해당하는 기술로는 기관내삽관(기도), 위관(식도·소화기), 요도 카테터(요도), 관장(직장) 등
2. 에 해당하는 기술로는 흉강 배액관, 복강 배액관, 심낭배액술, 피하농양시의 절개 배농 등이 대표적입니다.

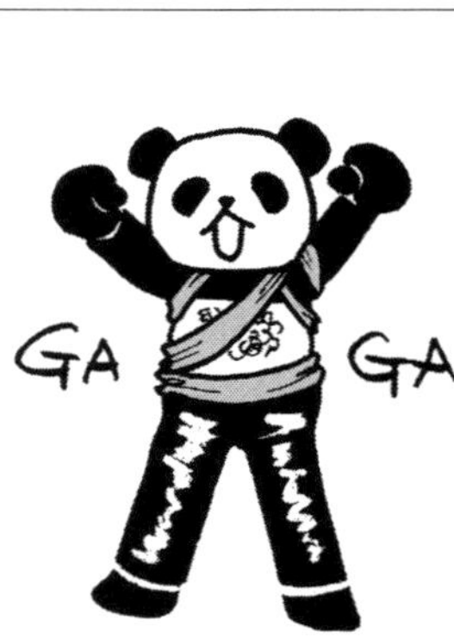

【바늘을 사용한 캐뉼라 삽입의 개념】

cannulation

【명】 캐뉼라 삽입

cannula

【명】 캐뉼라, 배관

cannular

【형】 캐뉼라 모양의, 관 모양의

기관내삽관이나 위관삽입 또는 요도 Angio needle은 「원래 구멍이 있는 곳」 에 관을 넣는 기술입니다. 그 대부분은 Xylocaine® 젤을 사용해 「마찰을 줄여주는」 것 만으로드 넣을 수 있답니다.

그럼 원래 구멍이 없던 곳에 관을 넣으려면 어떻게 해야 할까요? 원래 구멍이 없던 곳에 길을 만드는 것이기 때문에 그 사이에 있는 다양한 것들을 절개할 필요가 있습니다. 인류는 긴 역사 동안 지혜를 모아 관을 넣는 다양한 방법을 생각해 냈는데, 그 대부분은 이런 시스템을 사용하고 있습니다.

우선, 내관과 외관으로 구성 된 굵은 바늘을 찌릅니다.

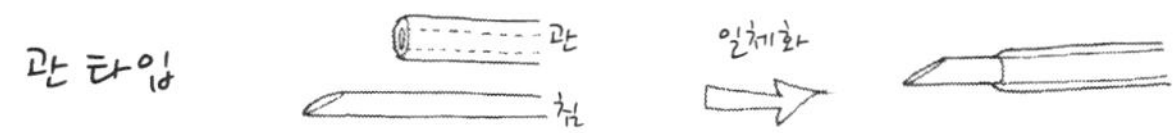

내관만 뽑습니다. 외관을 남겨 두면... 외관이 관 역할을 하게 되죠!

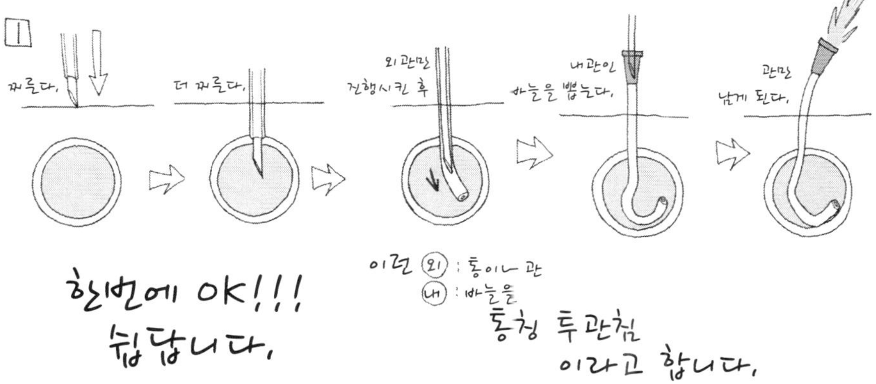

관이 뾰족하지 않기 때문에 움직여도 위험하지 않습니다. 잘 때 뒤척여도 안심이죠.

이 것이 자주 사용되는 「구멍이 없는 곳에 관을 넣는 테크닉」 입니다. 이 개념은 의료기술에 폭 넓게 응용되고 있답니다. 이 책에서도 사실은 「정맥」 의 Angio needle 편에서 이미 같은 것을 다룬 적이 있죠.

참고로 이렇게 들어간 관이 빠지면 바늘로 다시 찔러야 합니다. 굵은 바늘이기에 당연히 아픕니다. 빠질 때마다 환자가 아파하는 건 힘든 일이니 빠지지 않도록 빈틈없이 고정할 필요가 있겠죠. 이것도 또 하나의 테크닉이라 할 수 있겠습니다.

그 밖에도 이와 비슷한 다양한 캐뉼라 삽입 방법이 고안되어 있습니다.

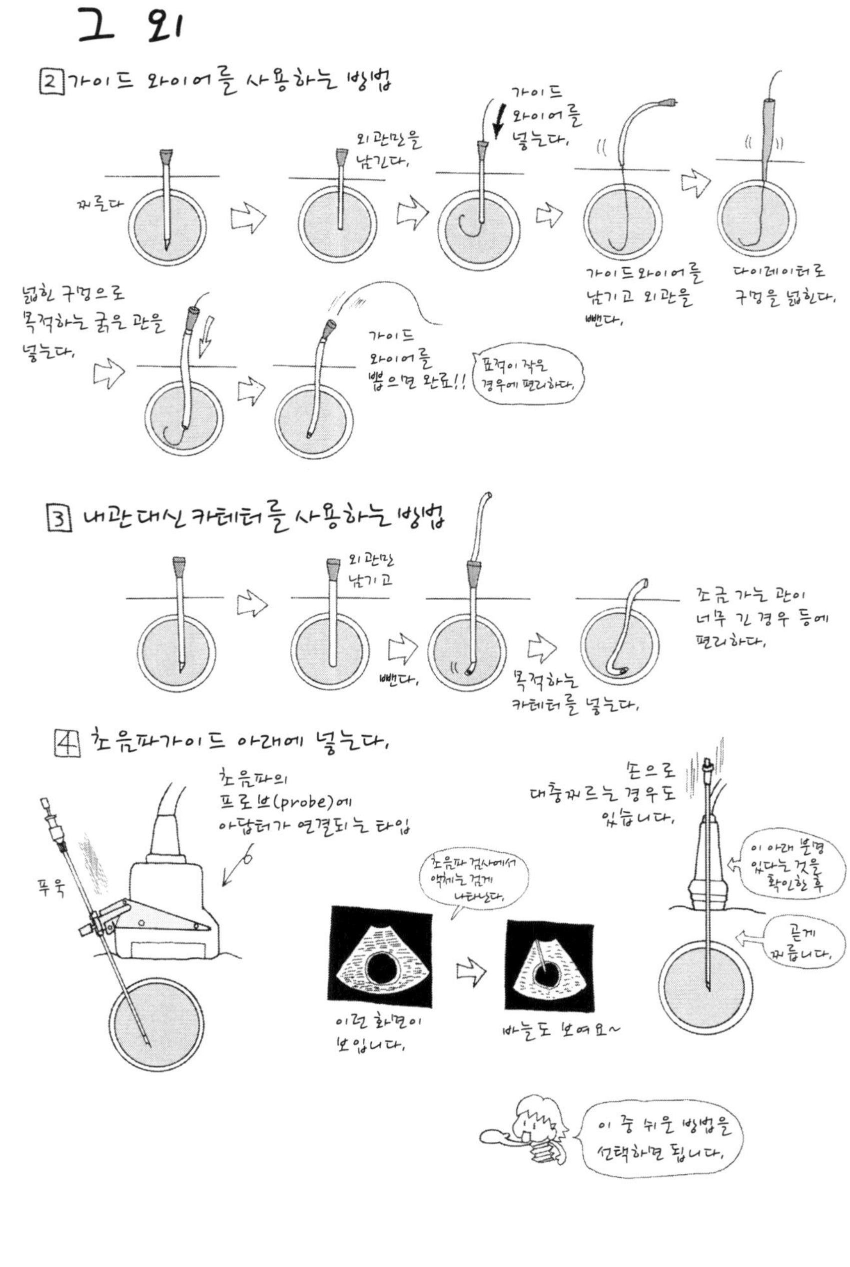
그림
2 가이드 와이어를 사용하는 방법
찌르다
외관만을 남긴다.
가이드 와이어를 넣는다.
가이드 와이어를 남기고 외관을 뺀다.
다이레이터로 구멍을 넓힌다.
넓힌 구멍으로 목적하는 굵은 관을 넣는다.
가이드 와이어를 뽑으면 완료!!
표적이 작은 경우에 편리하다.
3 내관대신 카테터를 사용하는 방법
외관만 남기고
뺀다.
목적하는 카테터를 넣는다.
조금 가는 관이 너무 긴 경우 등에 편리하다.
4 초음파가이드 아래에 넣는다.
초음파의 프로브(probe)에 아답터가 연결되는 타입
푸욱
초음파 검사에서 액체는 검게 나타난다.
이런 화면이 보입니다.
바늘도 보여요~
손으로 대충찌르는 경우도 있습니다.
이 아래 분명 있다는 것을 확인한 후
곧게 찌릅니다.
이 중 쉬운 방법을 선택하면 됩니다.

중심정맥 카테터

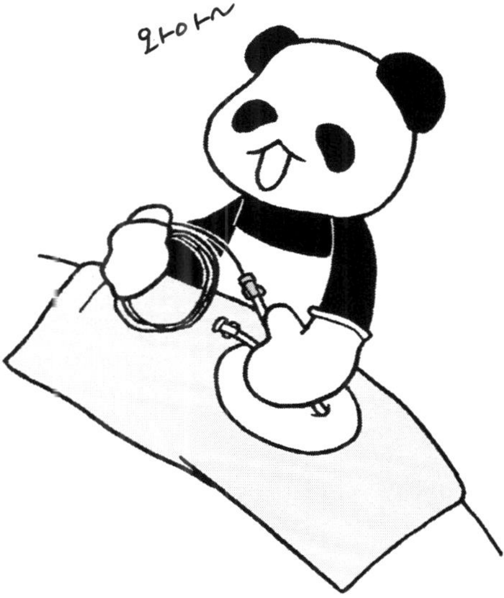

【중심정맥 카테터】

중심정맥 카테터는 자극이 심해 말초정맥으로 주입하지 못하는 것을 몸 안에 투여하기 위해 몸의 중심과 가까운 굵은 정맥에 직접 관을 넣는 기술입니다. 현장에서는 줄여서 「CV」 또는 고칼로리 정맥주사에서 유래한 명칭인 「IVH」 (intravenous hyperalimentation : 정맥을 통한 고칼로리 영양법) 등으로 불린답니다. 중증 환자나 소화기 수술 등으로 음식을 먹을 수 없는 환자의 몸 관리에 필수적인 기술이죠.

목표하는 정맥은 눈에 보이지 않고 만질 수도 없습니다. 눈에 보이지 않는 혈관을 해부학적 위치만을 믿고 굵은 바늘로 찌르는 방법이기에 숙련된 기술이 요구되는 시술입니다.

✿ 중심정맥이라는 이름의 정맥은 없습니다.

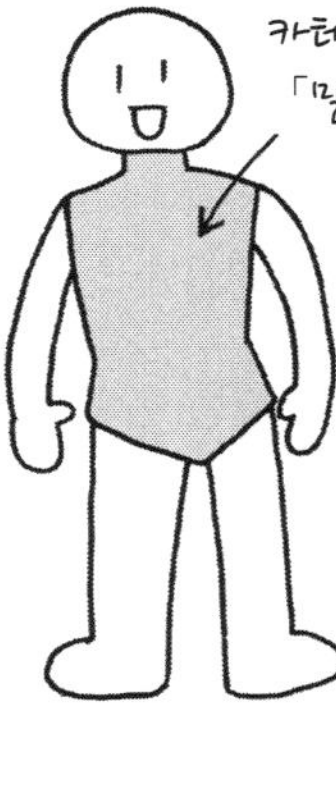

카테터의 끝 부분이 이 영역에 들어가 있는 경우

「말초가 아닌 정맥」 에 들어가 있다 ═ 중심정맥에 들어가 있다고 하는거죠

이것은(성인의 경우) 우심실 바로 앞에 있는 상대정맥 (아래그림의 ★) 또는 하대정맥(아래그림의 ☆)에 들어가 있는 상태를 말합니다.

목적

- 카테콜아민 등의 약제 투여 ← 아드레날린이나 도파민 등의 조금만 투여해도 혈압의 변동이 심한 약제를 정확하게 투여하길 원하는 경우 & 빨리 심장에 다다르길 원하는 경우에 중심정맥 카테터를 사용한다.
- 영양가 높은 약제를 투여 ← 농도가 짙기 때문에 보통 혈관은 정맥염을 일으킨다.
- 말초혈관을 찾기 어려운 경우의 급속대량수혈 ← 몸이 차갑거나 혈압이 낮으면 전신의 혈관이 긴장하기 때문에 혈관을 찾기 어렵다.

참고로 단점은

- 알레르기를 일으킬 가능성이 있는 약물 투여에는 좋지 않다 (빠르게 몸 속에서 순환되므로). ⇨ 항생물질이나 수혈은 말초 혈관에!
- 몸 중심과 가깝기 때문에 바이러스가 들어가면 위험해진다.

✿ 사용할 수 있는 곳은 세군데!

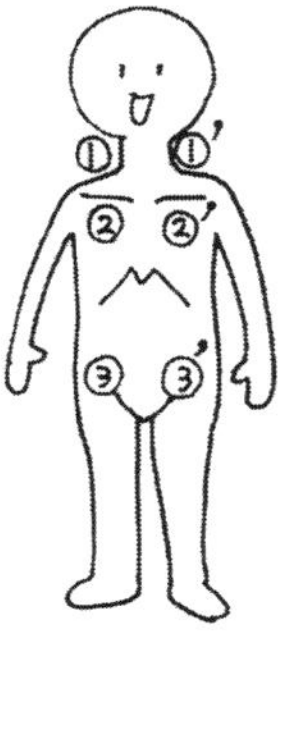

① 내경정맥
② 쇄골하정맥
③ 대퇴정맥

오른손잡이라면

①~③ 모두 오른쪽 혈관이 하기 쉽습니다.

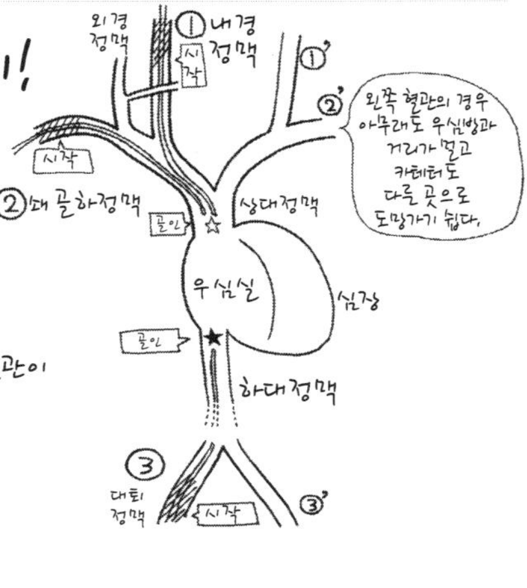

부위에 따라 장단점이 있습니다!

	① 내경정맥	② 쇄골하정맥	③ 대퇴정맥
장점	· 초음파로 정맥 위치를 확인할 수 있다. · 간단하다. · Swan-Ganz 카테터도 가능하다.	· 환자에게 가장 편한 장소	· 가장 굵은 정맥 · 안전 · 찌르기 쉽다. · 간단하다.
단점	· 목동맥에 들어가면 위험하지만 압박하기는 쉽다. · 의식이 있는 사람에게는 좋지 않은 장소	· 실패한 경우 합병증이 심각하다! (폐로 가므로) · 동맥을 찌른 경우 압박하기 어렵다.	· 복부에 생긴 병이나 수술시에는 사용하기 어렵다.

승부는 찌르기 전에 결정된다.

1. 준비 2. 체위(자세) 3. 부위선택 … 이 세 가지죠!

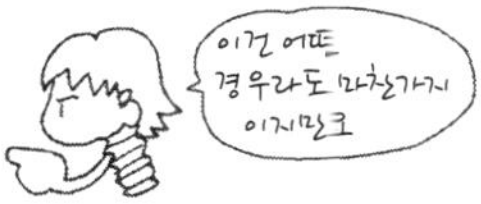

…고로 우선은 준비사항부터!

카테터는 여러가지 종류가 있습니다.

자주 사용되는 두 종류

(1) 한 가운데가 쪼개지는 타입

· 싸다. 무엇보다 싸다!!
· 어떤 병원에도 구비되어 있다.
· 싱글 루멘밖에 없다.

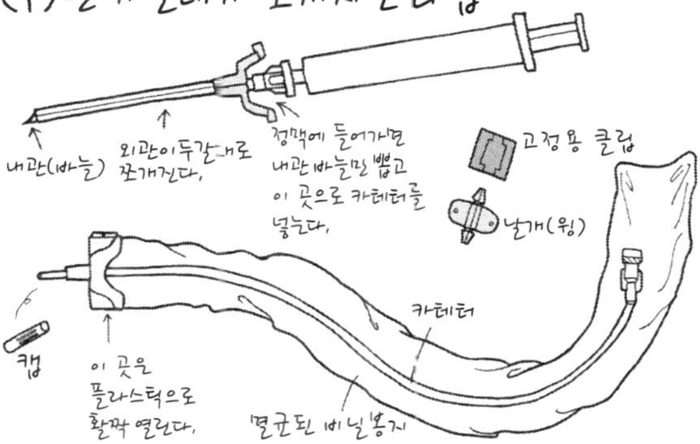

※ 루멘 lumen: 「관강」이나 「내강」이라는 뜻의 영어, 라틴어
관 안쪽이 공동이라는 뜻.
싱글 루멘은 안의 공동이 하나이고, 더블 루멘은 공동이 두개이다.

중심정맥 카테터

(2) 가이드와이어 타입

- 비싸다!!
- 구비되어 있지 않은 병원도 있다.
- 간단하다.
- 더블 루멘을 사용하면 여러가지 약제를 함께 투여하고 싶을 때 편리하다.

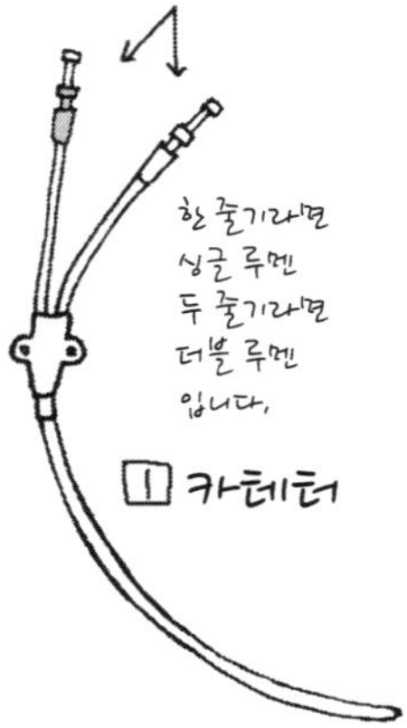

한 줄기라면 싱글 루멘
두 줄기라면 더블 루멘
입니다.

① 카테터

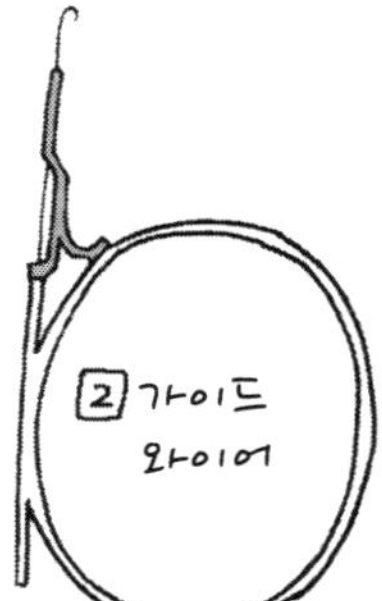

② 가이드 와이어

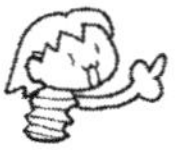

이번에는 우선 가이드와이어 타입에 대해 배워봅시다.

준비사항, 이것이 IVH세트다!!

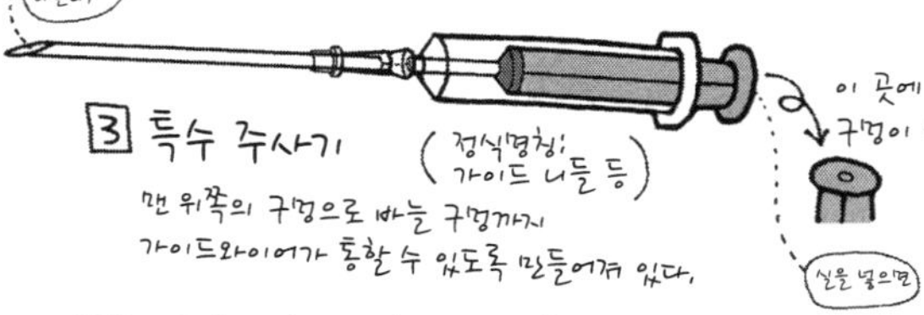

③ 특수 주사기 (정식명칭: 가이드 니들 등)

맨 위쪽의 구멍으로 바늘 구멍까지 가이드와이어가 통할 수 있도록 만들어져 있다.

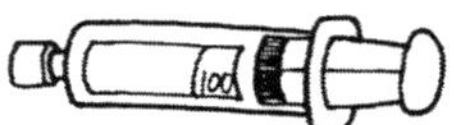

④ 헤파린 생리식염수 2개정도! 헤파린락을 사용해도 됨.

⑤ 피부를 넓히는 장치 (다이레이터)

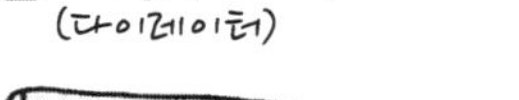

⑥ 피부 절개용 메스

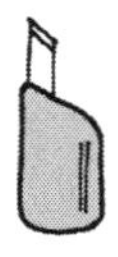

⑦ 구멍 뚫린 소독포

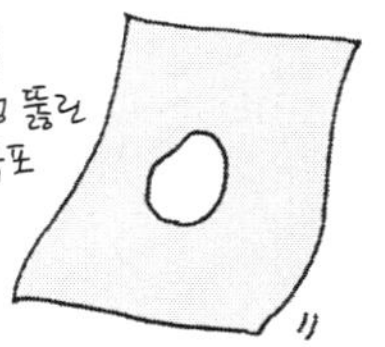

⑧ 일반 주사기

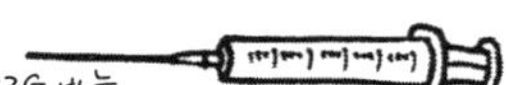

23G 바늘
국소마취 & 시험천자용 시범적으로 찔러 봄

⑨

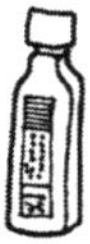

국소마취
1% Xylocaine®

※: 카테터의
★ 굵기: 14~16G
★ 길이: 내경/쇄골하 부터라면 20~30cm
대퇴부터라면: 50~60cm 정도에서 취향대로 고르면 된답니다~

⑩ 고정하기 위한 도구

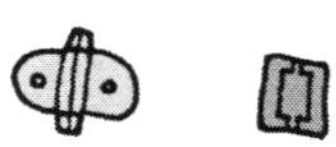

고정용 날개(윙) 고정용 클립

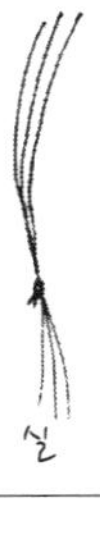

실

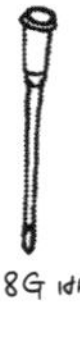

18G 바늘

①~⑩중 어느 것이 들어있을지는 세트별로 다릅니다.

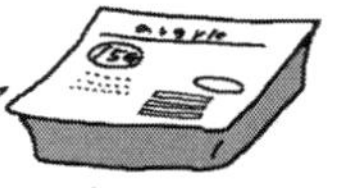

내용을 보고 부족한 것이 있다면 수시로 채워둡시다.

그럼 정맥을 찾아볼까요?

내경정맥의 위치 및 찾는 방법

해부적으로는 이렇습니다.

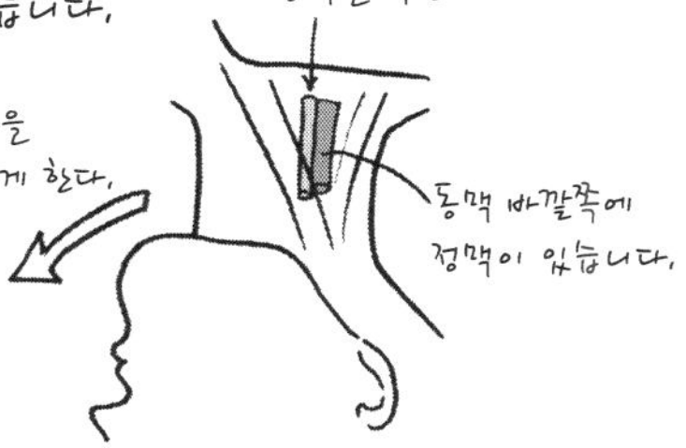

※초음파로 혈관 위치를 확인하면 안심이죠

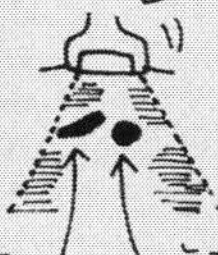

누르면 눌리는 것이 정맥

눌리지 않으며 맥이 뛰는 것이 동맥

유성매직으로 MAPPING하면 좋다.

흉쇄유돌근이 나뉘는 곳 △삼각 부분의 정점부터

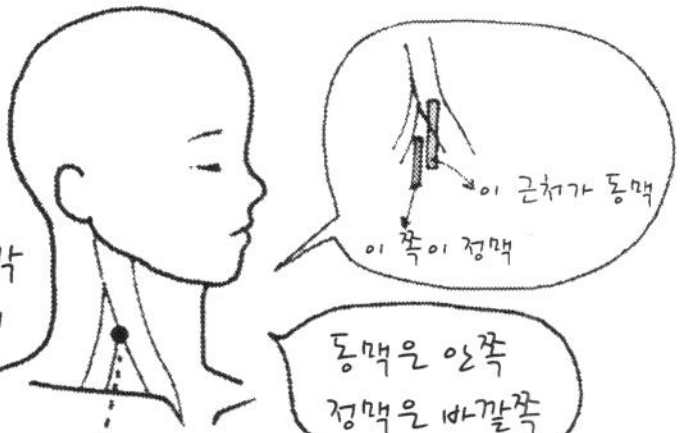

같은 쪽 ◎ 유두 방향으로 찌른다.

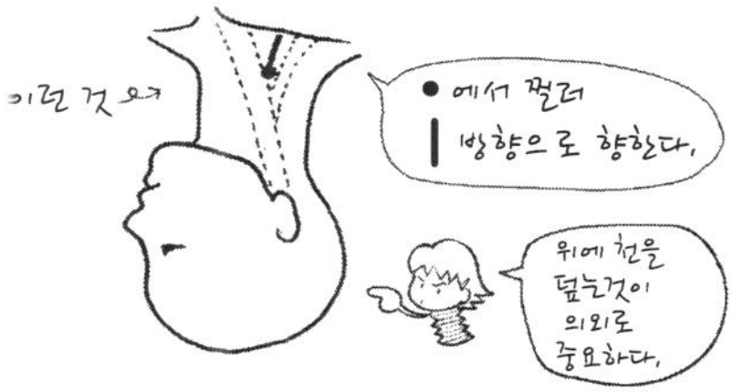

이런 것으로
● 에서 찔러 | 방향으로 향한다.
위에 천을 덮는것이 의외로 중요하다.

※ 내경/쇄골하의 경우에는 머리 부분을 아래 쪽으로 하여 정맥을 울혈시킨다.

(머리를 내리기 어려운 장소라면 다리를 올린다.)

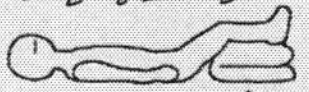

이불 등

쇄골하정맥의 위치 및 찾는 방법

동일하게 머리는 왼쪽으로 뉘이고

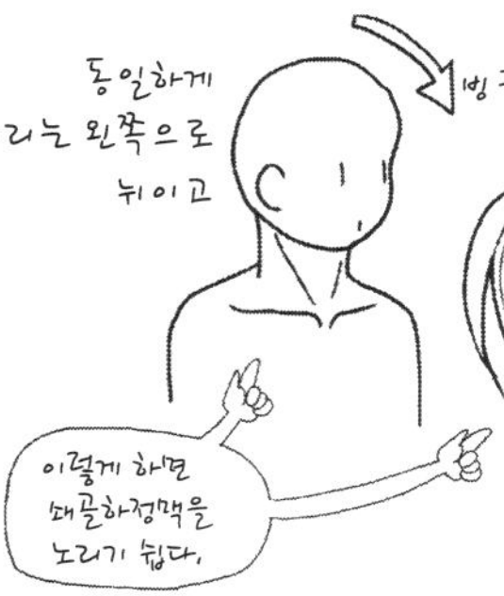

빙글
이렇게 하면 쇄골하정맥을 노리기 쉽다.

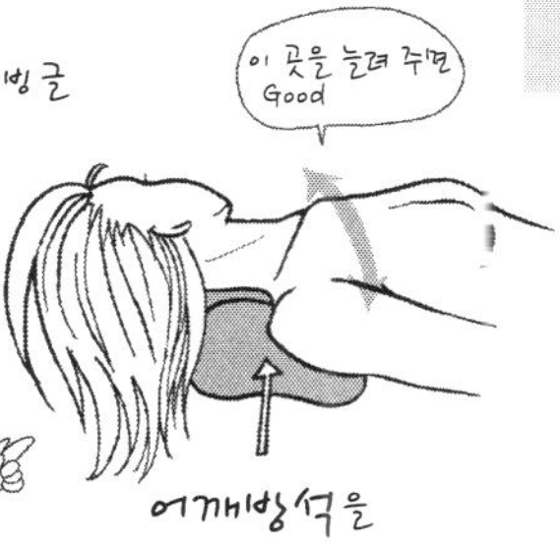

어깨방석을 넣어주면 좋습니다.

참고로 사소한 요령입니다만 카테터가 들어간 후 머리 위치를 정면으로 해 두면 카테터가 위(목)쪽으로 가지 않아 좋습니다.

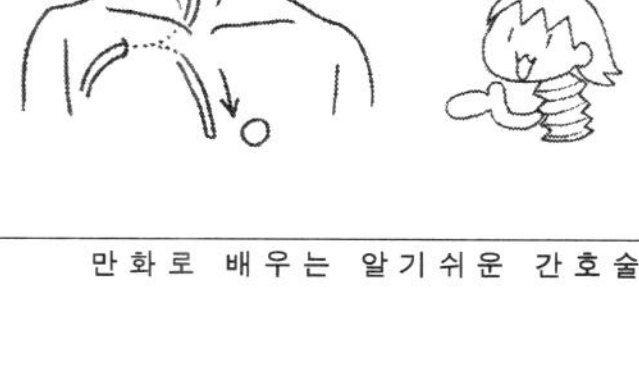

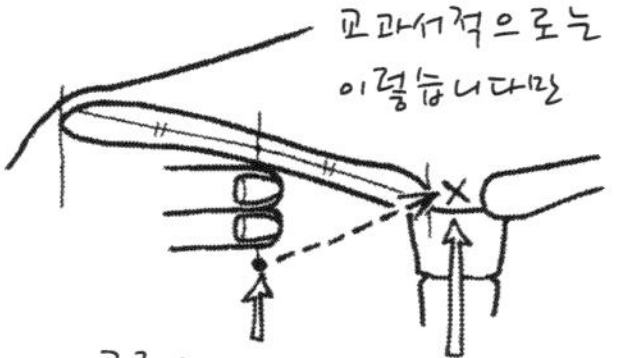

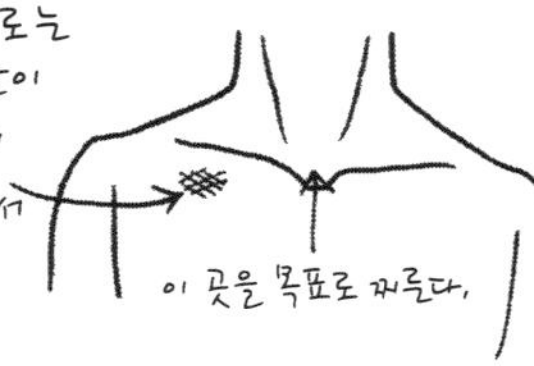

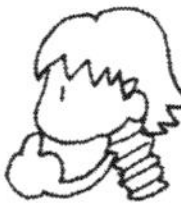

IVH에는 사람과 장소에 따라 정말 여러가지 방법이 있습니다.
이 곳에 쓰여 있는 것은 그 중 하나의 일예에 지나지 않아요

대퇴(정맥)의 위치 및 찾는 방법

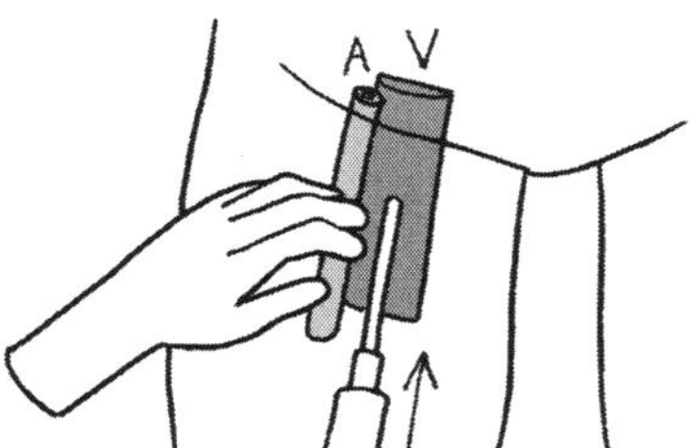

대퇴동맥의 맥박을 확인하면서 그 안 쪽을 서서히 찌릅니다.
& 밀대를 마구마구 당겨 줍시다.
상당히 잘 들어가는 편이라구요~

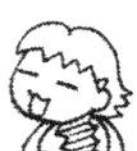

안쪽부터 정맥(V)→동맥(A)→신경(N)의 순서이니 동맥의 안쪽은 푹푹 찔러대도 신경까지는 닿지 않아요

교과서적으로는 치골 끝에서
2횡지 바깥쪽 & 2횡지 아래에
대퇴동맥이 있습니다. 그 안 쪽을 노립시다!

준비는 이렇게 합니다~

① 세트를 개봉합니다.

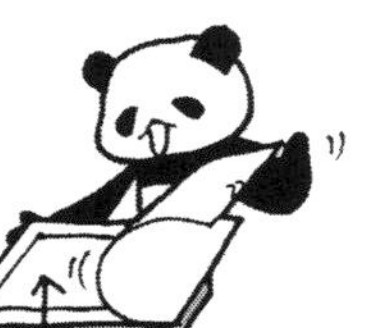

안은 무균상태를 유지할것!

②

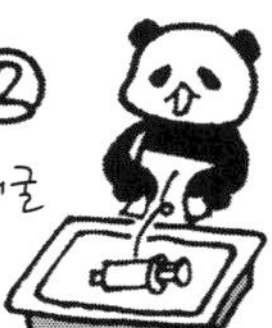

대굴

필요한 것을 멸균 상태로 넣습니다.

③ 소독합니다.

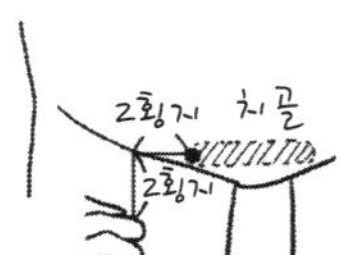

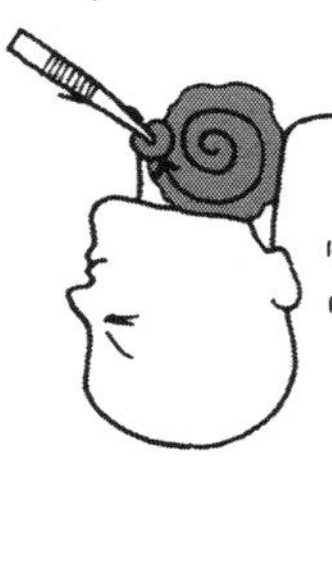

베타딘×2번 빙글빙글 발라준다.

④ 자기 자신도 멸균장갑을 낍니다.

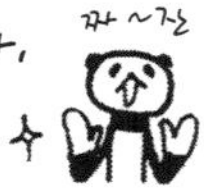

짜~잔

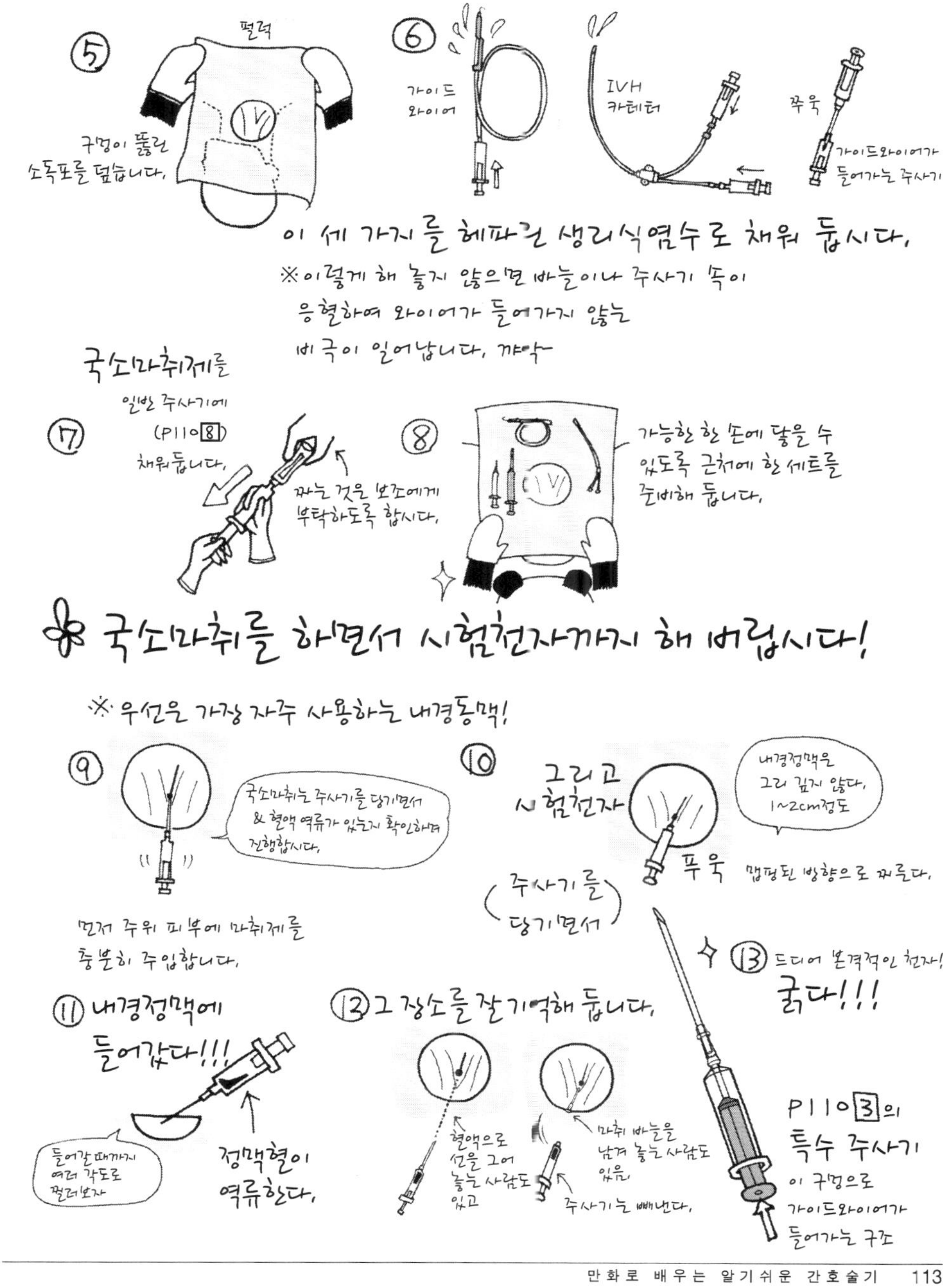
⑤ 펄럭
구멍이 뚫린 소독포를 덮습니다.
⑥ 가이드 와이어
IVH 카테터
쭈욱
가이드와이어가 들어가는 주사기
이 세 가지를 헤파린 생리식염수로 채워 둡시다.
※이렇게 해 놓지 않으면 바늘이나 주사기 쪽이 응혈하여 와이어가 들어가지 않는 비극이 일어납니다. 꺄악
국소마취제를 일반 주사기에 (P110 8) 채워둡니다.
⑦ 짜는 것은 보조에게 부탁하도록 합시다.
⑧ 가능한 한 손에 닿을 수 있도록 근처에 한 세트를 준비해 둡니다.
국소마취를 하면서 시험천자까지 해 버립시다!
※ 우선은 가장 자주 사용하는 내경동맥!
⑨ 국소마취는 주사기를 당기면서 & 혈액 역류가 있는지 확인하며 진행합시다.
먼저 주위 피부에 마취제를 충분히 주입합니다.
⑩ 그리고 시험천자
내경정맥은 그리 깊지 않다. 1~2cm정도
푸욱
맥펑된 방향으로 찌르다.
(주사기를 당기면서)
⑪ 내경정맥에 들어갔다!!!
들어갈 때까지 여러 각도로 찔러보자
정맥혈이 역류한다.
⑫ 그 장소를 잘 기억해 둡니다.
혈액으로 선을 그어 놓는 사람도 있고
마취 바늘을 남겨 놓는 사람도 있음.
주사기는 빼낸다.
⑬ 드디어 본격적인 천자!
굵다!!!
P110 3의 특수 주사기
이 구멍으로 가이드와이어가 들어가는 구조

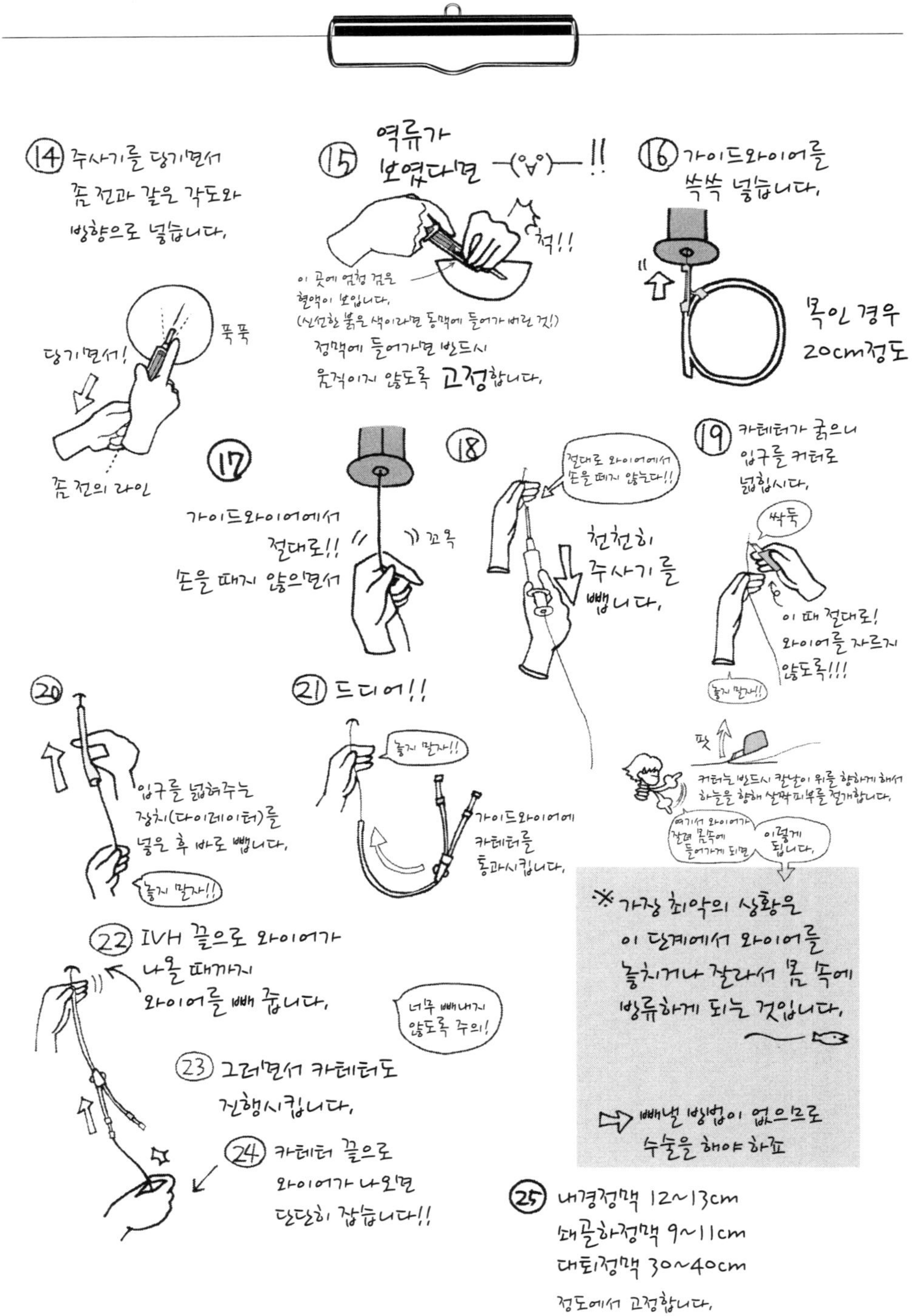
⑭ 주사기를 당기면서
조금 전과 같은 각도와
방향으로 넣습니다,
당기면서!
푹푹
조금 전의 라인
⑮ 역류가 보였다면 —(°∀°)—!!
척!!
이 곳에 엄청 검은
혈액이 보입니다,
(신선한 붉은 색이라면 동맥에 들어가 버린 것!)
정맥에 들어가면 반드시
움직이지 않도록 고정합니다,
⑯ 가이드와이어를
쑥쑥 넣습니다,
목인 경우
20cm정도
⑰ 가이드와이어에서
절대로!!
손을 떼지 않으면서
꼬옥
⑱ 절대로 와이어에서
손을 떼지 않는다!!
천천히
주사기를
뺍니다,
⑲ 카테터가 굵으니
입구를 커터로
넓힙시다,
싹둑
이 때 절대로!
와이어를 자르지
않도록!!!
놓지 말자!!
팟
커터는 반드시 칼날이 위를 향하게 해서
하늘을 향해 살짝 피부를 절개합니다,
여기서 와이어가
잘려 몸속에
들어가게 되면
이렇게
됩니다,
⑳ 입구를 넓혀주는
장치(다이레이터)를
넣은 후 바로 뺍니다,
놓지 말자!!
㉑ 드디어!!
놓지 말자!!
가이드와이어에
카테터를
통과시킵니다,
※가장 최악의 상황은
이 단계에서 와이어를
놓치거나 잘라서 몸 속에
방류하게 되는 것입니다,
빼낼 방법이 없으므로
수술을 해야 하죠
㉒ IVH 끝으로 와이어가
나올 때까지
와이어를 빼 줍니다,
너무 빼내지
않도록 주의!
㉓ 그러면서 카테터도
진행시킵니다,
㉔ 카테터 끝으로
와이어가 나오면
단단히 잡습니다!!
㉕ 내경정맥 12~13cm
쇄골하정맥 9~11cm
대퇴정맥 30~40cm
정도에서 고정합니다,

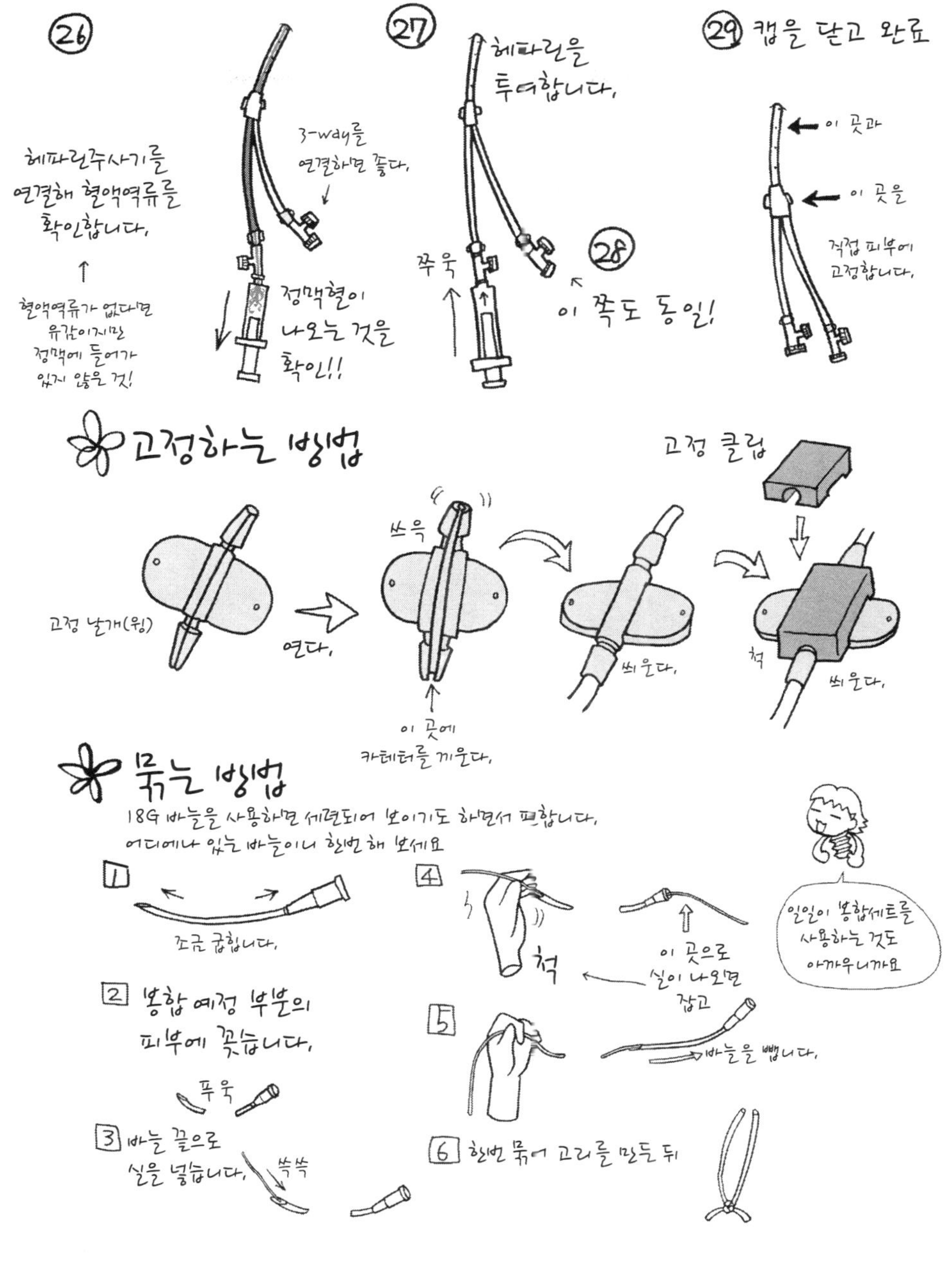

26
헤파린주사기를 연결해 혈액역류를 확인합니다.
혈액역류가 없다면 유감이지만 정맥에 들어가 있지 않은 것!
3-way를 연결하면 좋다.
정맥혈이 나오는 것을 확인!!
27
헤파린을 투여합니다.
쭈욱
28
이 쪽도 동일!
29 캡을 닫고 완료
이 곳과
이 곳을
직접 피부에 고정합니다.
고정하는 방법
고정 클립
고정 날개(윙)
연다.
쓰윽
이 곳에 카테터를 끼운다.
씌운다.
척
씌운다.
묶는 방법
18G 바늘을 사용하면 세련되어 보이기도 하면서 편합니다.
어디에나 있는 바늘이니 한번 해 보세요
1
조금 굽힙니다.
2 봉합 예정 부분의 피부에 꽂습니다.
푸욱
3 바늘 끝으로 실을 넣습니다.
쓱쓱
4
척
이 곳으로 실이 나오면 잡고
5
바늘을 뺍니다.
6 한번 묶어 고리를 만든 뒤
일일이 봉합세트를 사용하는 것도 아까우니까요

7

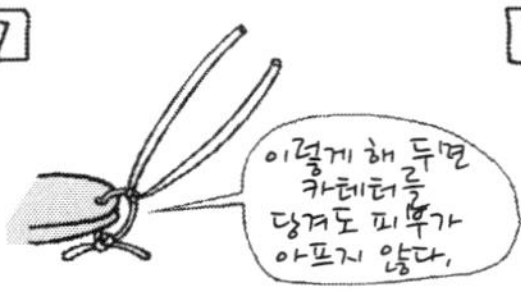

고정날개의 구멍에 끼워 다시 한번 묶습니다.

8

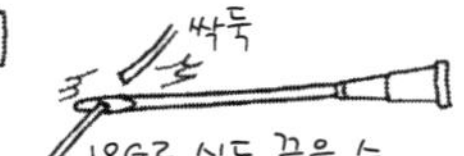

18G로 실도 끊을 수 있답니다 끊어보세요

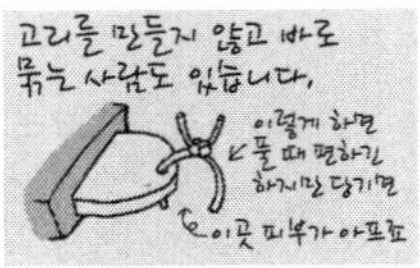

입구 근처와

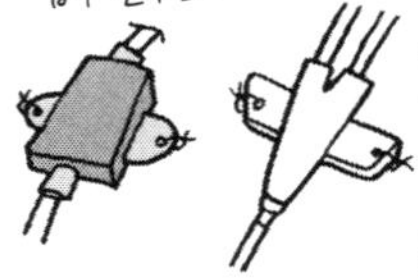

더블 루멘이 갈라지는 부분을 묶으면

완성!

마무리

30

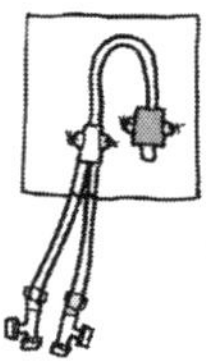

꼬아서 테이프로 고정합니다.

31 흉부X선을 촬영해 카테터 끝부분의 위치를 확인합시다.

완료

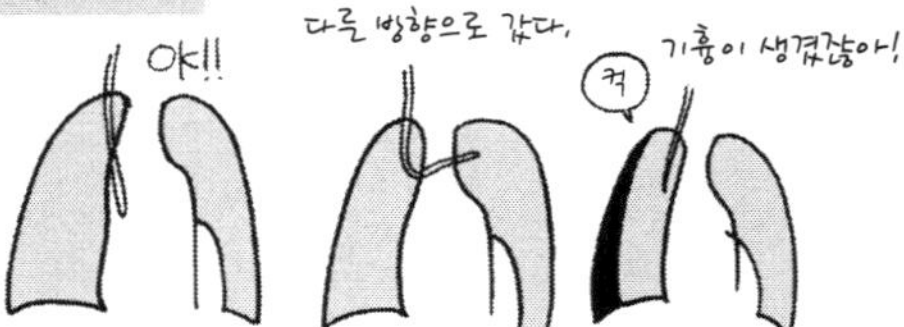

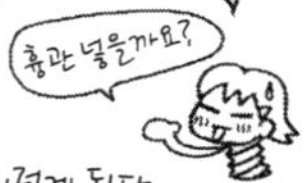

이렇게 된다.
흉관은 흉강배액관편 참조

참고로 어렵다는 쇄골하정맥의 요령

쇄골 아래쪽으로 찌르는 것이 포인트입니다.

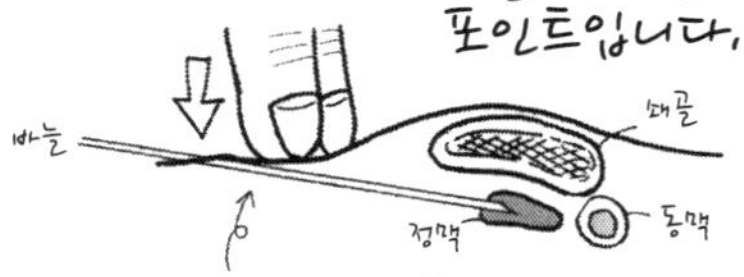

삽입부를 눌러 뼈 아래쪽으로 찔러 넣는 사람도 있습니다.

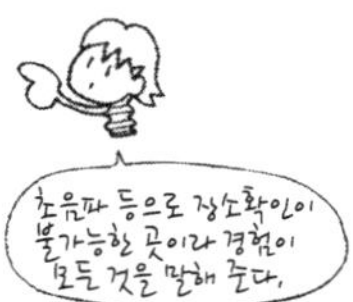

실패했다면

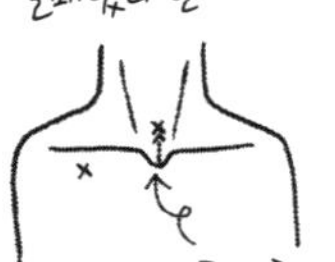

쇄골절흔의 1cm 위를 목표합시다.

무섭고도 무서운 합병증

빈도 1위 뭐니뭐니해도 **기흉!!!** (쇄골하정맥에서 발생하기 쉽다)

→ 바늘이 폐 쪽을 향해 흉곽에 구멍이 나 버린 경우

→ 반드시 X선을 찍을 것!

바늘을 세우지 말고 눕혀 넣을 것!!

2위 **동맥**을 찔러 버렸네.. 헤헷!

동맥 채혈의 경우와 동일!

→ 압박지혈을 5분간 할 것!

3위 위치가 이상한 경우 → 우심실에 들어가 있다면 조금 당겨 빼준다.

← 그대로 두면 부정맥을 일으킨다.

경정맥 안에서 헤매게 될 경우 가이드와이어를 넣어 다시 한다.

참고로 ✿한 가운데가 갈라지는 타입의 사용방법을 살짝 배워봅시다.

싱글 루멘의 「필 오프타입」 등으로 불립니다. 통칭 「갈라지는 것」

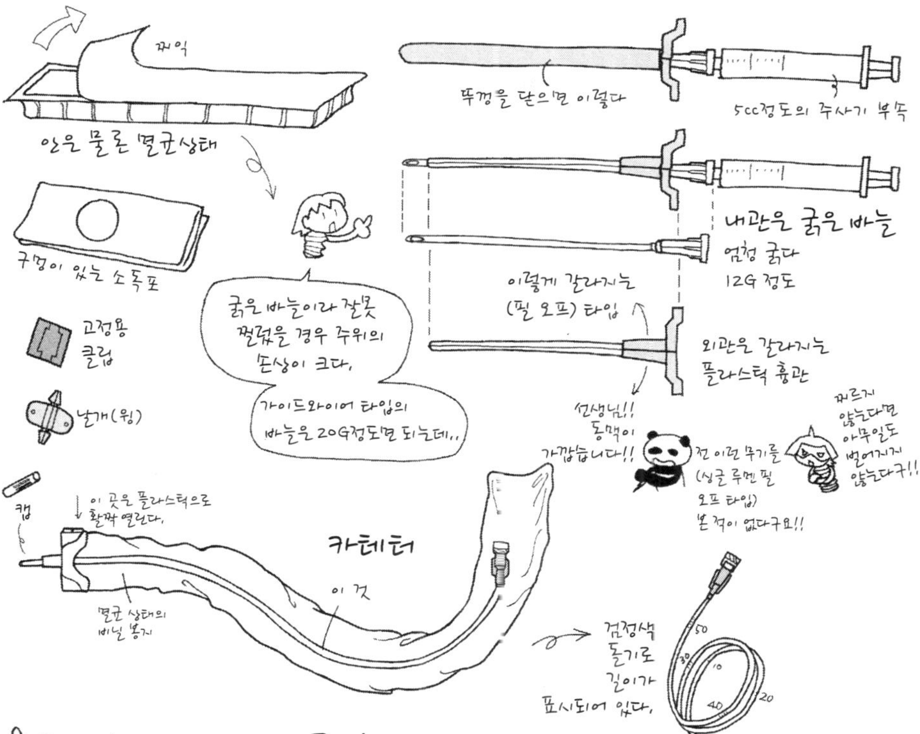

✿방법 앞 페이지를 참고하며 읽어 주세요

준비나 자세, 시험천자는 기본적으로 가이드와이어 타입과 같습니다.

113 페이지에서→

⑥ 헤파린을 채우는 것은

(1) 카테터! 봉투 끝을 찢어

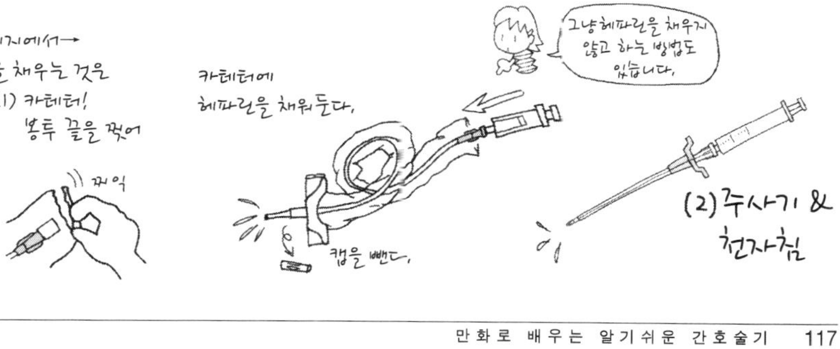

(2) 주사기 & 천자침

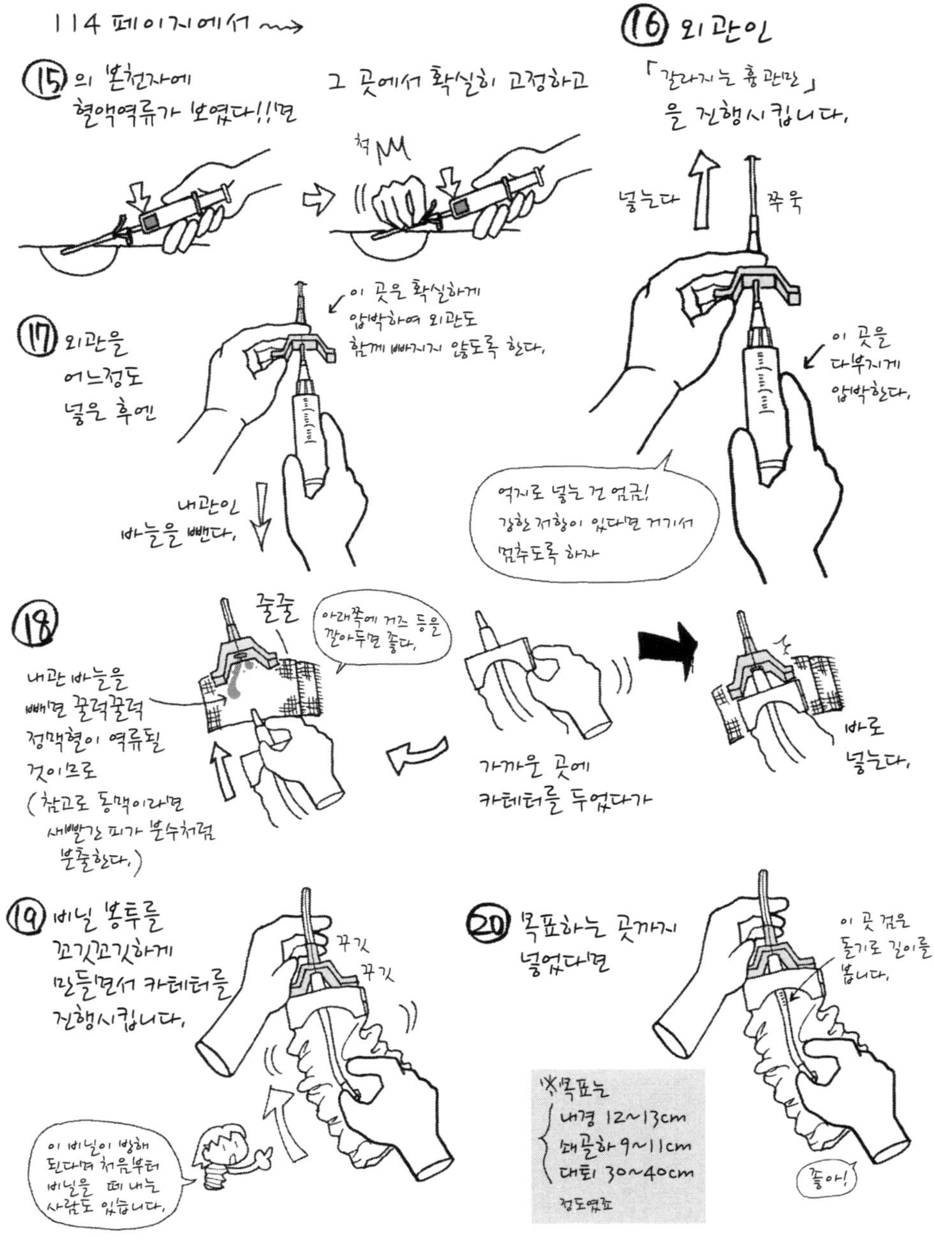

114 페이지에서 ~~>
⑮의 본천자에
혈액역류가 보였다!!면
그 곳에서 확실히 고정하고
척
⑯ 외관인
「갈라지는 흉관말」
을 진행시킵니다.
넣는다
쭈욱
⑰ 외관을
어느정도
넣은 후엔
이 곳은 확실하게
압박하여 외관도
함께 빠지지 않도록 한다.
내관인
바늘을 뺀다.
이 곳을
다부지게
압박한다.
억지로 넣는 건 엄금!
강한 저항이 있다면 거기서
멈추도록 하자
⑱
줄줄
아래쪽에 거즈 등을
깔아두면 좋다.
내관 바늘을
빼면 콸콸콸콸
정맥혈이 역류될
것이므로
(참고로 동맥이라면
새빨간 피가 분수처럼
분출한다.)
가까운 곳에
카테터를 두었다가
바로
넣는다.
⑲ 비닐 봉투를
꼬깃꼬깃하게
만들면서 카테터를
진행시킵니다.
꾸깃
꾸깃
이 비닐이 방해
된다며 처음부터
비닐을 떼 내는
사람도 있습니다.
⑳ 목표하는 곳까지
넣었다면
이 곳 검은
눈금으로 길이를
봅니다.
※목표는
내경 12~13cm
쇄골하 9~11cm
대퇴 30~40cm
정도였죠
좋아!

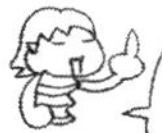

이 후 작업에서 조금 빠질 것을 생각해 좀 더 삽입해 두는 것도 좋다.

하지만 억지로 넣지는 말 것. 큰 혈관도 찢어지니까요-

21 삽입된 카테터가 빠지지 않도록 신경쓰면서 갈라지는 외관 흉관 만 가르고 & 뺀다.

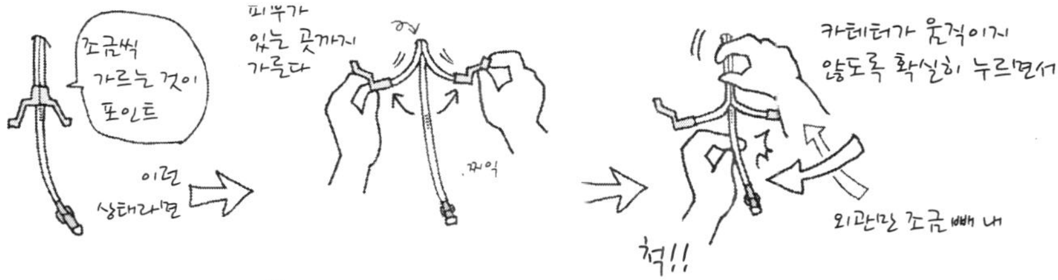

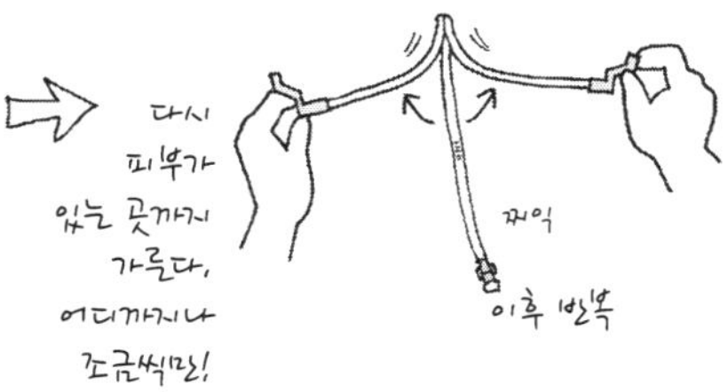

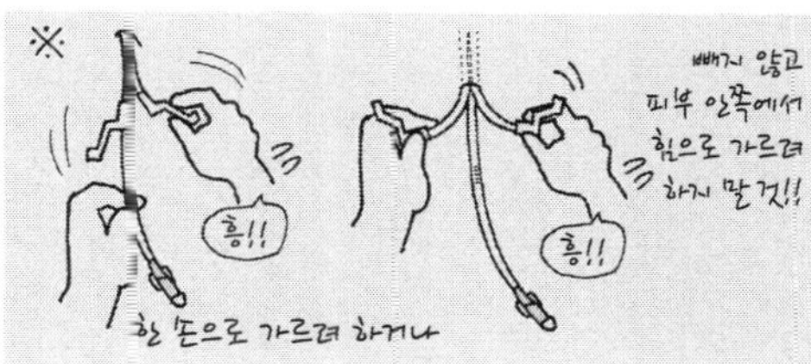

22 이 곳을 활짝 열고 비닐 봉투를 벗깁니다.

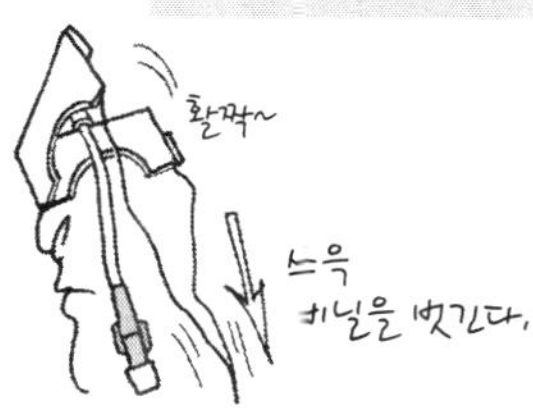

23 헤파린을 연결하여 혈액역류를 확인!

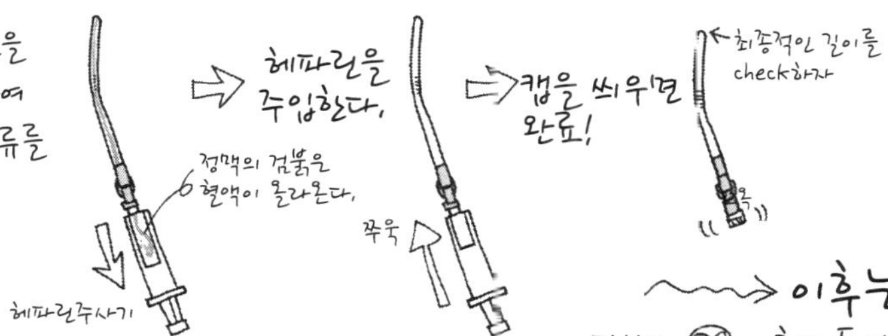

이후는

P115의 29 이후와 동일합니다.

같은 방법으로 고정합시다.

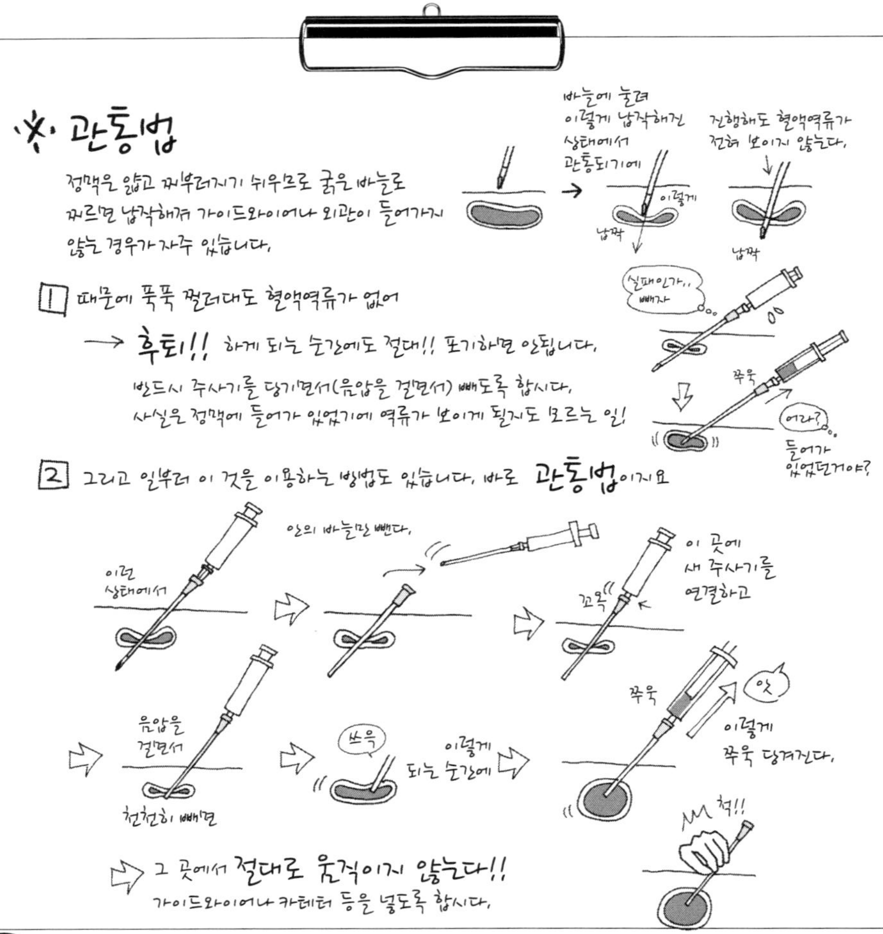

Column 고칼로리 액체를 중심정맥에 투여해야 하는 이유

장시간 혈당이 높은 상태가 계속 되면(당뇨병 환자 등) 미세혈관이 심하게 손상됩니다. 이는 당에는 삼투압에 의한 세포상해성이 있기 때문입니다. 이와 같은 원리로 고칼로리 수액요법을 말초혈관에 투여하면 정맥염을 일으키게 되죠. 한 번의 one-shot이라면 50% 포도당 액체를 정맥주사 해도 문제 없습니다만, 장기간이 되면 정맥에 염증이 생기게 됩니다. 말초정맥으로 투여할 수 있는 한계는 2009년 현재의 수액요법으로는 「솔리탁스 H 500mL」 까지지랍니다. 1개 500kcal, 1일 3개로 계산해 보면 1일 1500kcal가 되므로 일반적인 성인에게 필요한 칼로리인 1600kcal에는 모자르죠. 몇일 정도 단기간동안 칼로리를 유지하기만 하는 것이라면 이런 식으로 숨만 겨우 겨우 잇는 것도(경우에 따라서는) 있을 수 있는 일입니다만 장기적 치료에는 사용할 수 없습니다. 그래서 등장한 것이 CV 라인입니다. 굵은 정맥은 유속도 빠르고 흐르는 혈액량도 많습니다. 진한 용액을 투여해도 바로 희석되어 농도가 낮아지기에 당에 의한 삼투압도 내려가 정맥염이 발생하지 않죠. 중심정맥영양의 진보에 따라 장기간 동안 소화관으로 영양소를 흡수할 수 없는 환자의 생존율이 비약적으로 올라갔답니다. 소화관 수술에 따른 금식 외에도 단장증후군(short bowel syndrome), 과도한 섭식장애 치료, 경구섭식이 불가능한 한편 말초정맥을 사용하기 어려운 고령자에게 일시적으로 수분 영양보급을 할 경우 등에 폭넓게 사용되고 있습니다.

만화로 배우는 알기쉬운 간호술기

동맥라인

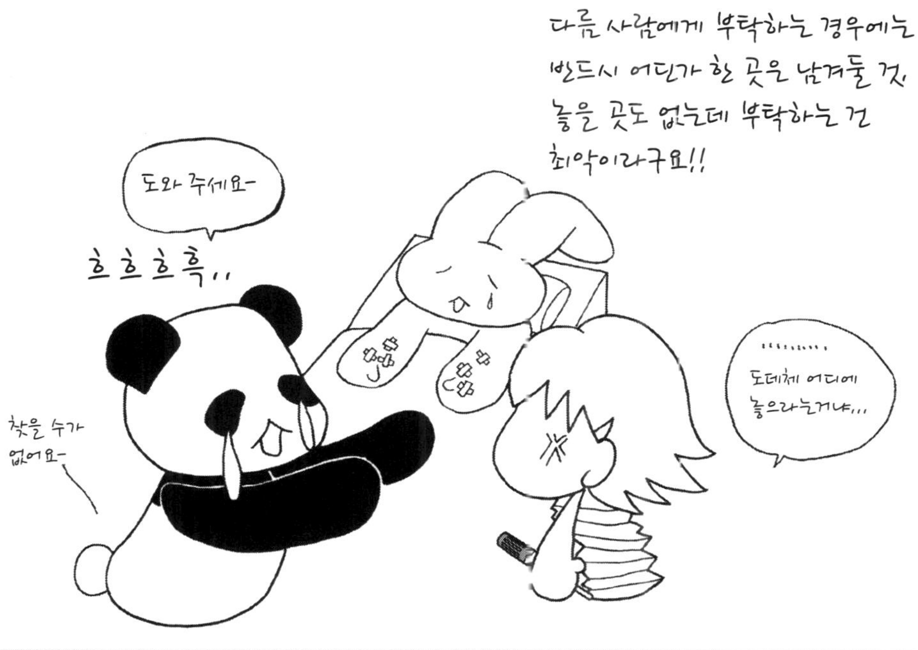
다른 사람에게 부탁하는 경우에는
반드시 어딘가 한 곳은 남겨둘 것.
놓을 곳도 없는데 부탁하는 건
최악이라구요!!
도와 주세요-
흐흐흐흑,,
찾을 수가 없어요-
....
도대체 어디에 놓으라는거냐...

【동맥라인】

정맥에 바늘을 꽂아 관을 연결하는 것을 정맥라인이라 합니다. 이를 동맥에도 해보자는 것이 이번에 다루는 기술인 동맥라인입니다. 동맥확보, 관혈적 혈압측정 이라고도 한답니다. 인류는 정말 엄청난 걸 생각해내는 존재죠. 이에는 많은 난관이 있습니다.

첫번째로 동맥은 심장이라는 **거대한 펌프**와 연결된 **호스**같은 것입니다. 압력이 상당히 높기 때문에 허술한 관으로는 간단히 패배를 맛보게 되겠죠. 이에 어떻게 대항해야 할까요?

두번째로 동맥은 그 끝에 있는 조직에 혈액과 산소를 운반하고 있습니다. 잘 못해서 막히면 끝의 조직은 산소부족으로 간단하게 죽어버리겠죠. 그렇게 되지 않으려면 어떻게 해야 할까요? 어느 혈관을 찌르면 되는걸까요?

세번째로 동맥에 들어간 라인의 경우 부주의로 빠지게 되면 바로 대출혈로 이어져 손목자해가 대성공한 것과 같은 피투성이 상태가 됩니다. 그리 되지 않으려면 어떻게 해야 할까요?

많은 시도와 실수를 반복하며 현재와 같은 동맥라인 확보술이 만들어 졌을 것입니다. 동맥라인은 대수술이 필요한 환자나 고도집중치료나 일분일초를 다투는 모니터링에는 상당히 유익하답니다.

동맥라인의 대략적인 포인트

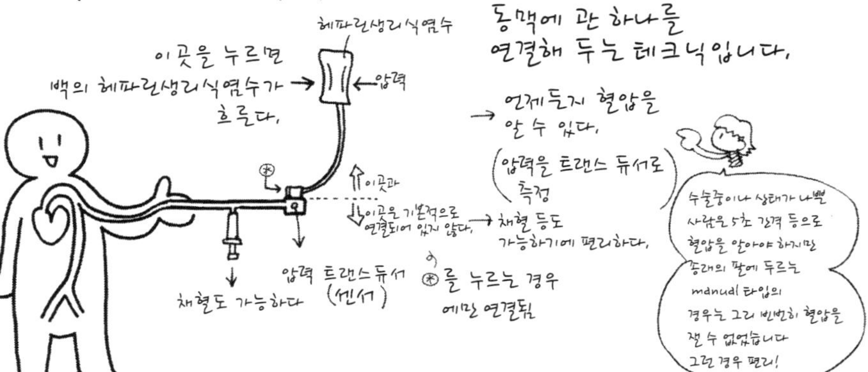

(1) 1분 1초의 혈압을 모니터링할 수 있기 때문에 편리하다.

(관혈적 혈압측정이라고 한다.) (피를 본다는 의미)

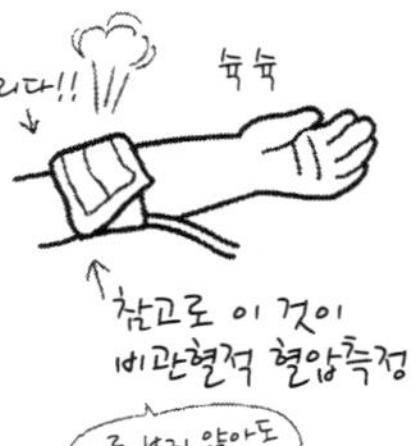

이건 느리다!!
슉슉
참고로 이 것이 비관혈적 혈압측정
피를 보지 않아도 된다는 의미

(2) 절대로 공기가 들어가지 않도록 할것!!

이유 1 도중에 공기가 있으면 압력이 정확하게 전달되지 않는다.

이유 2 동맥이기 때문에 혈관에 공기가 들어가 버리면

혈관이 막혀 그 끝의 혈행이 없어져 버린다. ⇨ 잘못하면 손가락 끝이 썩어버린다.

(3) 동맥이기 때문에 방심하면 대출혈 사태가 벌어진다.
때문에 ICU나 수술실에서만 사용합니다.
일반 병동으로 옮겨질 때는 빼게 되죠
그 즈음에는 1분1초를 다투며 혈압을 측정하지 않아도 되니
manual 혈압으로 충분합니다.

우선 혈압라인을 만들어 봅시다.

준비물

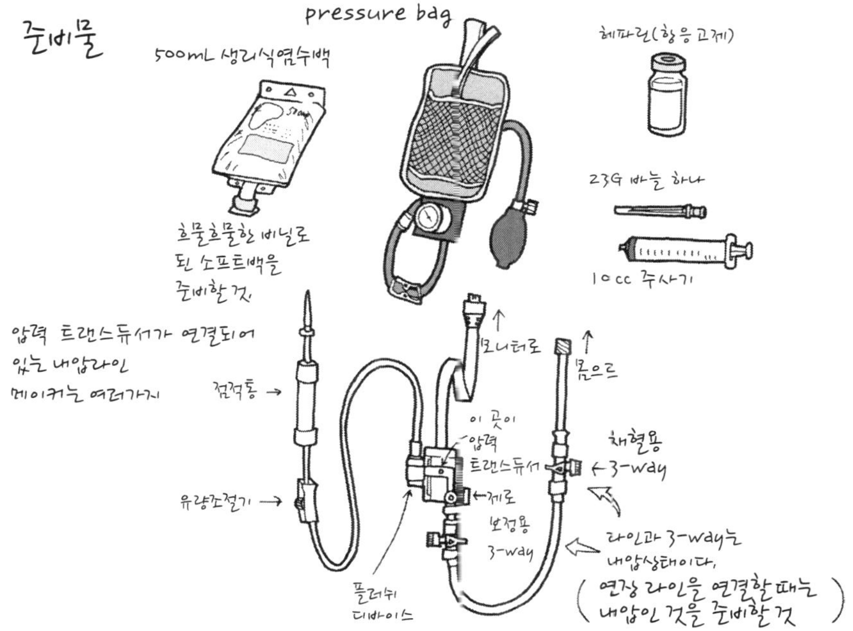

① 10cc 주사기에 23G바늘을 꽂아 헤파린을 1~5mL 주입해둡니다.

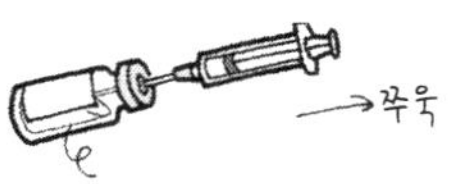

1cc에 1000단위이므로
1000~5000단위
주입하라는 뜻

② 생리식염수에 헤파린을 주입한 후
주사기만 빼고
그대로 생리식염수에
들어 있는 공기를 빼줍니다.

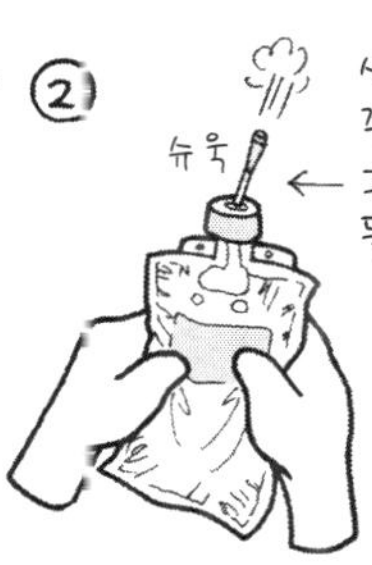

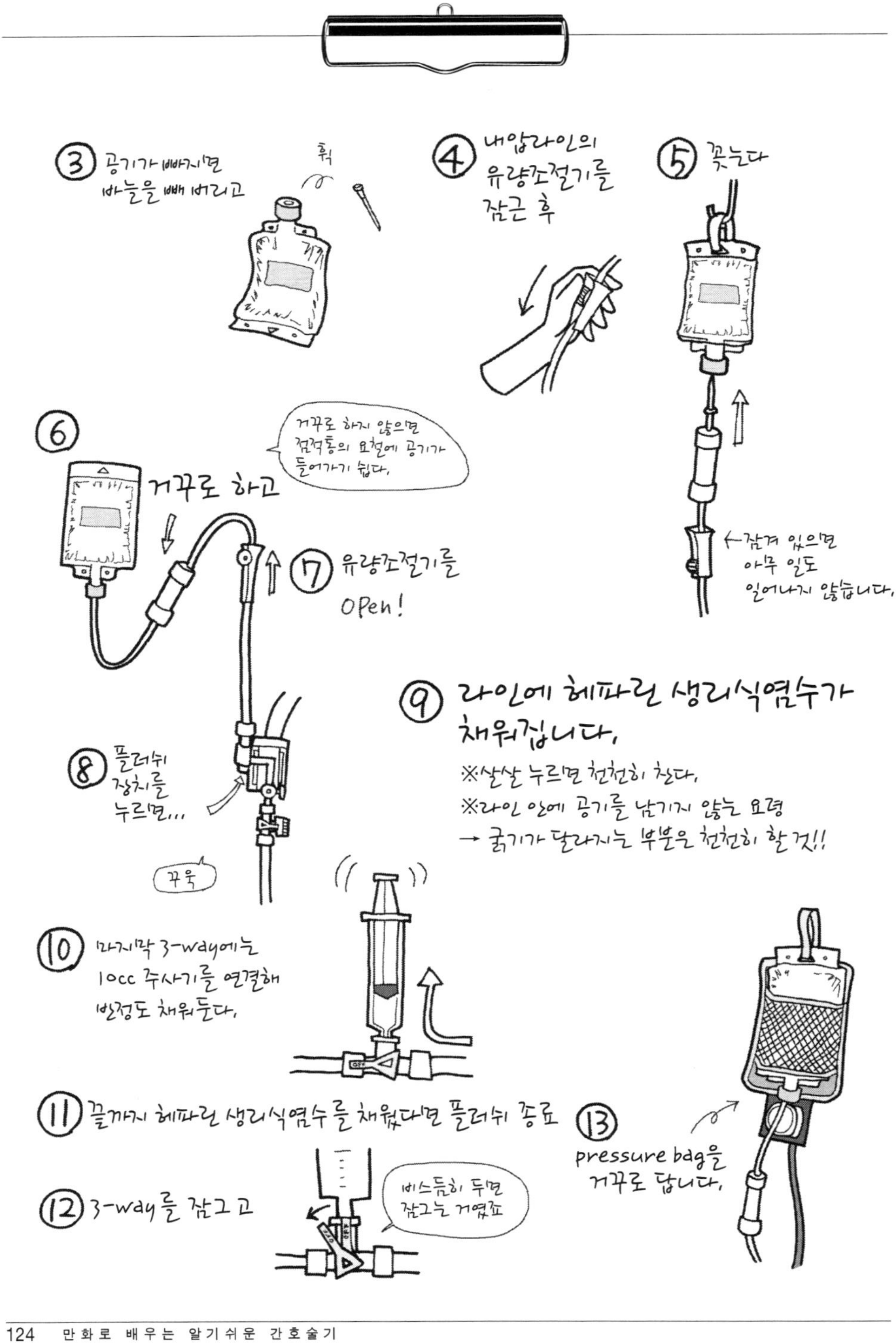
③ 공기가 빠지면 바늘을 빼 버리고
휙
④ 내압라인의 유량조절기를 잠근 후
⑤ 꽂는다
←잠겨 있으면 아무 일도 일어나지 않습니다.
⑥ 거꾸로 하고
거꾸로 하지 않으면 점적통의 요철에 공기가 들어가기 쉽다.
⑦ 유량조절기를 Open!
⑧ 플러쉬 장치를 누르면...
꾸욱
⑨ 라인에 헤파린 생리식염수가 채워집니다.
※살살 누르면 천천히 찬다.
※라인 안에 공기를 남기지 않는 요령
→ 굵기가 달라지는 부분은 천천히 할 것!!
⑩ 마지막 3-way에는 10cc 주사기를 연결해 반정도 채워둔다.
⑪ 끝까지 헤파린 생리식염수를 채웠다면 플러쉬 종료
⑫ 3-way를 잠그고
비스듬히 두면 잠그는 거였죠
⑬ pressure bag을 거꾸로 답니다.

⑭ pressure bag을 부풀립니다.

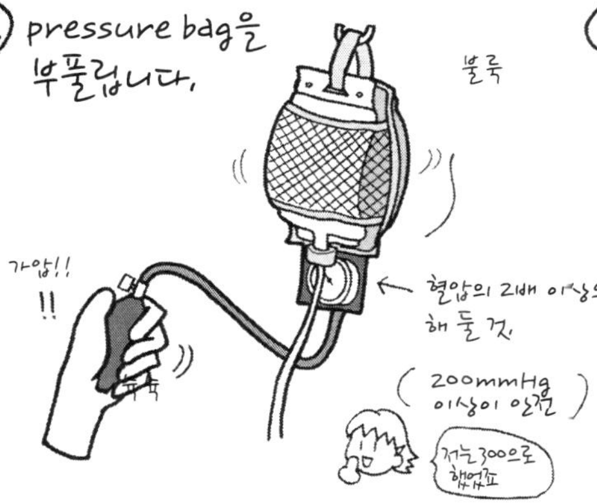

⑮ 압력 트랜스듀서를 환자의 심장 높이에 설정합니다.

압력 모니터에 연결한다.

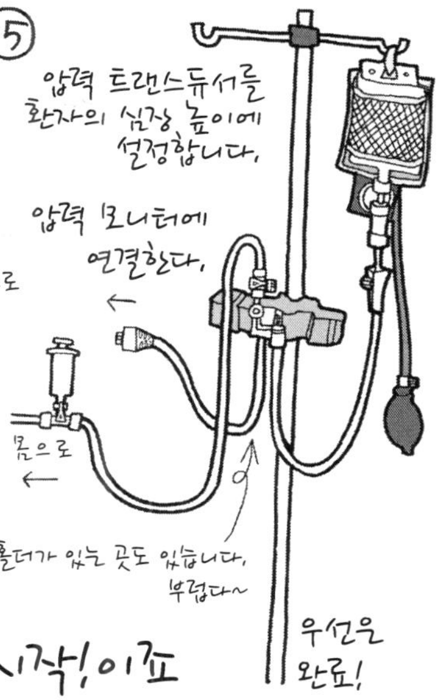

어떤 기술이라도 세팅부터 시작!이죠

⑯ 장소 확인을 합니다.

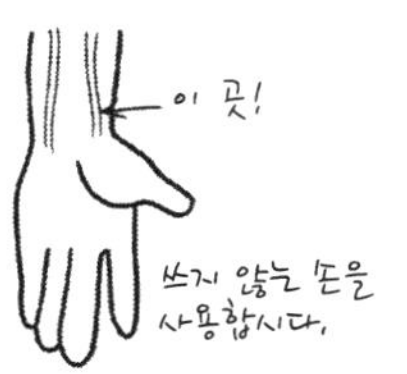

사소한 지식 팔의 동맥

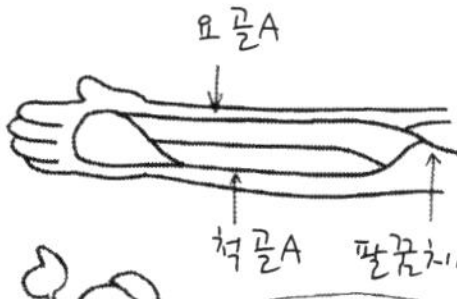

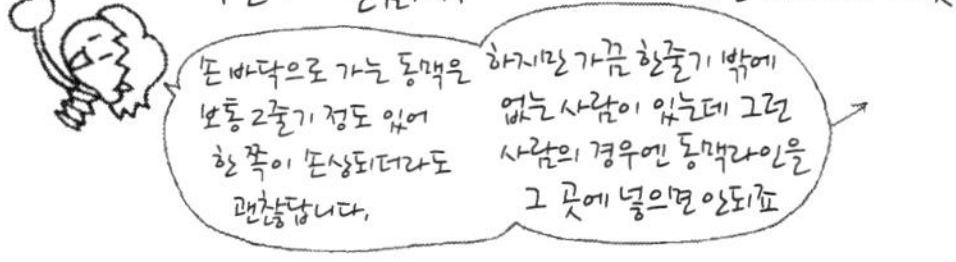

⑰ 알렌 테스트(Allen test)를 합니다.

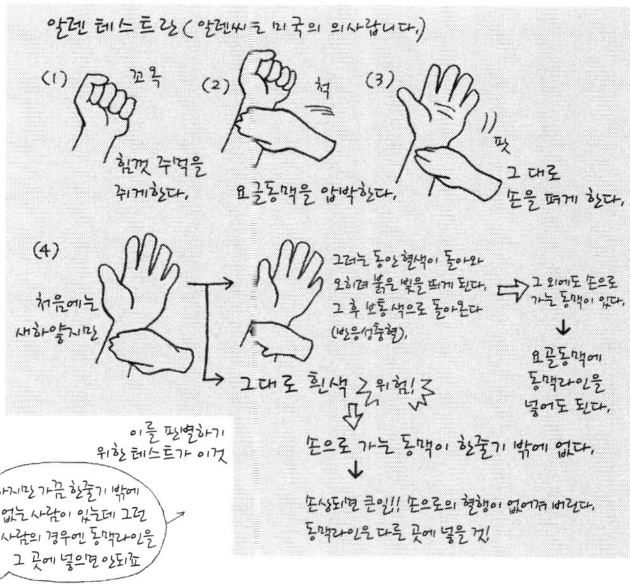

⑱ Allen 테스트에서 OK였다면 셋팅 개시

500mL 포도당 등을 ⇨ 고무 장갑에 넣어 ⇨ 손 아래쪽에 받쳐준다.

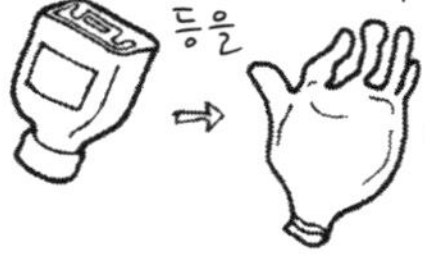

이건.. 좋구먼!

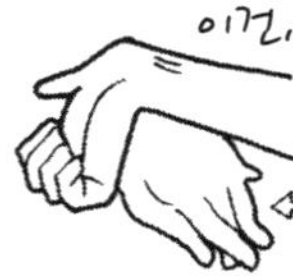

⇦ 이 것!

⑲ 세트 완료

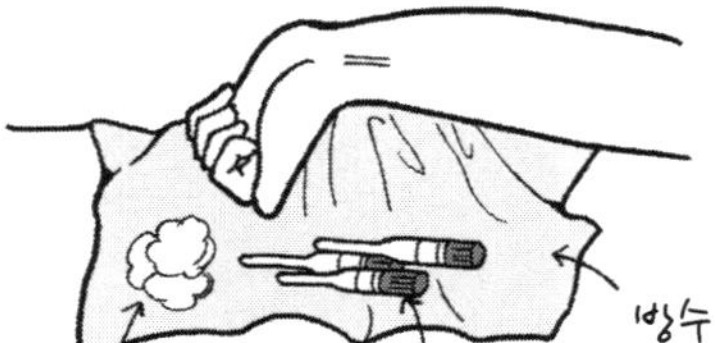

방수 블루시트

알코올 솜 또는 베타딘 솜

22G Angio needle (정맥에서 사용하는 것과 같은 것)

테이프로 고정하는 사람도 있다.

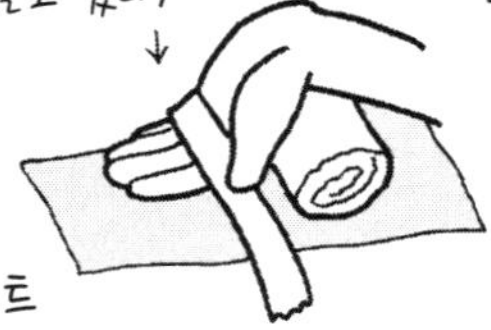

그 위에 구멍 뚫린 소독포를 덮는 곳도 있습니다.

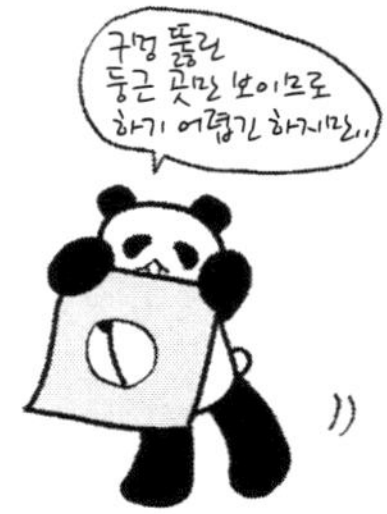
구멍 뚫린 둥근 곳만 보이므로 하기 어렵긴 하지만..

✿ 그럼 이제 찔러 볼까요~

⑳

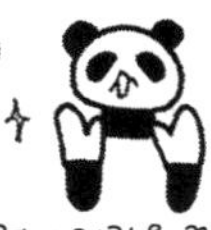

통상적인 장갑을 낍니다.

㉑

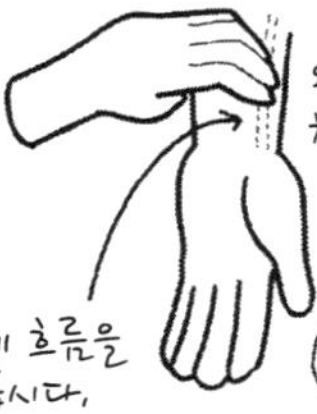
여기로 할까..

왼손으로 요골동맥을 찾아 장소를 정합니다.

전체 흐름을 봅시다.

㉒ 22G Angio needle을 준비합니다.

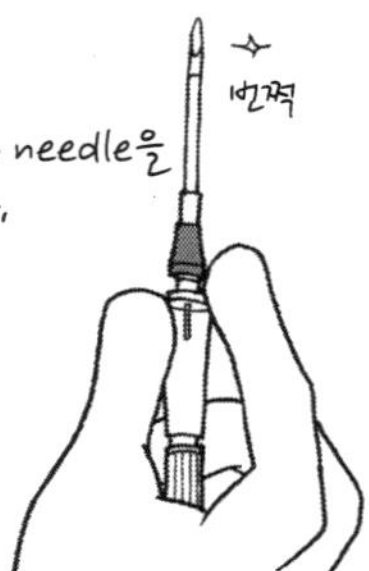

㉓ 잘린면이 위쪽으로 가도록 해서 찌릅니다.

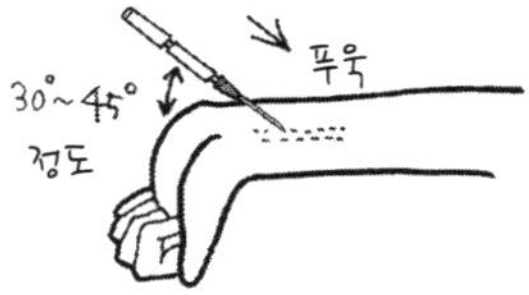

※ 동맥라인을 사용하는 곳은 대부분 수술실이나 ICU로 두 경우 모두 비상 사태입니다. 환자의 의식은 없는것이 대부분이죠

→ 마취가 필요 없는 경우가 많음 (의식이 있을 경우에는 1% Xylocaine® 을 사용합시다).

24 방법은 두 가지 있습니다.

(i) 정맥과 같은 방법

(ii) 한번 찔러 관통시킨 후 내관(바늘)을 뽑고 외관을 뽑으며 자리를 찾는 방법(Seldinger법)

확실한 건 어느 방법을 쓰더라도 한번에 성공할 수 없다는 것!

우선은 (i)을 해보도록 합시다.

25

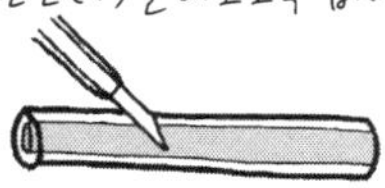

동맥에 들어가면

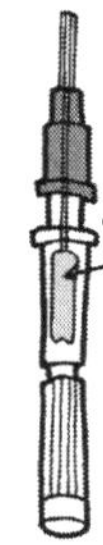

꿀럭꿀럭 새빨간 혈액이 올라옵니다.

26 바늘을 조금 눕혀 1~2mm 진행시킵니다.

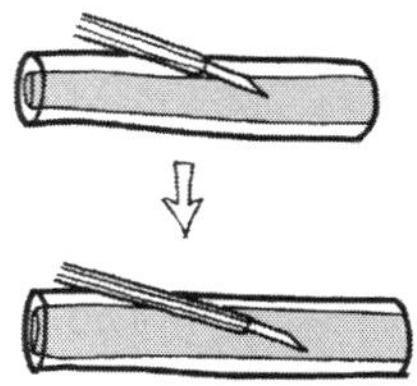

외관도 들어갔다!

27

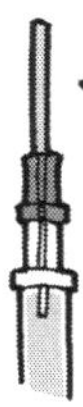

이 곳에 혈액이 올라오게 되니

28 외관인 테프론을 조금씩 넣습니다.

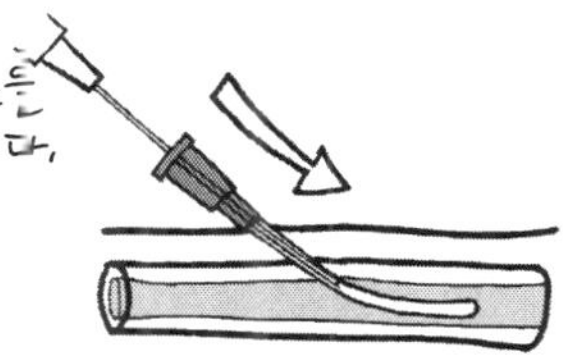

29 내관인 바늘을 뺍니다.

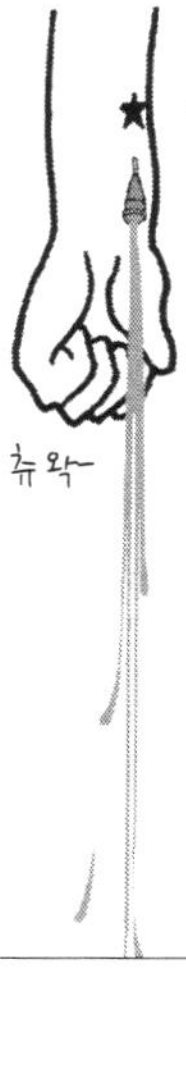

이 때 동맥의 상류측★을 압박해줍니다.

압박하지 않으면 이런 사태가 벌어집니다.

정말로 3m정도는 분출하죠

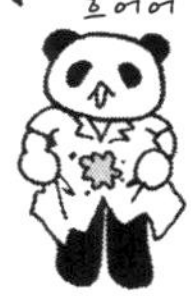

동맥라인

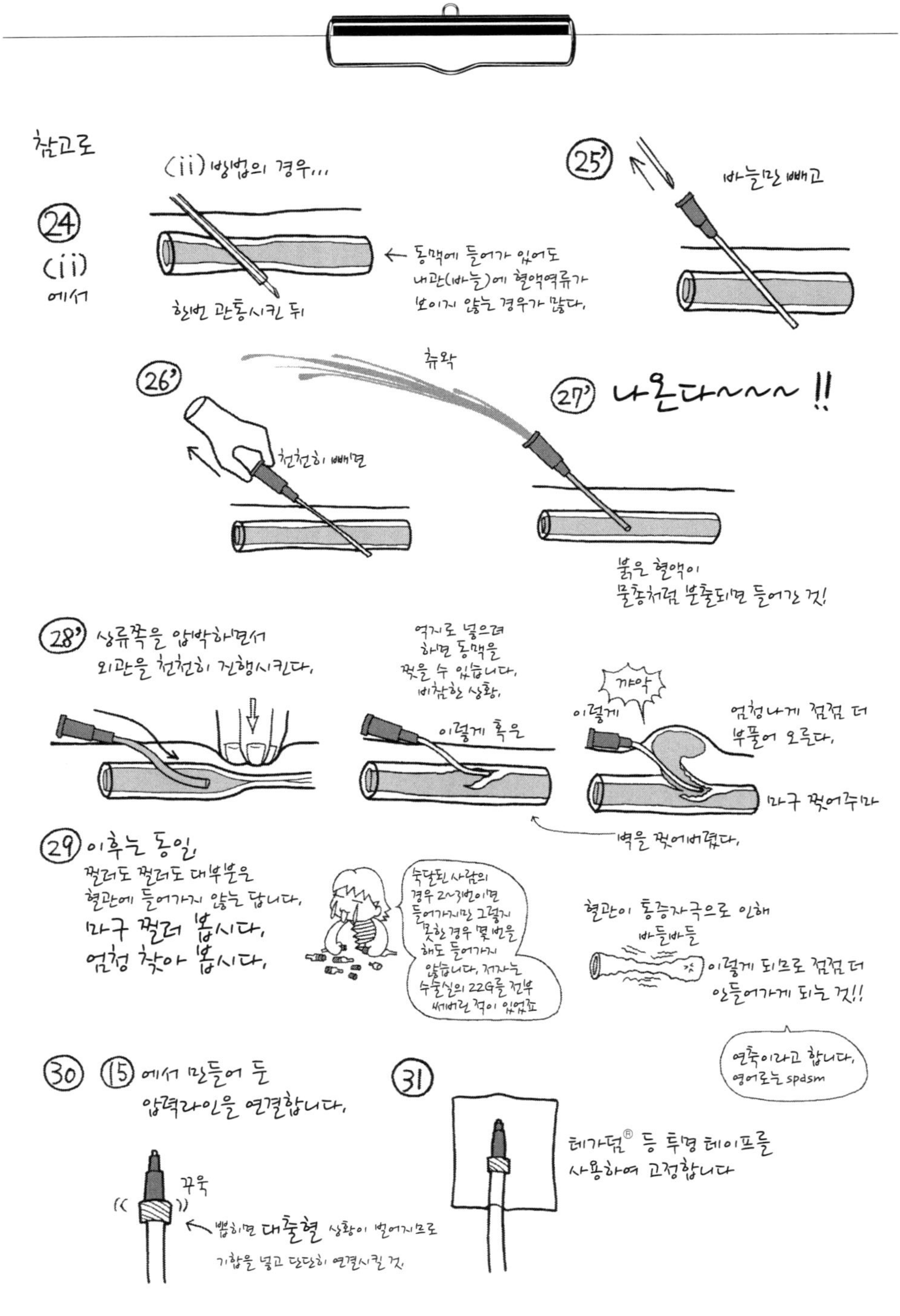

참고로
(ii) 방법의 경우...
24
(ii)
에서
한번 관통시킨 뒤
← 동맥에 들어가 있어도
내관(바늘)에 혈액역류가
보이지 않는 경우가 많다.
25'
바늘만 빼고
26'
천천히 빼면
츄왁
27' 나온다~~~~ !!
붉은 혈액이
물총처럼 분출되면 들어간 것!
28' 상류쪽을 압박하면서
외관을 천천히 진행시킨다.
억지로 넣으려
하면 동맥을
찢을 수 있습니다.
비참한 상황.
이렇게 혹은
꺄악
이렇게
엄청나게 점점 더
부풀어 오른다.
마구 찢어주마
벽을 찢어버렸다.
29 이후는 동일.
찔러도 찔러도 대부분은
혈관에 들어가지 않는답니다.
마구 찔러 봅시다.
엄청 찾아 봅시다.
숙달된 사람의
경우 2~3번이면
들어가지만 그렇지
못한 경우 몇 번을
해도 들어가지
않습니다. 저자는
수술실의 22G를 전부
써버린 적이 있었죠
혈관이 통증자극으로 인해
바들바들
이렇게 되므로 점점 더
안들어가게 되는 것!!
연축이라고 합니다.
영어로는 spasm
30 15 에서 만들어 둔
압력라인을 연결합니다.
꾸욱
빠지면 대출혈 상황이 벌어지므로
기합을 넣고 단단히 연결시킬 것
31
테가덤® 등 투명 테이프를
사용하여 고정합니다

(32) 이 접속부에는 어떻게 해도
공기가 들어가게 되므로

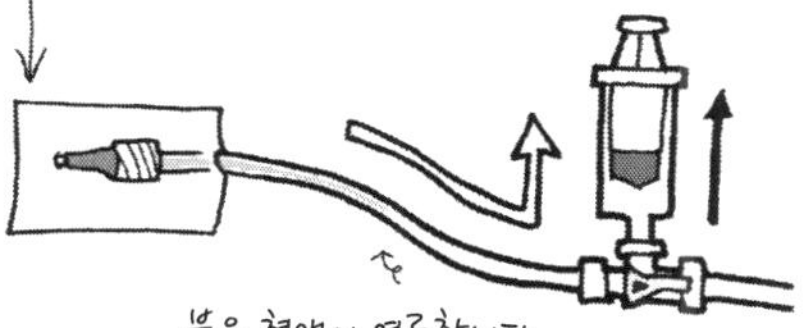

공기를 빼기 위해
주사기를 당깁니다,
붉은 혈액이 역류합니다,

(33) 만약을 위해 압력 트랜스듀서 쪽
공기도 빼 둡시다,

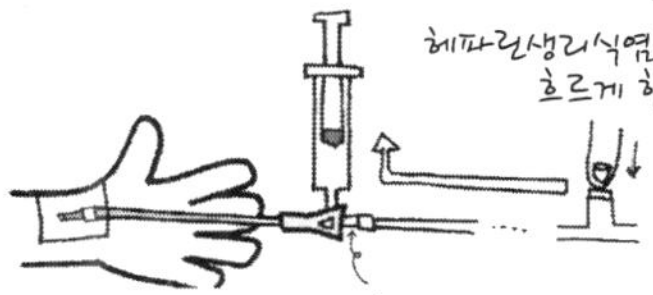

(34) 플러쉬 해서 라인 안의
혈액을 흐르게 합니다,

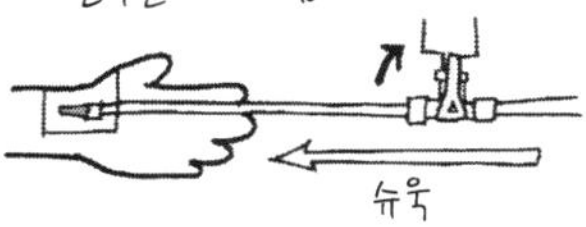

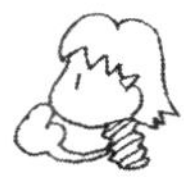

라인 안에 혈액이 남아
있으면 보기에도 좋지 않고
감염원이 될 수 있으므로
깨끗하게 흘려 보내도록
합시다,

(35) 걸려서 빠지게 되면 이도 역시 **대출혈**
상황이므로 단단히 고정합니다,

라인을 환자 엄지 손가락에
감아 두면 좋다,

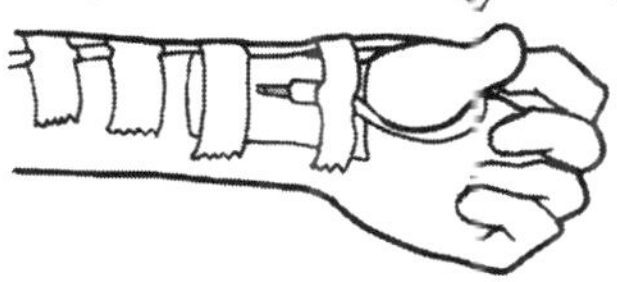

❀ 제로 보정을 한 후 모니터링 개시

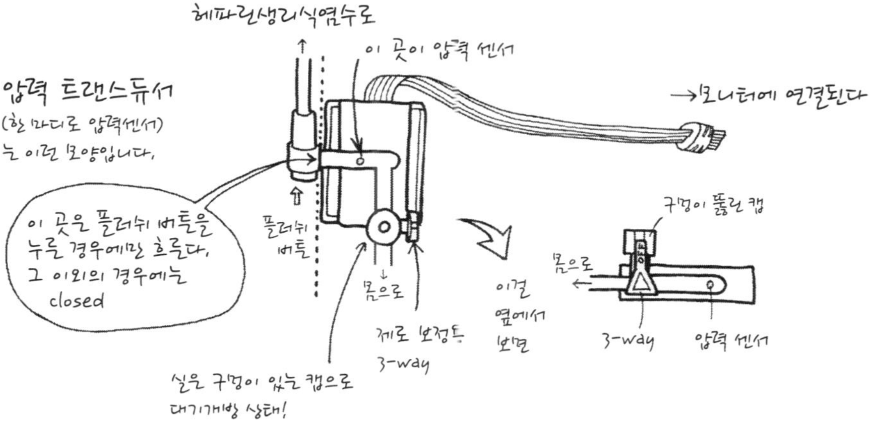

㊱ 제로 보정용 3-way를 몸 쪽 OFF 상태로 두면

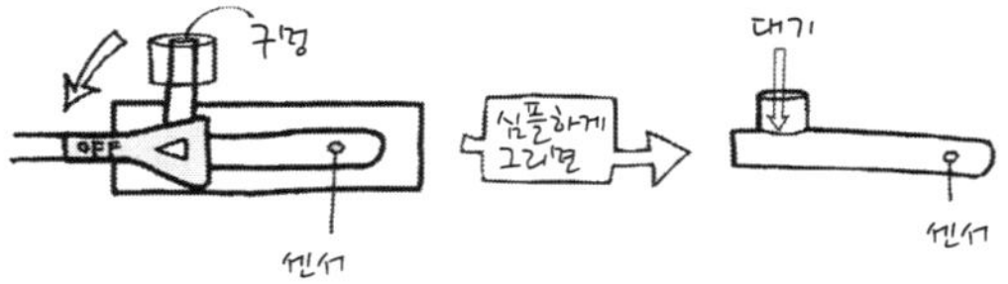

압력 센서는 대기에 눌리는 상태가 됩니다.
= 대기압이죠

㊲

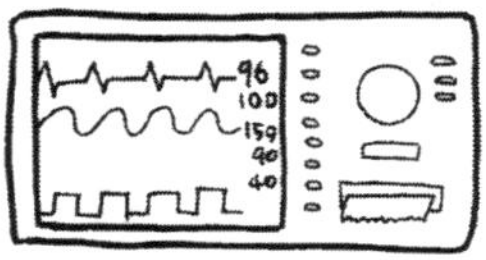

모니터의 「제로 보정」 버튼을 누릅니다.

㊳ 보정이 끝났다면 제로 보정용 3-way를 대기 쪽=OFF로 돌려 놓습니다.

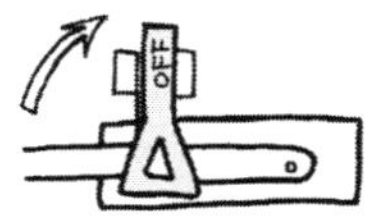
OFF

(모니터마다 버튼의 장소가 다르므로 자신이 있는 곳의 메이커를 확인할 것)

㊴ 모니터에 파형이 정확하게 나오는지 체크합시다.

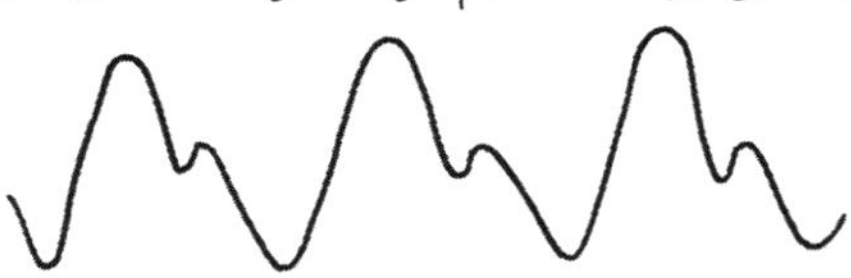

...평균 혈압 수치도 확인
(manual로 측정한 수치와 같은지)

혈압이 정확하게 측정되고 있다면 두개의 산이 있는 파가 보입니다.

완료!

※실패한 경우: • 혈관 벽에 닿아 있다. → 손의 방향이나 각도를 약간 바꾸면 좋아지는 경우가 있음.

• 실은 동맥에 들어가 있지 않다 → 혈압 수치를 본다!
동맥에 들어가 있으면 manual로 측정한 혈압과 거의 동일하게 나오지만(100mmHg 등), 정맥에 들어가 있으면 40mmHg 등의 너무 낮은 수치가 나온다.

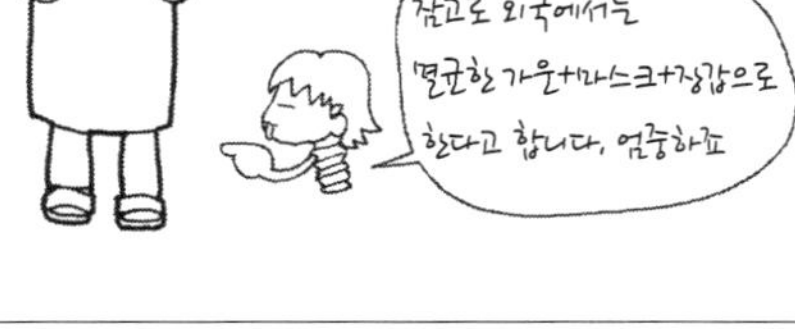
참고로 외국에서는
멸균한 가운+마스크+장갑으로
한다고 합니다. 엄중하죠

자주 하는 실수

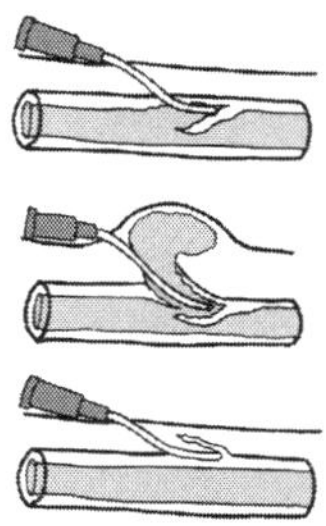

1 찢어졌다.

2 엄청나게 부풀어 올랐다.

3 굵기만 했다.

모두 동맥에 넣는 것을 실패한 경우입니다.

⇨ 5분간 압박하면서 그 상류측에서 재시도하도록 합니다.

상류 쪽에 자리가 없다면 반대쪽 손에 넣도록 합시다.

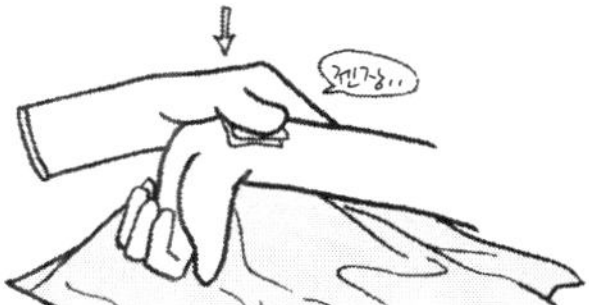

4 검붉은 혈액이 나온다. 그리고 분출되지 않고 줄줄 흘러내림

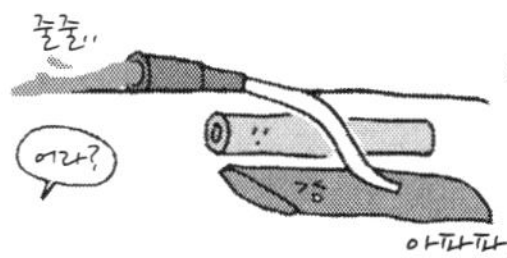

⇨ 근처 정맥에 **잘못 들어가 있는 것입니다.**

동맥과 정맥의 shunt를 만들지 않도록 주의!

실패가 반복될 경우

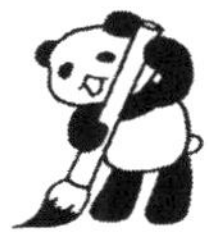

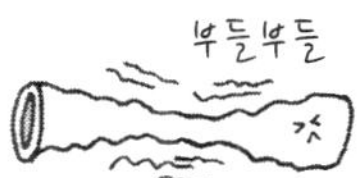

→ 동맥을 너무 자극하면 연축(spasm)이 발생해 혈관이 수축되므로 들어갈 것도 점점 더 들어가지 않게 됩니다.

해결법 1 2~3분 기다리다 다시 해 본다.

해결법 2 왼손↔오른손을 바꾸어 본다.

해결법 3 다른 사람에게 부탁한다. ← 이걸 업계용어로 「손을 바꾼다」고 한다죠

절대 누가 잘하고 못한다는게 아니라 다른 사람이 하면 의외로 잘 들어가는 경우가 있는 겁니다. 「상생」이라는 거죠

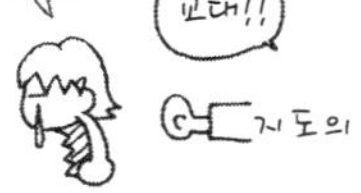

동맥라인에서 채혈하는 방법

1 채혈용 3-way를 압력 트랜스듀서 측으로 OFF해 둔 후

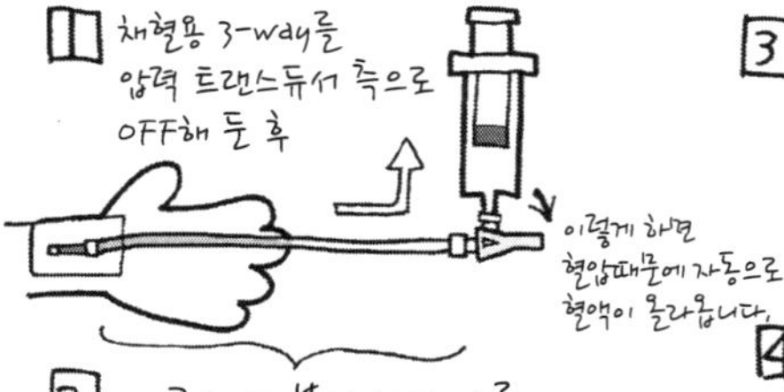

2 이 곳 라인 분인 1~2mL를 주사기에 채웁니다.

3 혈액이 3-way까지 와서 헤파린생리식염수가 이제 없다고 생각된다면 3-way를 잠그고

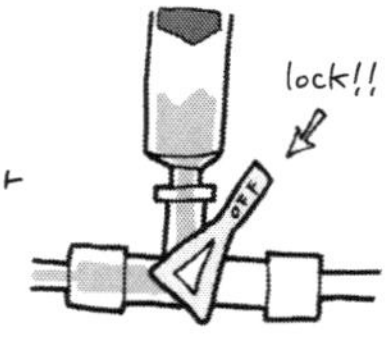

4 주사기를 빼고 새 주사기를 연결합니다.

5 새 주사기를 연결하고 채혈!!

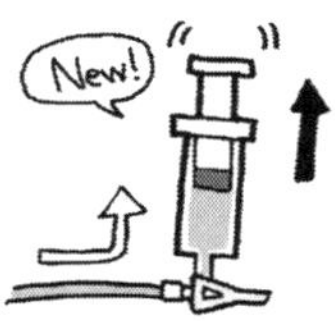
New!
여기서도 마찬가지로
혈압때문에 자동으로
올라옵니다.

6 충분히 채혈했다면
3 처럼 잠그고 원래 주사기를 연결합니다.

7 공기가 들어가지 않았는지 충분히 확인한 후

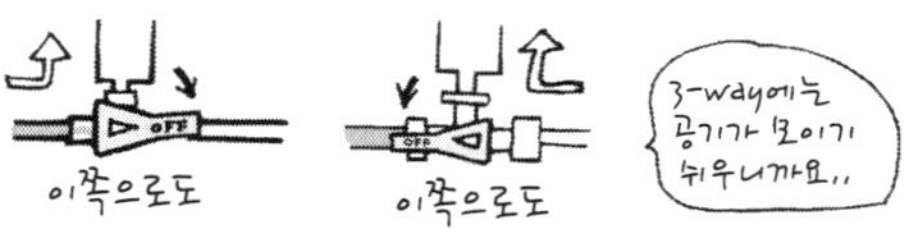

8 헤파린생리식염수를 플러쉬하여 혈액을 흘려 보냅니다.

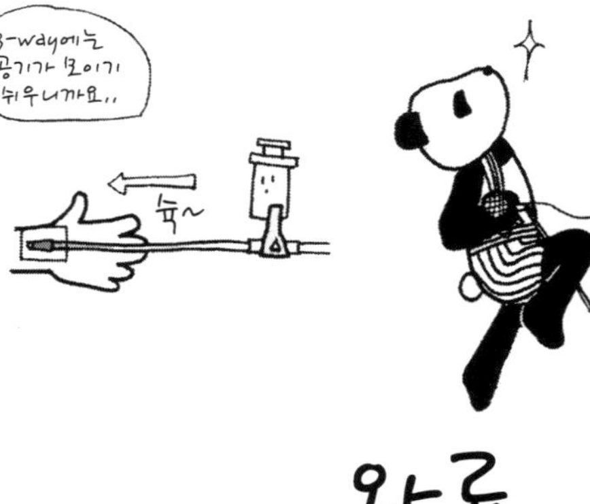
슉~

완료

만 화 로 배 우 는 알 기 쉬 운 **간 호 술 기**

골수천자

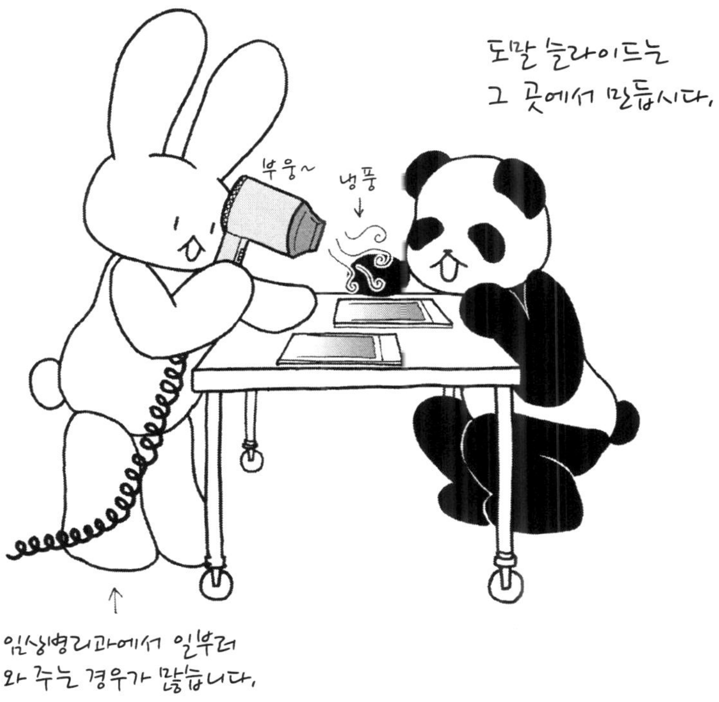

【골수천자】

이제 조금 경로를 바꾸어 골수에 접근을 해 보도록 합시다. 골수는 「뼈의 중심」 입니다. 그 이름처럼 뼛속 깊은 곳에 있답니다. 골수는 혈액의 「혈구」 를 만듭니다. 한마디로 혈액 공장 같은 곳이죠. 그러나 가끔 그 공장이 이상한 제품을 만드는 경우가 있습니다. 미성숙혈구가 이상 증가하거나(백혈병 등) 혈구수가 쓸데없이 적거나(재생불량성 빈혈 등) 할 때는 공장에 「출입 검사」 를 할 필요가 있습니다. 그 것이 「골수천자」 입니다. 골수에 바늘을 꽂아 골수를 빨아내는데, 골수는 딱딱한 뼈에 둘러 싸여 있으므로 뼈를 조각조각 내지 않으면 골수에 접근하는 것은 불가능합니다.

✿ knochen mark punktion → 「마르크」라 합니다.

뼈의 중심을 찌르다(독일어).

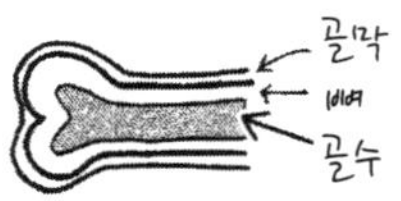

✿ 골수천자 세트라는 것이 있습니다.

(거의 모든 병원에는)

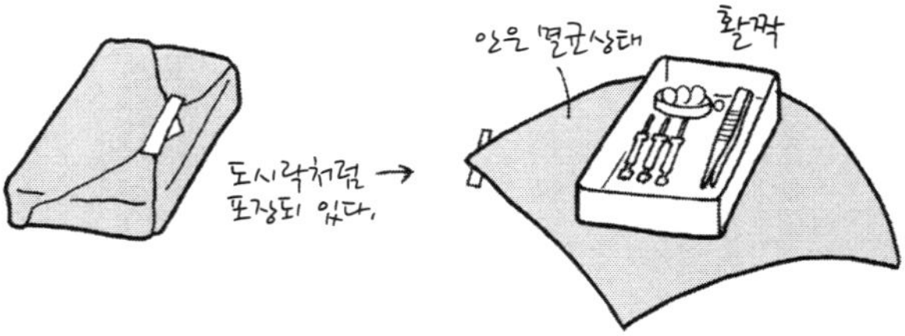

① 골수천자 바늘

외경

소궁식
(가장 널리 쓰인다)

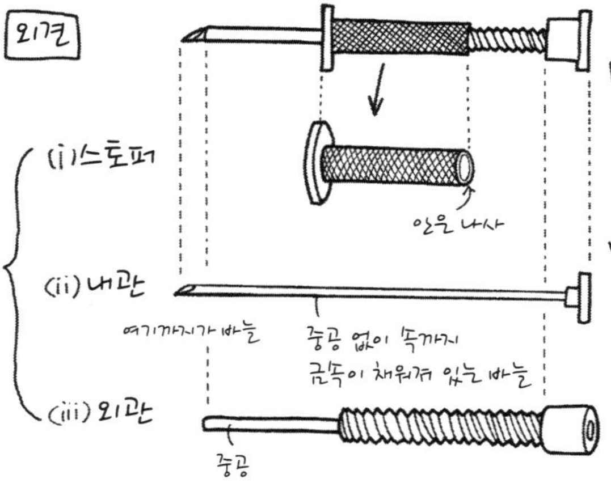

※ 최근에는 일회용도 있습니다.

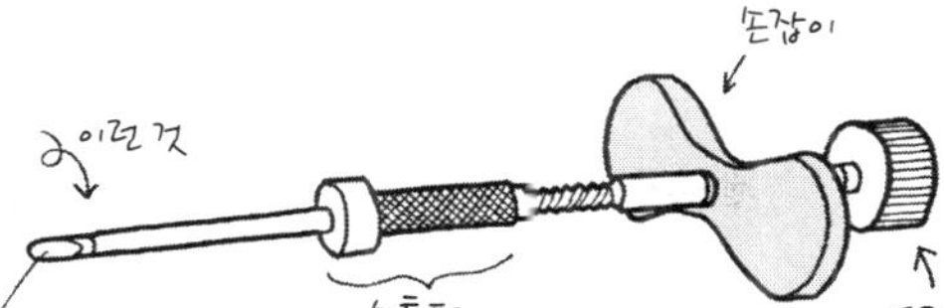

2 주사기와 주사바늘

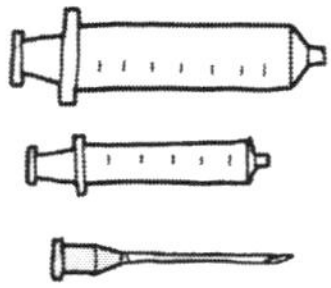

3 1% Xylocaine®

4 구멍 뚫린 소독포

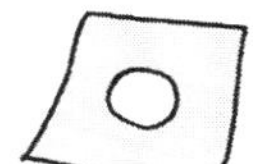

5 거즈 혹은

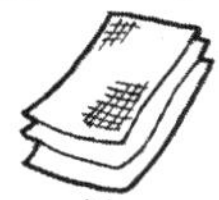

6 솜

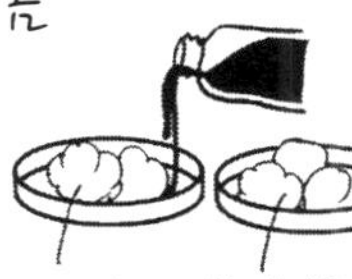

7 핀셋(겸자)

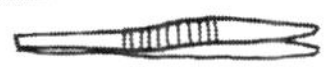

※ Hypo Alcohol; 베타딘의 색을 없애기 위한 액체

✿ 장소를 정합시다.

	가슴	허리
	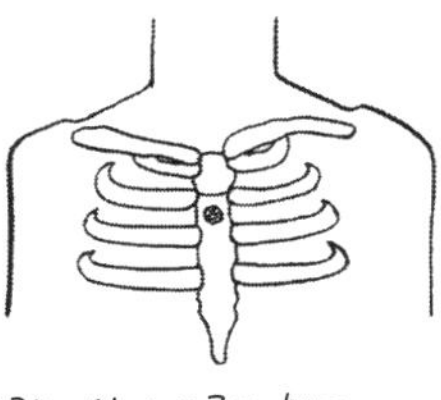	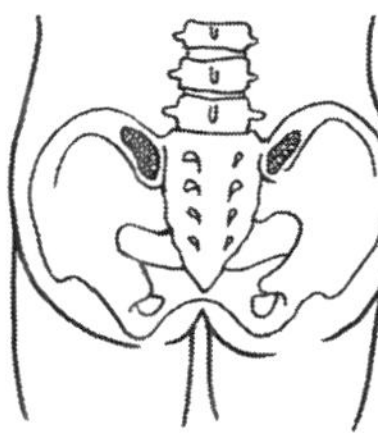
장점	• 깊지 않아 찌르기 쉽다. • 자세가 편하다. • 압박지혈을 하기 쉽다. • 나이를 먹어도 조혈기능이 남아 있다.	• 단단한 뼈라 거의 골절되는 일이 없다. • 사고가 거의 없어 비교적 안전하다. • 찌를 수 있는 장소가 많고 넓다. • 소아인 경우에도 사용 가능하다.
단점	• 가슴을 꾹꾹 눌러야 하므로 무서워 하는 환자가 있다 뼈가 약한 경우 부러지기 쉽다. • 심장, 폐, 대혈관 등 중요한 장기와 가깝다. • 너무 찔러 손상되면 목숨이 위험!!	• 나이를 먹으면 조혈기능이 없어지기 때문에 사용할 수 없게 되는 경우가 많다. • 엎드리지 못하는 환자에게는 사용 불가능하다. • 뼈가 부러지면 골반골절이라 잘 붙지 않는다. 후복막출혈이 되면 큰일!

가슴 쪽부터 살펴보도록 합시다.

①

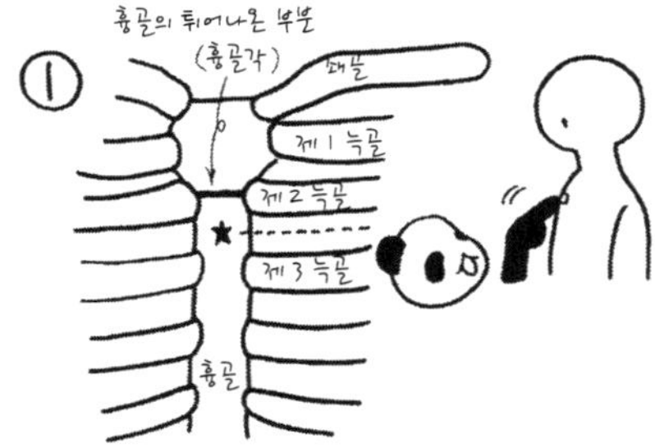

가슴의 정면을 만져
조금 튀어나와 있는 곳이
「흉골각」입니다. 그 옆에 있는 늑골이
「제 2 늑골」, 그 아래가 「제 2 늑간」입니다만,
제 2 늑간의 한 가운데 높이(왼쪽 그림의 -----)의
흉골 중앙(왼쪽 그림의 ★)이 노리는 곳입니다.

참고로 제 1 늑골은 위로 쇄골이 덮고 있기 때문에 피부 위로는 만질 수 없습니다.

② 매직으로 마킹합니다.

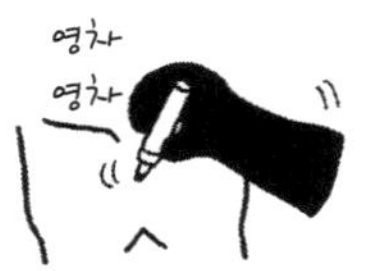

영차
영차

③ 마크 주위를 베타딘 소독액을 빙글빙글 두번 돌려 발라줍니다.

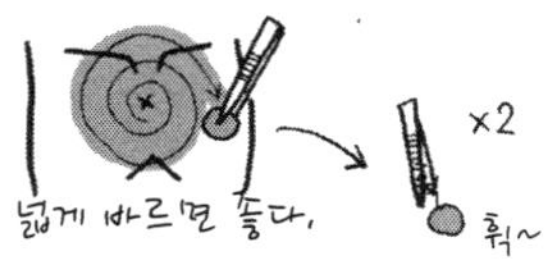

④ 베타딘이 마르면 Hypo alcohol로 베타딘의 색을 없앱니다.

⑤ 멸균 장갑을 낍니다.

⑥ 구멍 뚫린 소독포를 덮습니다.

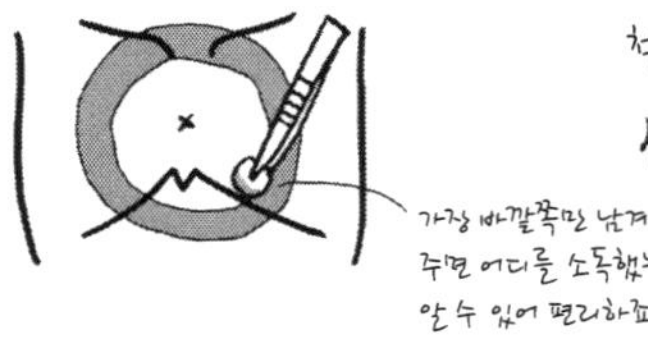

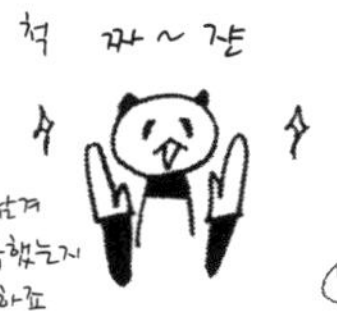

척
짜~잔

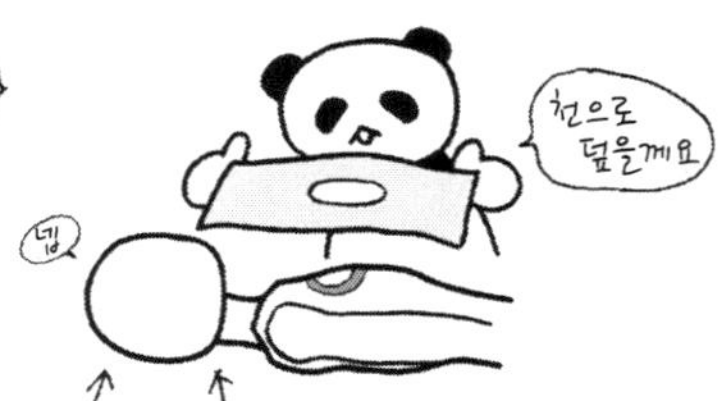

천으로 덮을게요
넵

배게는 받치지 않는다.

얼굴을 덮는 경우가 많으므로 싫지 않은지 묻도록 하자.

⑦ 국소마취약에 알레르기가 없는지 묻습니다.

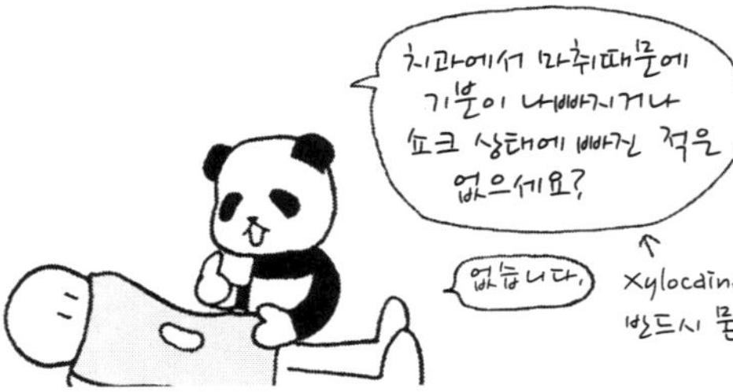

치과에서 마취때문에 기분이 나빠지거나 쇼크 상태에 빠진 적은 없으세요?
없습니다.

Xylocaine® 젤을 사용하기 전에 반드시 묻는 버릇을 기릅시다.

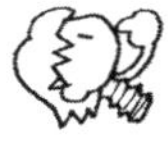

꼭 안정시켜야 합니다. 환자는 1~2시간은 그 자세로 움직일 수 없으니 정말 힘들죠

화장실에는 미리 다녀 오게 합시다.

⑧ 알레르기가 없다면 국소마취제 5cc를 주사기에 담습니다.

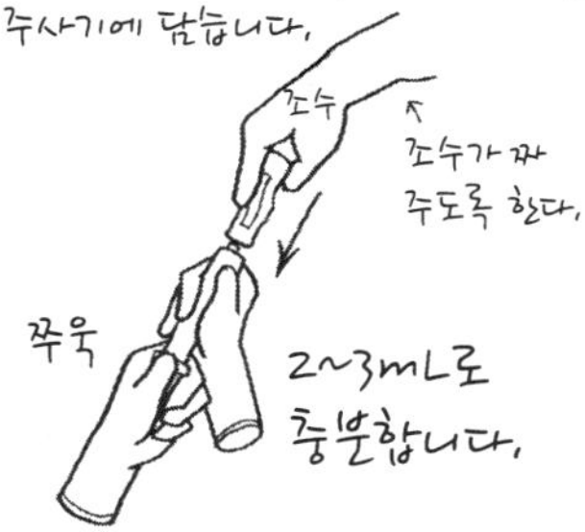

2~3mL로 충분합니다.

⑨ 세포표면마커나 염색체 검사를 하는 경우에는

이 때 하는 김에 헤파린 0.5cc를 10cc 주사기에 주입해 둡니다.

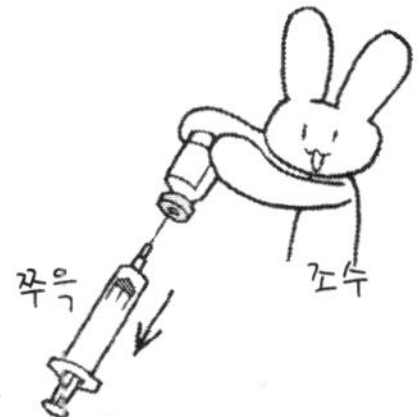

의식이 있기 때문에 마취는 필수입니다.

⑩

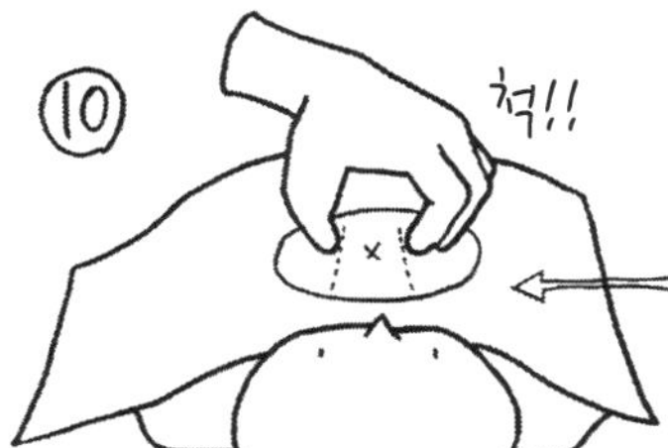

흉골의 좌우 끝을 왼손으로 단단히 잡습니다.

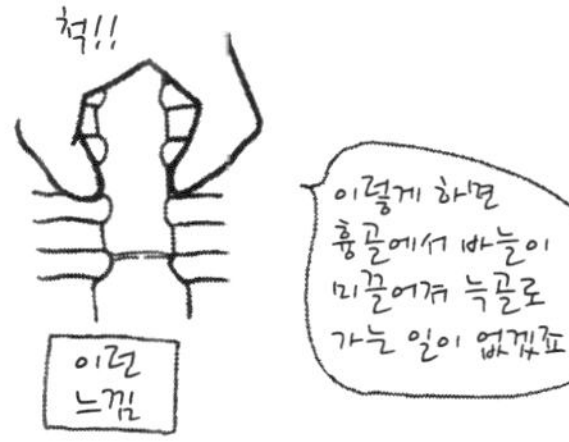

⑪ 마취는 주사기를 당기면서 & 역혈이 없는 것을 확인하며 합니다.

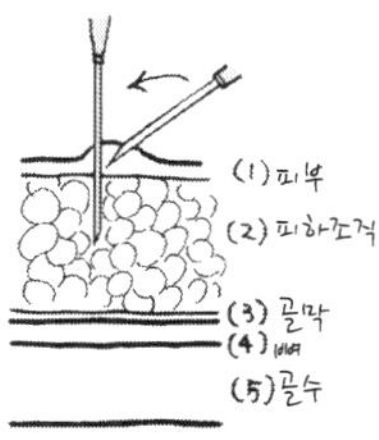

(1) 피부

(2) 피하조직 으로 마취제를 주입하며 수직으로 진행합니다.

⑫ 뼈에 닿았다!!

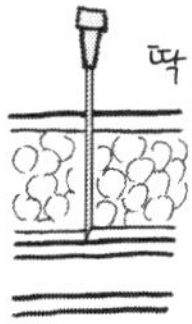

골막입니다
이곳은 찌를 때 아주 아프니
세심하게 마취하도록 합시다.

⑬ 이 때 바늘이 들어가 있는 길이를 잘 기억해 두도록 합니다.
뼈의 깊이가 됩니다.

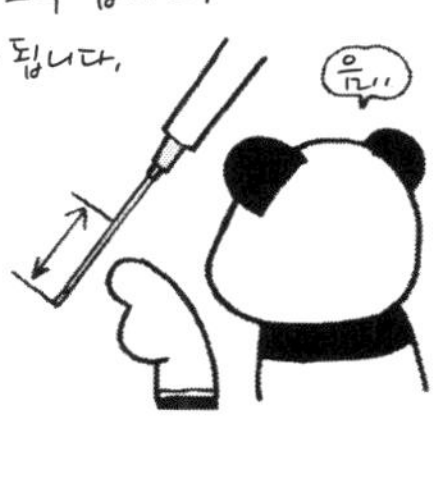

골수천자

✿ 드디어 천자입니다!

⑭ 마취가 드는 것을 기다리는 동안
스토퍼를 세트합니다.

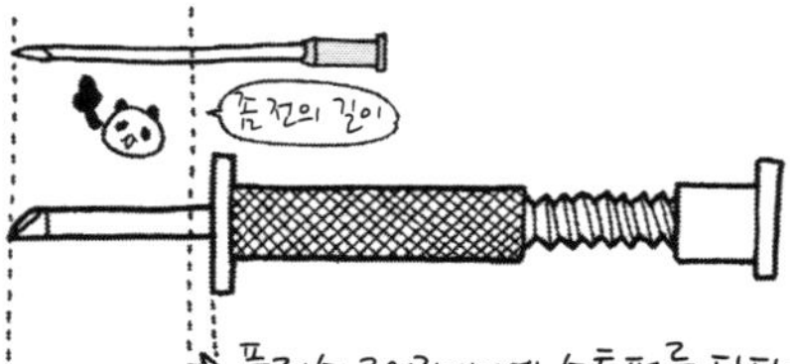

⑮ 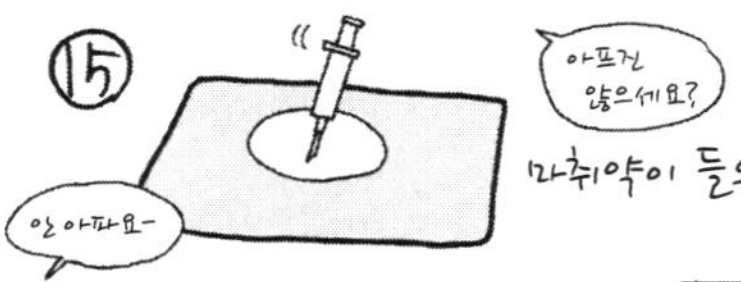

마취약이 들으면

⑯ 왼손으로 단단히
흉골을 잡고

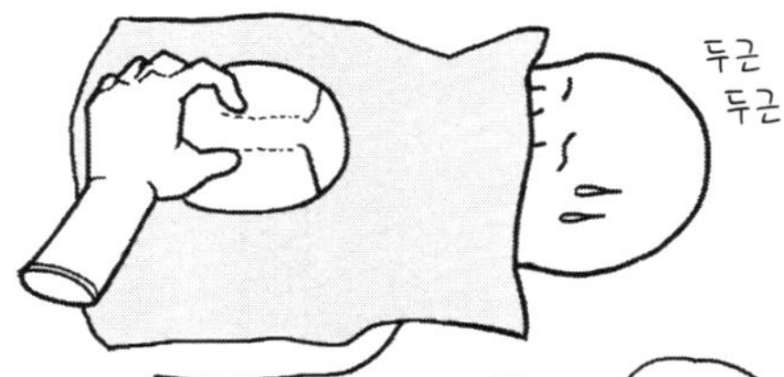

⑰ 푸욱

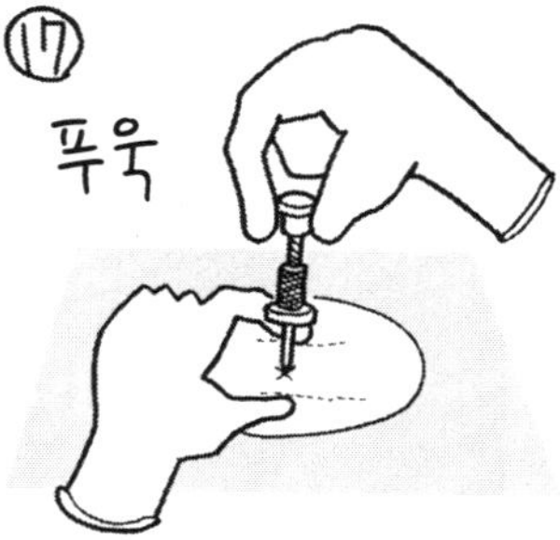

⑱ 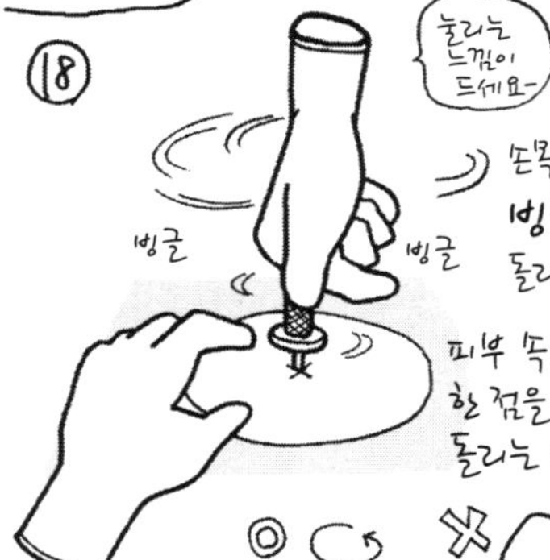

손목을 축으로
빙글빙글
돌리면서 진행합니다.

피부 쪽의 바늘 끝
한 점을 중심으로
돌리는 느낌으로!

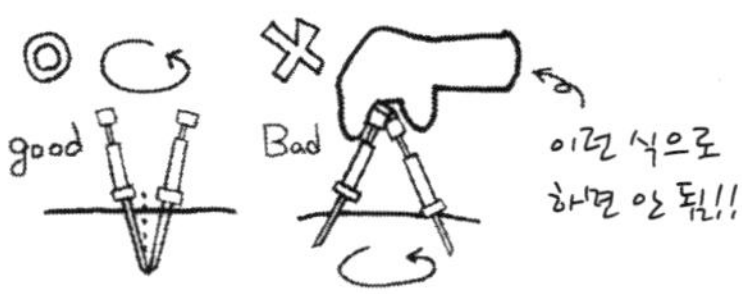

⑲ 뼈에 닿으면 딱딱한 느낌이 듭니다만 힘을 줘서 진행하도록 합시다.

⑳ 골수까지 들어가면
모래가 사각사각하는 느낌으로 바뀝니다.

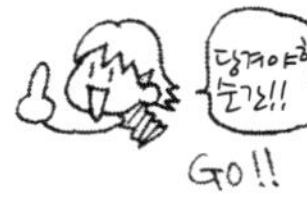

㉑ 골수에 들어 갔다!고 생각된다면 내통을 뺍니다.

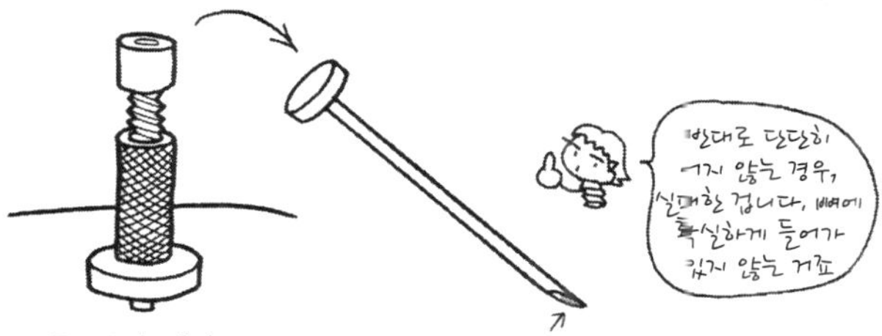
반대로 단단히
거지 않는 경우,
실패한 겁니다. 뼈에
확실하게 들어가
있지 않는 거죠

빼도 안전! 직립하고 있다.

들어 갔다면
이 곳에 골수액이
조금 묻어 있다.

㉒

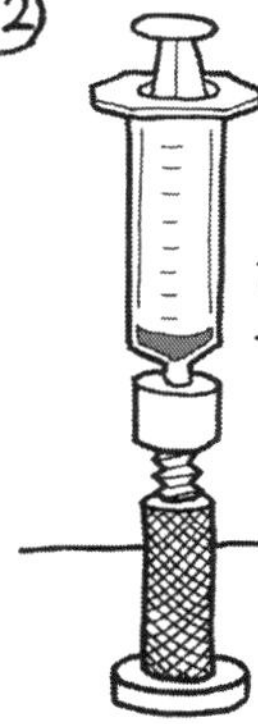

10cc
주사기를
꽂아

㉓

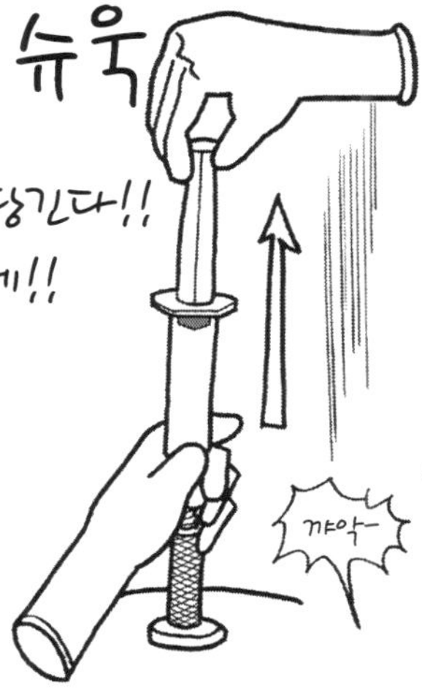
슈욱
꺄악~

한번에 당긴다!!
기세 좋게!!

엄청나게 아프다고 함
「이를 뽑는 듯한」
「정신을 잃을 듯 한」
「혼이 빠져 나가는 듯한」
아픔이라고 한다.

그렇다고 해서 천천히 당기면
말초혈이 들어가 오히려 좋지 않다.

㉔ 아무것도 나오지 않는다면
공기를 빼며 2, 3 번
반복해 봅시다.

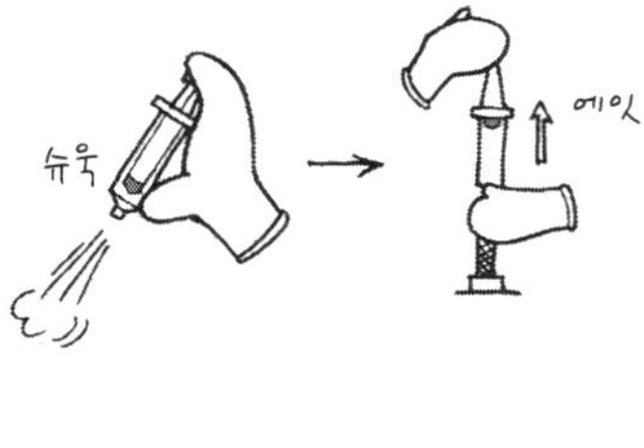

㉕ 1~2cc로 충분합니다.

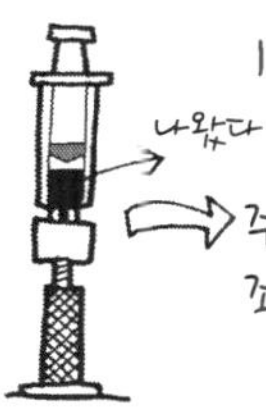

주사기를 빼서
조수에게 넘깁니다.

㉖ 필요 주사기 개수만큼
㉒ ~ ㉕ 를 반복합니다.

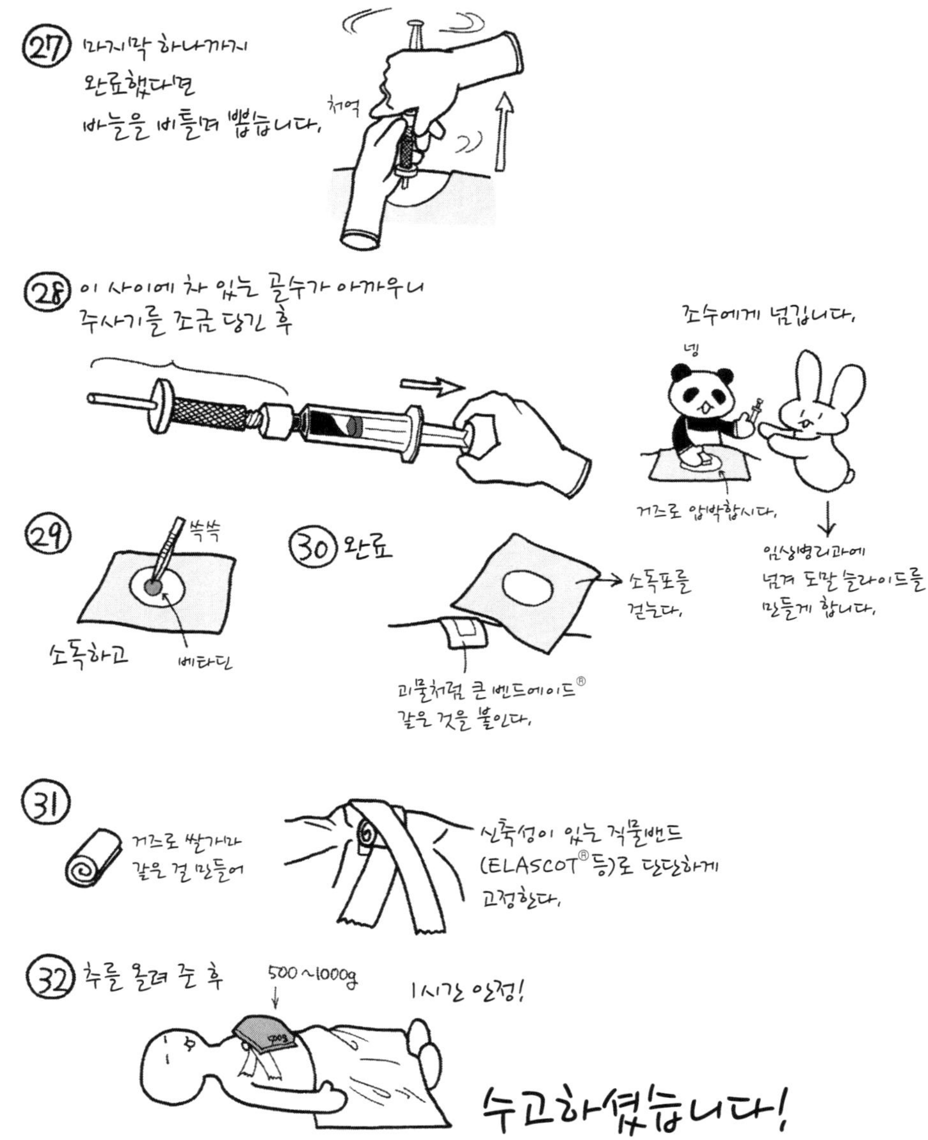
27 마지막 하나까지
완료했다면
바늘을 비틀며 뽑습니다,
처억
28 이 사이에 차 있는 골수가 아까우니
주사기를 조금 당긴 후
조수에게 넘깁니다,
넹
거즈로 압박합시다,
임상병리과에
넘겨 도말 슬라이드를
만들게 합니다,
29
쓱쓱
소독하고
베타딘
30 완료
소독포를
걷는다,
괴물처럼 큰 벤드에이드®
같은 것을 붙인다,
31
거즈로 쌀가마
같은 걸 만들어
신축성이 있는 직물밴드
(ELASCOT® 등)로 단단하게
고정한다,
32 추를 올려 준 후
500~1000g
1시간 안정!
수고하셨습니다!

✿ 허리의 경우

장골능을 찾도록!!

딱딱하게 만져지며 넓다 & 발견하기 쉽다.

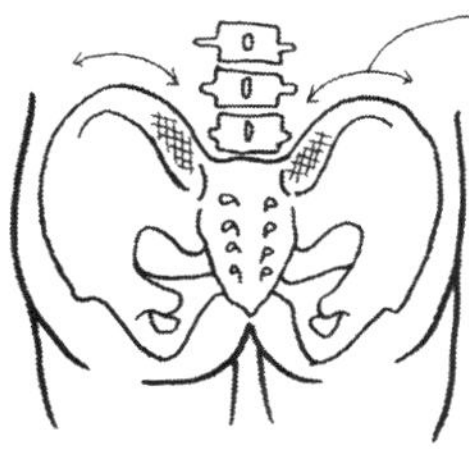

후상장골극(그림의 ▦ 부분)을 찌르는 것이

너무 뼈 가장자리 부분에서 하면 복강을 찌르게 되므로 주의하도록!!

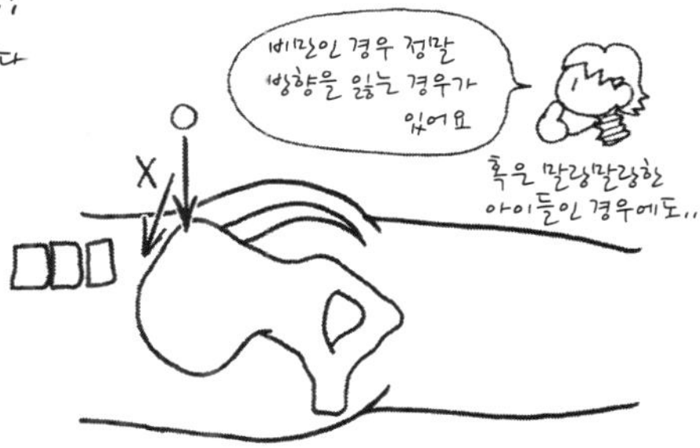

완료된 후에는

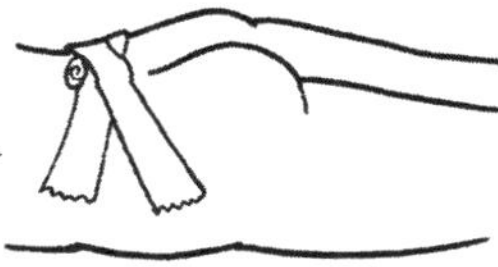

역시 쌀가마+테이프를 붙이고

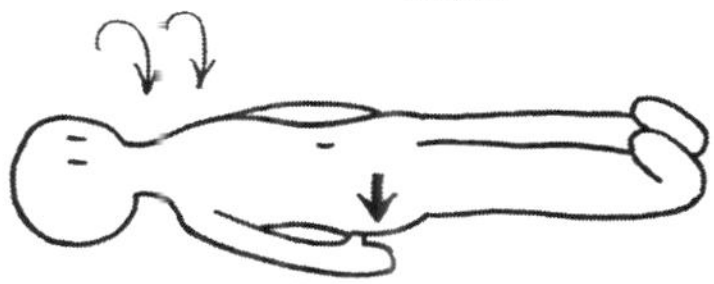

위를 보게 하여 환자의 체중으로 압박

마찬가지로 1시간 안정

✿ 우리들이 할 수 있는 실수

dry tap : 당길 수 없다. 하지만 실패한 것이 아니라 골수에 들어가 있지만 나오지 않는 것

드라이 탭

→ 골수가 이미 섬유화 되었다.

또는

→ 세포가 너무 많아 막혀 버렸다.

하지만 초보자는 dry tap인지 「미숙해서 실패」한 건지 알 수 없습니다.

당겨지지 않으면 점점 더 안으로 진행해 버려....

뚜둑

흉골의 두께는 겨우 8mm!!

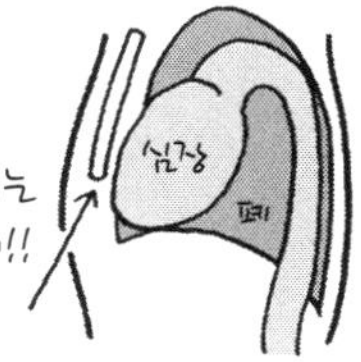

- 흉골을 부러뜨리는 것 뿐이라면 아직 괜찮습니다만
- 흉강의 장기를 손상시킴
  - → 심장을 찌르다(심장압전)
  - → 폐를 찌르다(기흉, 혈흉)
  - → 대혈관을 찌르다(종격출혈)

골수천자

모두 치명적이랍니다,
어떻게든 하지 않으면 사망이죠

이리 되지 않기 위해서는 이런 것은 신경써야 합니다,

주의점 [1] 처음 마취할때 측정한「뼈 깊이」로 설정된 스토퍼는 함부로 움직이지 않는다,

바늘을 1cm 이상 나오게 하지 않는다는 사람도 있을 정도!

주의점 [2] 너무 정색하지 말고 상사에게 도움을 청한다,

주의점 [3]「제2 늑간의 높이」를 반드시 지킬 것!!

「전에도 여기서 했는걸」하며 제3, 4 늑간 높이에서 하면 그건 심장 바로 위가 됩니다, 위험하죠...

Column　골수천자로 알 수 있는 것

골수천자에는「조금 채취하는 경우」와「많이 채취하는 경우」두 종류가 있습니다. 가령 젊은 여성이 계속되는 미열로 내원했을 경우 임신이나 교원병, 악성종양, 만성감염증을 우선 생각하게 되는데 통상적인 채혈 검사를 한 후 검사실로부터「아구가 있어요」라는 전화가 걸려온다면…. 이는 **백혈병** 선고랍니다. 눈물나는 일이죠.

알고 있는 바와 같이 골수에서는 **혈액을 만듭니다.** 백혈병은「골수가 비정상적인 백혈구를 산더미처럼 만드는」병입니다. 아구는 백혈구의 근원 세포로 본래 골수에만 있는 세포입니다. 그러나 골수가 그런 상태가 되면 넘쳐서 말초혈관 채혈에서도 발견되게 되죠. 백혈병에는 어느 단계의 아구가 이상 증식했는지에 따라 몇 개의 타입이 있어 각각 치료법이 다릅니다. 여기서 골수천자로 어느 타입인지를 검사하게 되는 겁니다. 이것이 첫번째「조금 채취하는 경우」입니다. 검사에 필요한 만큼만 채집하면 되죠. 백혈병 치료후의 경과관찰(follow-up)에서도 같은 검사를 한답니다.

그리고 백혈병 치료법 중 하나로 골수이식이 있습니다. 정확하게는 조혈간세포이식이라고 합니다. 우선 백혈병 환자의 골수를 항암제나 방사선으로 파괴한 후 HLA형이 맞은 기증자(donor)의 골수에서「조혈간세포」를 채취해서 이식하는 거죠. 이식하는 조혈간세포는 가능한 한 많은 것이 좋습니다. 이것이 두 번째인「많이 채취하는 경우」인 골수천자입니다. 채취량은 백혈병 환자의 체중에 따라 정해지는데 체중 1kg 당 15mL랍니다. 따라서 소아의 경우 200mL 정도면 되지만 성인의 경우 1,000mL 를 넘기기도 합니다. 주사기의 흡인량은 1회에 10~15mL정도이니 벌집처럼 몇번이나 **뼈에 구멍을 뚫어 골수를 뽑아내게 되는 거죠.** 그야말로 좌우로 수십~백군데 이상을 푹푹 찌르게 됩니다. 때문에 보다 안전성이 높으면서 면적이 넓고 두꺼운 장골에서 채취한답니다. 또한 골수 기증은 건강하고 젊은 기증자의「완전한 선의」에 의해 유지되고 있기 때문에 **상처의 외형이 깨끗해 보이는 것이 매우 중요**합니다. 피부의 구멍을 가능한 한 줄이기 위해 피부와 피하지방조직을 밀어 골수채집 장소를 바꾸며 찌르게 되죠. 이렇게 하면 피부에 남는 자취는 2~8개 정도면 됩니다. 기증자의 골수액에서 채취한 조혈간세포는 환자의 말초에 투여한 후 골수에 생착하는 것을 기다립니다.

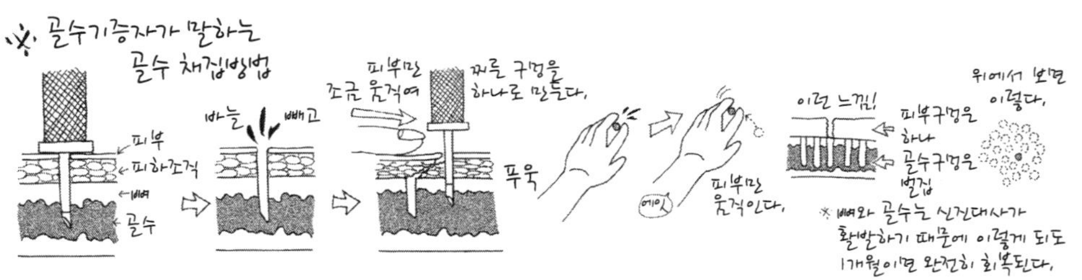

요추천자

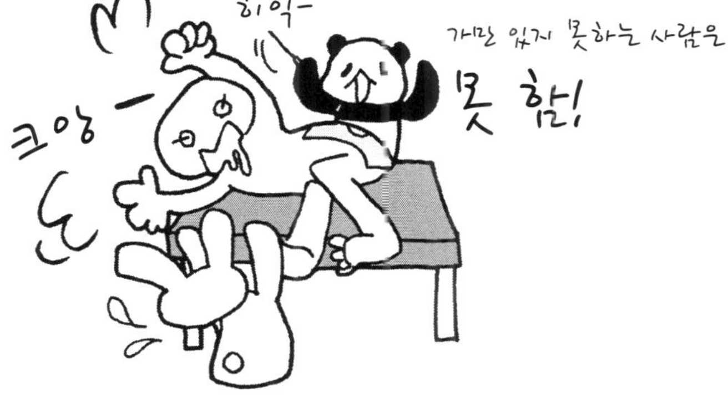

【요추천자】

골수천자에 이어 요추천자를 다루어 봅시다. 다른 이름으로는 Lumbar puncture(독일어 : Lumbal punktion에서 유래)라고도 하죠. 요추 사이에 바늘를 찔러 뇌에서 등으로 계속 되는 "뇌척수액"에 접근하는 방법입니다.

수막염·거미막하 출혈·길랑바레 증후군 등 뇌신경질환 진단이나, 뇌척수압을 측정할 때 실시합니다. 그리고 요추천자를 한 뒤 척수액에 마취제를 주입하면, **요추마취**가 되죠. 일반적으로 말하는「하반신마취」입니다. 요추천자를 하여 국소마취제를 지주막하(거미막 밑)강에 주입하여 척수신경을 차단하는 것이 척수마취로 부위마취의 한 종류입니다.

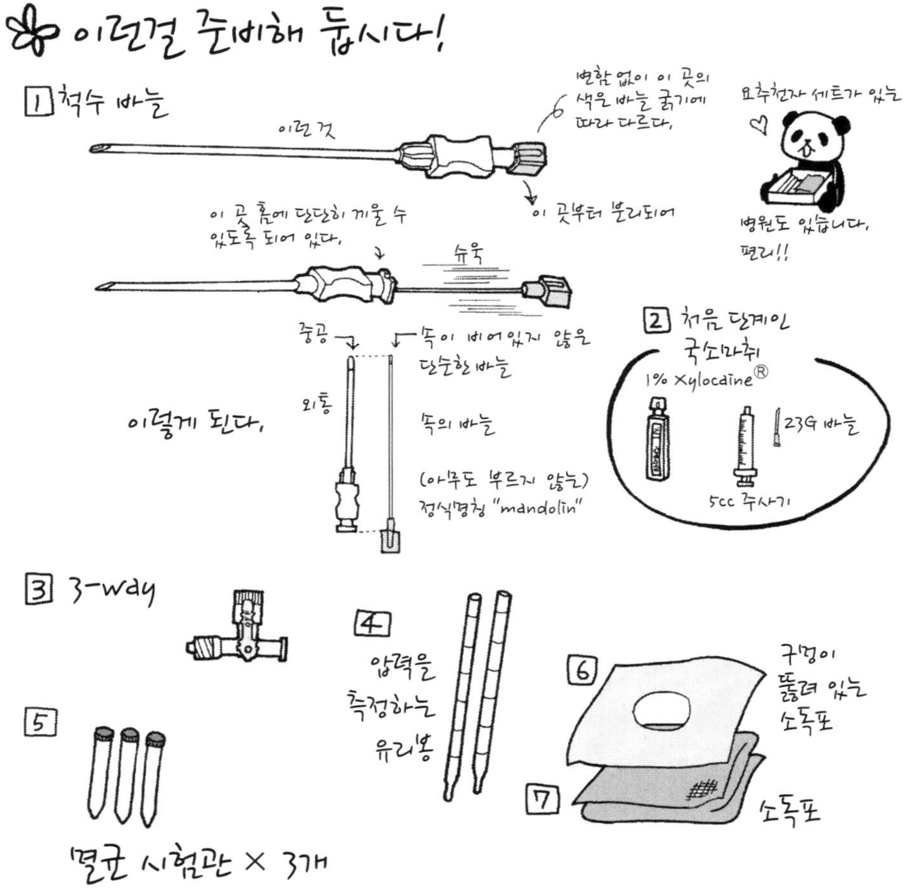

포인트는 자세입니다!

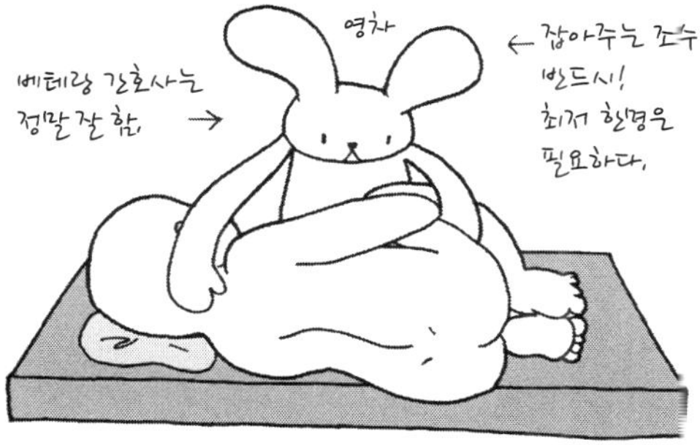
영차
베테랑 간호사는
정말 잘 함.
← 잡아주는 조수가
반드시!
최저 한명은
필요하다.

이런 자세가 될 수 있도록!!!

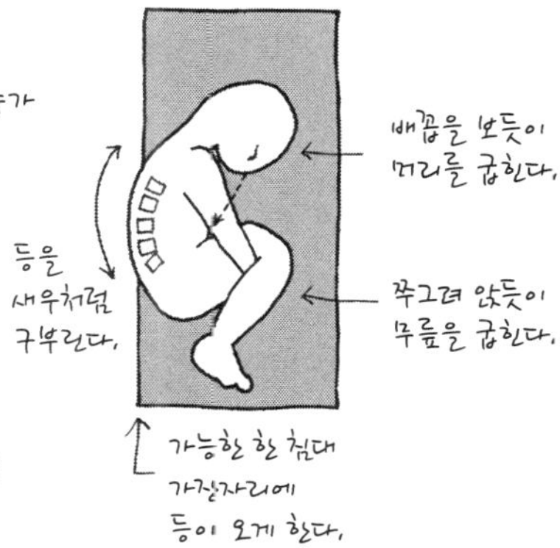

요추천자의 룰

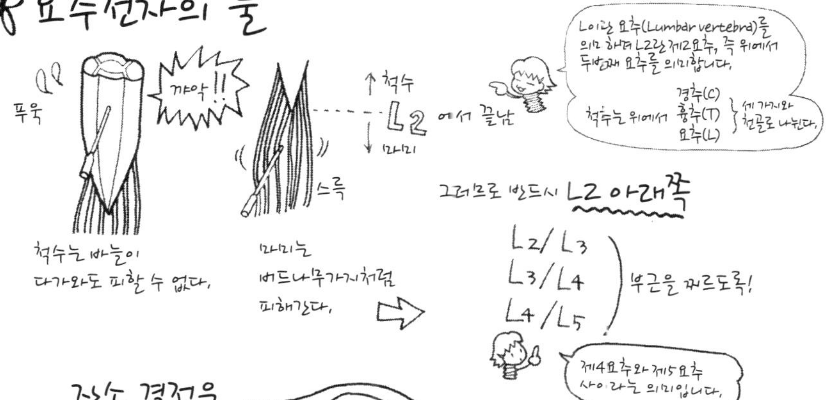

장소 결정은

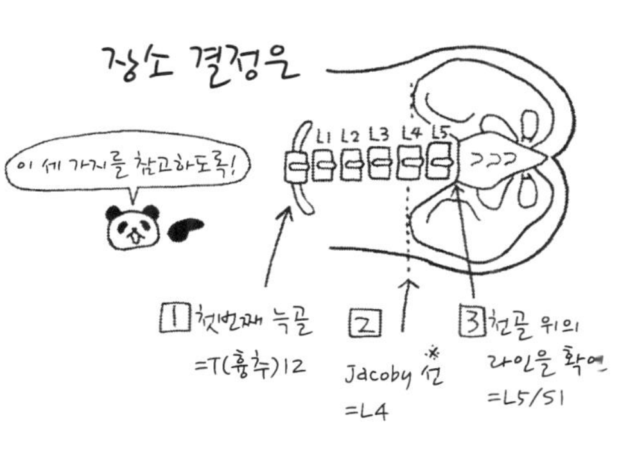

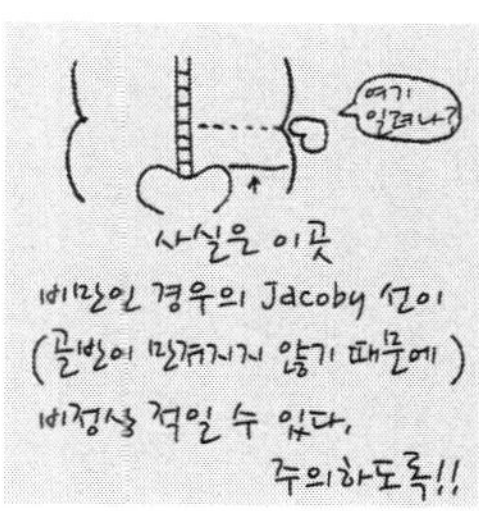

※ 골반(장골)의 윗 부분(장골능이라 한다)을 좌우로 잇는 선을 Jacoby 선이라고 한다. 성인이라면 L4 극돌기를 통과한다.

위치를 정합니다!

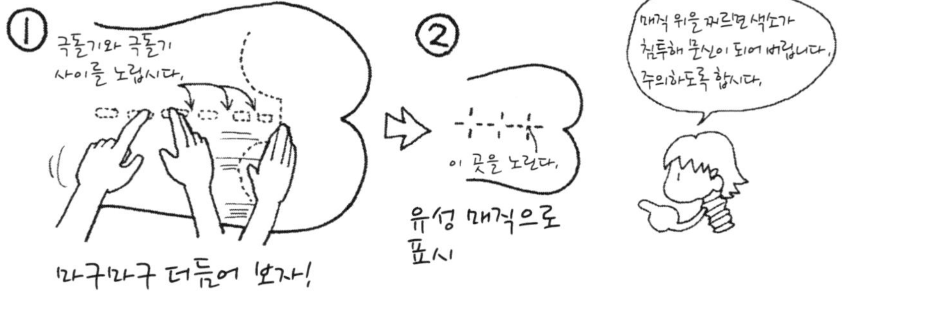

우선은 소독 & 마취

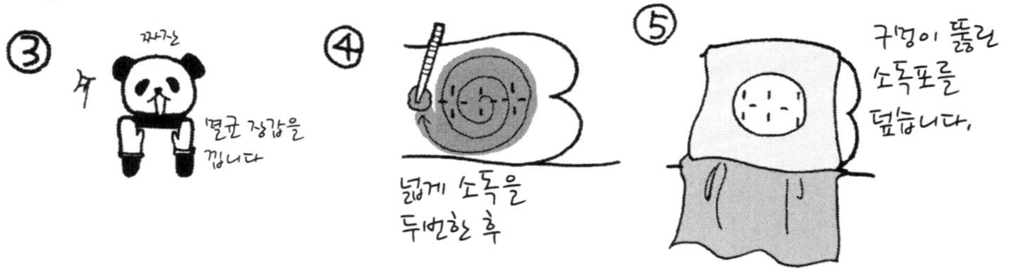

⑥ 찌르는 곳을 1% Xylocaine® 으로 국소마취합니다

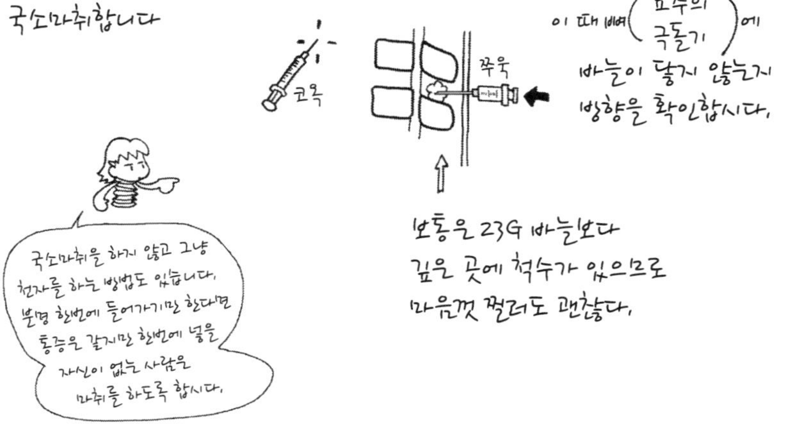

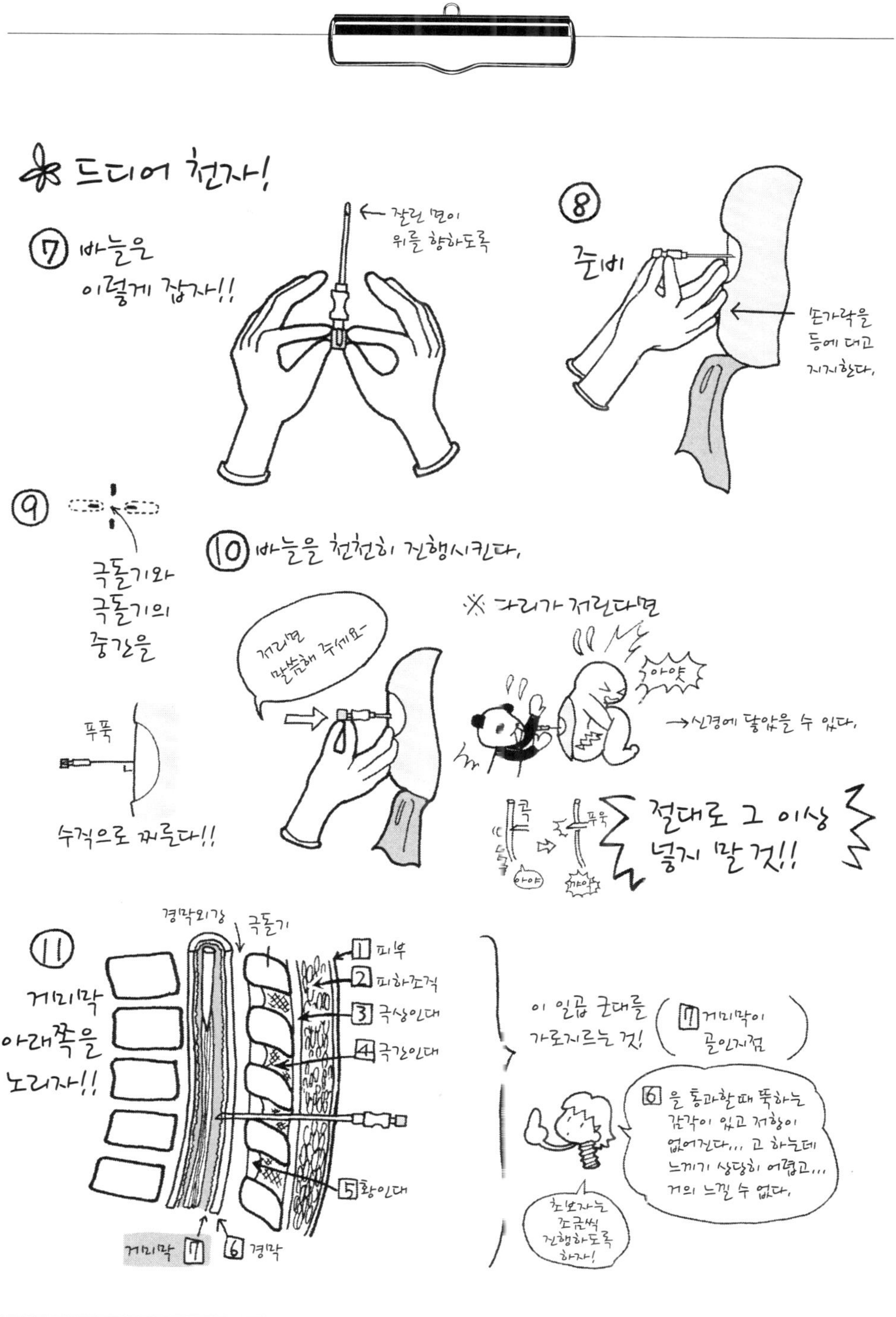

드디어 천자!
⑦ 바늘을 이렇게 잡자!!
← 잘린 면이 위를 향하도록
⑧ 준비
손가락을 등에 대고 지지한다.
⑨ 극돌기와 극돌기의 중간을
푸욱
수직으로 찌르다!!
⑩ 바늘을 천천히 진행시킨다.
저리면 말씀해 주세요~
※ 다리가 저린다면
아야!
→신경에 닿았을 수 있다.
콕
푸욱
아야
꺄아
절대로 그 이상 넣지 말것!!
⑪ 거미막 아래쪽을 노리자!!
경막외강
극돌기
1 피부
2 피하조직
3 극상인대
4 극간인대
5 황인대
거미막 7
6 경막
이 일곱 군대를 가로지르는 것!
(7 거미막이 골인지점)
6을 통과할때 뚝하는 감각이 있고 저항이 없어진다... 고 하는데 느끼기 상당히 어렵고... 거의 느낄 수 없다.
초보자는 조금씩 진행하도록 하자!

요추천자

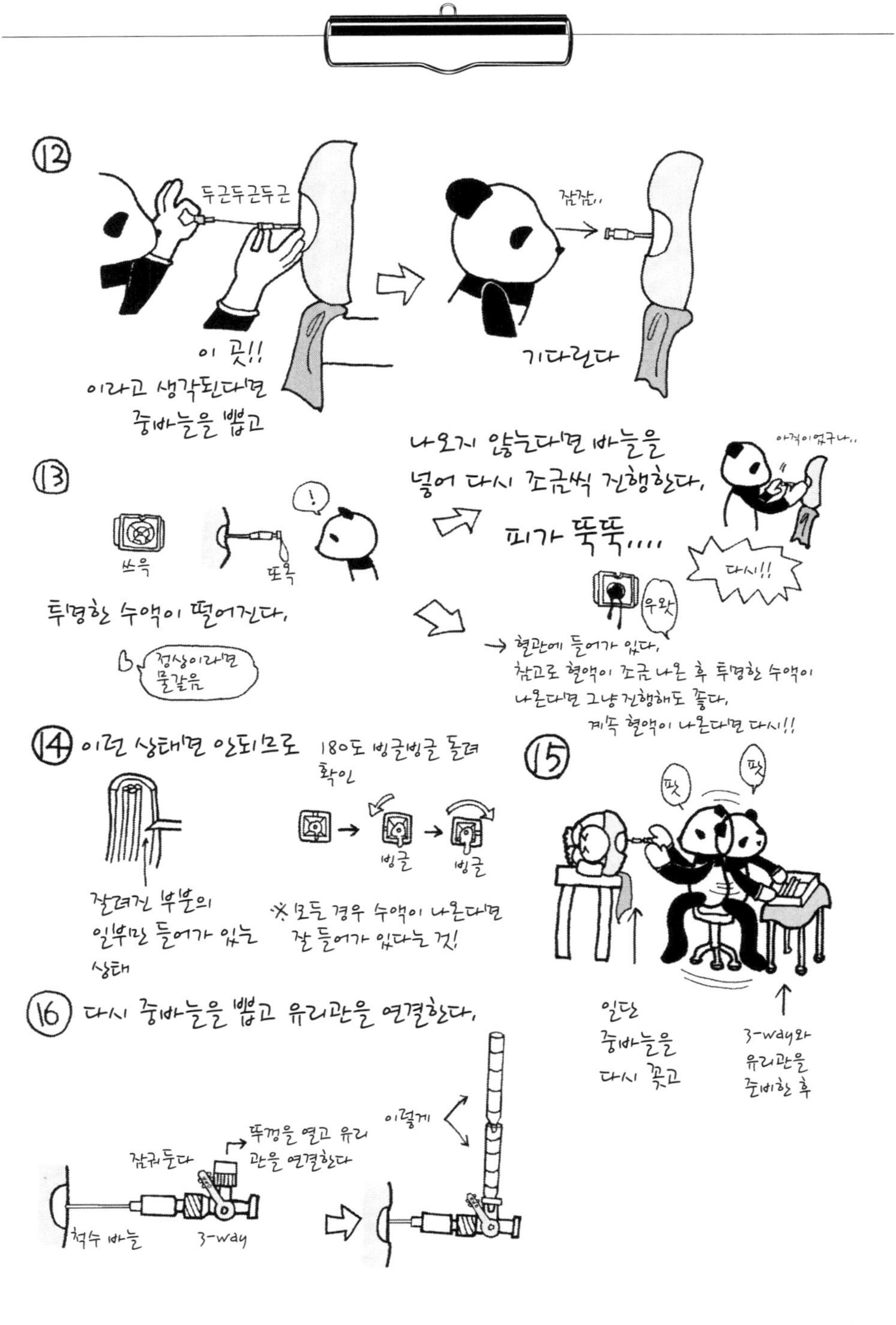
⑫
두근두근두근
이 곳!!
이라고 생각된다면
중바늘을 뽑고
잠잠,,
기다린다
⑬
쓰윽
또옥
!
투명한 수액이 떨어진다,
정상이라면 물같음
나오지 않는다면 바늘을
넣어 다시 조금씩 진행한다,
아직이었구나,,
피가 뚝뚝,,,,
다시!!
우왓
→ 혈관에 들어가 있다,
참고로 혈액이 조금 나온 후 투명한 수액이
나온다면 그냥 진행해도 좋다,
계속 혈액이 나온다면 다시!!
⑭ 이런 상태면 안되므로
180도 빙글빙글 돌려
확인
빙글
빙글
잘려진 부분의
일부만 들어가 있는
상태
※모든 경우 수액이 나온다면
잘 들어가 있다는 것!
⑮
팟
팟
일단
중바늘을
다시 꽂고
3-way와
유리관을
준비한 후
⑯ 다시 중바늘을 뽑고 유리관을 연결한다,
잠궈둔다
뚜껑을 열고 유리
관을 연결한다
이렇게
척수 바늘
3-way

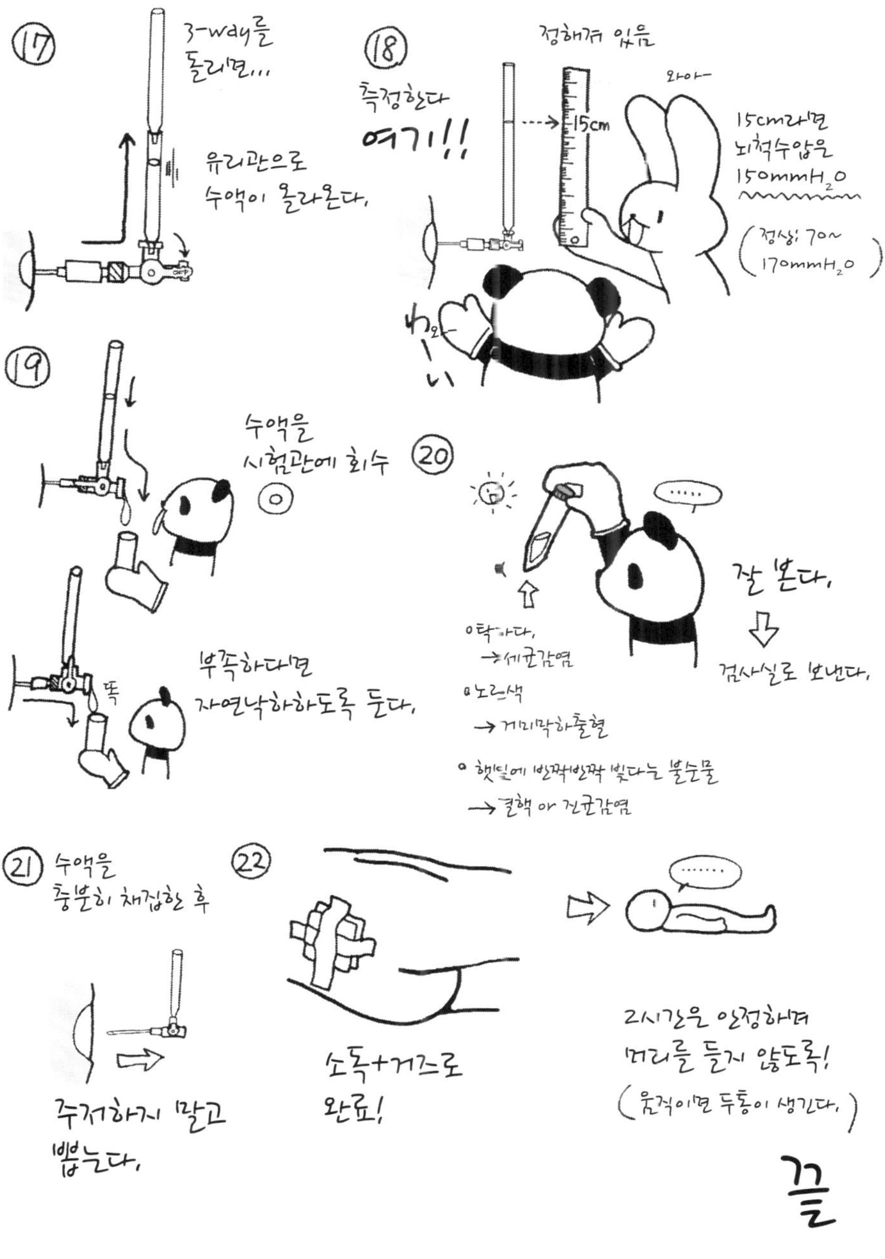

17
3-way를
돌리면...
유리관으로
수액이 올라온다.
18
측정한다
여기!!
정해져 있음
와아~
15cm
15cm라면
뇌척수압은
150mmH_2O
(정상: 70~
170mmH_2O)
19
수액을
시험관에 회수
부족하다면
자연낙하하도록 둔다.
똑
20
잘 본다.
검사실로 보낸다.
o 탁하다.
→ 세균감염
o 노란색
→ 거미막하출혈
o 햇빛에 반짝반짝 빛나는 물순물
→ 결핵 or 진균감염
21
수액을
충분히 채집한 후
주저하지 말고
뽑는다.
22
소독+거즈로
완료!
....
2시간은 안정하며
머리를 들지 않도록!
(움직이면 두통이 생긴다.)
끝

✿ 아무래도 들어가지 않는다면!

① (바늘을) 머리 쪽을 향하도록 하고 다시 찌른다.

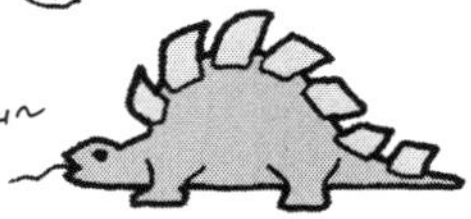

극돌기는
스테고사우르스처럼

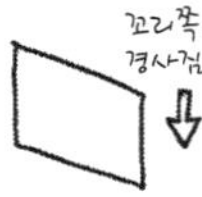

이렇게 생겼으므로

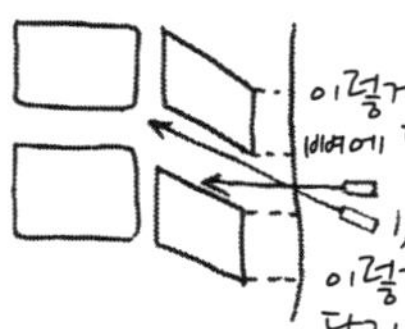

② **자세** 확인!!

사실은 등뼈를
곧게 펼 수 없는 사람이
많다.

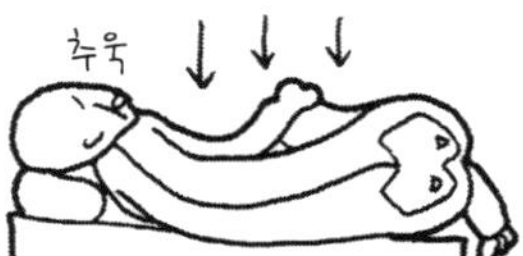

노인

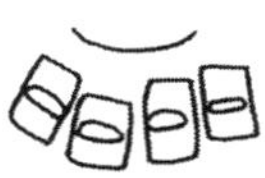

이렇게 된다.

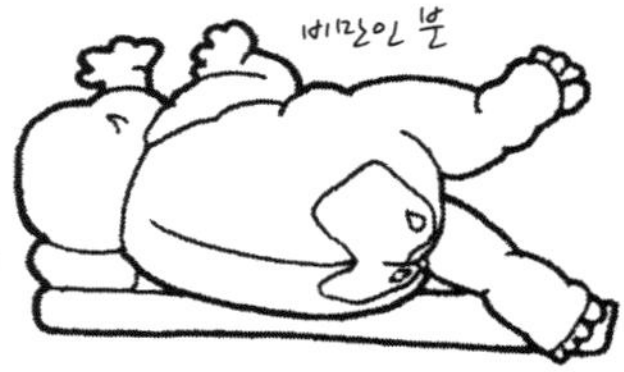

쭈그려 앉는 자세 불가능

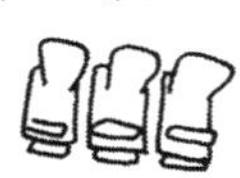

이렇게 된다.

③ 자신은 똑바로 찔렀다 생각할지 모르지만...

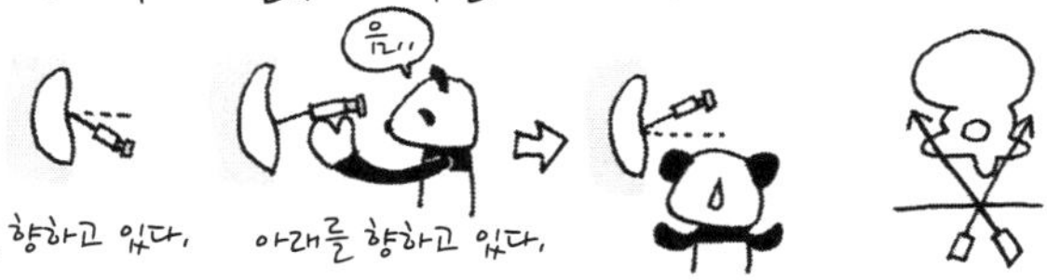

자신의 시선 높이와 환자의
척추 높이가 다른 것이
원인이니 의자를
낮추든지 환자의 침대를
움직이도록 하자

④

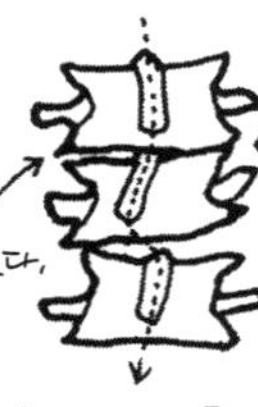

노인의 뼈는
변형되어 있으므로

×선으로 체크!

안될 경우에는

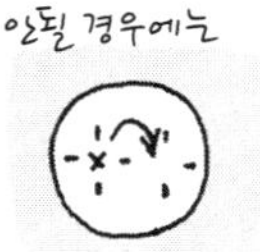

때문에 소독은 처음에
넓게 해 두는게 좋다.

너무 깊게
들어가지 말고
장소를 바꾸도록 합시다.

끝

❀ 이런 경우에는 하면 안된다!!

① 두개내압이 상승된 경우

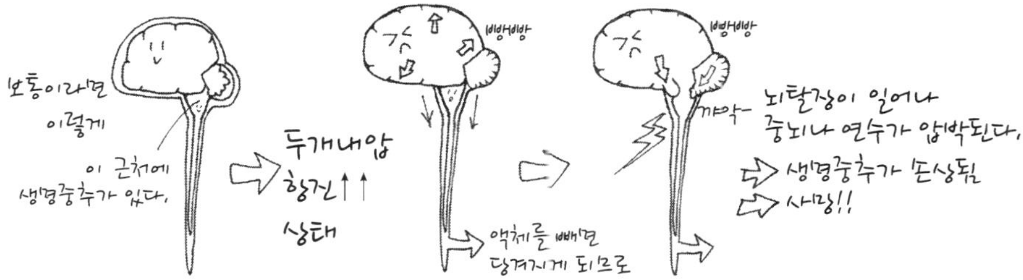

뇌압이 올라갈만한 병변이 없는 것을 확인한 후 요추천자를 할 것!

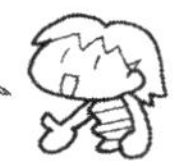

예 뇌종양/급성뇌수종/
심한 뇌출혈 등 뇌를 점거하고 있는 병변

check할 것!

1 안저를 봐서 유두 부종이 없는지 체크

2 가능하다면 두부 CT를 찍은 후 하는 것이 바람직함.

그 외 ② DIC 출혈경향인 경우(지혈할 수 없다.)
찌르는 장소에 감염(화상이나 욕창 등)이 있는 경우 등
(DIC : Disseminated Intravascular Coagulation)

참고 ❀ 뇌수막염이 의심된다면....

뇌척수액 소견은 이렇습니다.

특히 호중구가 세균을 탐식한다.

	당	세포수	단백질	압력	외견
세포성	저하 ← 세균은 에너지를 사용한다.	다핵구 up	모두	모두	더럽다 탁하다
바이러스성	정상 ← 바이러스는 에너지를 사용하지 않는다.	단핵구 up	상승	상승	비교적으로 깨끗한 무색투명
결핵성	저하 ← 결핵균도 에너지로 당을 사용한다.	단핵구 up	↑↑	↑↑	햇빛에 반짝반짝 빛남

혈당치가 반 이하 정도의 수치가 된다.

바이러스와 결핵균은 탐식하기 어려운 림프구나 대식세포 등으로 죽인다.

정상 70~170 mmH₂O

요추천자

요추마취의 경우.....

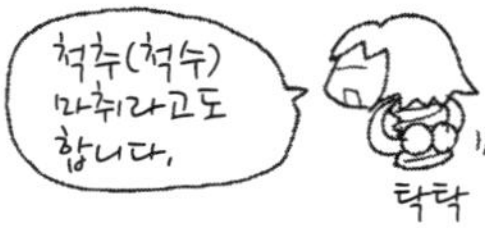
척추(척수) 마취라고도 합니다.
탁탁

148 페이지의 ⑭ 에서 이어집니다 ~~~>

⑮ 일단 중바늘을 다시 꽂고

여기서 약(국소마취제)을 손에 든다.

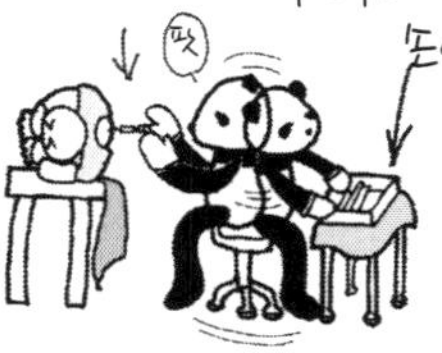

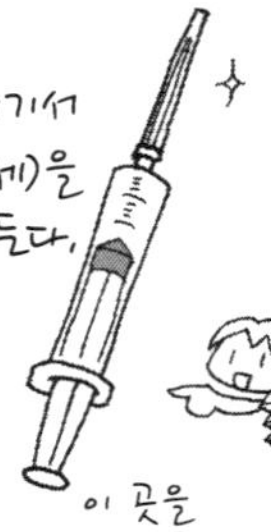

약 자체는 맨처음 준비 단계인 ③ 단계, 즉 청결해 졌을 때 바로 주사기에 채워 둡니다. 상당히 중요한 약이므로 처음에

피부를 마취하는 Xylocaine® 젤과 혼동되지 않도록 주의!

Xylocaine®는 5mL주사기+23G
Marcaine®은 2.5mL주사기+18G 등등

마취하는 의사가 독자적인 룰을 가지고 있는 경우가 많다

⑯ 공기가 절대 들어가지 않도록 주사기를 단단히 접속시킨다.

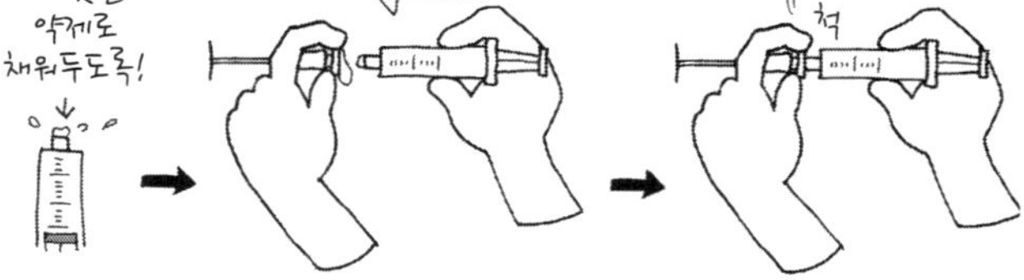

⑰ 조금 당긴다

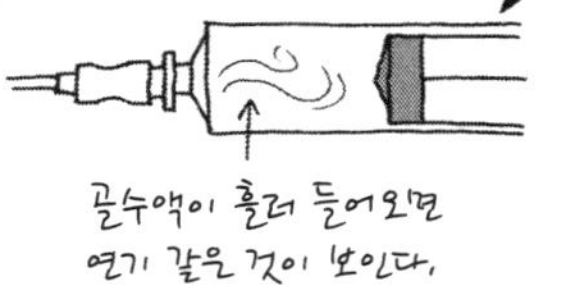

⑱ 약을 천천히 주입한다

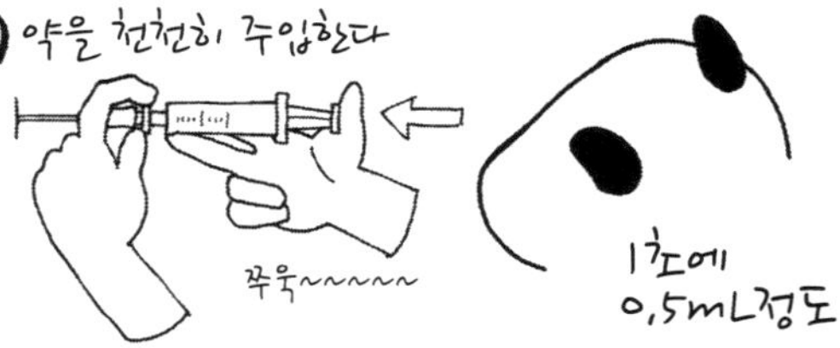

⑲ 모두 주입한 후 다시 주사기를 조금 당겨 골수액이 아직 역류하고 있는 것을 확인한 후

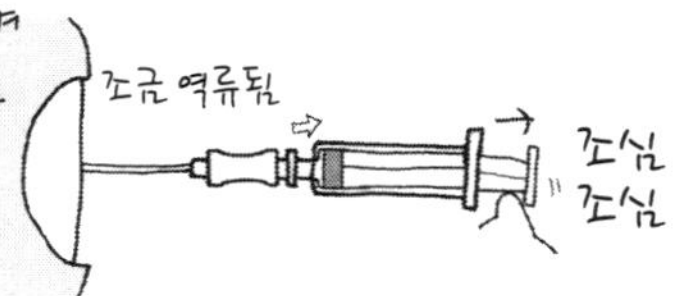

⑳ 전부 당겨 뽑는다.

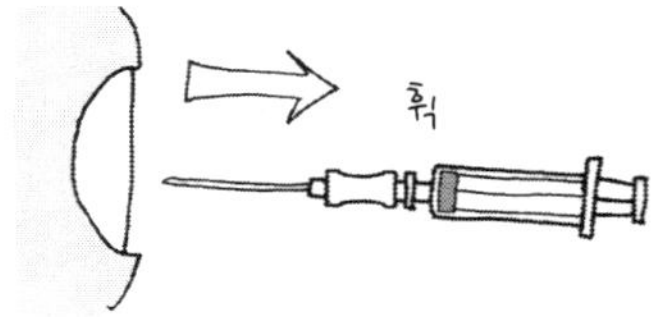

㉑ 반창고를 붙이고

청결한 것을 사용하는 곳이 많지만 청결하지 않아도 별로 문제되지 않음.

㉒ 재빨리 위를 향해 눕도록(앙와위) 한다.

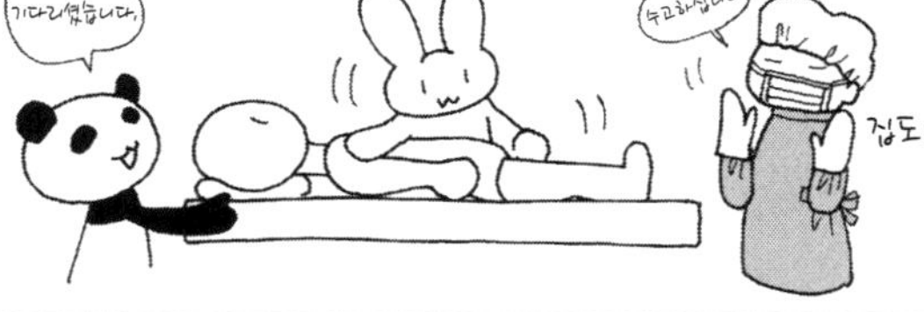
기다리셨습니다.
수고하십니다
집도의

요추마취의 작은 포인트

포인트 1

마취제는
뇌척수액보다 무거우므로
중력에 의해 아래 ⇩⇩ 로
내려갑니다.
역으로 좌우차가 없는 수술에서
「몸 한쪽만 마취」되는 사태를
방지하려면 재빠르게 위를 향해
눕히도록 합시다!!

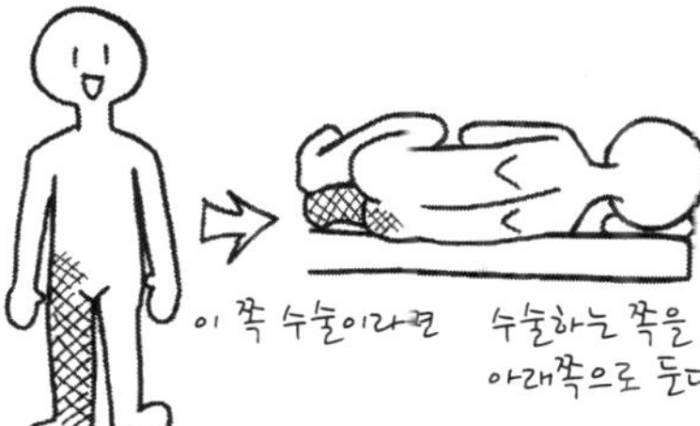

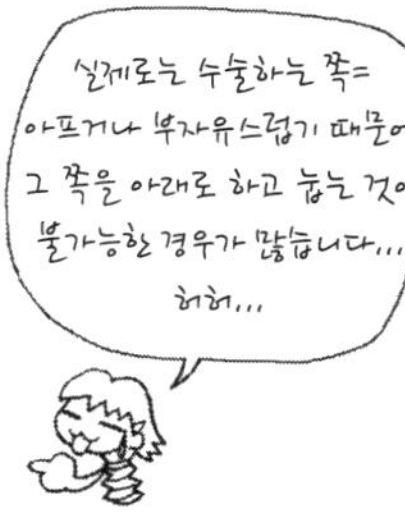

포인트 2

해부학적으로 보면 L3 부근이 가장 위로 올라와 있으므로

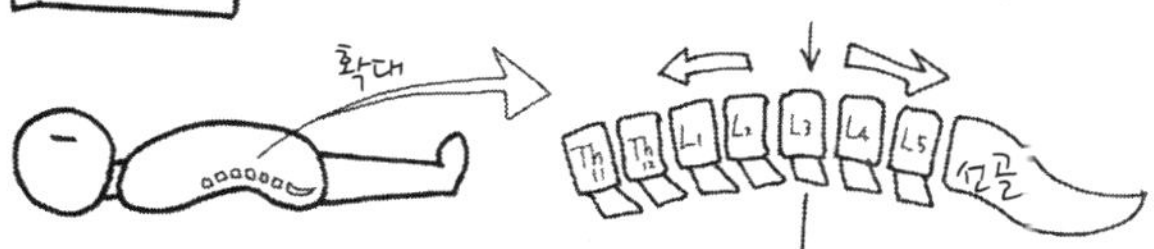

조금 위쪽도 마취해야 하는 경우 (제왕절개나 충수염)에는 L2/3 부터

다리를 마취하고 싶은 경우에는 그 아래인 L3/4, L4/5 부터

국소마취제를 주입합니다.

어떤 약을 투여할지는 의사마다 다르지만...

※약의 일례		T5 (유두 아래 정도)	T7 (검상돌기)	T10 (배꼽)까지	마취 (제왕절개)
(150cm인 사람의 경우)	Neo-Percamins®	2.4mL ←20%증가	2.0mL 20%감소→	1.8mL	1.5mL 정도
	Marcaine® 등비중	3.5mL	3mL	2.4mL	
	고비중	3mL	2.5mL	2mL	1.5mL 정도

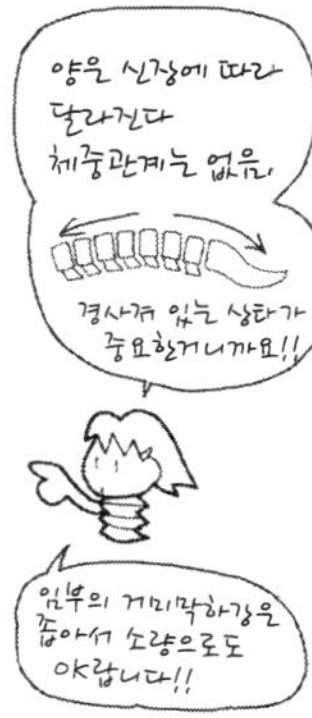

포인트 3

요추마취가 되었는지는 피부지배영역에서 체크하도록 합시다.

만져보면 땀 분비량이 다르다!

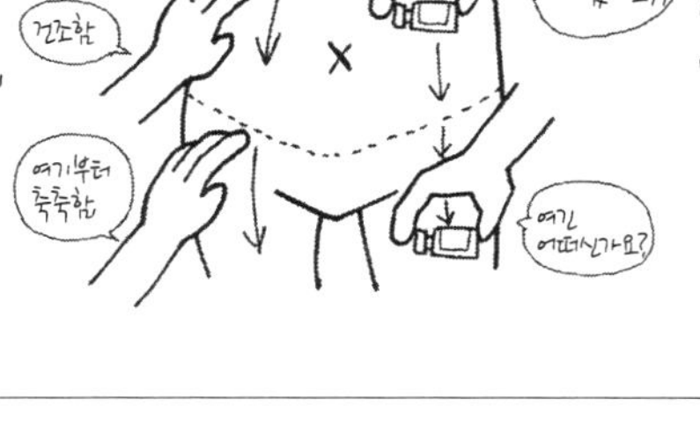

열린 바이알이나 알코올 솜으로 냉온각 check

⇨ 이걸 한 후 바늘로 콕콕 찔러 봐서 통각이 남아 있는지를 check합니다.

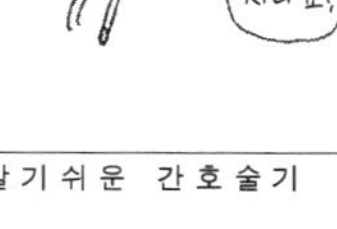

「 온통증 」이라고 하여 온도감각과 통증이 전달되는 경로는 기본적으로 같습니다.

→ 그러니 먼저 찬 것으로 check한 후 통증 확인을 하도록 합시다.
그러는 편이 쓸데 없이 아프지 않아도 되니 좋잖아요

포인트 4 예상한 곳까지 마취가 되지 않을 경우

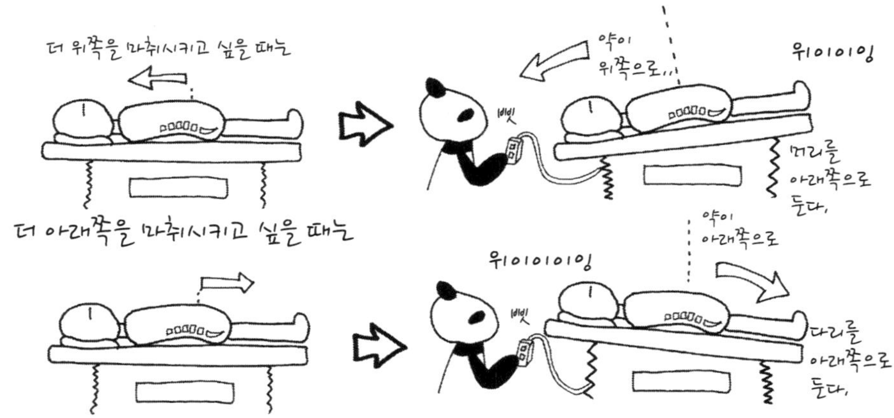

참고로 마취 범위는 20분 정도면 고정되므로 머리 쪽을 내리고 싶거나 할때는 빨리빨리 잽싸게 하도록 하자!

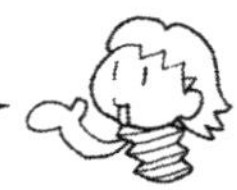

포인트 5 요추마취를 한 직후에 혈압이 갑자기 내려가는 경우가 가끔 있습니다. 특히 노인이나 임산부일 경우!

이유 ① 말초 혈관이 넓어진다 → 말초에 혈액이 모인다 → 심장에 혈액이 가지 않는다 → 혈압이 내려간다.

이유 ② 임부의 제왕절개시에는「앙와위 저혈압증후군」일 수 있음.

정말 혈압에는 주의하도록!!! 포인트는

- 최초 10분은 1~2분에 한번정도 자주자주 혈압을 측정한다!
- 반드시 정맥라인 확보 & 요추마취에 들어가면 충분히 보액하도록 한다. (정주 속도 100mL/hr 이상으로 up)
- 승압제(Ephedrine®)를 준비한 후 요추마취를 할것!

위관 · 위세척

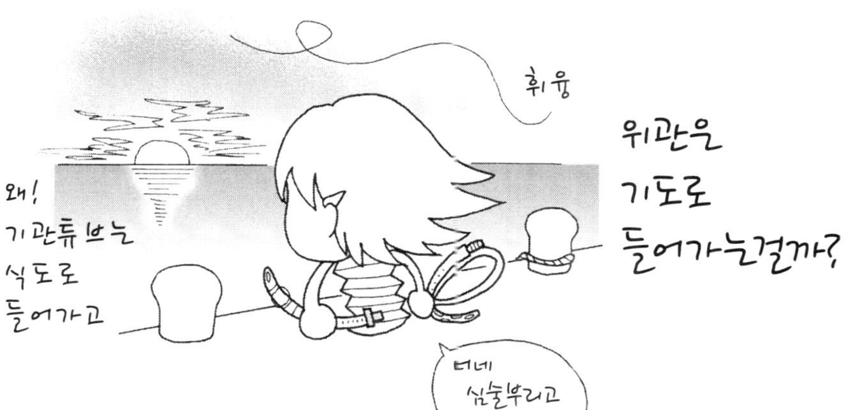
휘융
위관은 기도로 들어가는걸까?
왜! 기관튜브는 식도로 들어가고
너네 심술부리고 있는거지

【위관 · 위세척】

다음 테마는 위관삽입입니다. 코 또는 입으로 위까지 관을 넣는 기술로 입으로 음식을 먹을 수 없는 사람의 영양보급(이 관으로 유동식을 흘린다)이나, 잘못 삼킨 독극물·대량의 약(자살을 목적으로 일부러 먹은 경우), 토혈로 위에 모여있는 피를 내보내는 등의 다양한 목적으로 사용됩니다.

여기에서는 위관삽입 및 위세척 중에서도 「약을 대량 복용했을 때」에 실시하는 위세척에 대해 소개하도록 하겠습니다.

응급 외래에는 자살하려고 여러가지를 먹은 바보같은 사람도 오게 되죠. 설겆이용 세제·표백제·물감·체온계 수은·농약·전지 등등 집 안의 「이건 먹으면 몸에 나쁘다」고 생각할 수 있는 모든 것들을 모든 방법으로 삼킵니다. 하지만 유감스럽게도 그런 것들을 대부분 대량으로 삼켜도 **죽음에 이르지 않죠.** 정신과 약제의 상당수는 15만 정을 한꺼번에 복용해야 치사량이 되거나 대량 섭취해도 아무런 이상이 없는 것들입니다. 하지만 생명에 조금이라도 위험이 있다면 토해내야 하겠죠. 각각의 케이스에 대한 대처법은 중독에 관한 책을 보거나 중독 정보 센터에 전화해 확인하도록 합시다.

의식이 있는 환자에게 위관삽입은 분명 콧구멍에 뱀을 집어 넣는 것과 같은 느낌일 겁니다. 뱀쇼도 아니고... 분명 고행입니다. 자살을 이유로 대량섭취하고 병원에 실려 왔을 때는 이 고행을 각오하도록 하세요.

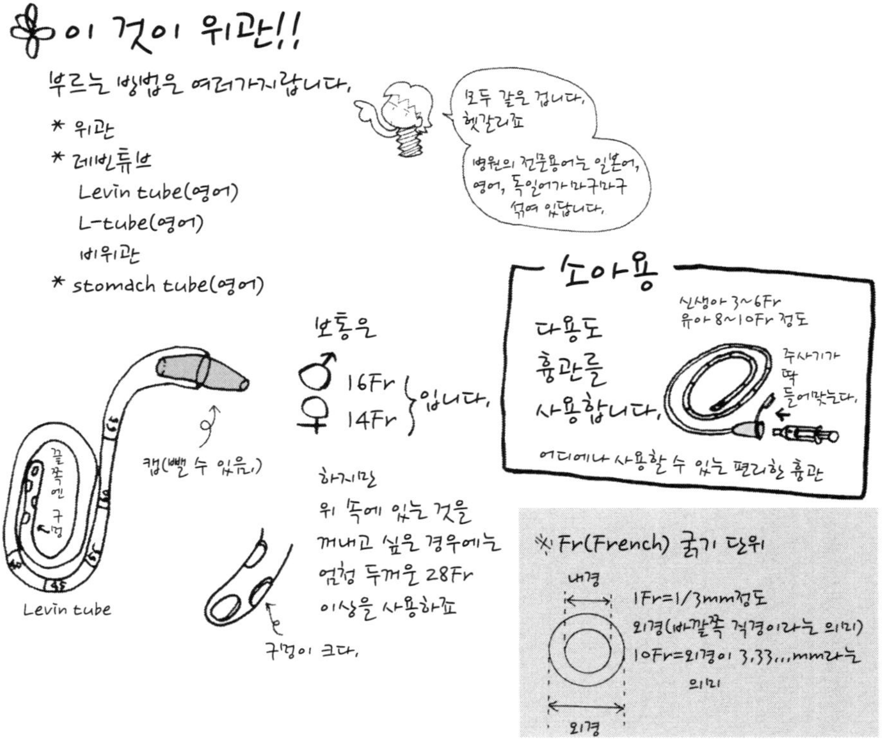

구조

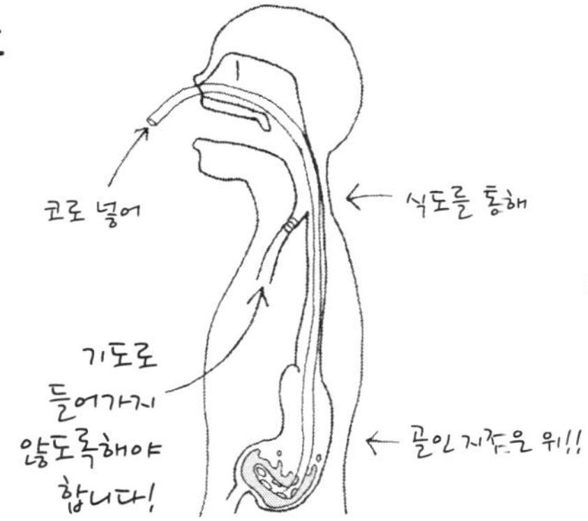

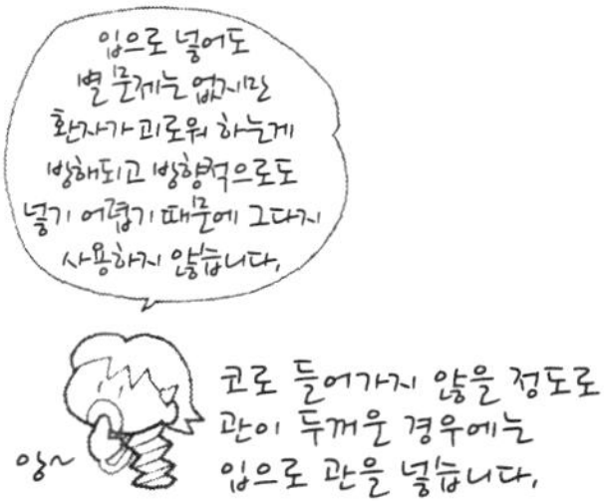

입으로 넣어도 별 문제는 없지만 환자가 괴로워 하는게 방해되고 방향적으로도 넣기 어렵기 때문에 그다지 사용하지 않습니다.
앙~
코로 들어가지 않을 정도로 관이 두꺼운 경우에는 입으로 관을 넣습니다.

무슨 일이든 우선 준비부터!!

기도와 비교하면 준비물이 적죠

<준비물>

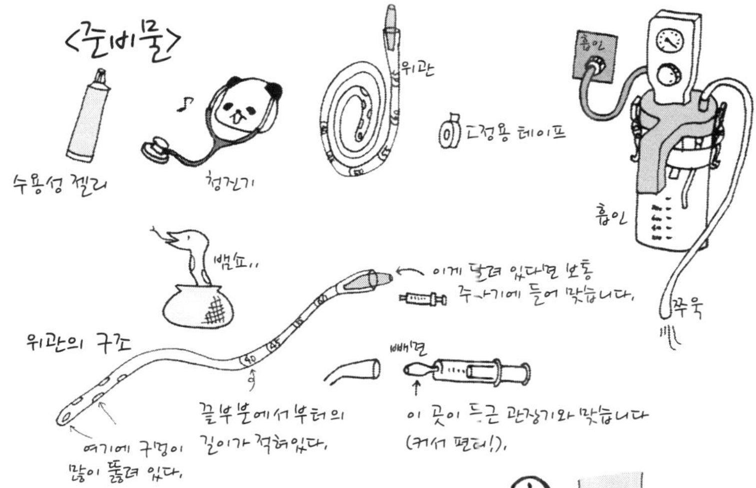

살살 넣자구요

①

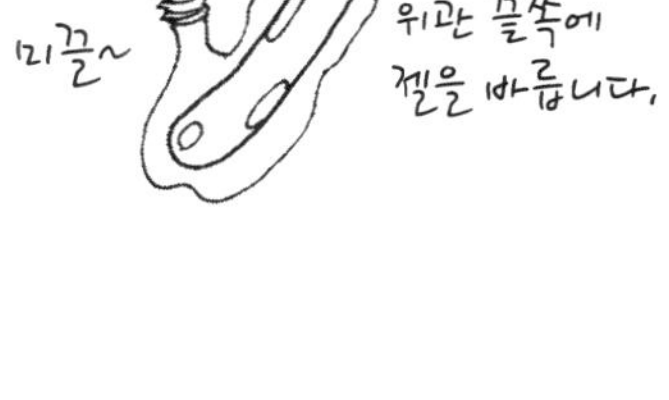

위관·위세척

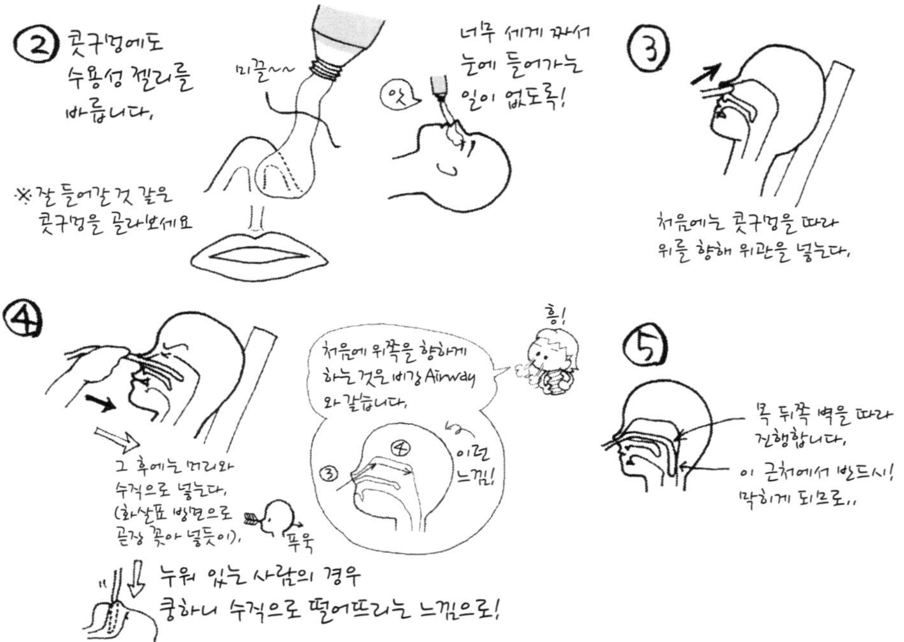

뱁쇼 스타트!!

의식이 있는 사람의 경우「삼키는 것」이 가능하기 때문에 대부분 성공합니다.
하지만 의식이 없는 사람의 경우 상당히 넣기 힘들죠

· 마취상태로 삽관되는 사람　· 수면제 대량 복용 등으로 의식이 없는 사람(혼수상태)

이는 단순히「꿀꺽 삼키는 것」이 어렵기 때문입니다.
식도에 들어가면 저항이 없어지니 천천히 넣어 봅시다.

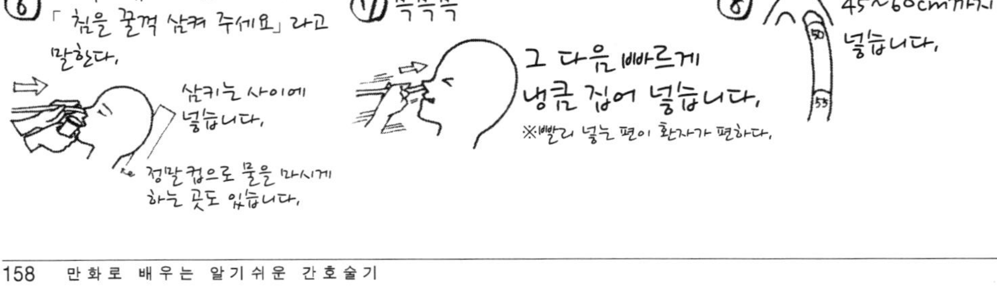
⑥ <의식이 있는 사람>이라면...
「침을 꿀꺽 삼켜 주세요」라고 말한다.
삼키는 사이에 넣습니다.
정말 컵으로 물을 마시게 하는 곳도 있습니다.
⑦ 쓱쓱쓱
그 다음 빠르게 냉큼 집어 넣습니다.
※빨리 넣는 편이 환자가 편하다.
⑧
45~60cm까지 넣습니다.
50
55

확인할 것!

1 기포 소리를 듣는다.

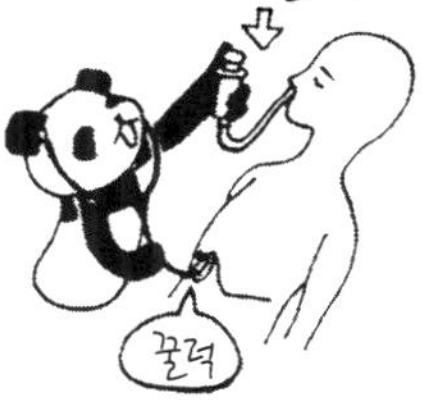

주사기 아 관장기로 공기를
10mL정도 넣습니다.
꿀럭? 소리가 들립니다.

2 뭔가 나왔다!!

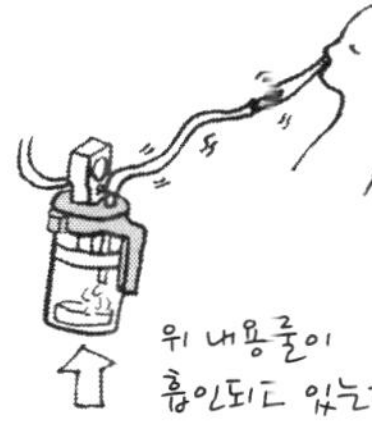

위 내용물이
흡인되고 있는지 본다.

1이 안 된다면 2
2가 안 된다면 1
)을 해 봅시다.

둘 중 하나를 확인할 수
있다면 OK입니다.
둘 다 확인이 안 된다면....
다시!

고정한다.

코를 압박하면 상처가 나니 압박하지 않도록 합시다. 살살하자구요~

방법
①

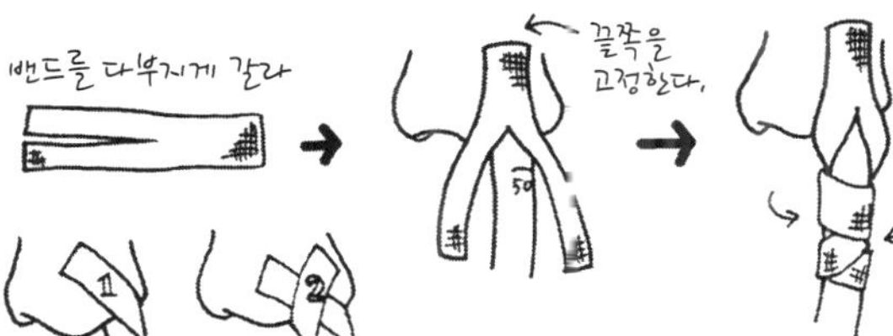

방법
②

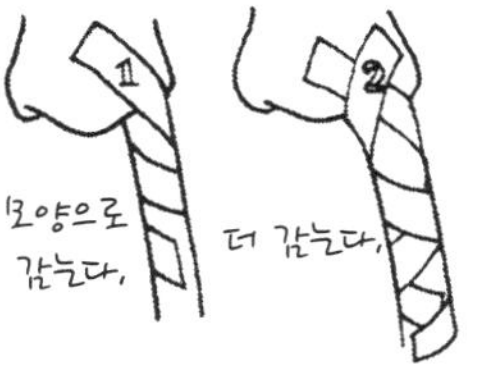

※ 한 군데 더
고정하면
더욱 좋다.

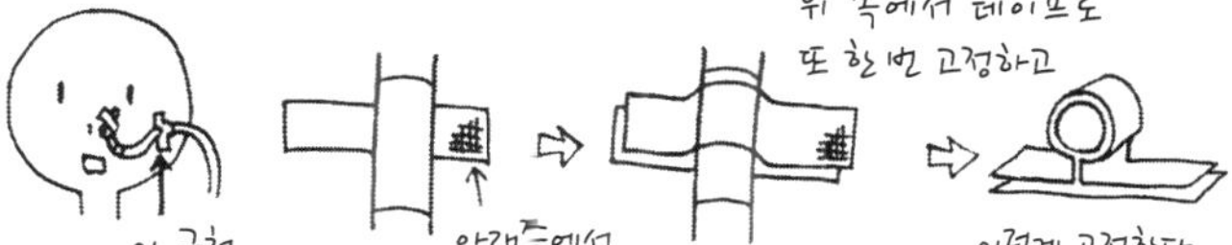

잘 하는 실수

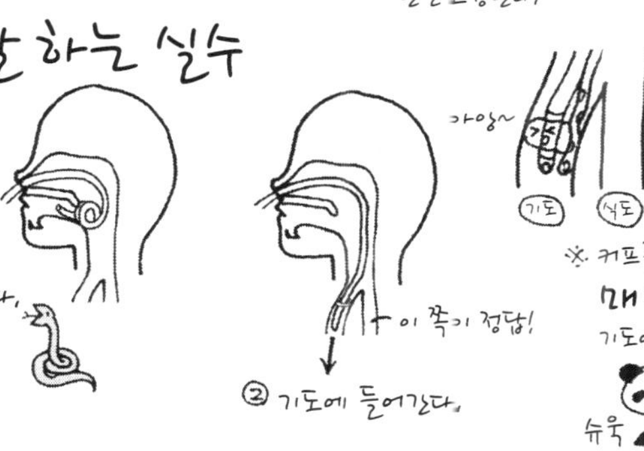

가령 삽관되어 있는 경우에도...
기관내관의 커프 옆을
빠져 나갑니다.

※ 커프를 찢을 수 있기에
매우 위험하다!!

기도에 들어가면

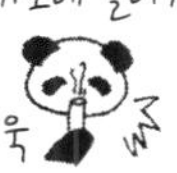

슉슉 소리가 납니다
(호흡음).

Column 위세척이 필요한 경우는 사실 그리 많지 않다

응급 외래에는 동서고금의 여러 물건을 삼킨 사람들이 내원합니다. 이에 어떻게 대처할지는 케이스에 따라 다양하기 때문에 일괄적으로 말하기가 상당히 어렵죠. 게다가 중독「전문」의사나 설비는 거의 없기 때문에 현재로서는 현장에서도 어림짐작으로 치료하고 있는 상황이 아닐까 생각합니다. 꼭 이 기회에 복습해 두도록 합시다.

약물중독 치료법의 일반론으로서 교과서적으로는 이하 네 가지가 유명합니다. 하나하나 자세하게 살펴 보면,

1) 토하게 한다

「구토제를 내복한다」는 것은 교과서 처음 부분에 자주 적혀 있는 치료법입니다. 그런데 여러분, 구토제를 본 적 있으신가요? 저자는 없답니다. 토근(ipecac)이라는 약을 유럽과 미국에서는 오음용시의 응급처치 약으로 가정의 약 상자에 옛부터 상비했다고 합니다만 일본에서는 거의 유통되지 않습니다. 게다가 금기가 많아 미국에서는 사용 금지가 되었다고 하더군요(일단 구토제의 금기로는 의식장애로 잘못 삼킬 위험이 있을 경우, 삼킨 물질이 강알칼리나 강산 등 부식성의 높은 것일 경우, 가솔린·등유 등 잘못 기도로 들어가면 폐렴을 일으키는 것, 경련을 유발하는 약제, 예리한 물건 등이 있습니다). 구토제 때문에 (기분이 나빠져서) 활성탄(후술)을 마실 수 없게 되는 것도 좋지 않죠.「손가락을 식도에 넣어 토한다」는「구토」방법은 빠르게·즉시 실시할 수 있고, 도구가 필요 없다는 점 때문에 예체능계의 회식 등에서도 다용되고 있고 실제로 효과적이라 생각합니다만, 이는 기본적으로 구토제의 금기가 그대로 들어 맞는 행위이기에「리스크가 높은 행위」입니다. 따라서 의료현장에서는 사용하고 있지 않답니다.

2) 위세척

중독이라면 위세척이라 할 정도로 유명한 기술입니다. 치료방법도 화려하죠. 하지만 위세척의 실제 적응기준은 결코 많지 않답니다. 미국 중독학회의 가이드라인에 따르면「생명이 위험한 약제를 1시간 이내에 복용한 경우에만 고려하는 기술」이라고 되어 있습니다. 이를 자세히 살펴보도록 합시다.

- 복용 1시간 이내일 것

  약성분이 더 이상 위에 남아 있지 않고 십이지장으로 가 있는 경우에는 위세척은 그다지 의미가 없을 겁니다. 실제 현장에서는 1시간 이내에 발견되어 내원하는 케이스는 그리 많지 않죠.

- 정제를 관으로 빼 내려면 엄청 두꺼운 위관일 필요가 있다.

  위관의 빈「구멍」으로 약을 빨아들여 밖으로 내 보내는 기술이기 때문에 복용한 약제가 정제인 경우 상당히 구멍이 큰 관이 아니면 의미가 없습니다. 최저 28Fr 이상을 사용하죠. 영양보급용 위관(14Fr정도)는 너무 가늡니다. 너무 굵어서 코로 들어가지 않는다면 입으로 넣도록 합니다.

- 생명이 위험하지 않은 약제·양인 경우에는 하지 않는다.

  위에도 쓴 바와 같이 1은 환자정보수집, 2는 약물정보수집입니다. 어느 정도 삼켰는지, 어느 정도가 치사량인지를 조사하고 종합적으로 판단하도록 합시다. 의외의 맹점이 니코틴 중독입니다만, 담배 자체가 매우 쓰고 강한 구토작용을 하기 때문에 아무것도 모르는 아기라도 한 개를 다 먹는 경우는 드뭅니다. 그러나 담배꽁초가 들어 있는 물은 니코틴이 물 속에 대량으로 배어 나와 있기 때문에 쉽게 치사량에 이르게 되죠. 아이가 있는 가정에서는 절대 주스나 커피의 빈 깡통을 재떨이 대신에 사용해서는 안됩니다.

- 위세척 금기에는 주의하도록 합시다.

① 강산, 강알카리 → 강산과 강알칼리는 구강에서 식도에 걸쳐 뚜렷한 화학화상(약품에 의한 화상 같은 것)에 의한 괴사를 일으킵니다. 위관삽입을 잘못하면 구강이나 식도에 천공이 더 생길 위험이 있고 잘못 들어가 기도천공이 발생하면 차마 볼 수 없는 상황이 벌어지게 되니 기본적으로 위세척은 금기입니다. 결국 강산이나 강알칼리는 차라리 위에 있는 편이 더 낫다는 거죠. → 위세척 대신 우유나 물로 희석시키는 것이 유효. 해야 한다만 내시경 검사를 합시다.

등유, 가솔린 등 석유제품 → 잘못 들어가 폐로 가게 되면 화학성 폐렴을 일으켜 위험하므로 금기. 아무래도 위세척이 필요한 경우에는 기관내삽관을 한 후 위세척을 하도록 합시다.

② 의식장애인 경우의 위세척 → 잘못 들어가면 질식할 수 있으므로 금기. 이 경우도 위세척이 필요한 경우 기관내삽관을 한 후 실시하도록 합시다.

③ 식도정맥류 → 위관삽입으로 정맥류를 손상시켜 대량 출혈이 발생할 우려가 있으므로 금기입니다.

④ 예리한 물건 → 소화관을 손상시킬 가능성이 있으므로 맹목적인 위세척보다 내시경으로 꺼내는 것이 좋습니다. 위세척은 「자살 미수를 반복하고 있는」 약물중독 환자에게 「벌을 주는」 효과로 행해지기도 합니다. 「자살하려고 많은 약을 삼켜도 죽지 못하며 오히려 괴로운 경험을 하게 된다」는 학습을 환자에게 시킨다는거죠. 그러나 저자는 개인적으로 그 **효과가 별로 없다**고 생각한답니다. 병에 걸림으로써 얻는 「이익」을 「질병이익」이라고 합니다. 누구라도 한 번쯤은 꾀병을 부려 엄마를 걱정시키면서 멜론을 먹고 싶겠지요. 그렇습니다! 너무 너무 괴로운 위세척에 질려서 자살 미수 행위를 그만 둬 준다면 고맙지만 「보살핌을 받고 싶다」는 것이 진정한 목적일 경우, 비극의 히로인이 되어 주위의 걱정과 주목을 끄는 것이 목적인 경우에는 오히려 부작용을 일으키기도 한답니다. 곤란하죠. 약을 대량 복용한 것을 전화로 연인에게 연락하거나 누군가에게 반드시 발견될 상황에서 복용하는 경우, 솔직히 「정말 죽을 생각이 있는 건가?」 하는 의심이 드는 증례가 많은 것도 사실입니다. 질병이익에 휘둘리게 되면 가족과 의료진 모두 피곤해진답니다. 이 경우에 필요한 것은 정신과적인 케이스이므로 상태가 안정되면 신속하게 정신과에 상담하도록 합시다.

3) 활성탄

활성탄은 주위의 이물을 흡착하는 작용을 합니다. 같은 효과를 기대하면서 탈취제나 쌀밥을 지을 때의 밥물에도 자주 사용되고 있죠. 활성탄이 약 성분을 흡착하기 때문에 소장에서 체내에 흡수되는 약제의 양을 최소한으로 줄여줍니다. 활성탄 파우더를 물에 녹여 마시도록 합시다. 시커먼 액체라 겉으로 봐서는 딱 오수같답니다. 이걸 마시라는 건가! 괴롭죠... 위에 「위관 적응은 그리 힘들지 않다」그 적었습니다만, 이 마시기 힘든 활성탄을 들이 붇기 위해 위관이 엄청! 대단히! 유효하답니다. 여담이지만 아세트아미노펜 중독에 투여하는 「센쥬®」도 지옥온천 냄새가 난다고 합니다만.. 요컨데 썩은 달걀의 냄새가 나는 엄청나게 맛 없는 음료이므로 위관으로부터 넣는 것이 효과적입니다.

4) 설사제

마그네슘 제제(Magcorol ®P)나 sorbitol을 활성탄과 함께 마시게 합니다. 소화관내의 약제를 가능한 한 빨리 통과시켜 변으로 내보내는 방법으로 체내에 흡수되는 약물 성분을 극히 줄일 수 있는 방법이랍니다. 활성탄과 병용해서 마시므로 2~3일은 새까만 대변이 대량으로 나옵니다. 그 밖에 약제에 따라서는 혈액투석이나 길항제가 효과적인 경우도 있습니다. 모두 몸 상태를 관찰하며 대응하는 것이 중요하죠. 반드시, 상태검토에만 신경 쓰다 환자를 잊는 일이 없도록 합시다.

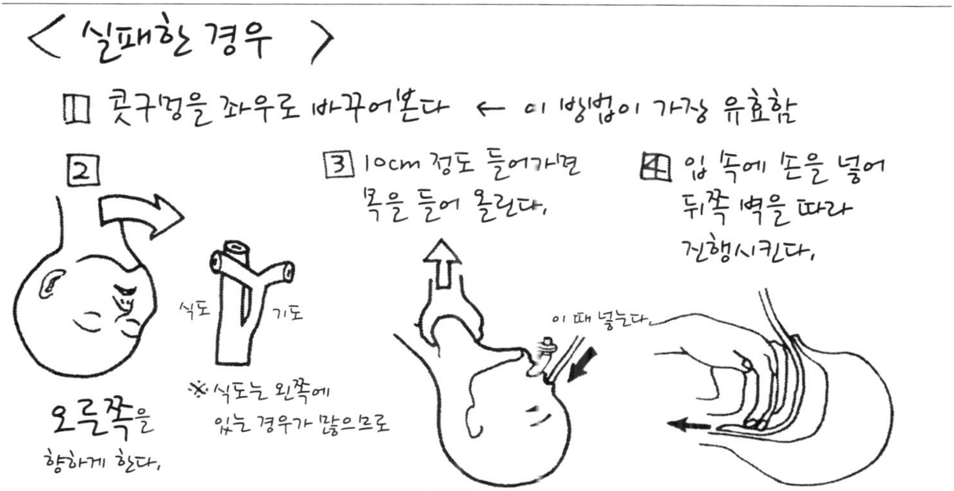

※ **토한다** → 기도가 막힌다!!면 상당히 귀찮아집니다.
의식이 있는 경우에는 깨끗히 토할 수 있지만 의식이 없는 환자가 토하게 되면 구토물이 흘러 기도로 가게 되죠.

⇨ 질식으로 사망하게 됩니다 위험!!

⇨ 의식이 없는 사람일 경우
기관내 삽입을 한 후 하는 것도 하나의 방법입니다.

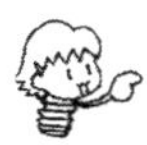

※ 구역반사(gag reflex)
목 안을 이물로 찌르면 우웩 하는 것

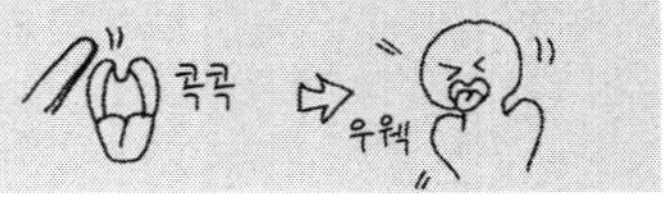

콕콕
우웩

✿ 위의 내용물을 내보냅시다. 위 속을 청소합시다~

이럴 때 실시합니다.

- 위궤양 등의 출혈 ⇨ 혈액이 고여 있으면 기분 나빠 토하게 된다 & 출혈량을 알기 위해 실시합니다.
- 뭔가 좋지 않는 것을 실수로 & 의도적으로 삼켰다. ⇨ 적어도 위 속에 남아 있는 것은 꺼내도록 합시다.

위세척에 임하는 기본자세

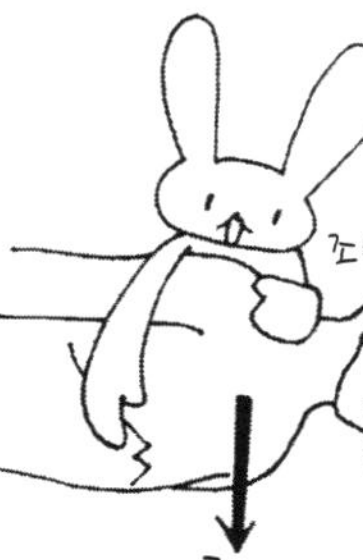
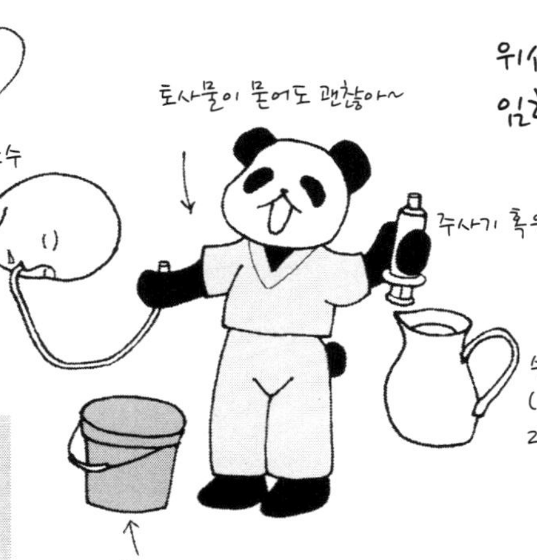

조수
토사물이 묻어도 괜찮아~
주사기 혹은 관장기
좌측와위
양동이

수돗물(성인) & 생리식염수 (소아일 경우 반드시!)
2,000 ~ 3,000mL

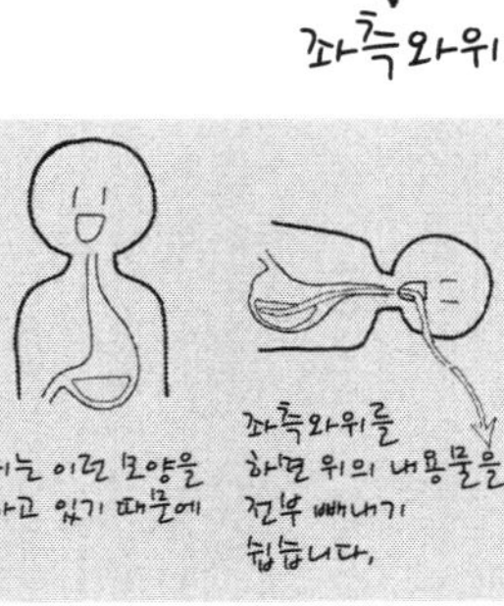

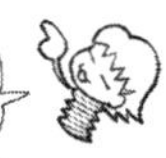

피부 온도 정도로 데워둡시다.
몸이 차지니까요...

①
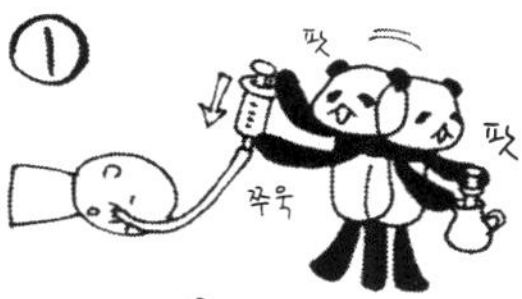

코보다 위쪽에서
주사기로 물을 주입합니다.
200mL정도 주입한 후에는

②
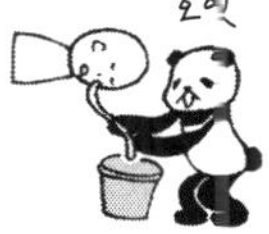

코보다
아래쪽으로
듭니다

③
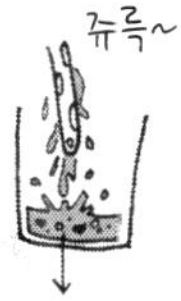

무언가 위 내용물
· 먹은 것
· 마신 것
· 술
· 출혈한 핏덩어리
· 대량 복용한 약
· 잘못 삼킨 담배 꽁초 등이 나옵니다.

※삼킨 종류에 따라서는
위세척을 해서는
안되는 경우가 있습니다.
주의!!

- 석유
- 유기용제
- 아주 날카로운 것
- 강산
- 강알칼리 등

④ 이 때 심와부를 누르면
여러가지가 더 나오죠

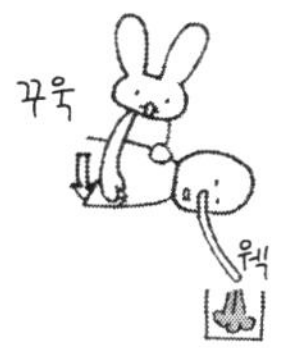

⑤ 나오는 것이 투명해 질 때까지 반복합니다.

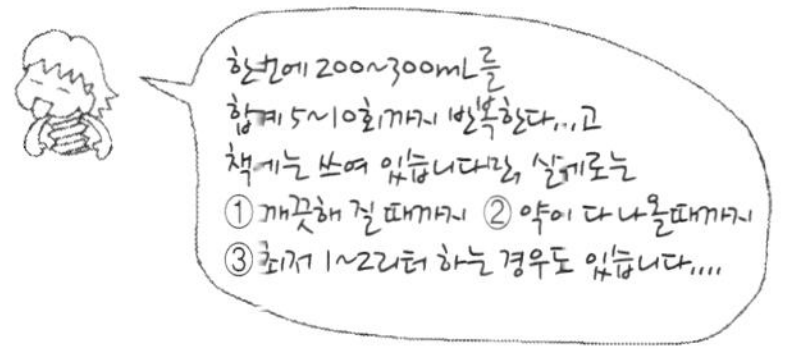

⑥ 약이나 독을 삼킨
경우에는

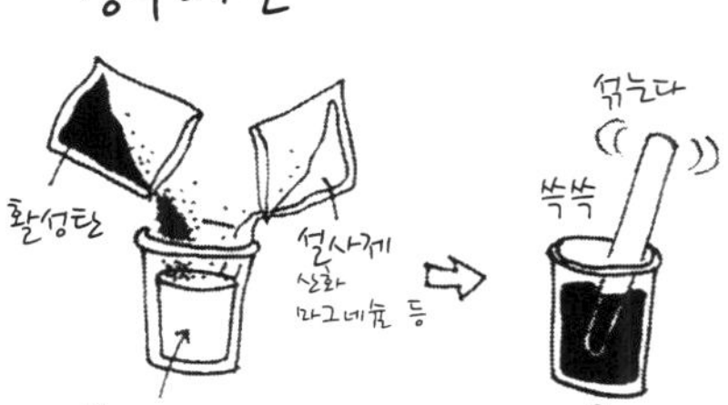

※ 활성탄: 흡착제. 탄가루가 약 알갱이를
흡착하기 때문에 체내에 흡수되지
않을 수 있다.
설사제: 이도 약을 흡수하지 않고 가능한 한
아래로 내보내기 위해 복용한다.

⑦
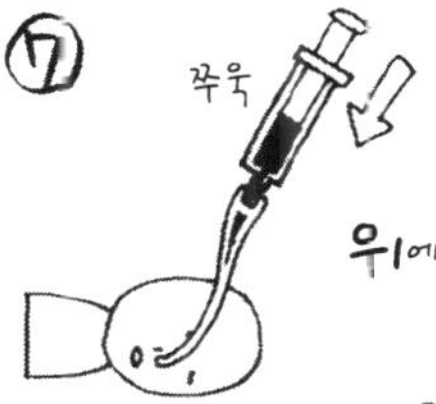

위에 주입합니다

⑧ 재빠르게 뺍니다.

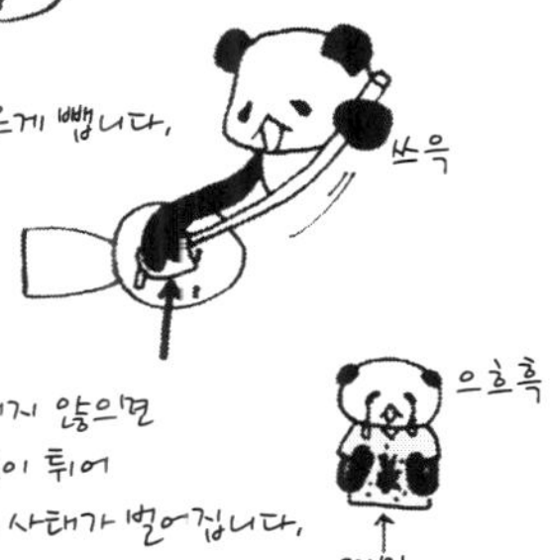

천을 대지 않으면
활성탄이 튀어
엄청난 사태가 벌어집니다.

끝

위관·위세척

Column　약을 대량으로 삼킨 환자

약물중독으로 「자살하려고 수면제나 정신과 약제를 대량으로 삼킨」 분들이 내원하는 걸 자주 보게 됩니다. 그 외 대량 복용사건은 아이나 노인 외에는 거의 없죠. 하지만 이런 경우, 가령 수면제 **Halcion®의 치사량은 150만 정 이상**이기도 하니 복용량이 모자라도 한참 모자란 경우가 많습니다. 옛 문호에 자살했다고 나온 얘기 때문인지 「수면제를 많이 복용하면 괴롭지 않게 깨끗이 죽을 수 있다」 고 생각하는 분들이 많은 듯 합니다만 실제로는 죽지 않는 답니다. **긴 시간 자게 될 뿐이죠.** 그러다가 깨어나게 되는 겁니다. 하지만 어질러져 있는 많은 약 포장지나 계속 자고 있는 환자를 병원에 데리고 오게 되는 가족의 기분도 모르는 건 아니죠. 잘 훈련된 응급구조대라면 무엇을 어느 정도 마셨는지 조금이라도 추측 가능하도록 반드시 주위에 흩어져 있는 정제 부스러기나 비어 있는 포장 등을 전부 주워 올 겁니다. 그 호의가 무시되지 않도록 고맙게 받아 세어 두도록 합시다. 가족이 데려 오는 경우에도 주위나 쓰레기통에 흩어져 있는 빈 포장을 반드시 모두 가져 오게 해야 합니다. 그리고 그 안에 터무니 없는 약이 섞이지 않은가를 체크하도록 합시다.

그런데 그렇게 대량 복용할 정도의 약을 환자는 어떻게 가질 수 있게 된 걸까요? 인터넷으로 약을 판매하는 것에 대한 안전성 등이 논의되고 있습니다만, 그런 경우는 소수이므로 가장 많은 경우가 병원에서 처방된 약을 몰래 모으는 경우입니다. 의사에게 가서 「약을 먹고 있지만 효과가 없다」 고 하면 양이 늘거나 강한 약을 받을 수 있는 것을 환자는 알고 있기에 그 방법으로 모아서 때가 되면 대량 복용을 하는 거죠. 곤란한 일입니다. 때문에 통원치료하고 있는 병원의 주치의에게 전화하거나 진찰기록부를 가져오게 하면 「무슨 약을 어느 정도 먹었는지」 추측하는데 도움이 된답니다. 혈액을 분석해서 어떤 약물중독인지 조사하면 될 텐데」 라 생각될지도 모르지만 분석 결과가 나오는 것은 빨라야 3일 후, 보통은 1주일 이상 걸립니다. 따라서 **분석 결과를 기다리면 도저히 상황에 맞출 수 없죠.** 그러므로 (만약을 위해 검사하게 될 지도 모르지만) 상황이나 증상으로 판단해서 치료를 시작해야 합니다.

복용한 약의 양과 종류가 짐작된다면 약물중독이 책으로 각각의 치사량과 치료법을 조사합시다. 효과적인 치료법이나 길항제가 있는 경우도 있습니다만, 모르겠다는 경우에는 중독정보센터에 전화해서 상담하도록 합시다.

특별한 치료가 필요한 의약품으로 복용중이든 약 중독일 경우 이하 내용을 파악해 두면 좋습니다.

- 아세트아미노펜(시판하는 해열진통제나 감기약 등)…복용 24~48시간 후에 간기능 장애를 일으키는 것으로 유명. 혈중농도를 측정할 수 있는 경우 측정해 두면 치료 지표가 됩니다.
- 삼환계 항우울제……부정맥·경련을 일으키는 경우가 있음. 특히 QRS폭이 넓어짐에 따른 부정맥 발생에 주의해서 몸관리를 해야 함. 치료제로는 Meylon®이 효과적입니다.
- 살리틸산(아스피린®이나 Bufferin®이 유명)……일반적으로 말하는 「아스피린 중독」. 증상이 가볍다면 두통·귀울림·어지러움증 등의 중추신경 증상을, 중증이라면 발열·경련·혼수·폐부종 등을 일으킵니다. 소변을 알칼리화 시키면 효과적으로 배설 가능하니 Meylon®을 사용합시다.
- 경구혈당약이나 강압제 등 내과계 약물……저혈당이나 저혈압의 내과적 치료. 다만 「자살하려고 대량 복용하는 사람」 의 상당수는 왜인지 정신과 영역의 약을 좋아하기에 내과적 약을 대량 복용하는 케이스는 거의 없습니다.

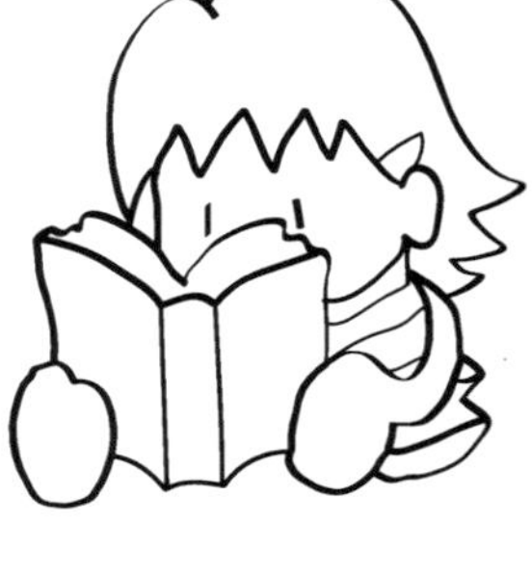

도뇨관 삽입

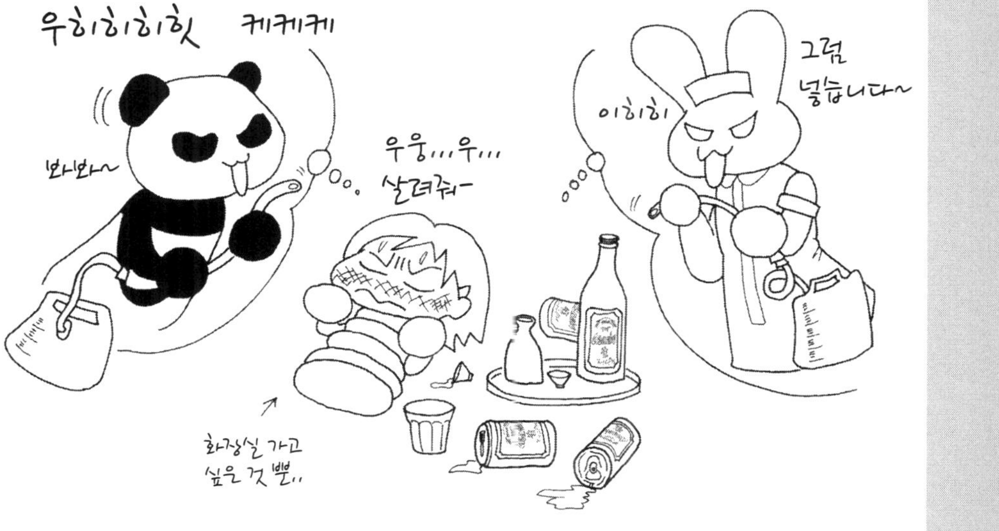
우히히히힛 케케케
봐봐~
우웅…우…
살려줘~
이히히
그럼
넣습니다~
화장실 가고
싶은 것 뿐..

【도 뇨 관 삽 입】

기다리셨습니다! 도뇨관 삽입!! 드디어 야한 이야기를 시작하게 되는군요. 풍선이 달려 있는 독특한 카테터를 사용하기 때문에 「요도 풍선」이라고도 부르죠. 그렇습니다! **요도에서 방광으로 관을 돌진시키는 행위**입니다. 우선 남·녀 모두의 음부를 보지 않으면 이야기가 시작되지 않죠. 부끄럼쟁이에겐 힘든 기술이지만! 도뇨관을 삽입해보면보면 부끄럽다는 기분은 대개 없어지게 됩니다. 가수가 무대에서 떨지 않기 위해 외우는 주문인 「손님을 감자라고 생각하자」는 것 같이 환자의 인격/국부/병이 모두 별개라고 생각되는 거죠. 환자분들이 필요 이상 부끄러워하는 경우도 있습니다만, 간호사의 입장에서는 솔직히 익숙하기에 특별히 아무것도 느껴지지 않으므로 이상하게 반응하지 않았으면 하는 바램입니다. 그냥 물 흐르듯이 자연스럽게 생각하는 것이 서로에게 가장 좋지 않을까요?

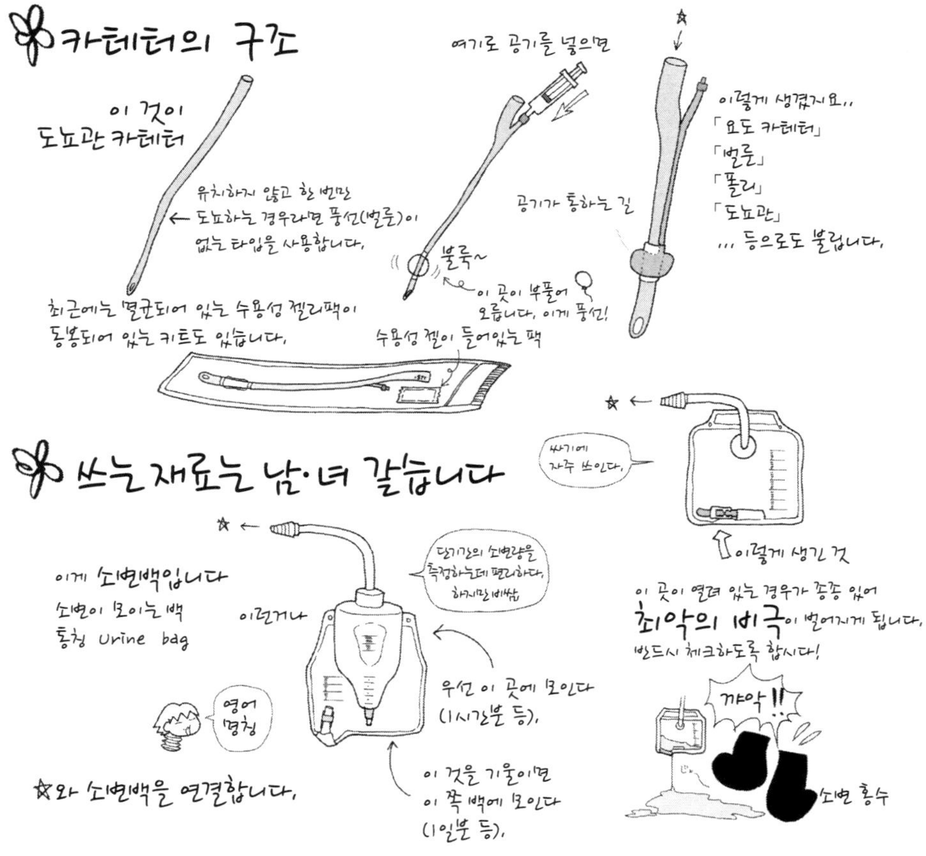

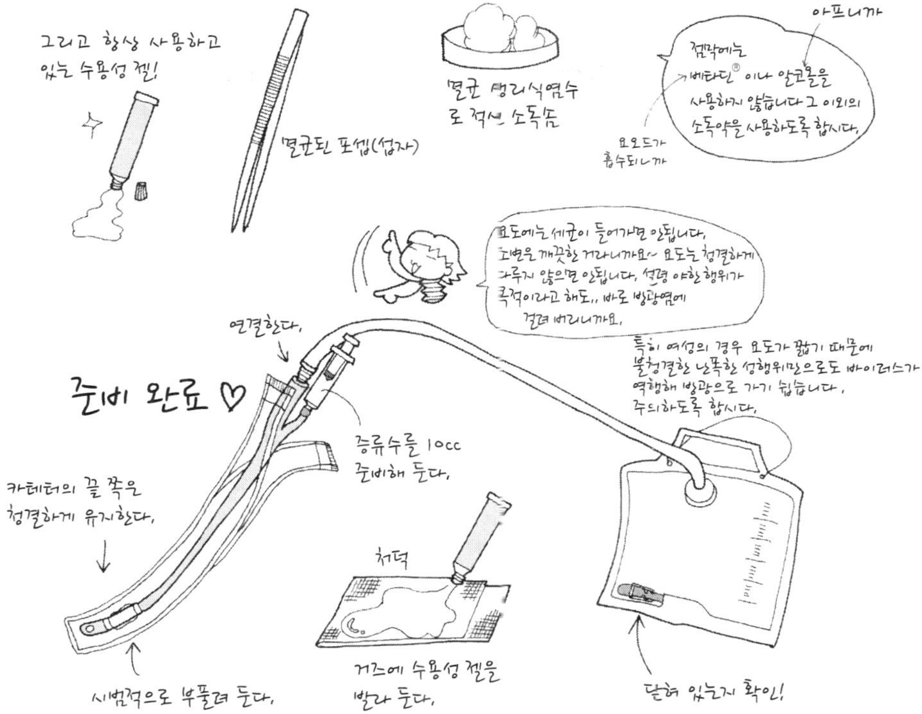

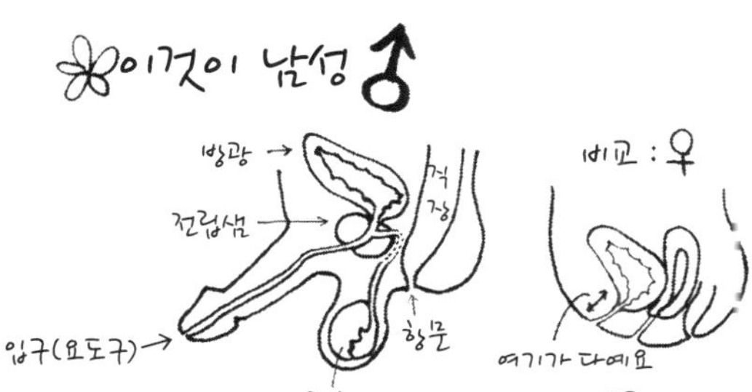

우선은 남성부터. 남성의 요도는 성기가 있는 만큼 깁니다! 여성 5cm에 비해 남성은 14cm 정도로 길죠. 남성 요도의 최대 난관은 전립샘입니다. 슬슬 진행되고 있던 카테터가 갑자기 걸려 앞으로 진행되지 않는다면 그 곳이 바로 전립샘입니다. 특히 중년 이후에는 전립샘이 점점 커지기에 풍선에 걸리게 되는 거죠. 전립샘를 정복하는 것이 남성 도뇨관 삽입의 전부라 해도 과언이 아닐 것입니다.

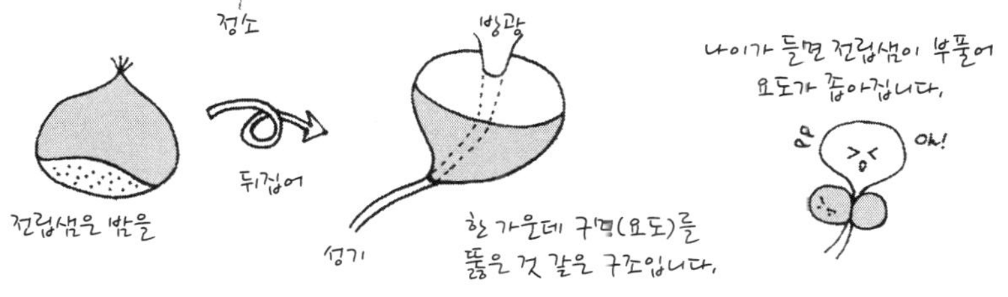

먼저 남성 ♂부터!

그럼 어떻게하지~

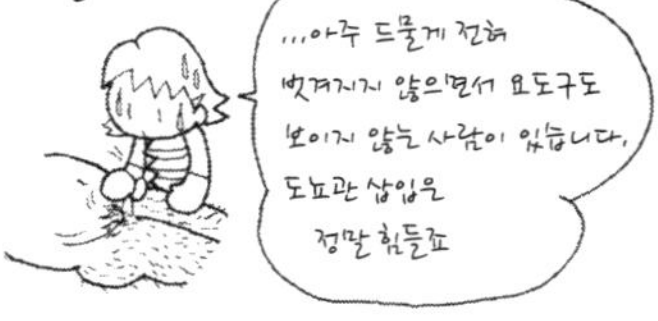
...아주 드물게 전혀 벗겨지지 않으면서 요도구도 보이지 않는 사람이 있습니다. 도뇨관 삽입은 정말 힘들죠

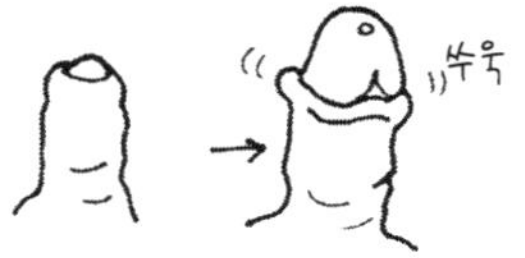
쑤욱

피부가 덮고 있다면 → 피부를 벗깁니다.

우선은 요도구를
노출시킵니다.
남성의 크기는
사람마다 다릅니다. 정말로!

... 어쨌던 **요도구**가 보이면 되는 겁니다.

남성♂은 이렇게 잡도록 합시다

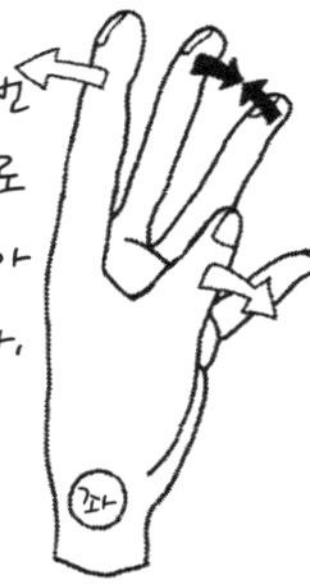

1, 2번 손가락으로 끝쪽을 잡아 입구를 넓힌다.

3, 4번 손가락으로 뿌리쪽을 잡는다.

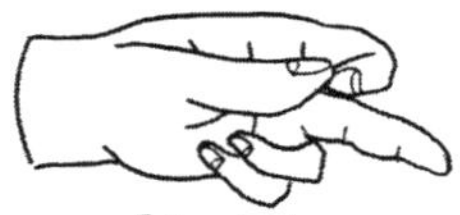

이렇게 잡는다.

그럼 여러분~ 휘둘러 볼까요?

이렇게 손으로 잡아 봅시다!

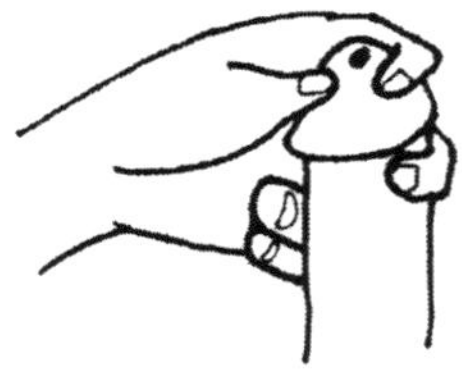

1, 2번 손가락으로 요도구를 벌립니다.

3, 4번 손가락으로 성기의 뿌리를 잡고 위로 당깁니다.
이 후 7번 단계에서 곧게 늘리는 것은
이 3, 4번 손가락의 역할입니다.

드디어 카테터 삽입입니다.
엄청~ 아프다고 합니다!!

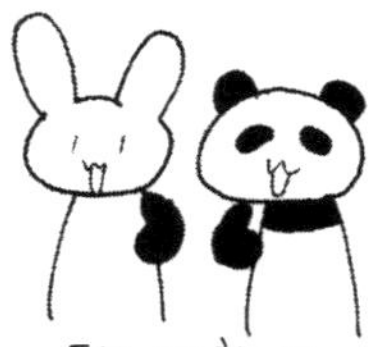

두명이서 합시다.

①

역시✧
장갑은 껴야죠.

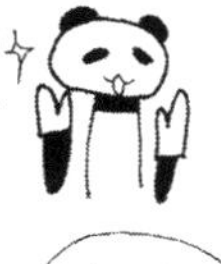

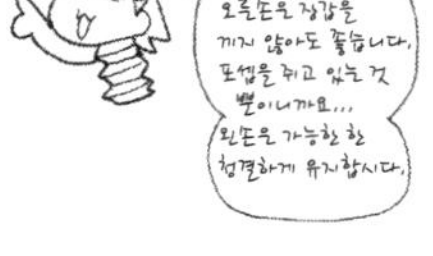
엄밀하게 말해 오른손은 장갑을 끼지 않아도 좋습니다. 포셉을 쥐고 있는 것 뿐이니까요... 왼손은 가능한 한 청결하게 유지합시다.

② 오른 손에 핀셋을,
왼손에 성기를 잡고 소독약을 집습니다.

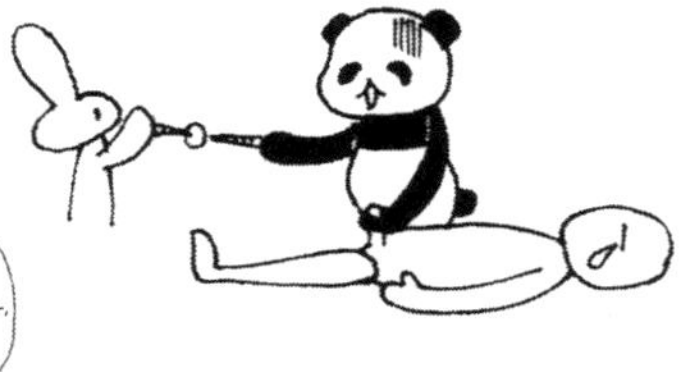

③ 빙글빙글 입구를 소독합니다.

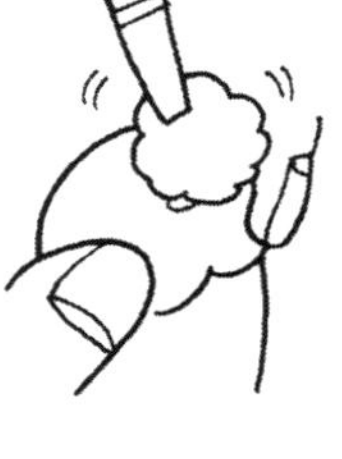

④ 카테터 끝쪽에 수용성 젤을 듬뿍 바릅니다.

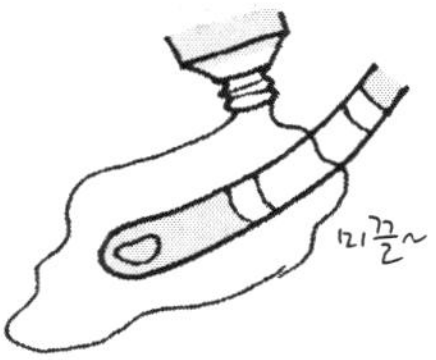

⑤

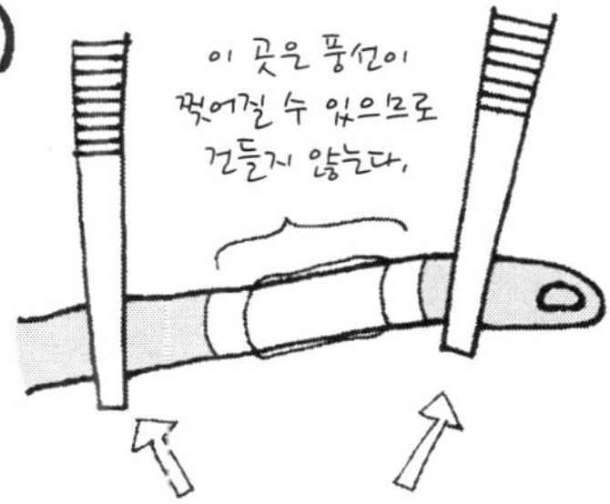

포셉으로 이곳 또는 이 곳을 잡습니다.

⑥

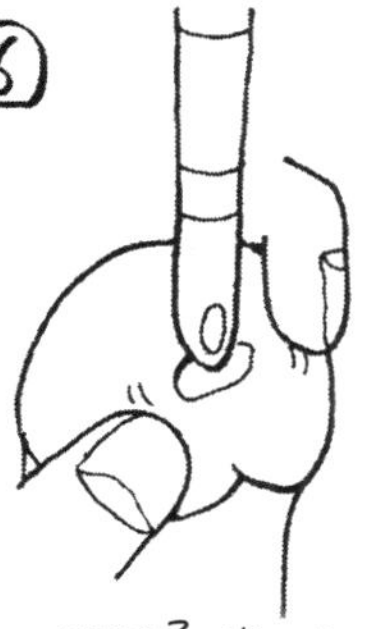

요도구를 벌리고
카테터를 갖다 댑니다.

⑦ 한번에 삽입!
수직으로 넣는다!!

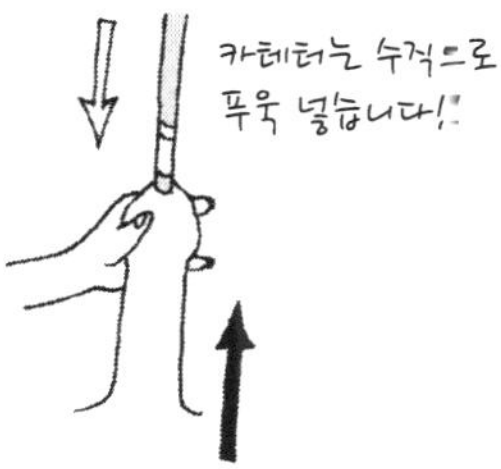

⑧ 걸렸다!!
...그 곳이 전립샘입니다.

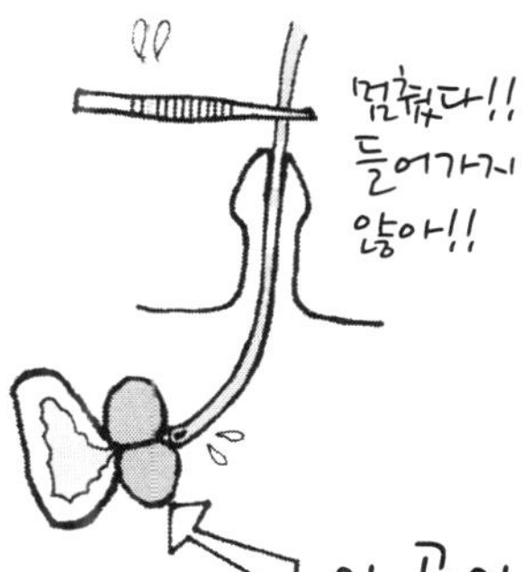

⑨

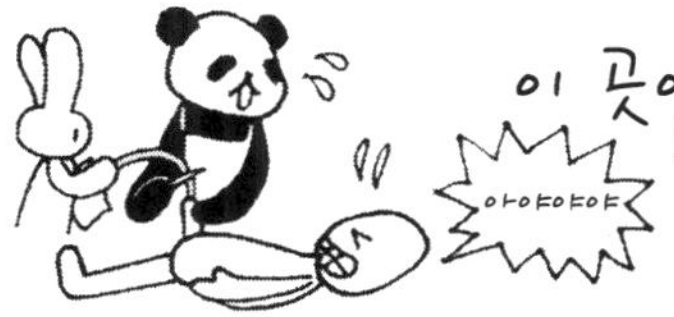

이 곳이 가장 아프다고 합니다.
「배로 숨을 내쉬어 주세요♪」
라 말하며 편하게 있을 수 있도록 유도합시다.

⑩ 전립샘을 지나간 후에도
계속 수직으로 삽입합니다.

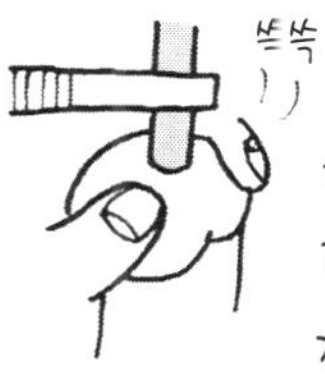

도중에 미끌어짐이
좋지 않아졌다면
젤을 더 발라 줍시다.

도뇨관 삽입

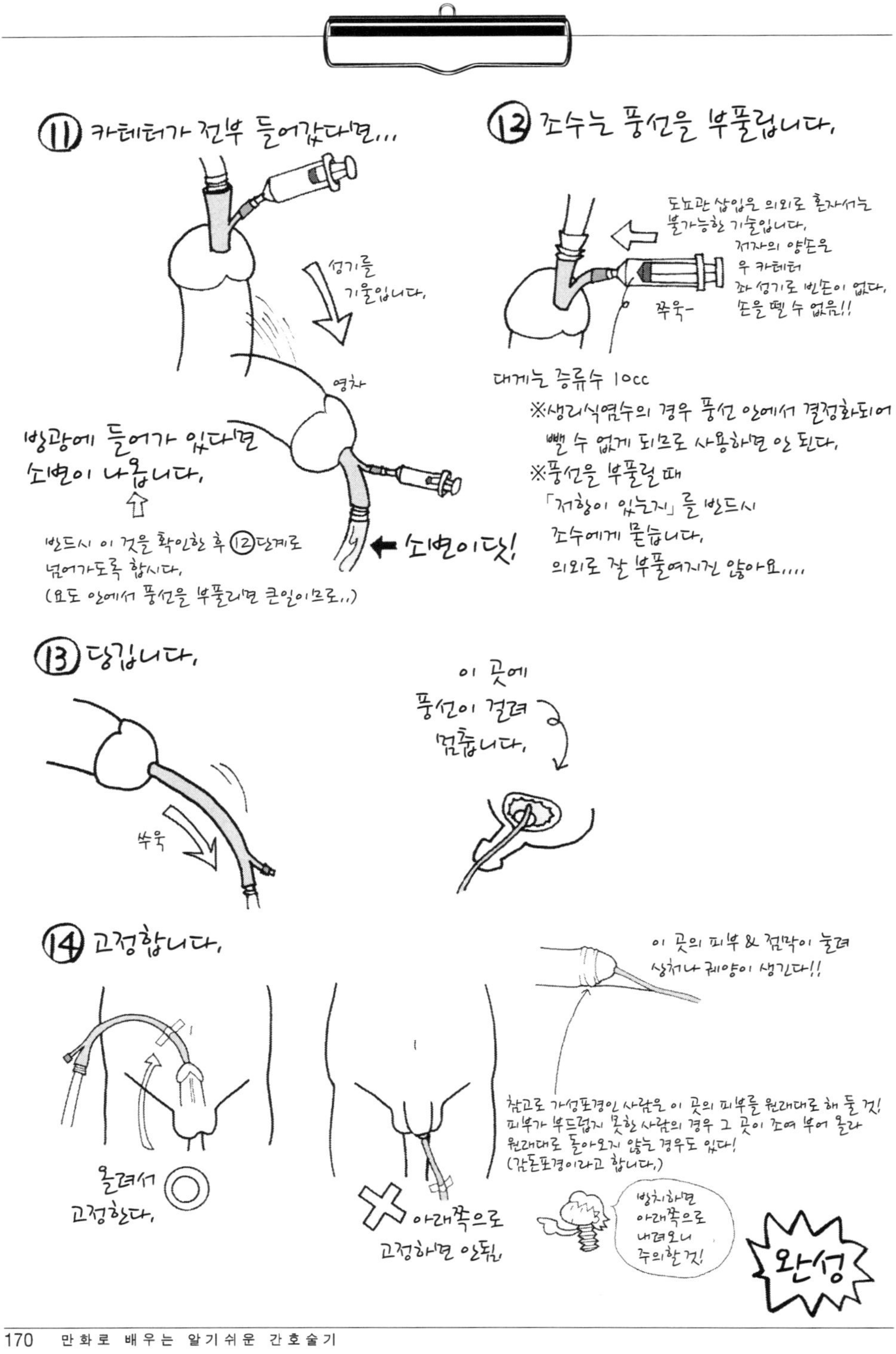

⑪ 카테터가 전부 들어갔다면...
성기를 기울입니다.
영차
방광에 들어가 있다면 소변이 나옵니다.
소변이닷!
반드시 이 것을 확인한 후 ⑫단계로 넘어가도록 합시다.
(요도 안에서 풍선을 부풀리면 큰일이므로..)
⑫ 조수는 풍선을 부풀립니다.
도뇨관 삽입은 의외로 혼자서는 불가능한 기술입니다.
저자의 양손은 우 카테터 좌 성기로 빈손이 없다. 손을 뗄 수 없음!!
쭈욱-
대개는 증류수 10cc
※생리식염수의 경우 풍선 안에서 결정화되어 뺄 수 없게 되므로 사용하면 안 된다.
※풍선을 부풀릴 때 「저항이 있는지」를 반드시 조수에게 묻습니다.
의외로 잘 부풀여지진 않아요....
⑬ 당깁니다.
쑤욱
이 곳에 풍선이 걸려 멈춥니다.
⑭ 고정합니다.
올려서 고정한다. ◎
✕ 아래쪽으로 고정하면 안됨.
이 곳의 피부 & 점막이 눌려 상처나 궤양이 생긴다!!
참고로 가성포경인 사람은 이 곳의 피부를 원래대로 해 둘 것! 피부가 부드럽지 못한 사람의 경우 그 곳이 조여 부어 올라 원래대로 돌아오지 않는 경우도 있다! (감돈포경이라고 합니다.)
방치하면 아래쪽으로 내려오니 주의할것!
완성

들어가지 않는다......대개는 전립샘에서 막힌 경우, 이게 어떻게 해야 할까요?

♂ 남성 도뇨관 삽입이 잘 들어가지 않는 경우

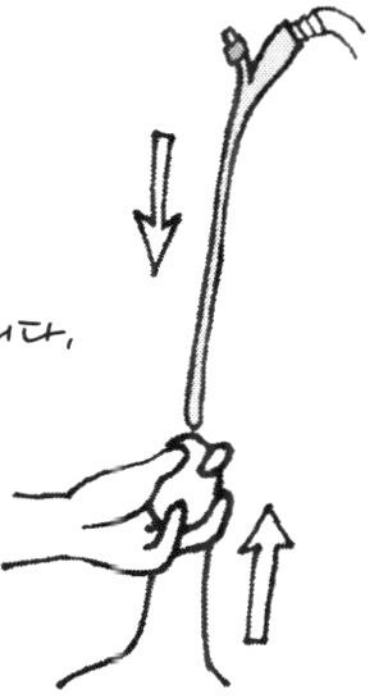

1 들어 올린다!!

성기를 하늘 높이 수직으로 들어 올립니다.
힘껏 잡아당겨도 좋음.

2 윤활제

저자 맘대로 이름지었습니다!「수용성 젤 폭탄」을 만듭시다.

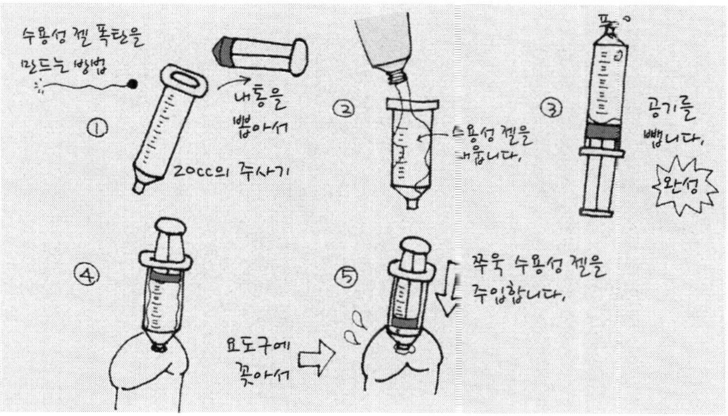

3 카테터를 바꾸어 본다.

① 티에만(Tiemann) 카테터를 사용해 본다.
② 카테터의 굵기를 바꾸어 본다.

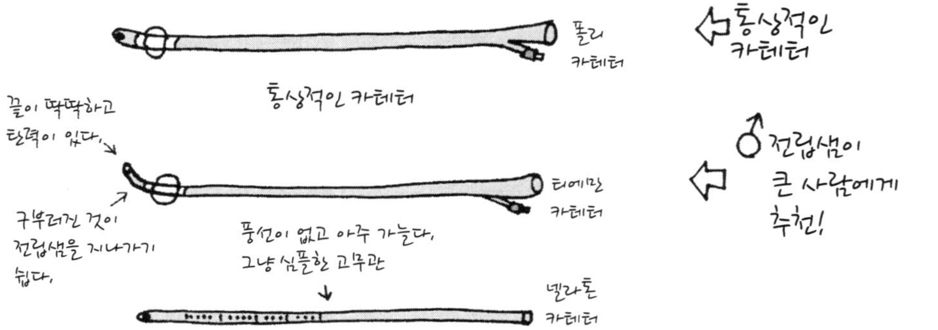

보통은 16Fr을 사용한다.
→14Fr→12Fr 로 가는 것을 사용해 본다.
(반대로 너무 얇아도 탄력이 없기 때문에 잘 들어가지 않을 수 있다)
…한 마디로 여러가지 카테터로 시도해 봅니다!

4 이래도 안 된다면 반드시 비뇨기과를 부르도록 합니다.

이것이 여성!!!

여성의 경우, 실은 이 쪽이 훨씬 더 생소하답니다. 여성은 구조적으로 자신의 성기조차 거울을 사용하지 않으면 볼 수 없답니다. 게다가 특별히 볼 일도 없구요. 찬찬히 자신의 국부를 관찰할 기회도 없습니다.

그러나 여기서 감히 말하자면! 여자, 특히 간호사인 당신은 자신의 성기정도는 봐 둡시다. 적어도 **질과 요도의 차이 정도는 알아 둬야죠.** 부끄럼쟁이 아가씨도 성실한 간호학생도 자신의 여성성을 컨트롤 하기 위해서라도 그 정도의 지식은 불가결한 것이랍니다. 성실한 남성 간호사 제군도 마찬가지! 성년 남자라면 모자이크 없는 화면 정도는 봐 줘야 합니다! 옛날에 비해 상당히 편리한 시대가 됐으니 그 정도는 봐 두도록 합시다. 진짜로!

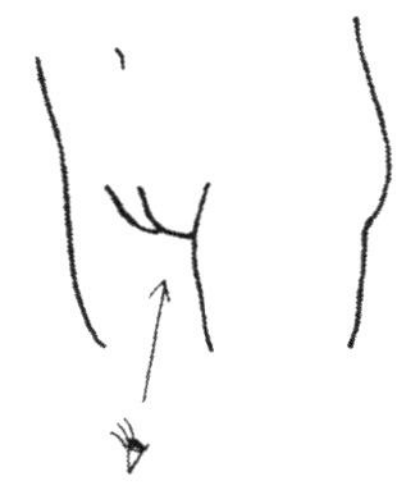

① 죄송합니다만…
이런 자세를
해 주셔야 합니다.

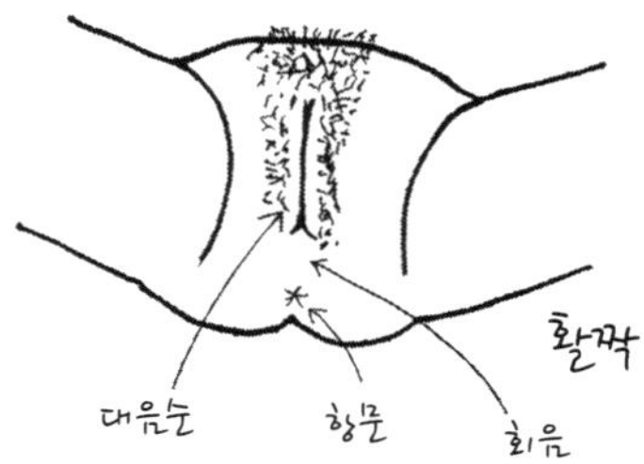

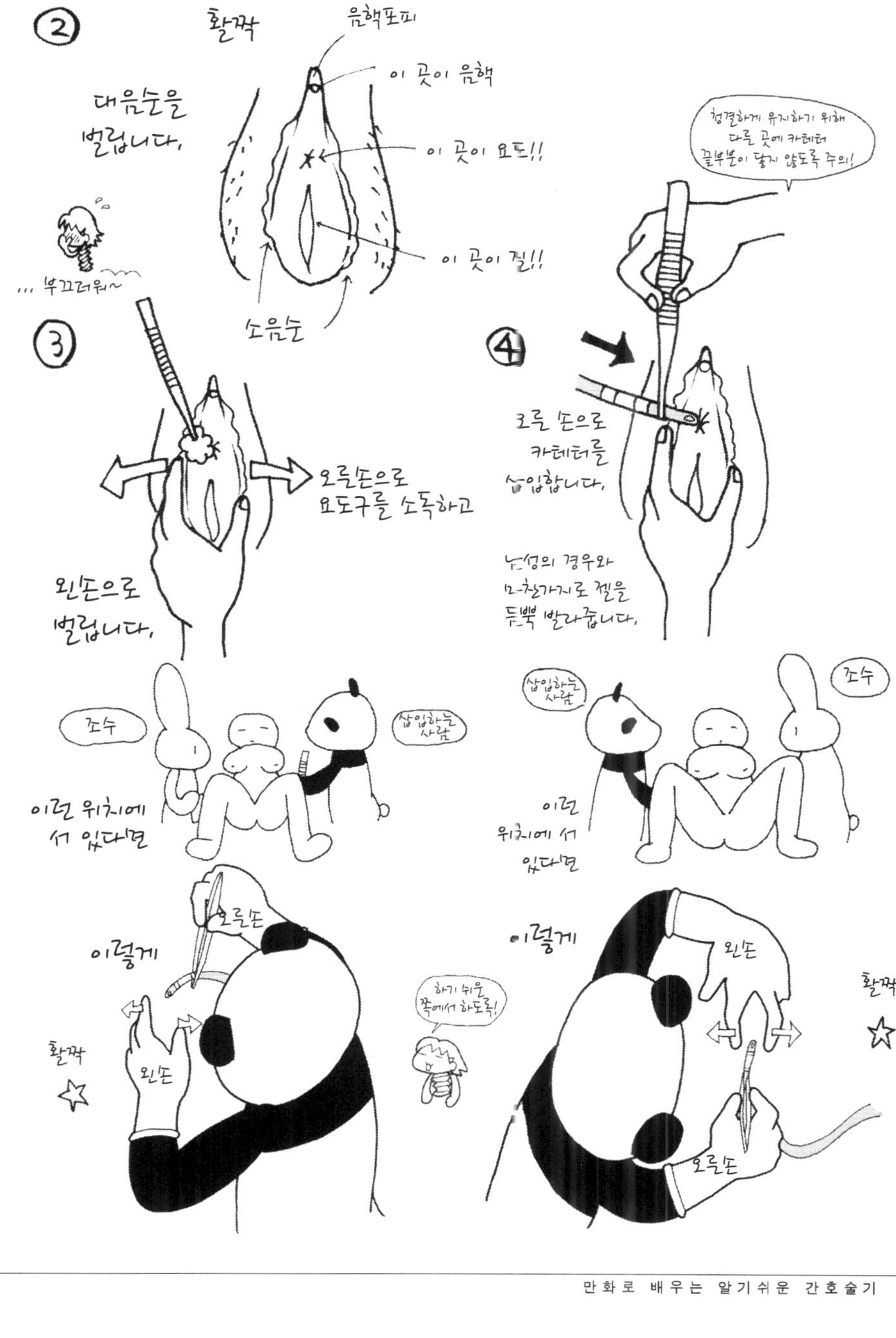
②
활짝
음핵포피
이 곳이 음핵
대음순을 벌립니다,
이 곳이 요도!!
이 곳이 질!!
... 부끄러워~
소음순
③
오른손으로 요도구를 소독하고
왼손으로 벌립니다,
청결하게 유지하기 위해 다른 곳에 카테터 끝부분이 닿지 않도록 주의!
④
오른 손으로 카테터를 삽입합니다,
남성의 경우와 마찬가지로 젤을 듬뿍 발라줍니다,
조수
삽입하는 사람
이런 위치에 서 있다면
삽입하는 사람
조수
이런 위치에 서 있다면
이렇게
오른손
왼손
활짝
하기 쉬운 쪽에서 하도록!
이렇게
왼손
활짝
오른손

⑤ 여성의 경우 카테터를 전부 삽입하지 않아도 소변이 나오는 경우가 많습니다.

(여성의 요도는 5cm 정도로 짧기 때문에)

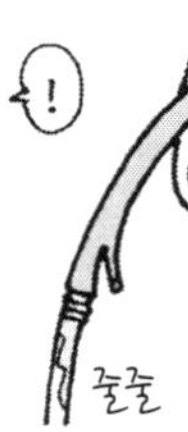

⑥ 이후는 남성 ♂ 의 경우와 동일!

♂ ⑫⑬⑭번 단계를 실시하도록 합시다.

.... 때문에 일반적으로 여성의 경우가 삽입하기 쉽습니다 하지만!!!!

젊은 여성은 질이 견고하기 때문에 요도와 질을 확실하게 구별할 수 있습니다... 만

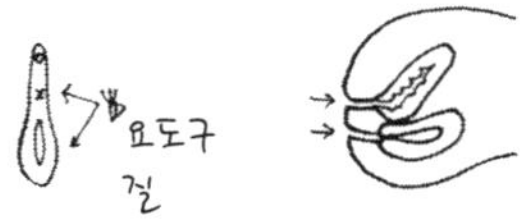

생식기가 지난 아주머니의 경우 질이 수축되어 있기 때문에

수축된 질과 함께 요도도 들어가 있다.

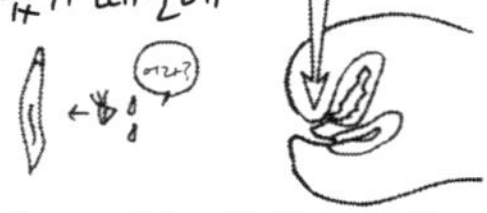

하나의 구멍으로 보입니다!!

어떻게 해도 질에 들어가 버리는 경우가 있습니다.

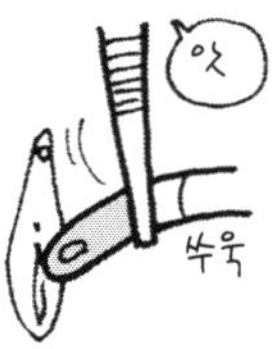

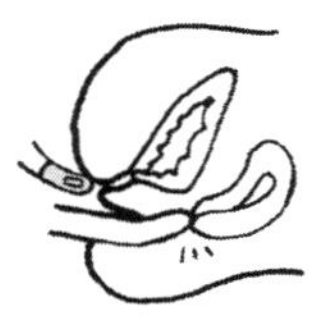

그런 경우에는 손가락을 넣어 자궁경부를 확인하면서 요도로 다가가... 는 방법이 유효합니다.

끝!

주의!

① 카테터는 길고 흔들흔들 거리는 물건이라 쥐는 위치가 나쁘면 불청결해 집니다. 주의하도록 합시다.

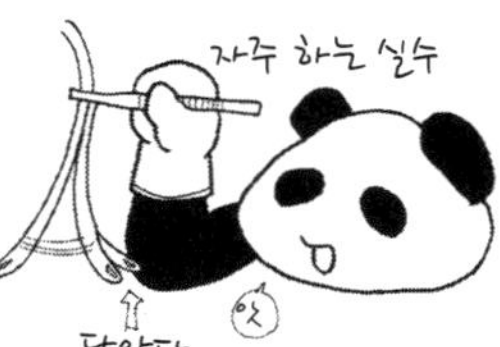

② 카테터가 들어가는 것을 따라 조수도 다가 서도록 합니다.

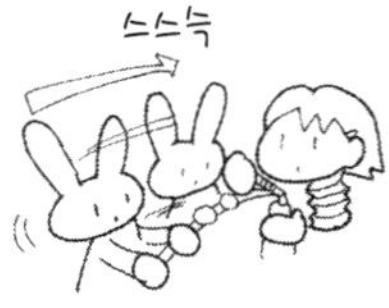

관장

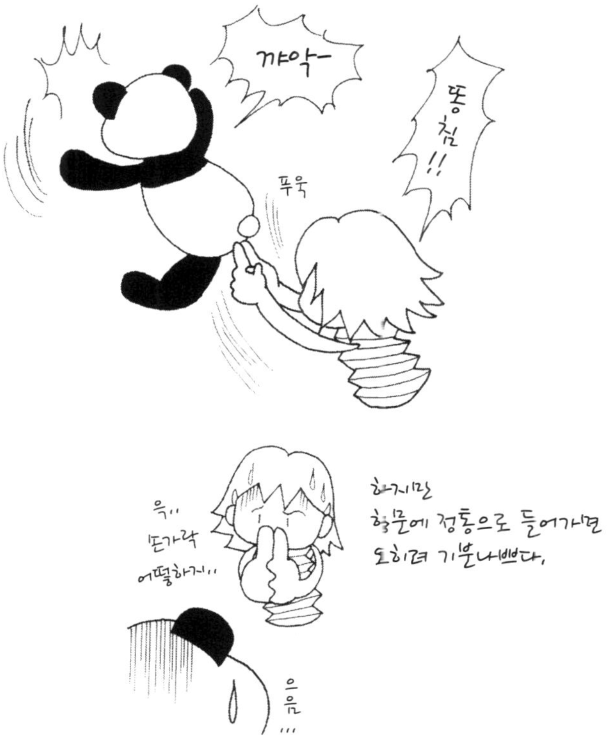

【관 장】

관장... 이라면 먼저 똥침이 생각나죠. 이번에 다루는 기술은 「관장」 입니다. 병원에서 「관장」 은 항문에 글리세린 액체를 주입하여 배변을 촉진시키는 것을 말합니다. 직장 및 S상결장까지의 변은 관장으로 배출 가능하죠.

변비로 괴로워하고 있는 사람에게는 물론, 원인이 확실치 않은 복통으로 괴로워하는 사람에게 진단목적으로(관장으로 변이 나온 후 복통 증상이 없어지면 변비가 원인이었다는 것을 알 수 있으며, 어린이 복통의 주요 원인은 변비인 경우가 많습니다.), 변의 색을 검사해야 할 때도 관장을 합니다 (딸기젤리 모양의 변이 나온다면 → 장중첩증 진단 가능 등).

또한 글리세린 관장은 약국에서도 시판되고 있기 때문에 환자가 **가정에서 하는 것도 가능**합니다. 시판하고 있는 것은 한 개당 관장양을 줄이고 관 길이를 짧게 한 것으로 안전성을 높인 것이랍니다.

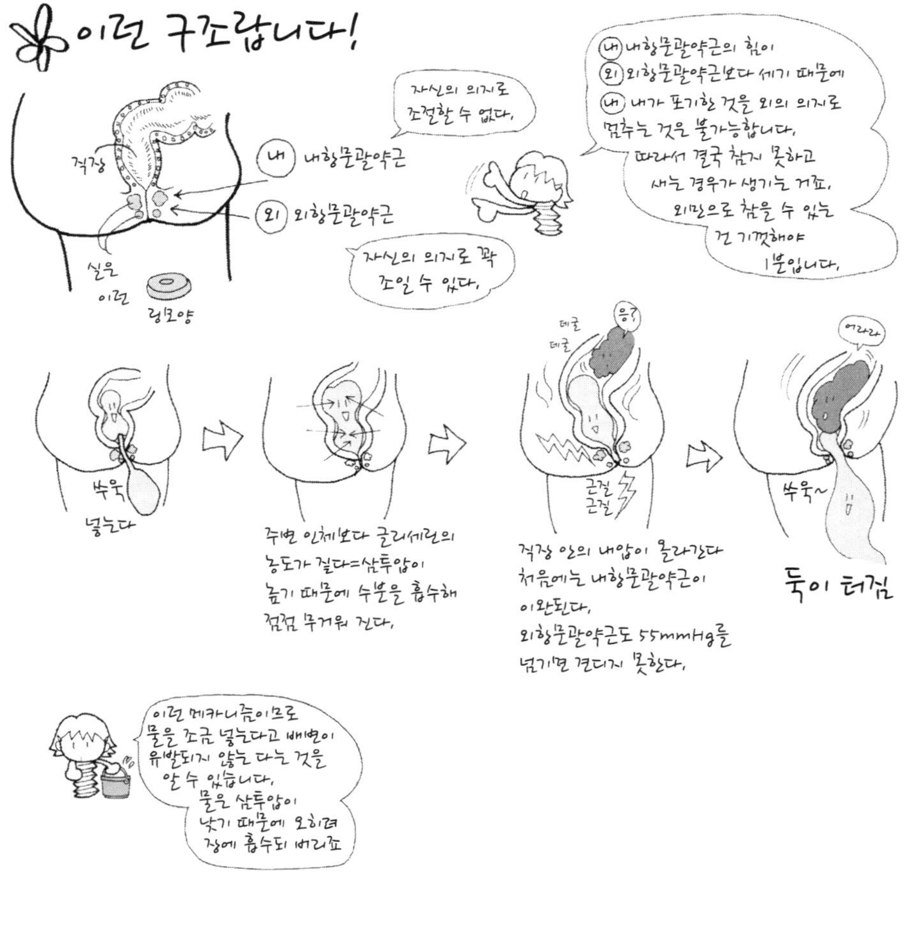

우선은 고전적인 유형부터!

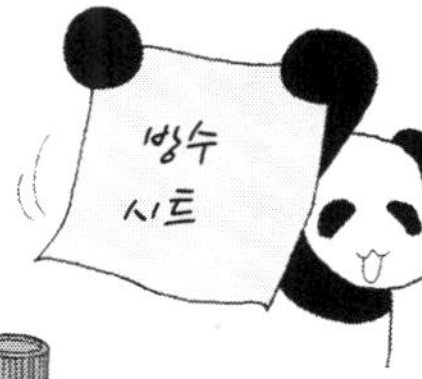

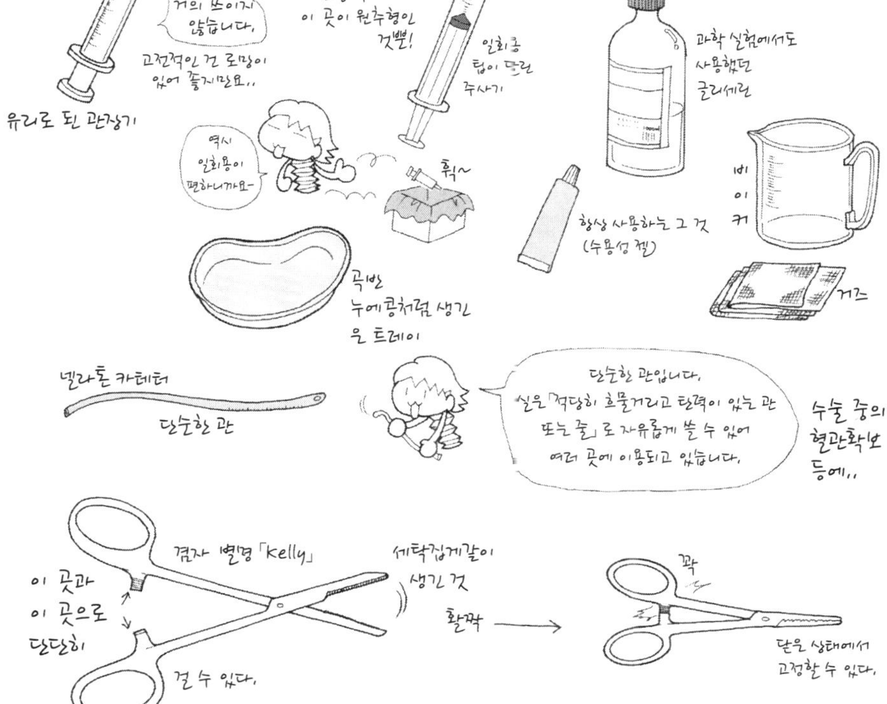

글리세린을 만들자

① 글리세린을 **50%**로 희석해 피부 온도(38~40°C) 정도로 데워 둡니다.

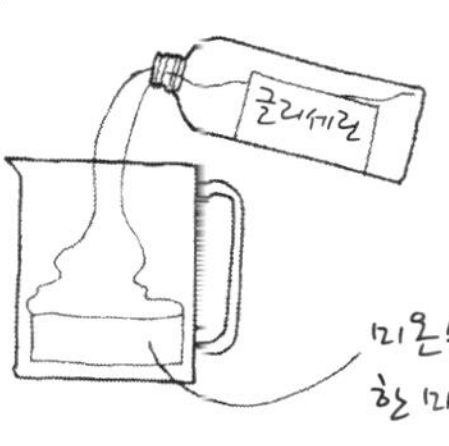

관장

② 잘 섞습니다.

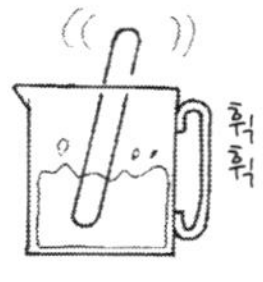

③ 주사기(관장기)에 담습니다.

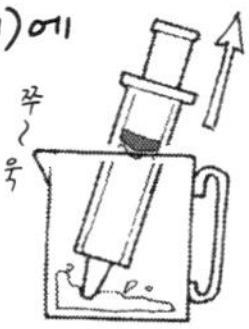

※ 50% 글리세린액의 양
기본적으로
체중(kg)×1~2mL라고
생각하면 OK

성인	60mL~120mL
소아	~3개월 10mL
	한살까지 20mL
	다섯살까지 30mL
	여섯살 이상 40mL

④ 주사기 끝에 넬라톤 카테터를 연결하고

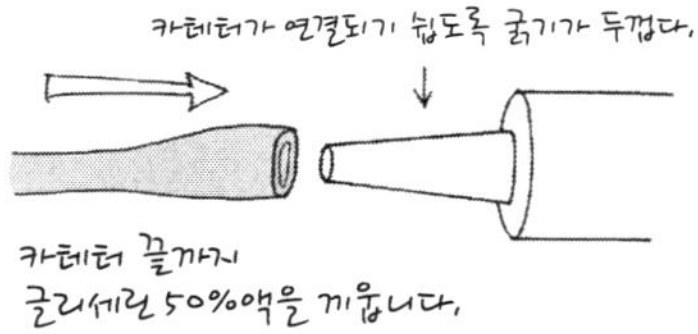

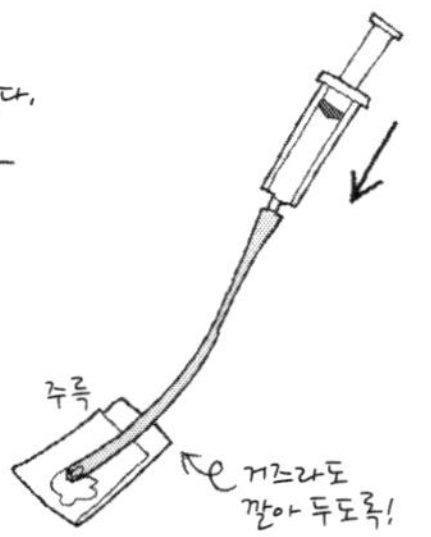

⑤ 겸자를 끼워두면 준비완료!

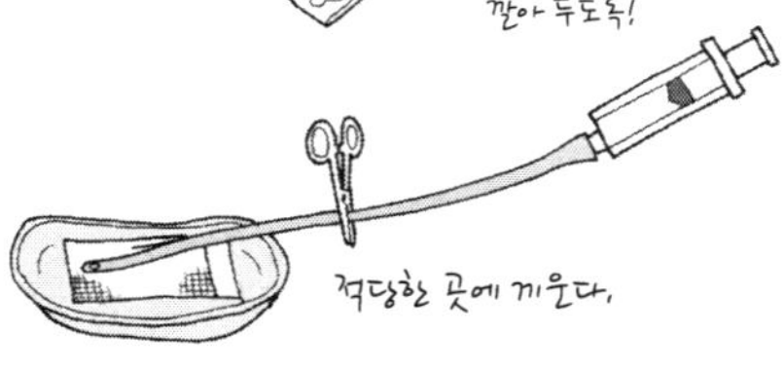

✿ 그럼, 넣어볼까요~

⑥ 이런 자세를 취하게 합니다.

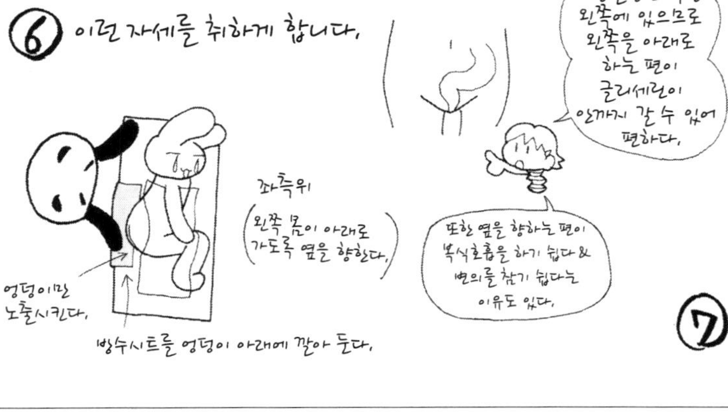

S상결장은 직장 왼쪽에 있으므로 왼쪽을 아래로 하는 편이 글리세린이 안까지 갈 수 있어 편하다.
좌측위
(왼쪽 몸이 아래로 가도록 옆을 향한다.)
엉덩이만 노출시킨다.
방수시트를 엉덩이 아래에 깔아 둔다.
또한 옆을 향하는 편이 복식호흡을 하기 쉽다 & 변의를 참기 쉽다는 이유도 있다.

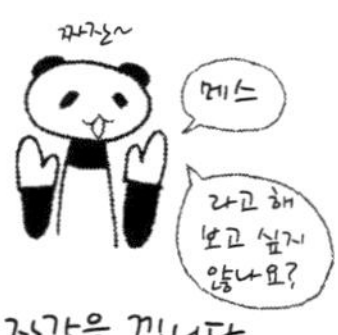

짜잔~
메스
라고 해 보고 싶지 않나요?

⑦ 장갑을 낍니다.

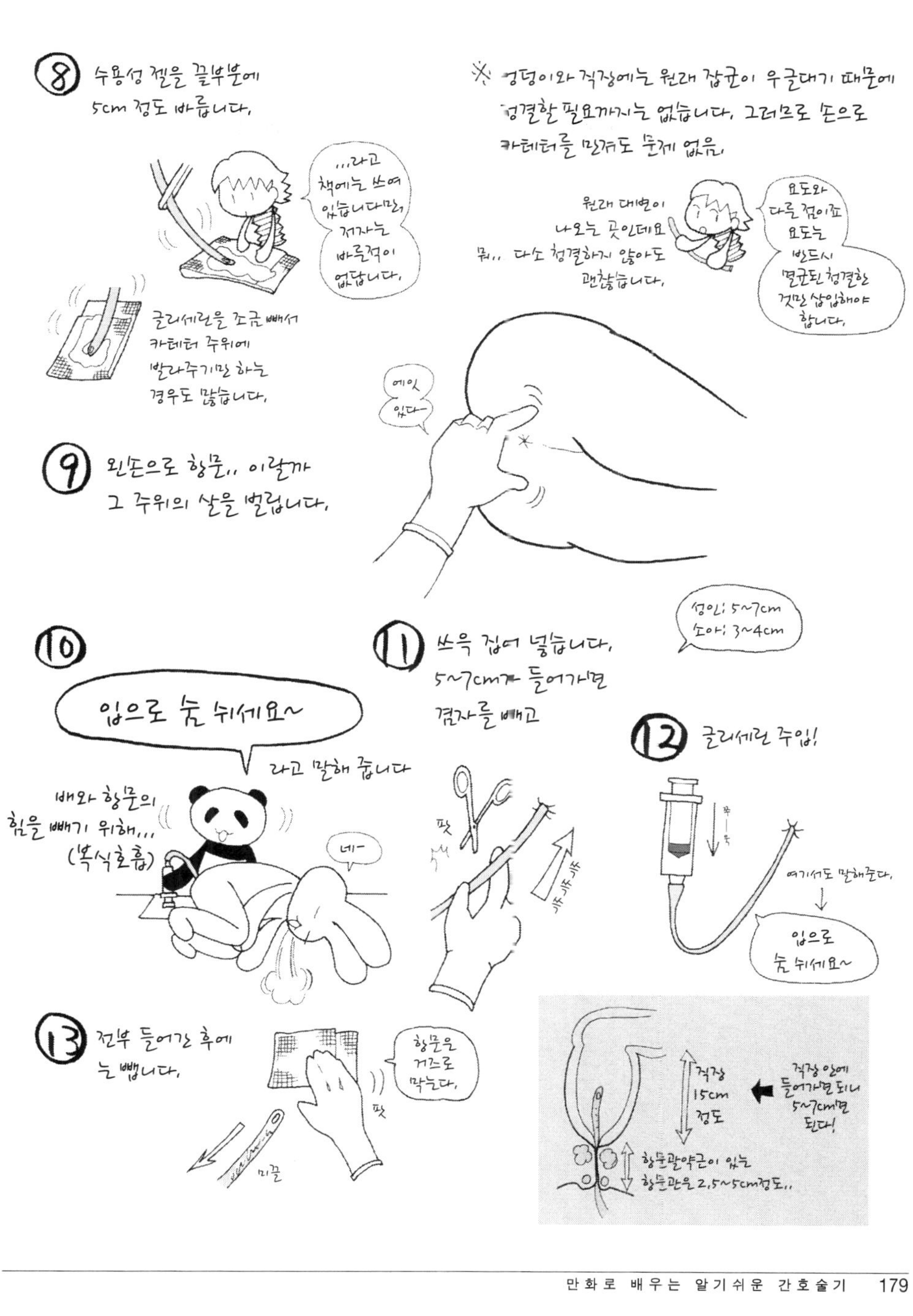

⑧ 수용성 젤을 끝부분에 5cm 정도 바릅니다.
...라고 책에는 쓰여 있습니다마는 저자는 바른적이 없답니다.
글리세린을 조금 빼서 카테터 주위에 발라주기만 하는 경우도 많습니다.
※ 엉덩이와 직장에는 원래 잡균이 우글대기 때문에 청결할 필요까지는 없습니다. 그러므로 손으로 카테터를 만져도 문제 없음.
원래 대변이 나오는 곳인데요 뭐.. 다소 청결하지 않아도 괜찮습니다.
요도와 다른 점이죠 요도는 반드시 멸균된 청결한 것만 삽입해야 합니다.
에잇 있다~
⑨ 왼손으로 항문.. 이랄까 그 주위의 살을 벌립니다.
성인: 5~7cm
소아: 3~4cm
⑩
입으로 숨 쉬세요~
라고 말해 줍니다
배와 항문의 힘을 빼기 위해... (복식호흡)
네~
⑪ 쓰윽 집어 넣습니다. 5~7cm가 들어가면 겸자를 빼고
팍
쑤욱 쑤욱
⑫ 글리세린 주입!
쭈~욱
여기서도 말해준다.
입으로 숨 쉬세요~
⑬ 전부 들어간 후에 는 뺍니다.
항문은 거즈로 막는다.
팍
미끌
직장 15cm 정도
직장 안에 들어가면 되니 5~7cm면 된다!
항문괄약근이 있는 항문관은 2.5~5cm정도..

관장

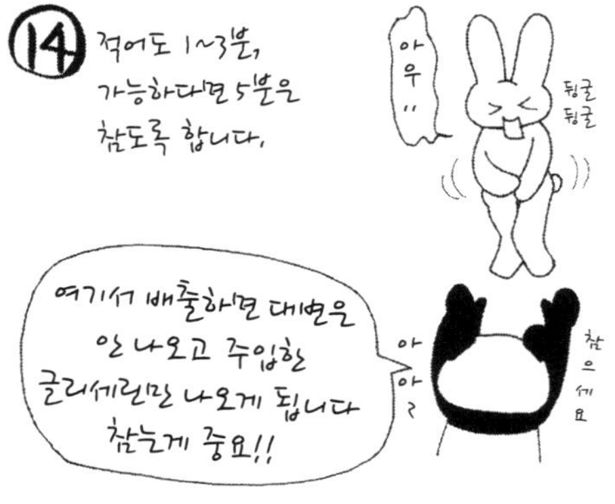

⑭ 적어도 1~3분,
가능하다면 5분은
참도록 합니다,
아우..
뒹굴 뒹굴
여기서 배출하면 대변은 안 나오고 주입한 글리세린만 나오게 됩니다 참는게 중요!!
아아~
참으세요

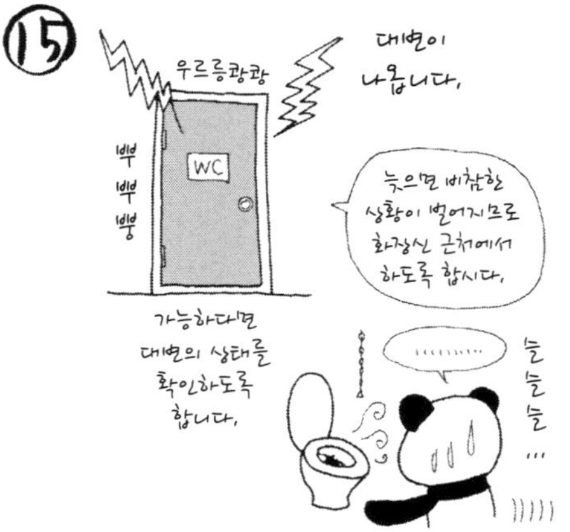

⑮
우르릉쾅쾅
대변이 나옵니다,
뿌뿌뿡
WC
늦으면 비참한 상황이 벌어지므로 화장실 근처에서 하도록 합시다,
가능하다면 대변의 상태를 확인하도록 합니다,
......

최근에는 대부분 일회용 관장을 합니다,

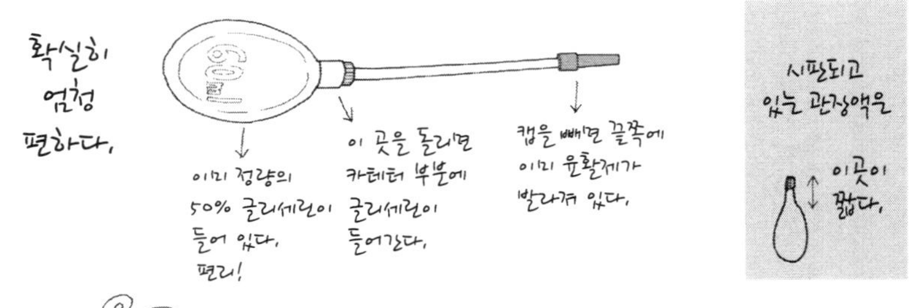

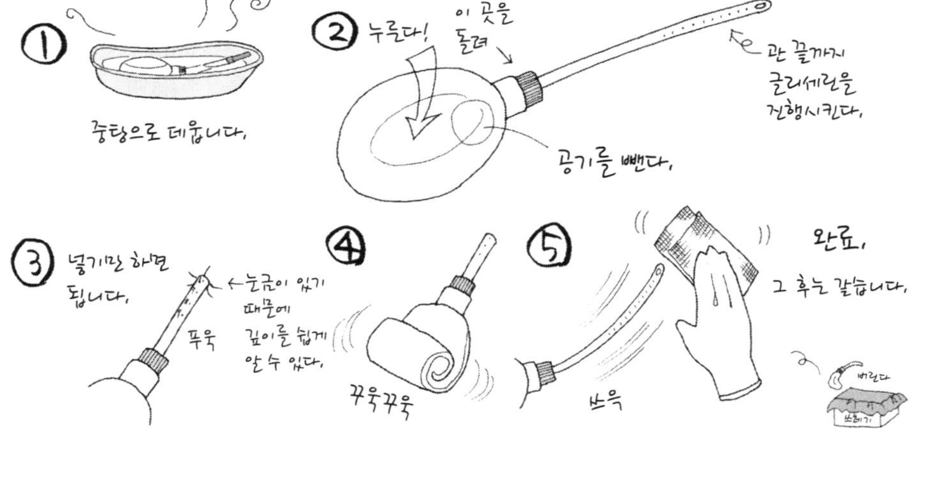

✿ 고압관장(최근에는 거의 하지 않습니다)

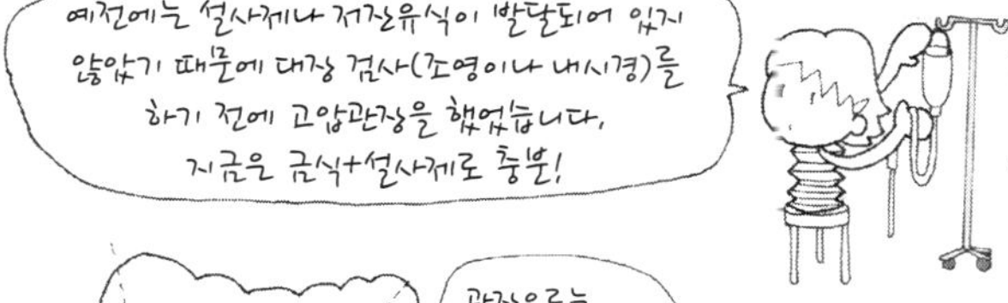

환자 몸의 부담은
큰 반면 과학적 근거는 불충분하답니다.
병원에서는 그리 본적도 없는데 말이죠..

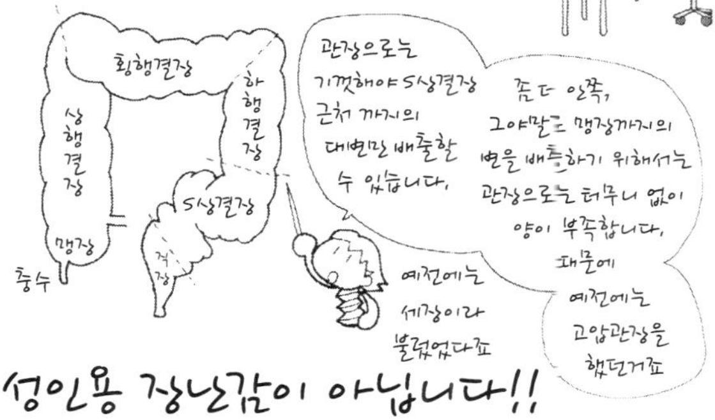

현재 유일하게
고압관장을 하는 경우는
장중첩증 치료할 때
정도입니다.

✿ 성인용 장난감이 아닙니다!!
준비물

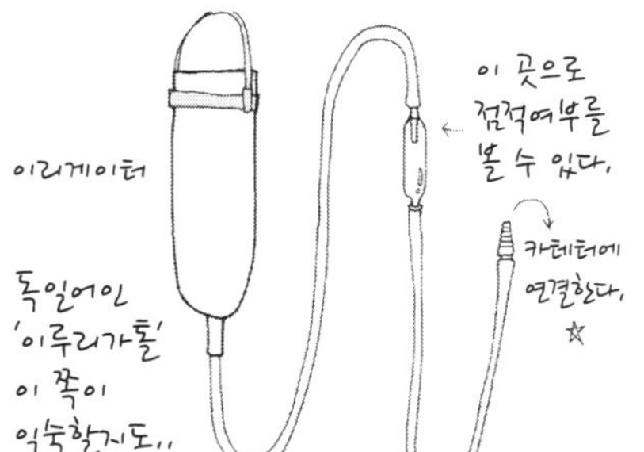

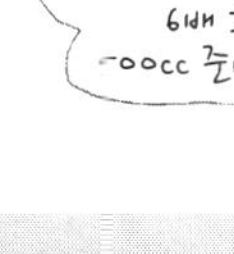

들어가는 액체의 종류는 여러가지!
500~1,000cc를
피부온도(38~40℃)로 데워둔다.

장중첩증 치료의 경우
어린 아이이니 Gastrografin
6배 희석액을
-00cc 준비하면 된다.

※ 종류는 여러가지!

① 미온수(미지근한 물)
② 2% 비눗물
③ 희석 바륨액
④ Gastrografin 6배 희석액 등등.. 하지만
최근에는 ③ 혹은 ④ 정도 사용합니다.
양은 성인: 500~1,000mL 소아: 100~500mL

(6배로 희석해야 겨우 인체와 같은 삼투압이 된다.)
← 조영 목적도 겸하고 있다.

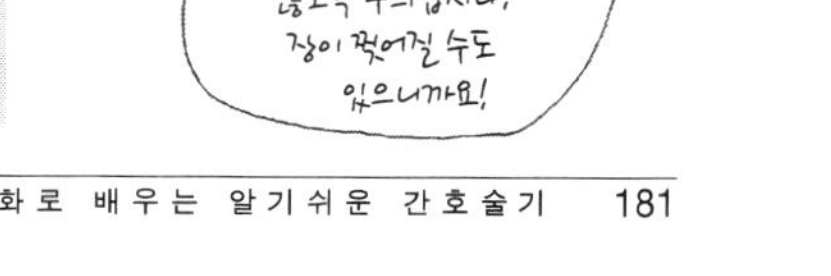

관장

카테터는...

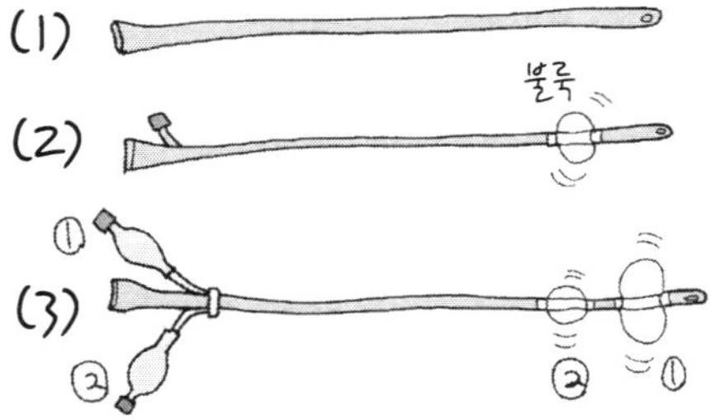

(1) 항상 사용하고 있는 넬라톤 카테터,
계속 손으로 누르고 있어야 한다는 점이 단점이며,
빱기 쉽다,

(2) 요도에 사용하는 벌룬 카테터
모든 병동에서 갖추고 있기에 사용하기 쉽지만 벌룬이 좀 작다,

(3) 관장전용 2개 벌룬 카테터
두개의 벌룬이 있는데
① (끝에 달려있는 것)이 크다, 항문에서 쏙 빠지는 일이 없어 좋다,

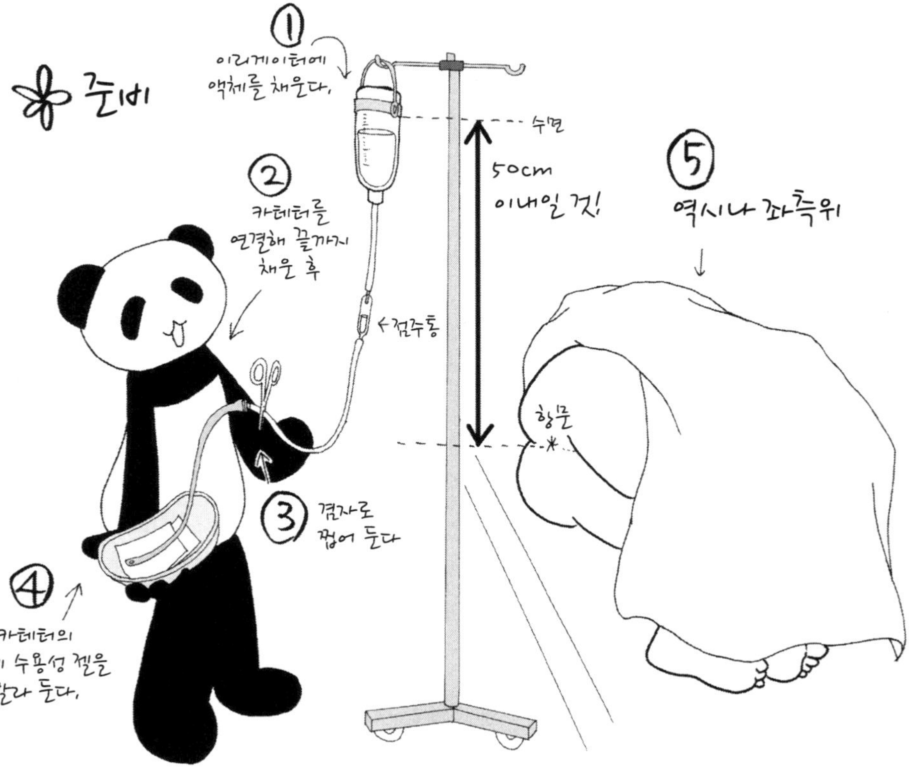

⑥ 넣는다

2개 벌룬 카테터라면...

(1) 제 1 벌룬이 들어가면 25mL의 공기를 주입하여 부풀리고

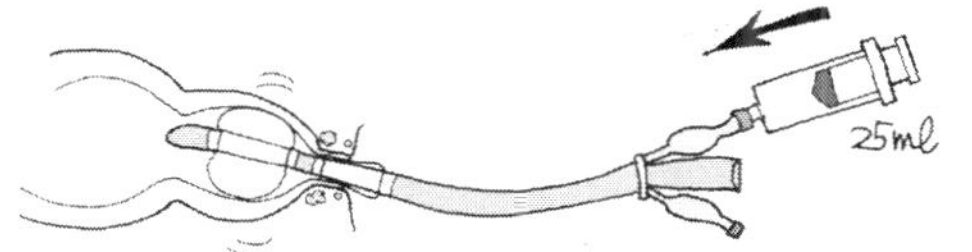

(2) 가볍게 당긴다.

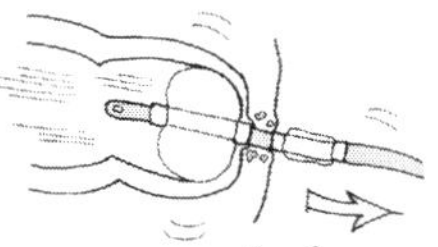

(3) 제 2 벌룬을 부풀린다.
단단히 고정되므로
새지 않고 편하다.

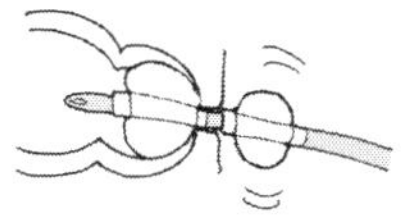

⑦ 겸자를 빼고 주입개시!

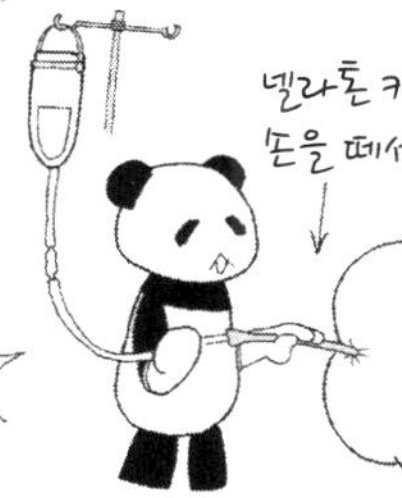

넬라톤 카테터의 경우 손을 떼서는 안 된다.

100mL/분 정도를 주입할 것.
너무 많이 주입하지 않도록 주의!!

⑧ 규정량을 주입하자

장중첩증인 경우 단순복부촬영으로 조영제의 상태를 확실하게 체크!!

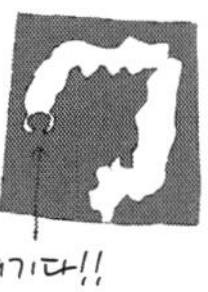
여기다!!

치료됐는지 확인한다.

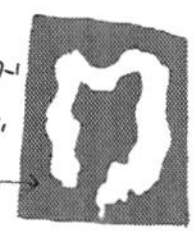
치료 완료!

⑨ 완료

빼고 → 화장실에서 배출하게 한다.
그 후는 동일.

관장의 전반적인 주의사항

- 장관 파열의 우려가 있을 경우에는 하지 않는다(게실염이나 충수염, 대장암이 의심되는 경우)

⇨ 복통이라고 무조건 그냥 관장을 해선 안됩니다.
적어도 복부내소견 & 단순복부촬영 한장은 찍은 후에 하자구요~

- 장의 움직임 증가 → 변 이동 → 대변이 배출된다는 시스템이므로
멋대로 장을 움직이면 위험한 경우(장폐색, 장의 수술한 유착 등)에는 하지 않는다.

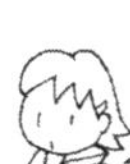
참고로 임신부일 경우, 특히 유산의 위험이 있는 사람에게도 원칙적으로 해서는 안된다.

- 변의가 생긴다 → 배에 힘을 준다 → 배에 힘을 줄 때 혈압이 올라간다.

⇨ 몸 상태가 좋지 않거나 심장이 나쁘거나 뇌압이 높거나 혈압이 비정상적으로 높은 사람 등에게는 하지 않는다.

※ 이런 사람들에게 관장을 하는 경우 평소보다 주의하도록 합시다.
배변이 끝날 때까지 관찰할 것!

- 무리하게 넣지 않는다. 너무 많이 넣으면 장이 파열됩니다. → 고압관장의 경우에도 120mmHg를 넘어서면 안 된답니다.
(긴급 수술이 필요)

관장

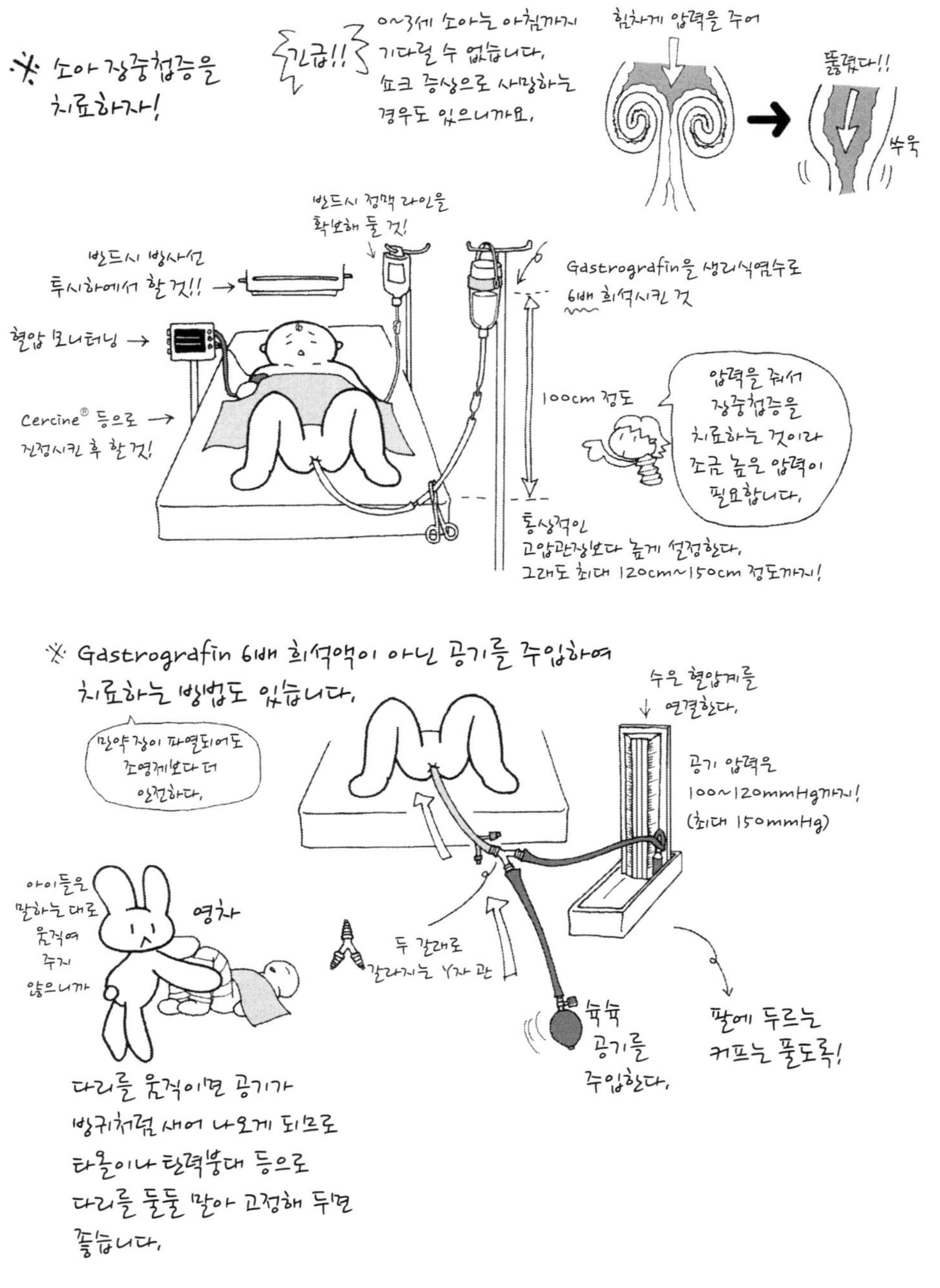
※ 소아 장중첩증을 치료하자!
긴급!!
0~3세 소아는 아침까지 기다릴 수 없습니다. 쇼크 증상으로 사망하는 경우도 있으니까요.
힘차게 압력을 주어
뚫렸다!!
쑤욱
반드시 정맥 라인을 확보해 둘 것!
반드시 방사선 투시하에서 할 것!!
혈압 모니터링
Cercine® 등으로 진정시킨 후 할 것!
Gastrografin을 생리식염수로 6배 희석시킨 것
100cm 정도
압력을 줘서 장중첩증을 치료하는 것이라 조금 높은 압력이 필요합니다.
통상적인 고압관장보다 높게 설정한다. 그래도 최대 120cm~150cm 정도까지!
※ Gastrografin 6배 희석액이 아닌 공기를 주입하여 치료하는 방법도 있습니다.
만약 장이 파열되어도 조영제보다 더 안전하다.
수은 혈압계를 연결한다.
공기 압력은 100~120mmHg까지! (최대 150mmHg)
아이들은 말하는 대로 움직여 주지 않으니까
영차
두 갈래로 갈라지는 Y자 관
슉슉 공기를 주입한다.
팔에 두르는 커프는 풀도록!
다리를 움직이면 공기가 방귀처럼 새어 나오게 되므로 타올이나 탄력붕대 등으로 다리를 둘둘 말아 고정해 두면 좋습니다.

흉강 배액

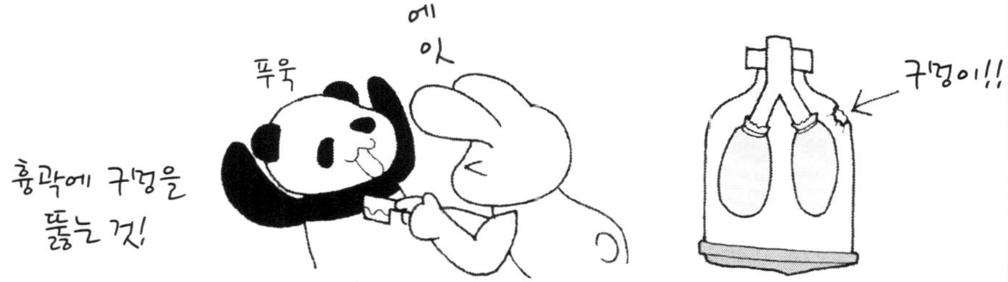

【흉강 배액】

폐에 공기가 어떤 구조로 들어가게 되는지 알고 계시나요?
폐는 횡격막과 늑골로 둘러싸인 「흉곽」 안에 있습니다. 흉곽이 부풀어(대기 압력보다) 음압이 됨으로써 공기가 폐 안에 들어오게 되는 겁니다. 사고나 병 등의 어떤 원인으로 흉부 또는 폐에 구멍이 나면 횡격막과 늑골이 아무리 노력해도 그 구멍으로 공기가 슉슉 들어가 버리니 음압이 되지 않습니다. 따라서 아무리 해도 폐로 산소가 들어가지 않는 겁니다. 힘들고 괴롭지 않을 수 없죠.

그럴 경우 흉강에 관을 넣어 모인 **공기나 혈액을 빼내는 것이 치료법**입니다. 교통사고로 가슴이 손상되어 흉곽에 피가 모이거나 폐에 구멍이 나 흉곽에 공기가 모인 경우, 결핵 등의 감염증으로 고름이 모인 경우에 그 부위에 당분간 관을 넣어 두는 거죠.

그런데 여기서 의문 한 가지! 관이 「단순한 구멍」 이라면 인공으로 기흉을 만드는 것과 같은 것 아닌가? 라는 의문이 들진 않으시나요? 네, 그렇습니다. 따라서 관에 계속 음압을 걸거나 폐쇄회로로 만드는 등 배액관 끝쪽에 지금까지와는 다른 어떠한 조치가 필요하게 됩니다.

폐가 숨을 쉬는 구조

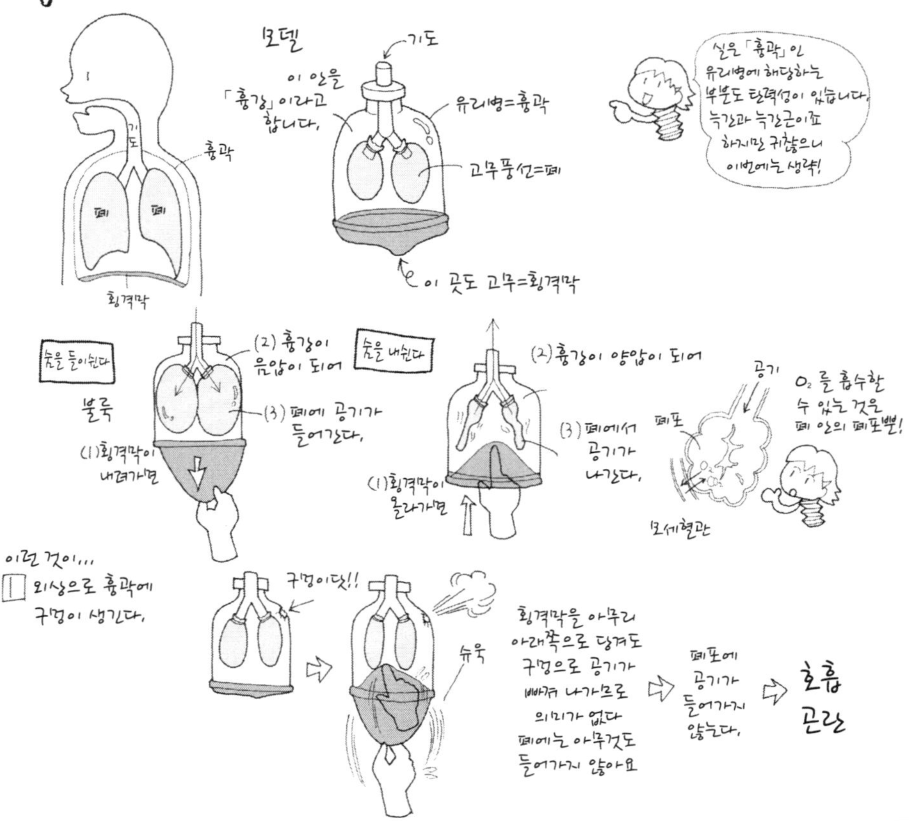

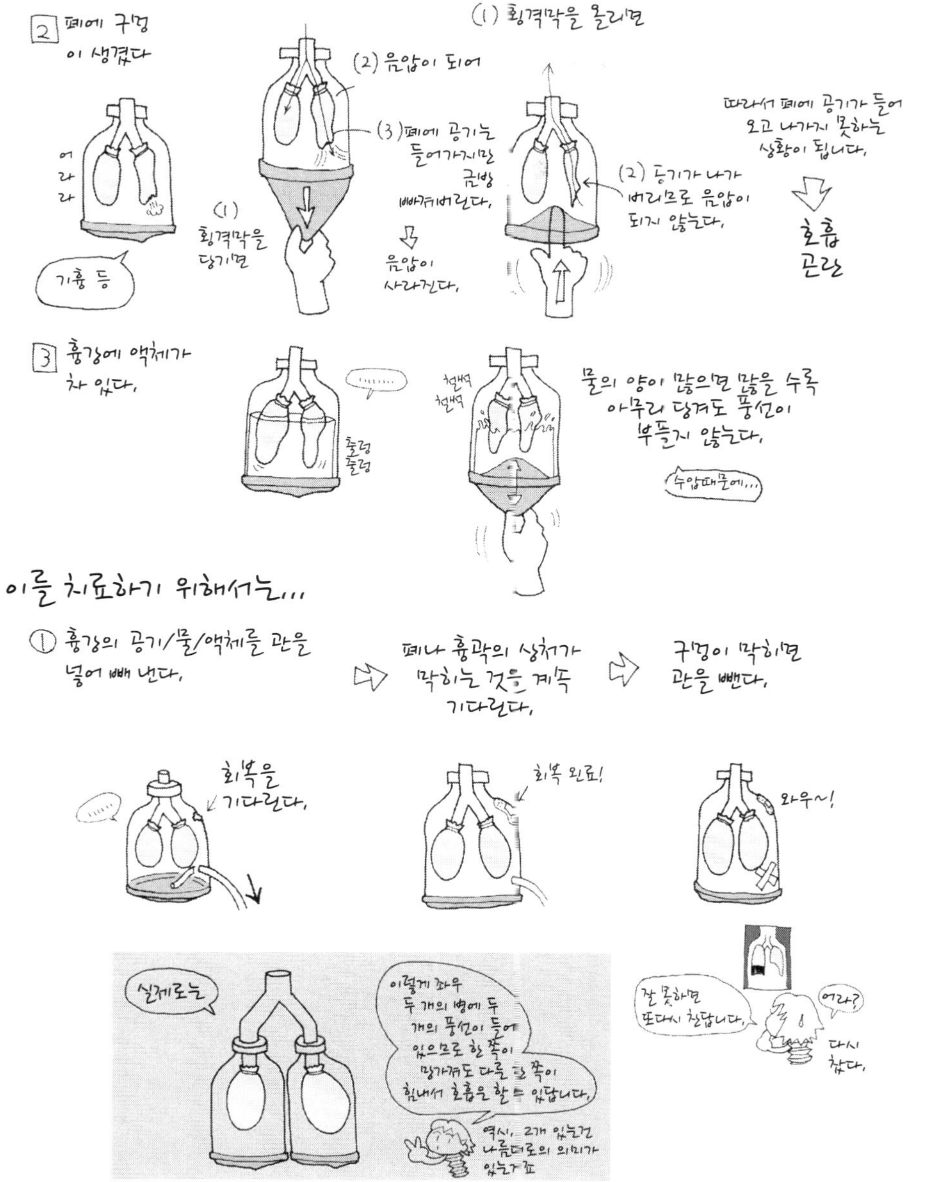
2 폐에 구멍이 생겼다
어라라
기흉 등
(1) 횡격막을 당기면
(2) 음압이 되어
(3) 폐에 공기는 들어가지만 금방 빠져버린다.
음압이 사라진다.
(1) 횡격막을 올리면
(2) 공기가 나가버리므로 음압이 되지 않는다.
따라서 폐에 공기가 들어오고 나가지 못하는 상황이 됩니다.
호흡 곤란
3 흉강에 액체가 차 있다.
출렁 출렁
철썩 철썩
물의 양이 많으면 많을 수록 아무리 당겨도 풍선이 부풀지 않는다.
수압때문에...
이를 치료하기 위해서는...
① 흉강의 공기/물/액체를 관을 넣어 빼 낸다.
폐나 흉곽의 상처가 막히는 것을 계속 기다린다.
구멍이 막히면 관을 뺀다.
회복을 기다린다.
회복 완료!
와우~!
잘 못하면 또다시 찹니다.
어라?
다시 찼다.
실제로는
이렇게 좌우 두 개의 병에 두 개의 풍선이 들어 있으므로 한 쪽이 망가져도 다른 한 쪽이 힘내서 호흡을 할 수 있답니다.
역시, 2개 있는건 나름대로의 의미가 있는거죠

❀ 준비물

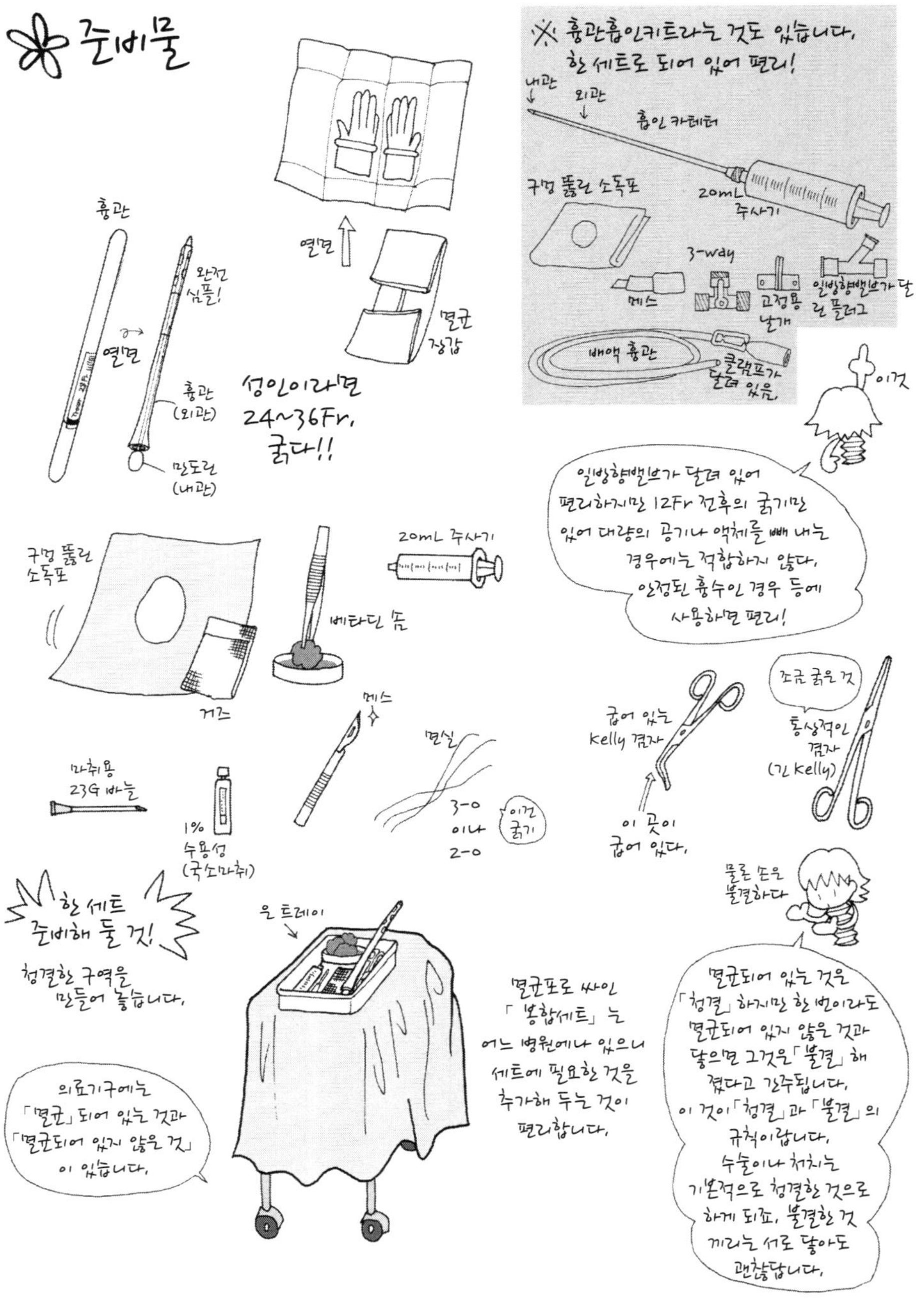

청결한 구역을 만들어 놓습니다.

의료기구에는 「멸균」되어 있는 것과 「멸균되어 있지 않은 것」이 있습니다.

멸균포로 싸인 「봉합세트」는 어느 병원에나 있으니 세트에 필요한 것을 추가해 두는 것이 편리합니다.

멸균되어 있는 것은 「청결」하지만 한 번이라도 멸균되어 있지 않은 것과 닿으면 그것은 「불결」해졌다고 간주됩니다. 이 것이 「청결」과 「불결」의 규칙이랍니다. 수술이나 처치는 기본적으로 청결한 것으로 하게 되죠. 불결한 것끼리는 서로 닿아도 괜찮답니다.

흉관삽입 위치 결정은 아주 중요합니다!!!

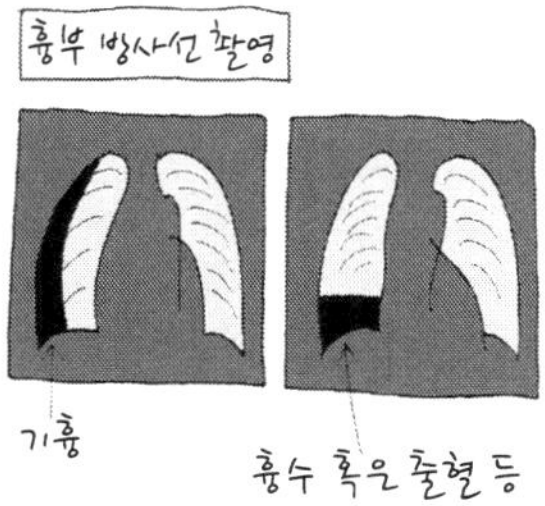

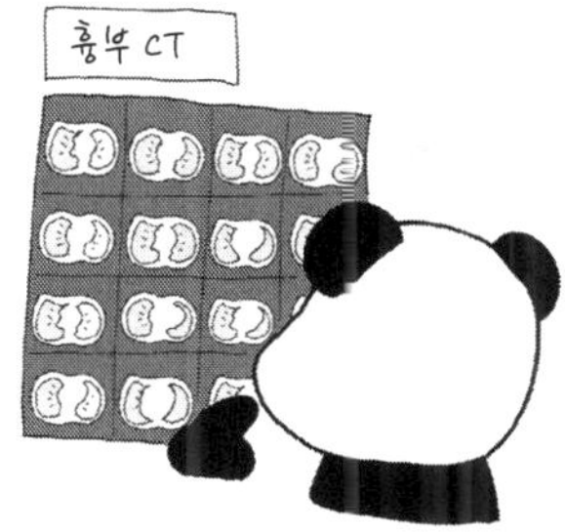

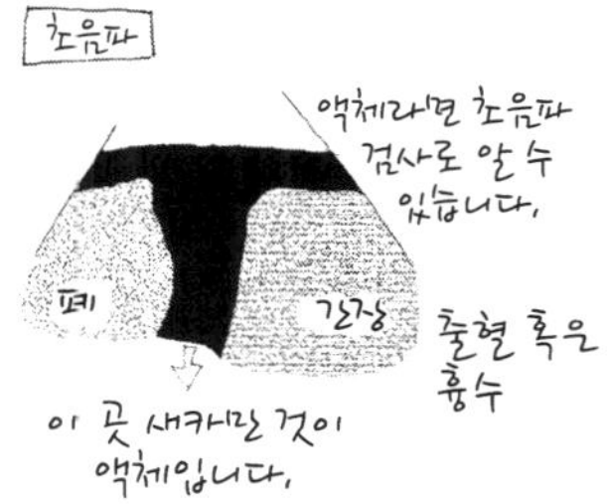

일단 준비물은!

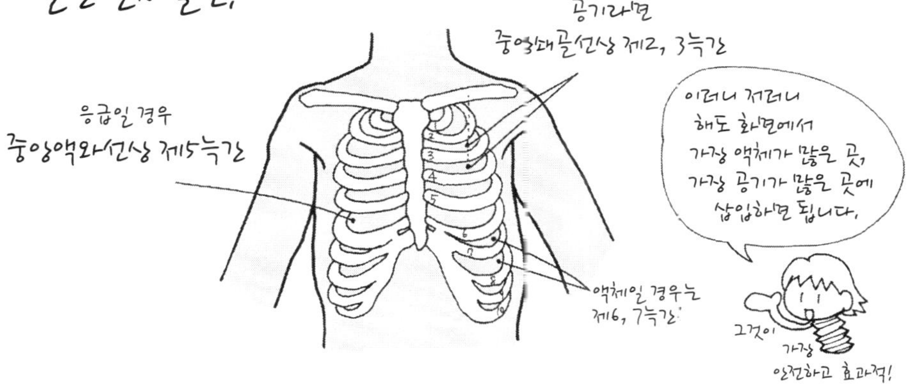

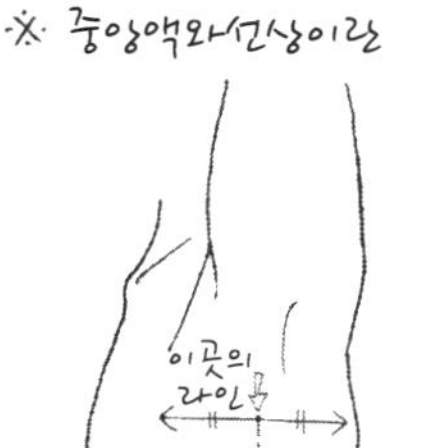

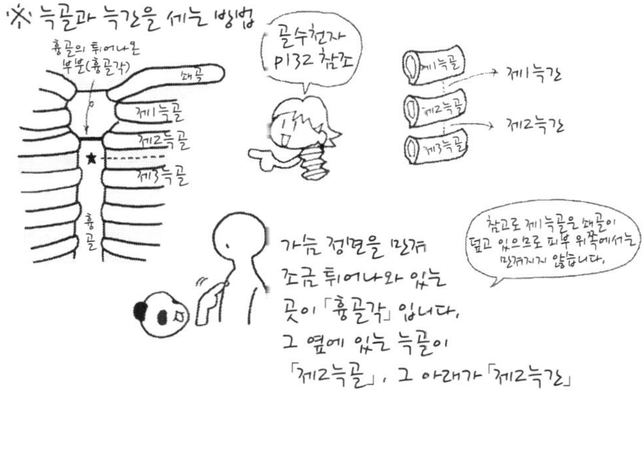

흉강 배액

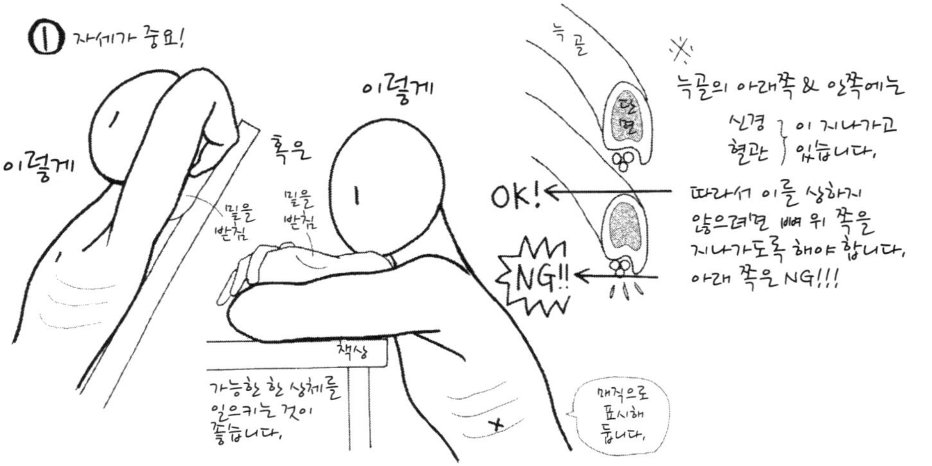

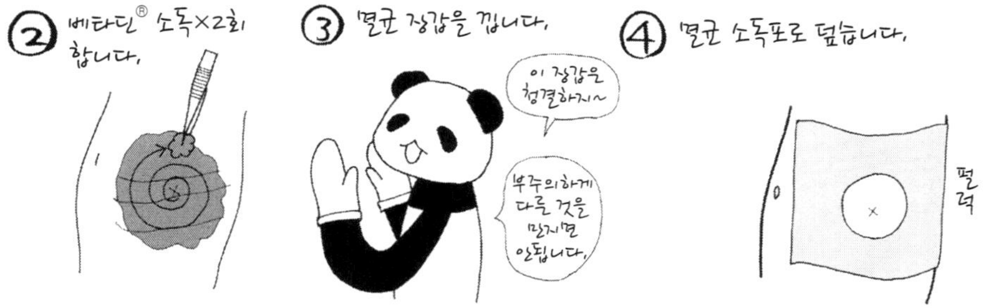
② 베타딘® 소독×2회 합니다.
③ 멸균 장갑을 낍니다.
이 장갑은 청결하지~
부주의하게 다른 것을 만지면 안됩니다.
④ 멸균 소독포로 덮습니다.
펄럭

✿ 마취를 하면서 깊이를 확인!

캐뉼라 관을 사용하는 경우 마취제는 액체인 Xylocaine® 주사입니다.

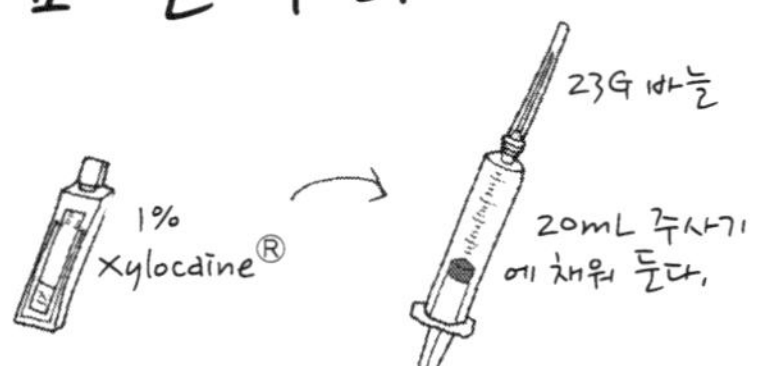

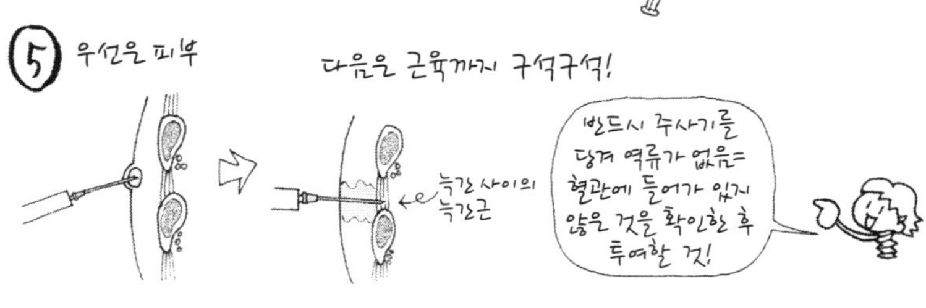

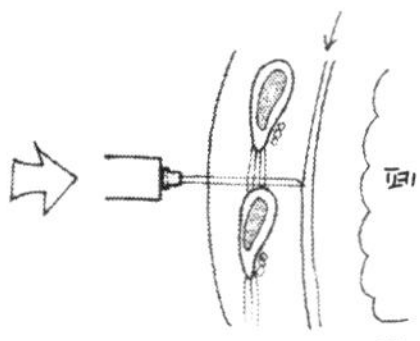

반드시 주사기를
당기면서
흉막까지 진행한다!!
여기서 가장 아프다!!

비만인 경우 바늘 길이가 모자랄 경우가 있습니다. 그런 경우에는 긴 바늘을 사용합니다.

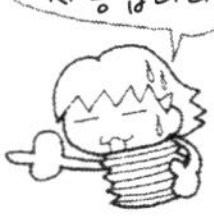

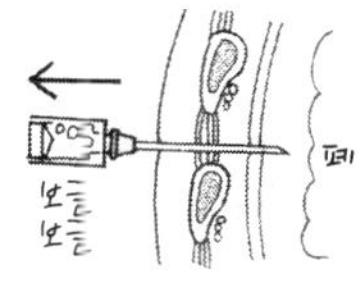

공기 또는 액체가 나온다면!!!
그 깊이를 기억해 두도록!

마취 겸
시험천자 지롱~

주사기를 당기면서

바늘을 뺄 때
공기나 액체가
더 이상 나오지
않는 곳이 흉막!

마취를 잘해두도록
합시다.

막은 아프다고 하니까요

굵은 흉관의 경우

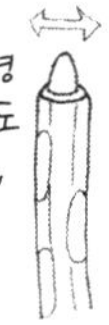

정말 직경
1cm정도인 것도
있습니다.

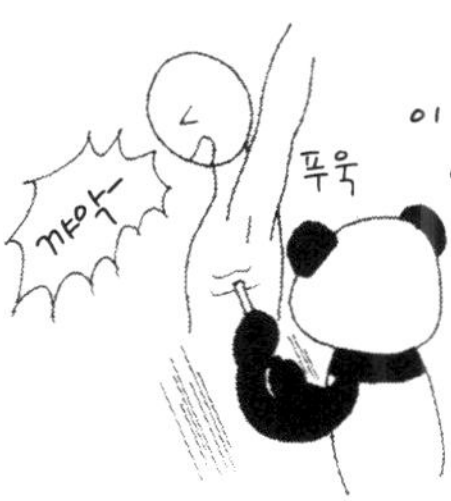

이 것을
있는 힘껏
찔러 넣으면

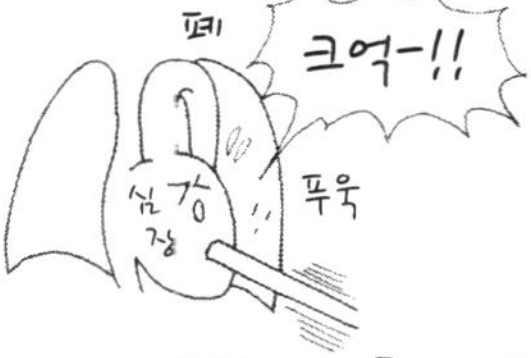

정말 심장에 들어간다구요!!
죽습니다!
엄청 위험 하답니다.

그러니 **찔러 넣지 않는 것**이 최대 포인트 입니다. **그냥 넣는** 느낌으로!

⑥ 마취가 됐다면
메스로 1cm정도
피부를 절개합니다.

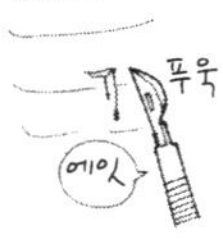

⑦ 굽어진
겸자를 들고

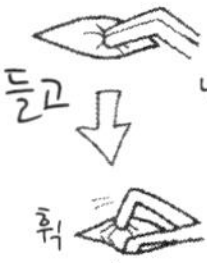

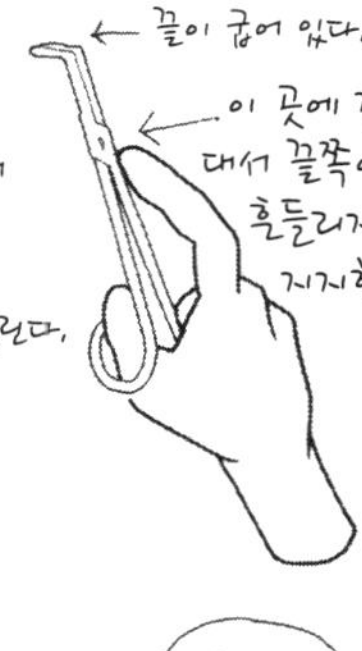

⑧ 점점 안으로 넣으며 벌립니다.

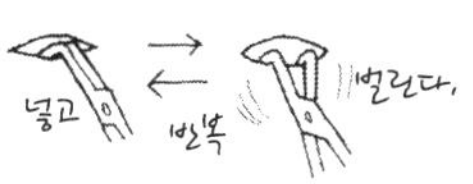

⑨ 말해 두지만, 흉막은 찔러도
좋습니다!!

흉강에 들어가면
저항이 사라지기
때문에 알 수 있다.

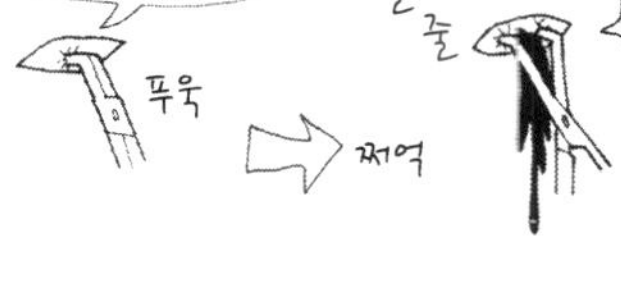

혈흉이라면
피가 줄줄
흘러 나온다.

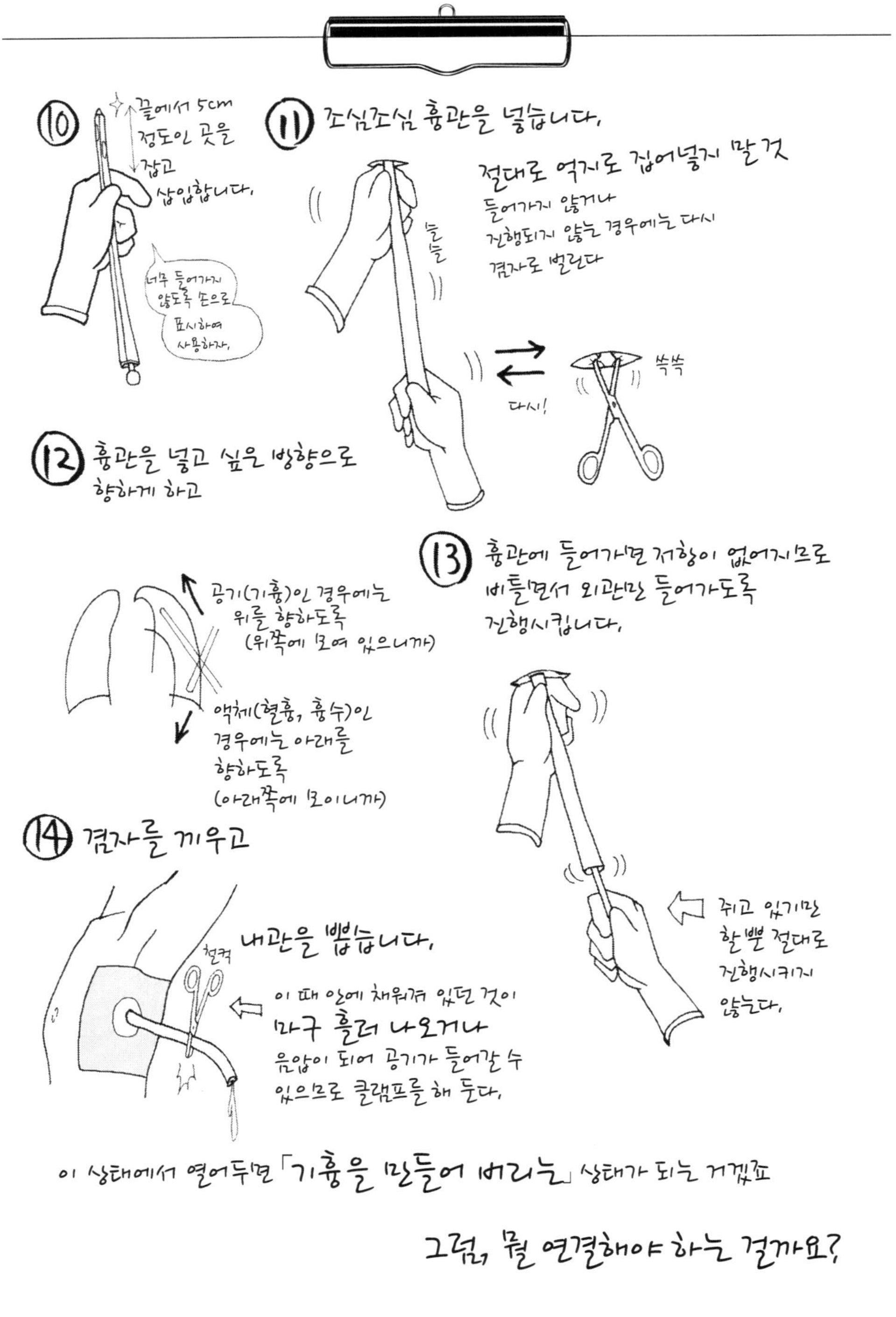
⑩ 끝에서 5cm 정도인 곳을 잡고 삽입합니다.
너무 들어가지 않도록 손으로 표시하여 사용하자.
⑪ 조심조심 흉관을 넣습니다.
절대로 억지로 집어넣지 말 것
들어가지 않거나 진행되지 않는 경우에는 다시 겸자로 벌린다
쓱쓱
다시!
⑫ 흉관을 넣고 싶은 방향으로 향하게 하고
공기(기흉)인 경우에는 위를 향하도록 (위쪽에 모여 있으니까)
액체(혈흉, 흉수)인 경우에는 아래를 향하도록 (아래쪽에 모이니까)
⑬ 흉관에 들어가면 저항이 없어지므로 비틀면서 외관만 들어가도록 진행시킵니다.
쥐고 있기만 할 뿐 절대로 진행시키지 않는다.
⑭ 겸자를 끼우고
철컥
내관을 뽑습니다.
이 때 안에 채워져 있던 것이 마구 흘러 나오거나 음압이 되어 공기가 들어갈 수 있으므로 클램프를 해 둔다.
이 상태에서 열어두면 「기흉을 만들어 버리는」 상태가 되는 거겠죠
그럼, 뭘 연결해야 하는 걸까요?

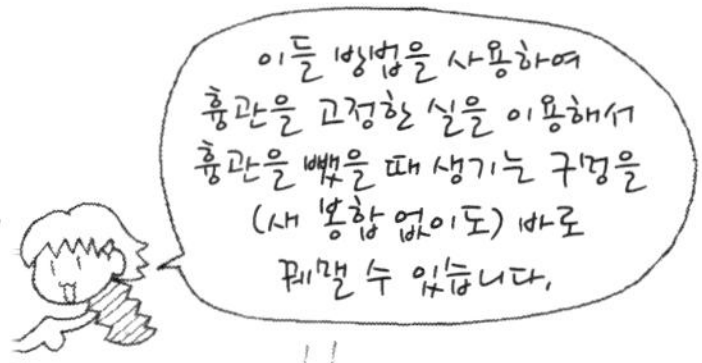

참고로 흉관을 고정하는 방법!

1 담배 봉합(또는 복주머니 봉합)을 추천! 합니다.

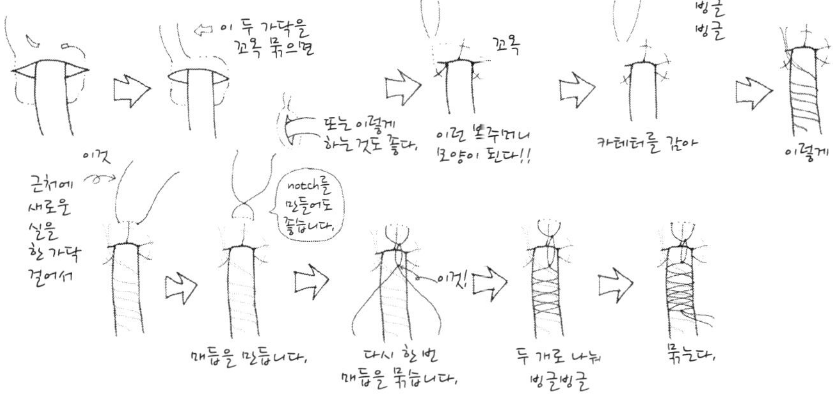

2 중심정맥 카테터 등과 같은 고정 방법

p115 참조

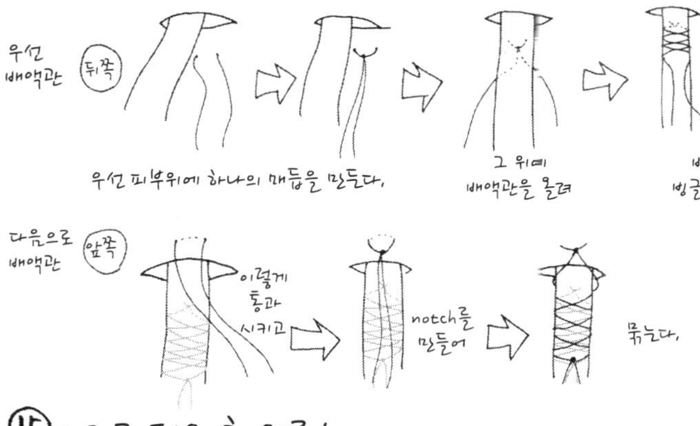

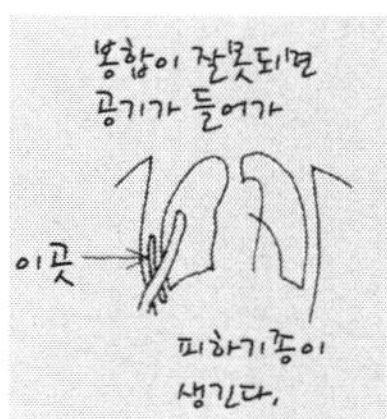

15 거즈로 덮은 후 완료!

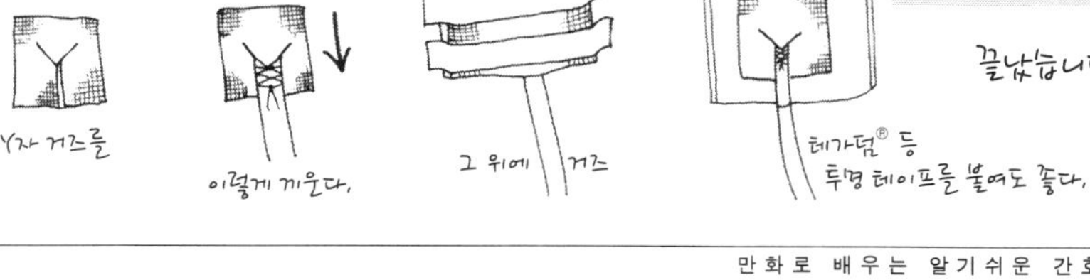

끝났습니다~

흉강 배액

여러가지 흡인 시스템

관 끝에 연결하는 것도
여러가지 종류가 있습니다.

병 하나

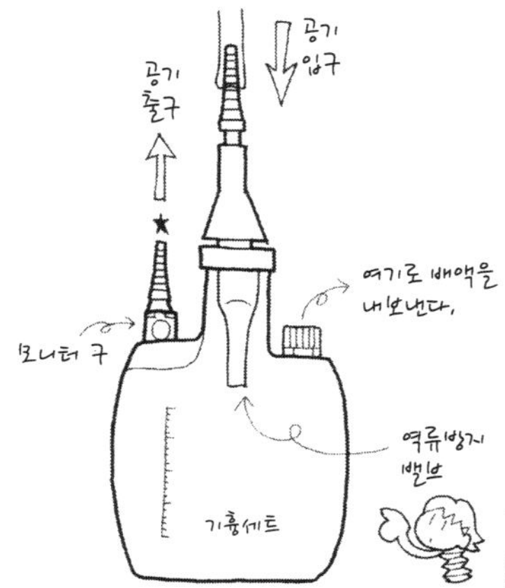

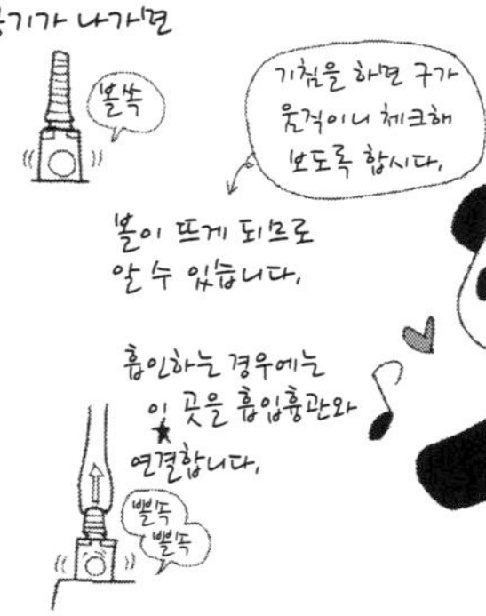

공기가 나가면
볼쏙
기침을 하면 구가 움직이니 체크해 보도록 합시다.
볼이 뜨게 되므로 알 수 있습니다.
흡인하는 경우에는 이 곳을 흡입흉관과 연결합니다.
뽈쏙 뽈쏙

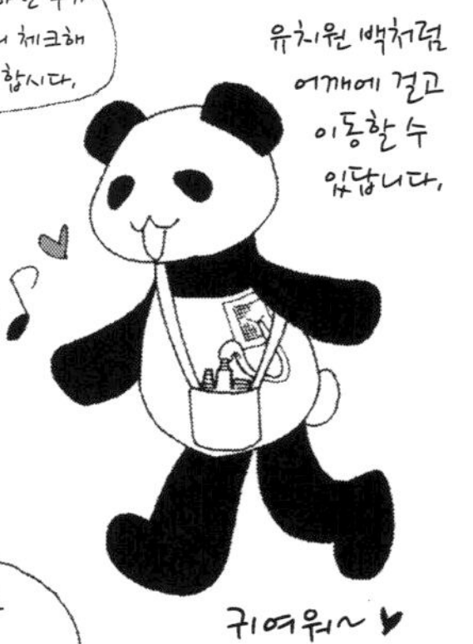

유치원 백처럼 어깨에 걸고 이동할 수 있답니다.
귀여워~♥

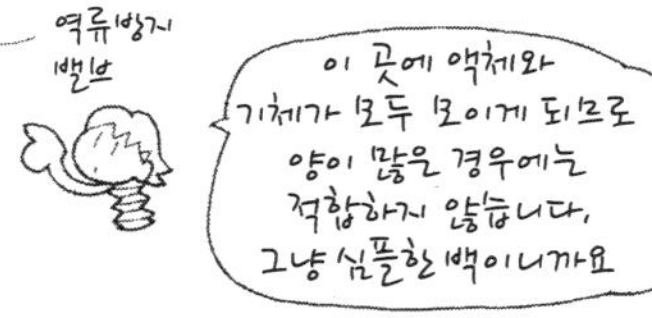

병 세개

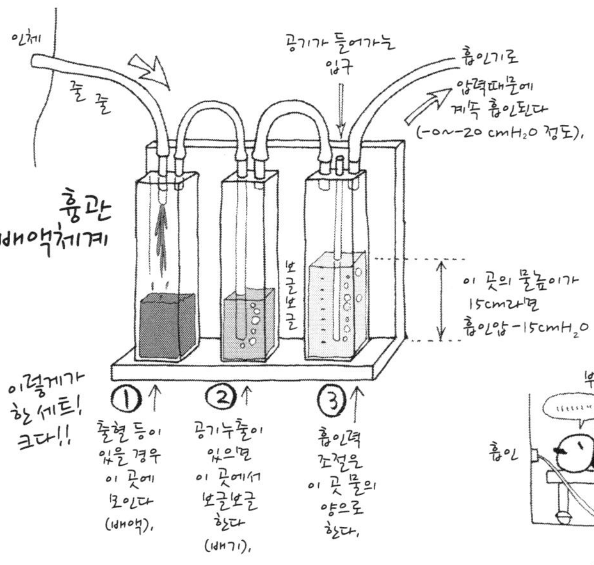

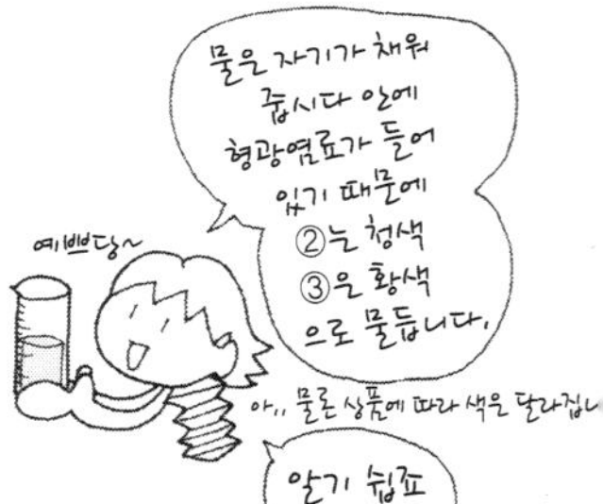

예쁘당~
물은 자기가 채워 줍시다 안에 형광염료가 들어 있기 때문에 ②는 청색 ③은 황색으로 물듭니다.
아,, 물은 상품에 따라 색은 달라집니
알기 쉽죠

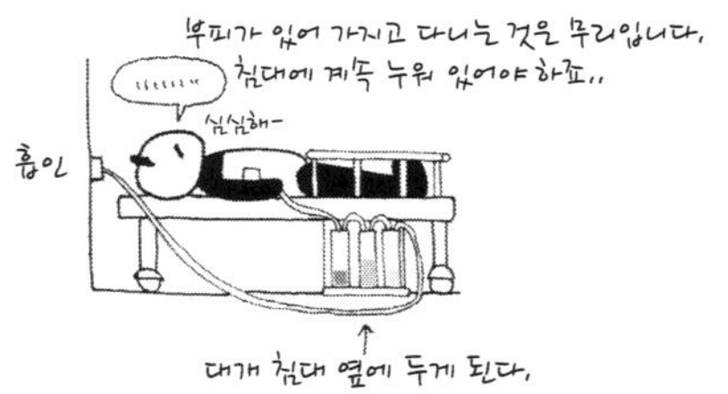

※ 흉강 배액관의 끝에 흉관을 연결하는 것은

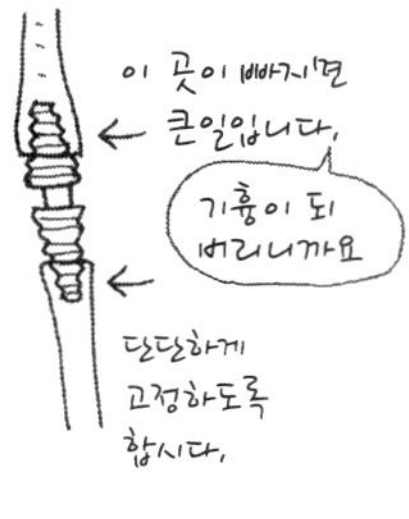

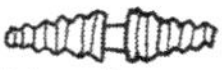

이런 플라스틱 밴드를 사용하는 곳도 있고

정식명칭 케이블타이

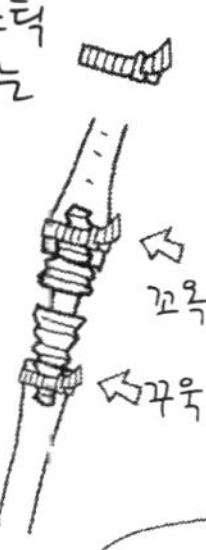

타이건으로 고정한다,

제로 등 굵은 실로 꼬옥 묶어 두는 곳도 있습니다,

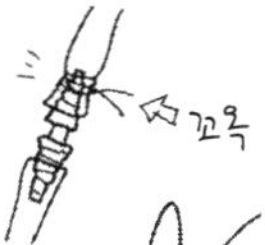

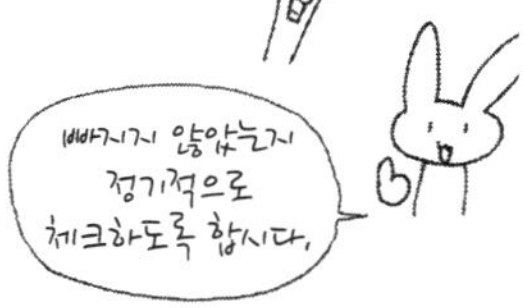

치료 완료!!! 빼 냅시다!!

~ 치료 됐을려나? 판단 포인트~

X선으로 폐가 완전하게 촬영되는 것, 플러스

기흉의 경우: 계속 흡인하고 있어도 공기누출이 전혀 없다,

흉수의 경우: 1일간 나오는 흉수량이 성인 → 1일 200mL이하 / 소아 → 1일 4mL/kg이하 } 면 OK!!

혈흉의 경우: 계속 흡인해도 다시 피가 나오지 않는다,

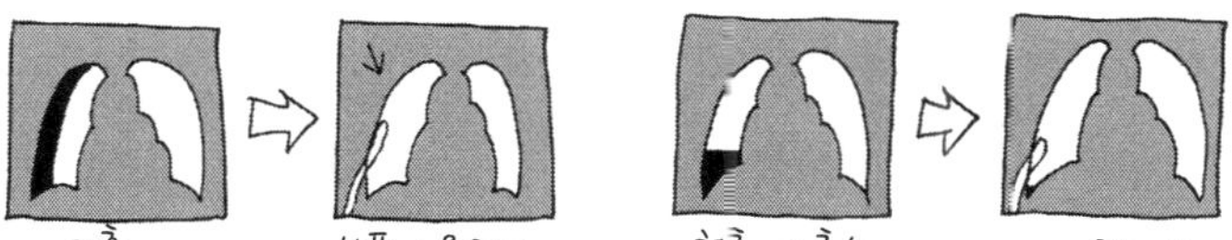

기흉 → 부풀어 올랐다 / 혈흉 or 흉수 → 빠졌다!!

① (기흉의 경우) 흉관을 24시간 클램프 해 본다,

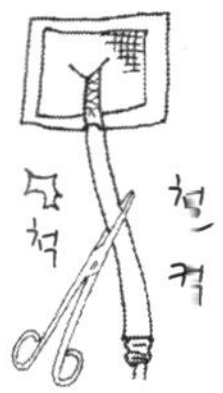

→ 24시간 후에 X선 촬영으로 다시 공기가 모여있지 않은지를 check!!

② 그럼 뽑아 보자구요~ 흉관을 고정하고 있는 줄을 자릅시다,

1 이런 유형의 봉합이라면 이 줄

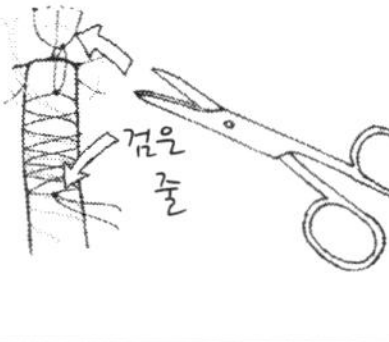

2 중심정맥 카테터와 같은 방법으로 고정했다면 이 곳 2줄을 한꺼번에 잘라도 좋다,

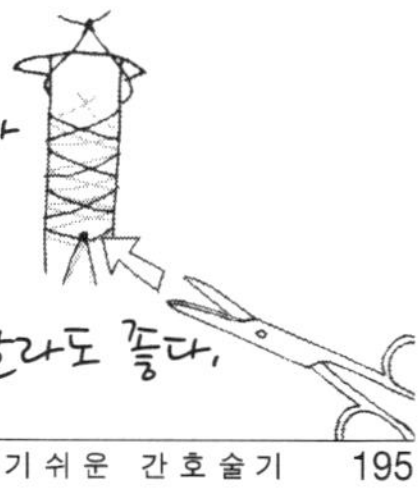

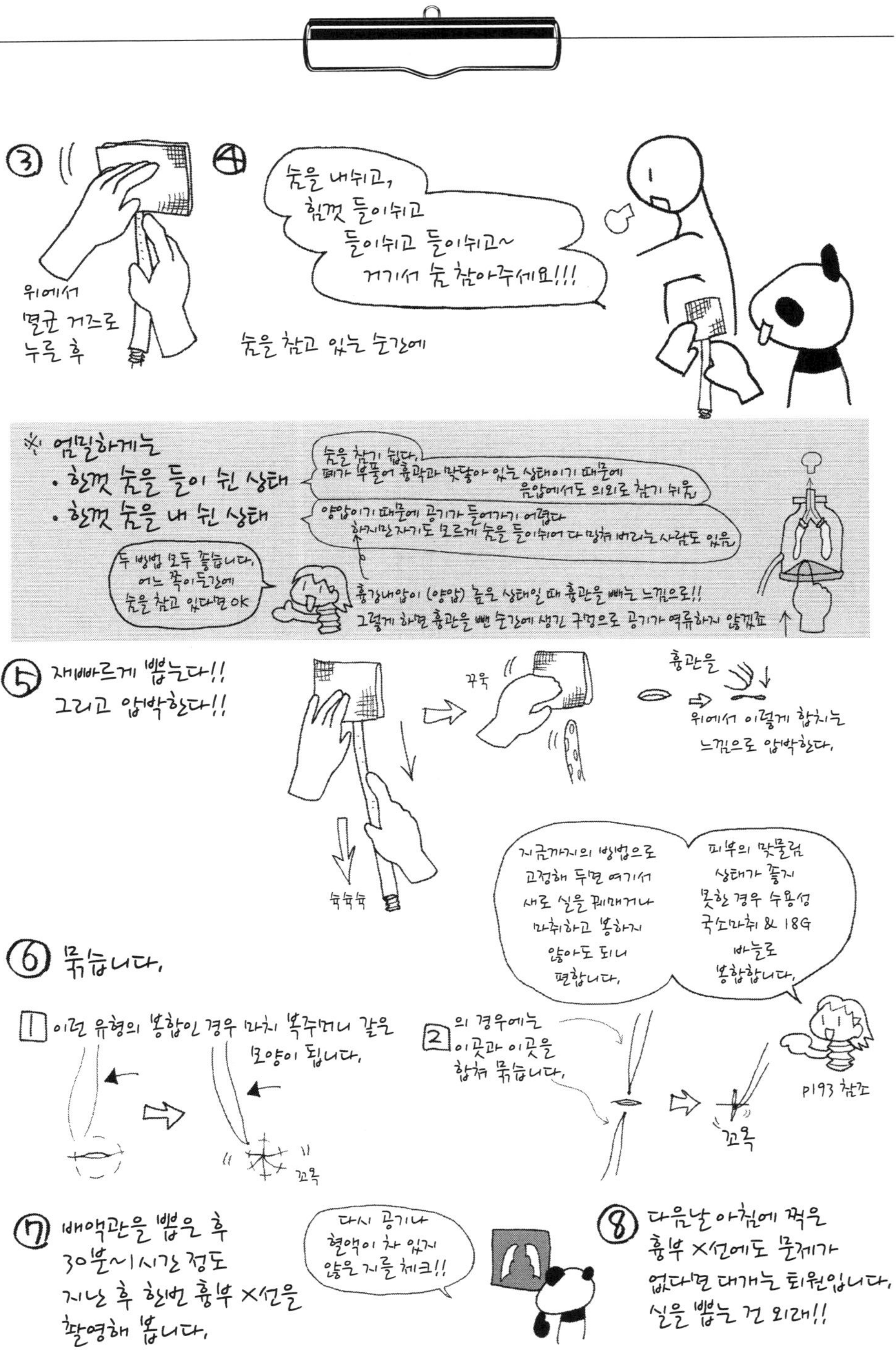
③
위에서
멸균 거즈로
누른 후
④
숨을 내쉬고,
힘껏 들이쉬고
들이쉬고 들이쉬고~
거기서 숨 참아주세요!!!
숨을 참고 있는 순간에
※ 엄밀하게는
• 힘껏 숨을 들이 쉰 상태
• 힘껏 숨을 내 쉰 상태
숨을 참기 쉽다.
폐가 부풀어 흉곽과 맞닿아 있는 상태이기 때문에
음압에서도 의외로 참기 쉬움
양압이기 때문에 공기가 들어가기 어렵다
하지만 자기도 모르게 숨을 들이쉬어 다 망쳐 버리는 사람도 있음
두 방법 모두 좋습니다.
어느 쪽이든간에
숨을 참고 있다면 OK
흉강내압이 (양압) 높은 상태일 때 흉관을 빼는 느낌으로!!
그렇게 하면 흉관을 뺀 순간에 생긴 구멍으로 공기가 역류하지 않겠죠
⑤ 재빠르게 뽑는다!!
그리고 압박한다!!
쑥쑥쑥
꾸욱
흉관을
위에서 이렇게 합치는
느낌으로 압박한다.
지금까지의 방법으로
고정해 두면 여기서
새로 실을 꿰매거나
마취하고 봉하지
않아도 되니
편합니다.
피부의 맞물림
상태가 좋지
못한 경우 수용성
국소마취 & 18G
바늘로
봉합합니다.
⑥ 묶습니다.
1 이런 유형의 봉합인 경우 마치 복주머니 같은
모양이 됩니다.
꼬옥
2 의 경우에는
이곳과 이곳을
합쳐 묶습니다.
꼬옥
p193 참조
⑦ 배액관을 뽑은 후
30분~1시간 정도
지난 후 한번 흉부 X선을
촬영해 봅니다.
다시 공기나
혈액이 차 있지
않은 지를 체크!!
⑧ 다음날 아침에 찍은
흉부 X선에도 문제가
없다면 대개는 퇴원입니다.
실을 뽑는 건 외래!!

복강 배액

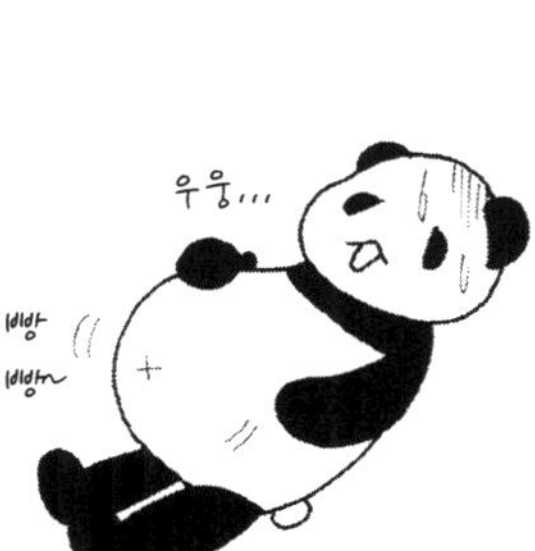

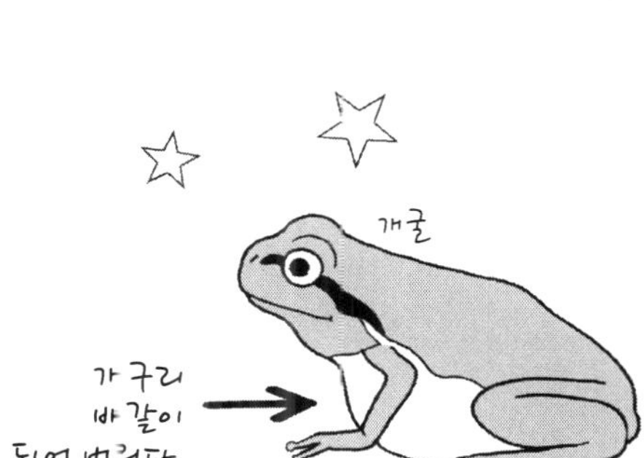

【복강 배액】

가슴 다음은 배입니다! 복강이란 「횡격막 아래부터 골반 안까지 계속되는 배의 방」 입니다. 소장 & 대장의 대부분과 위, 간 등이 이 곳에 있죠. 소장 & 대장은 음식을 소화흡수해서 변으로 배출하기 위해 이 방 안에서 끊임없이 움직이고 있습니다.

그런데 이 방에 어떤 원인으로 액체가 차는 경우가 있답니다. 자궁외임신이나 복부대동맥 파열, 외상에 의한 장기파열 등으로 복강내 출혈이 있는 경우, 암이나 염증에 의한 삼출액, 간경변증 등 배에 액체가 차는 다양한 질환도 있습니다.

이전에는 **「이 액체는 도대체 뭐지? 혈액이면 큰일이군!」** 하는 생각에 성질과 상태를 조사하기 위해 액체가 조금만 차 있어도 뽑았답니다. 하지만 특히 그것이 출혈일 경우, 넓은 복강 내에 혈액이 마구 나오게 되므로 순식간에 과다출혈로 사망하게 되죠. 한마디로 수술이 필요하게 되는겁니다. 그러나 복강 안의 모습을 들여다 볼 수 없던 시대에는 그것이 긴급 수술을 단행하기 위한 유용한 진단 방법이었습니다.

그러나 현재는 CT나 초음파 검사 등 「복강내 장기 상태를 진단하는 기술」 이 비약적으로 향상되었습니다. 액체를 일부러 뽑지 않아도 진단을 할 수 있게 되었죠. 진단만 할 수 있다면 「그 원인질환을 치료하면 된다」 는 이야기가 되는 군요!

따라서 현재는 상당한 양이 차서 정말 개구리인 상태를 지나 매우 괴로운 상황이 아니라면 일부러 뽑지 않는 경우가 많습니다. 복강은 넓으니 액체가 조금 찬다 해도 소장이나 대장은 아무렇지 않게 활동할 테니까요.

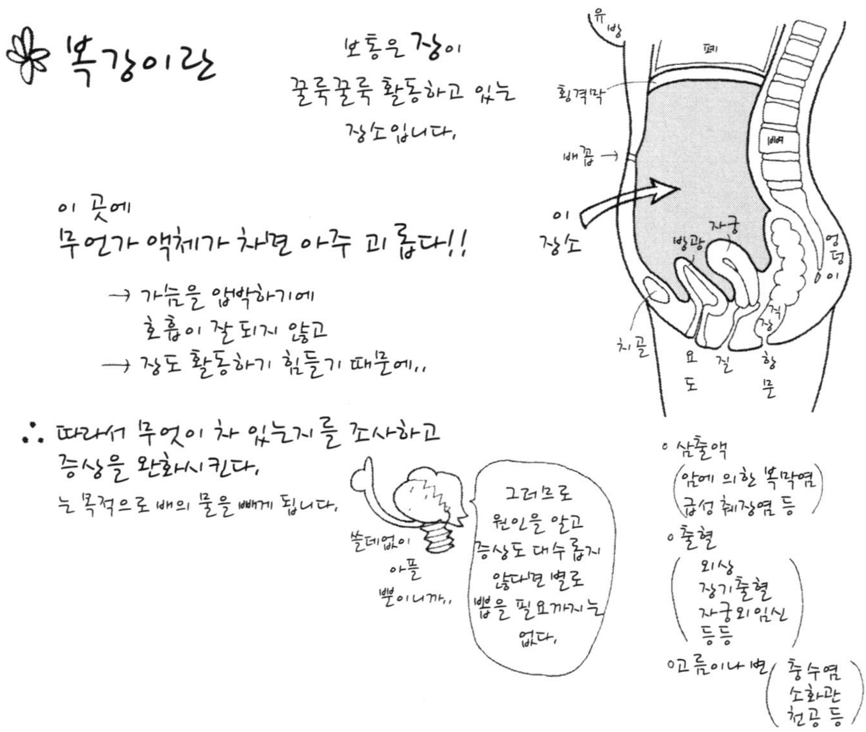

준비물을 준비하자

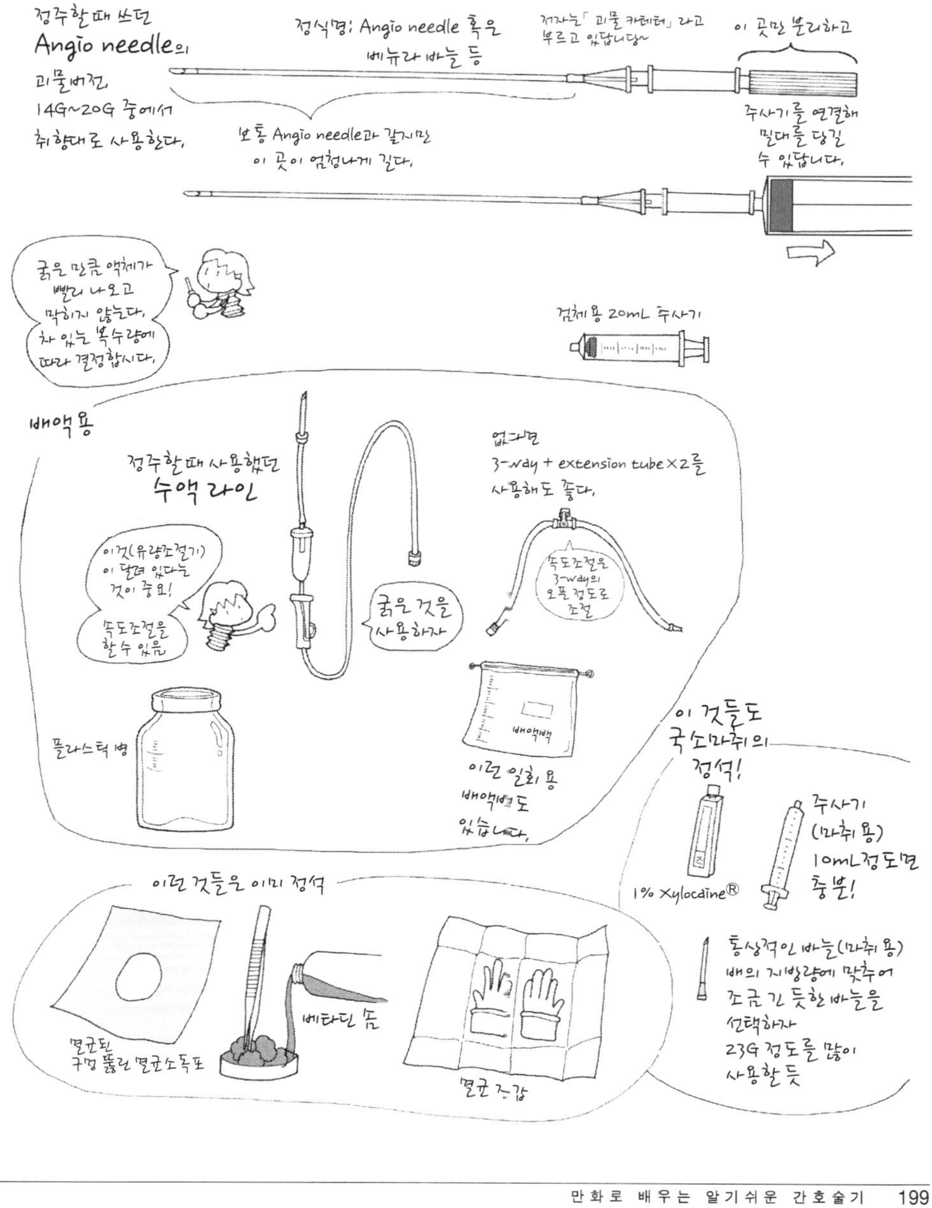

복강배액

✿ 우선은 천천히 복부 초음파를 합니다.

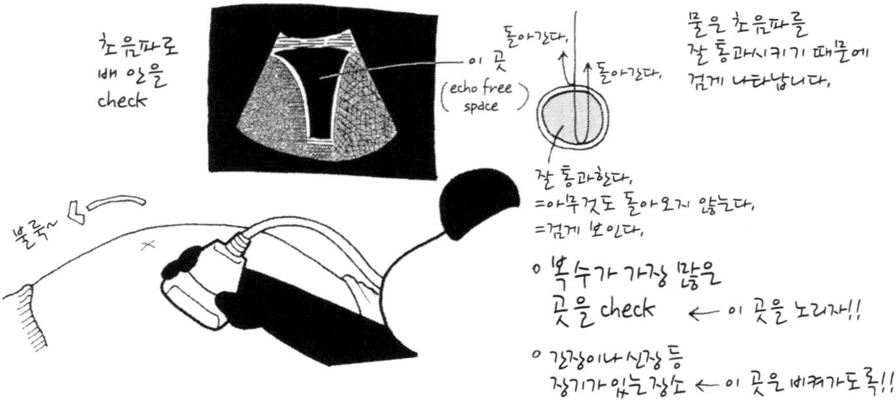

✿ 찌르는 장소에 대한 많은 설이 있습니다만...

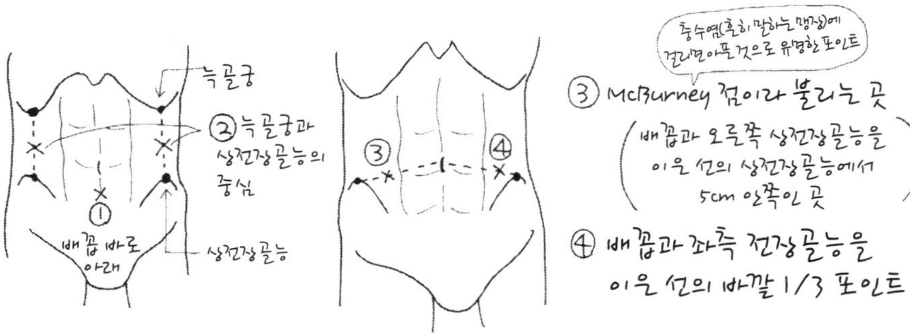

하지만 저자가 배운 것은

※ 복직근(배의 초콜릿 근육)은 피하는 경향이 있음.

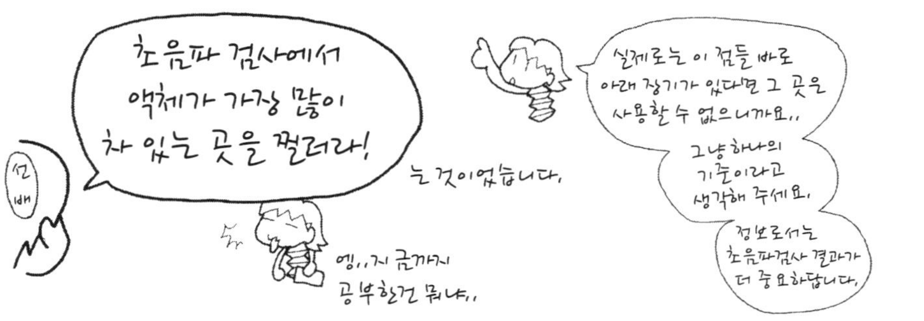

초음파 검사에서 액체가 가장 많이 차 있는 곳을 찔러라!
는 것이었습니다.
선배
엥..지금까지 공부한건 뭐냐..
실제로는 이 점들 바로 아래 장기가 있다면 그 곳을 사용할 수 없으니까요..
그냥 하나의 기준이라고 생각해 주세요.
정보로서는 초음파검사 결과가 더 중요하답니다.

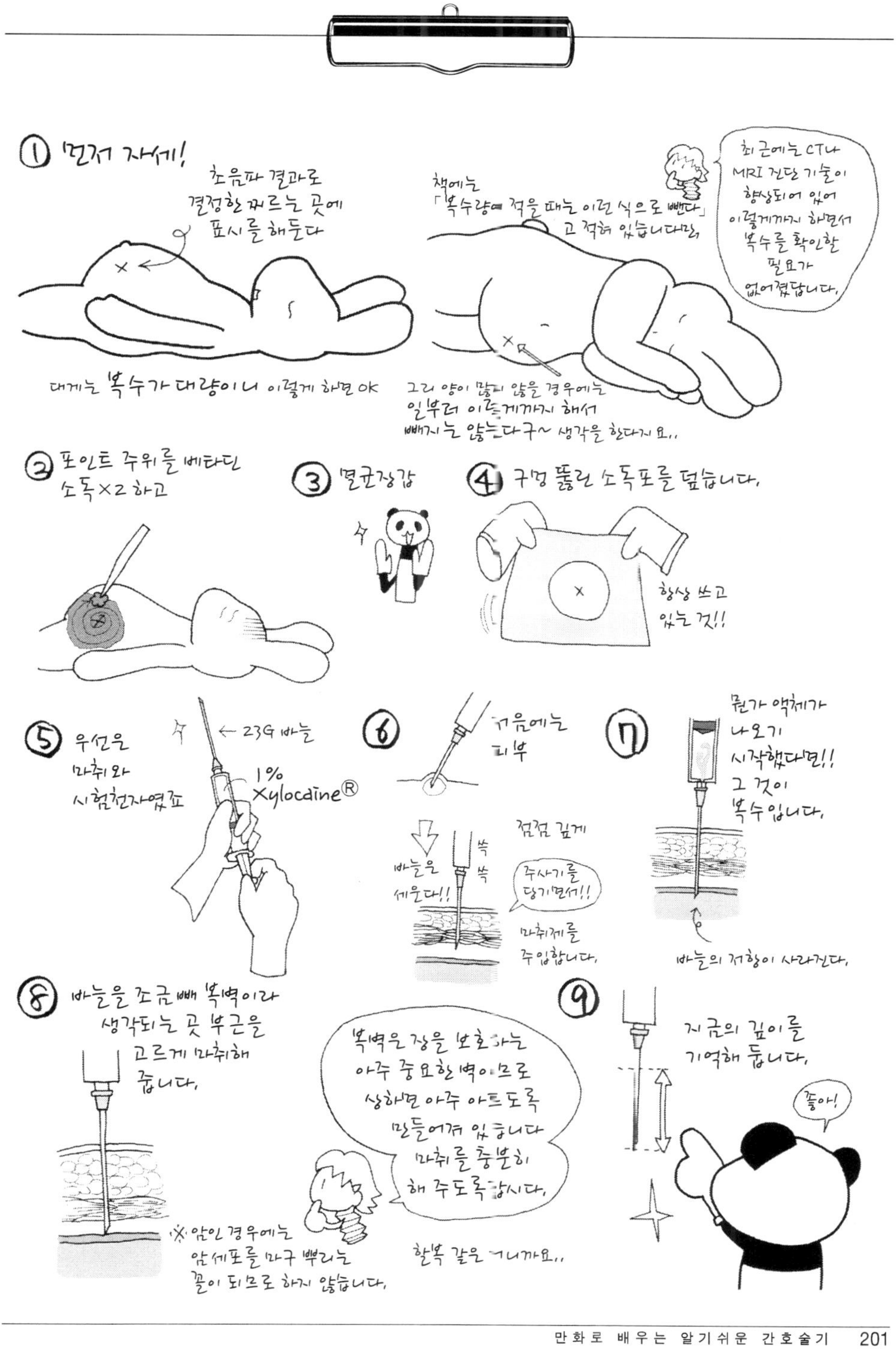
① 먼저 자세!
초음파 결과로 결정한 찌르는 곳에 표시를 해둔다
책에는 「복수량이 적을 때는 이런 식으로 뺀다」고 적혀 있습니다마는,
최근에는 CT나 MRI 진단 기술이 향상되어 있어 이렇게까지 해서 복수를 확인할 필요가 없어졌답니다.
대개는 복수가 대량이니 이렇게 하면 OK
그리 양이 많지 않을 경우에는 일부러 이렇게까지 해서 빼지는 않는다구~ 생각을 한다지요..
② 포인트 주위를 베타딘 소독×2 하고
③ 멸균장갑
④ 구멍 뚫린 소독포를 덮습니다.
항상 쓰고 있는 것!!
⑤ 우선은 마취와 시험천자였죠
← 23G 바늘
1% Xylocaine®
⑥ 처음에는 피부
점점 깊게
바늘은 세운다!!
쓱 쓱
주사기를 당기면서!!
마취제를 주입합니다.
⑦ 뭔가 액체가 나오기 시작했다면!! 그 것이 복수입니다.
바늘의 저항이 사라진다.
⑧ 바늘을 조금 빼 복벽이라 생각되는 곳 부근을 고르게 마취해 줍니다.
복벽은 장을 보호하는 아주 중요한 벽이므로 상하면 아주 아프도록 만들어져 있습니다 마취를 충분히 해 주도록 합시다.
※ 암인 경우에는 암세포를 마구 뿌리는 꼴이 되므로 하지 않습니다.
할복 같은 거니까요..
⑨ 지금의 깊이를 기억해 둡니다.
좋아!

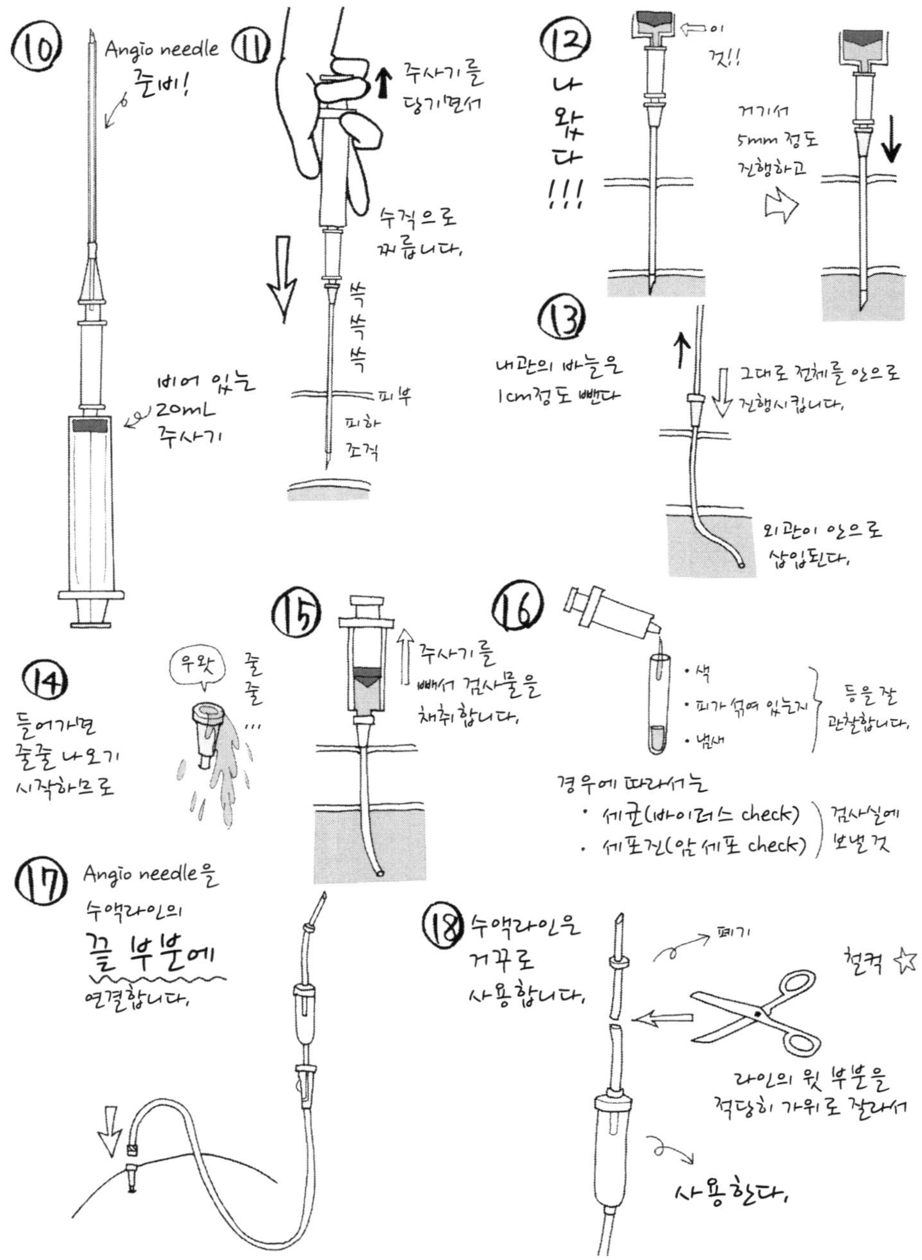

⑩ Angio needle 준비!
비어 있는 20mL 주사기
⑪ 주사기를 당기면서
수직으로 짜릅니다.
쏙 쏙 쏙
피부
피하 조직
⑫ 나 왔 다 !!!
이 것!!
거기서 5mm 정도 진행하고
⑬ 내관의 바늘을 1cm정도 뺀다
그대로 전체를 안으로 진행시킵니다.
외관이 안으로 삽입된다.
⑭ 들어가면 줄줄 나오기 시작하므로
우왓
줄 줄 …
⑮ 주사기를 빼서 검사물을 채취합니다.
⑯ • 색
• 피가 섞여 있는지
• 냄새
등을 잘 관찰합니다.
경우에 따라서는
• 세균(바이러스 check)
• 세포진(암 세포 check)
검사실에 보낼 것
⑰ Angio needle을 수액라인의 끝 부분에 연결합니다.
⑱ 수액라인을 거꾸로 사용합니다.
폐기
싹둑 ☆
라인의 윗 부분을 적당히 가위로 잘라서
사용한다.

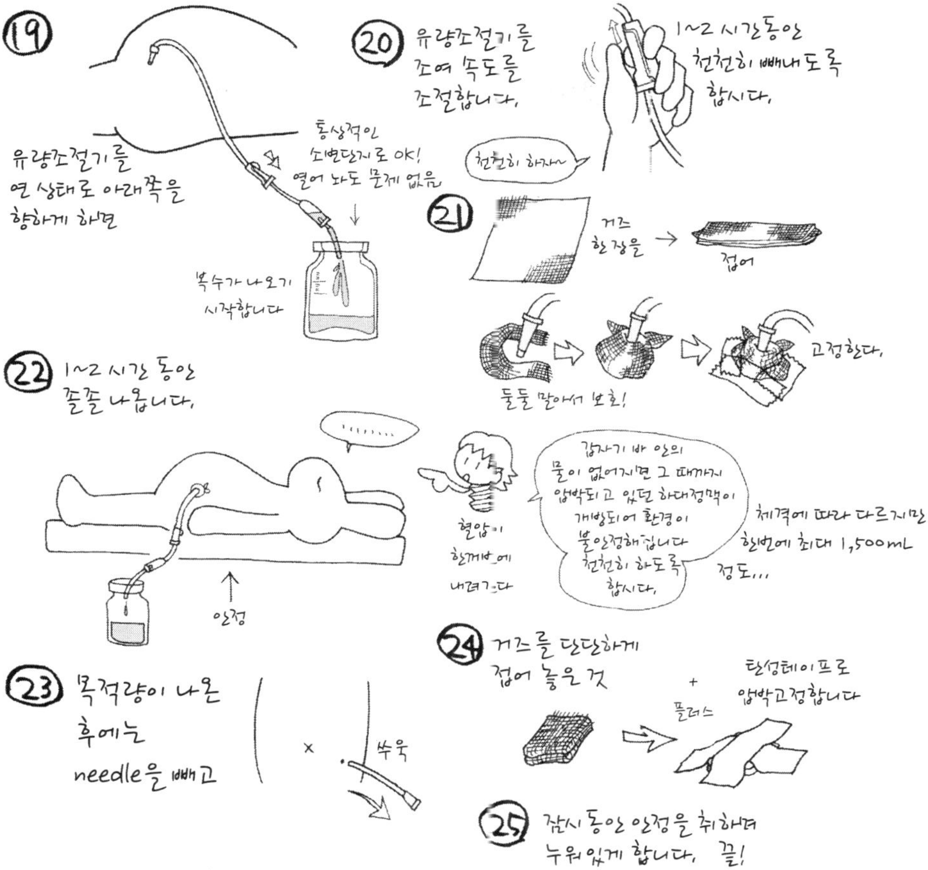

이런 위험 요소가 있어요~

○ 장을 찌르다(가장 흔히 있는 실수. 장은 초음파로는 잘 보이지 않으니까요)

→ 바늘을 뺍니다!!

→ 주사기로 장내가스(쉽게 말해 방귀성분)가 나온다

→ 대개는 그대로 두어도 괜찮다. 구멍이 너무 크면 복막자극증상이 나타나 개복수술을 해야 하는 경우도 있다.

○ 위장이나 간장 등의 장기를 찌르다.

→ 바보!!! 초음파검사 확실하게 하라구!

... 그러니 확실하게 **초음파검사로 가장 복수가 많은 곳**을 찌르도록 합시다!!

복강 배액

【배액술의 개념 또는 의사는 어째서 배액관을 삽입하려 하는 걸까】

drain

【명】 배액관, 하수관, 하수구, 배수관, 배수구, 방수로, 제액관, 배액, 물 빼기

【타동】 배액관 배출을 하다, ~를 서서히 배출시키다, ~의 배수가 잘 되도록 하다, ~의 물기를 없애다, ~의 물을 끊다, ~를 물기 제거 하다, 국물을 버리다, 모두 마시다

drainage

【명】 배액〈배농〉법, 배수, 물기 제거, 배액, 배수처리

배액술이란 유도관(배액관)으로 어느 부분에 모여 있는 「삼출액」 이나 「혈액」 등 액체를 밖으로 지속적으로 유도·배출하는 기술입니다. 예전에는 유도관으로 고무관이 사용했습니다만 최근에는 실리콘제의 유도관이 주류입니다. 뭐.. 그렇지만 밖으로 뺄 수만 있다면 거즈를 사용해도 문제 없답니다. 이번에는 주로 피부부터 체내의 「액체 주머니」 에 접근하는 방법에 대해 다루도록 하겠습니다.

우선 알기 쉽도록 피부의 바로 아래에 생긴 고름 주머니를 치료하는 방법에 대해서 생각해 봅시다. 심한 여드름이나, 고름으로 질척해진 상처를 상상해 보세요. 고름이라 함은 세균, 세균의 사체, 세균과 싸우다 죽은 백혈구, 기타 등등 여러 가지가 떠 다니고 있는 액체랍니다. 썩은 수프 같은 걸 상상하면 확실하죠. 풀장과 같은 상태이므로 이곳에서는 백혈구가 싸우기가 아주 힘듭니다. 그 주머니 안은 혈액순환이 되지 않기 때문에 항생제 등의 약도 듣지 않습니다. 세균에게 있어서는 완전 **천국·낙원·온상**이죠.

이를 치료하기 위해서는 **고름풀장을 억지로라도 빼낼 필요**가 있습니다. 그러면 백혈구도 싸우기 쉬워지고 항생제도 박테리아에 작용할 수 있게 되겠죠. 절개만으로 고름을 전부 내 보낼 수 있다면 좋겠지만 깊거나 고름이 전부 나오지 못한 경우에는 관을 넣어 고름을 모두 빼 내게 됩니다.

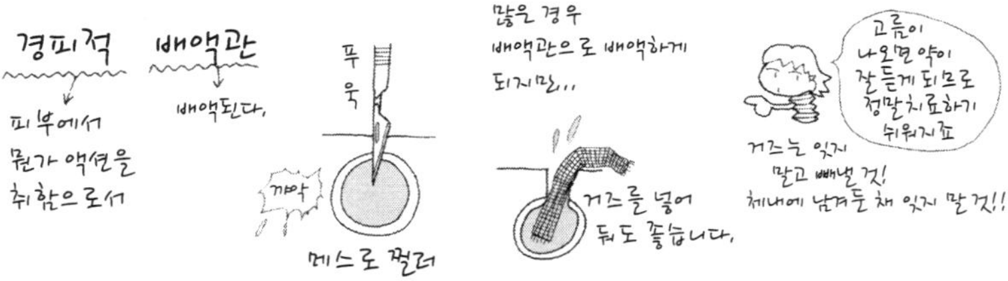

그 외 자주 보는 배액술로는 큰 수술후 「출혈된 혈액이 모일 듯한 장소」 에 **배액관을 삽입하는 배액술**이 있습니다. 배액관만 피부 밖으로 내 놓고 음압인 백을 연결해 출혈이나 삼출액을 지속적으로 흡인하는 거죠. 그 목적은 두 가지입니다.

먼저 첫 번째로 「정보원」 으로서의 역할입니다. 수술한 뒤에는 당연히 피부의 상처도 봉합해 버리므로 안의 상황은 볼 수 없습니다. 밖에서 상상할 수밖에 없는 거죠. 하지만 배액관을 넣어 두면 나오는 액체의 성질, 상태, 양으로 「수술한 곳에서 지금 어떤 일이 일어나고 있는지」 를 추측할 수가 있습니다. 피가 나오면 출혈, 고름이 나오면 세균감염, 담즙이 나오면 총담관이 뭔가 잘못된 것인가.. 를 추측해 이후의 치료 계획을 생각할 수 있습니다. 또한 배액량의 변화로도 치료 방침을 결정할 수 있죠.

두 번째는 핵심인 **치료의 목적**입니다. 혈액이나 삼출액 등 액체가 모여 있으면 좋지 않습니다. 세균이 사는 온상이 되어 버리며 창상치유의 방해 요소이기도 하니 배액관을 삽입해 밖으로 빼내도록 합시다. 참고로 혈액이나 삼출액도 소량이라면 자연스럽게 흡수되어 없어지니 작은 수술인 경우에는 배액관을 삽입하지 않아도 되는 경우도 많습니다. 하지만 가령 수술 후 시간이 지나도 좋아지지 않고 CT 촬영으로 고름이 모여 있는 것이 확인된다면!!… 그리 된 다음에 「아~ 수술 중에 배액관을 삽입해 두면 좋았을 텐데…」 라 후회해도 그건 소 잃고 외양간 고치는 격이겠죠. 재수술도 큰 일일 테고요.. 그러므로 뭔가 액체가 찰 우려가 있는 수술의 경우 배액관을 삽입한다는 것이 정답입니다. 이런 여러 가지 이유로 배액관을 넣는다=배액술은 의외로 상당히 효과적인 의료행위랍니다.

심낭 배액

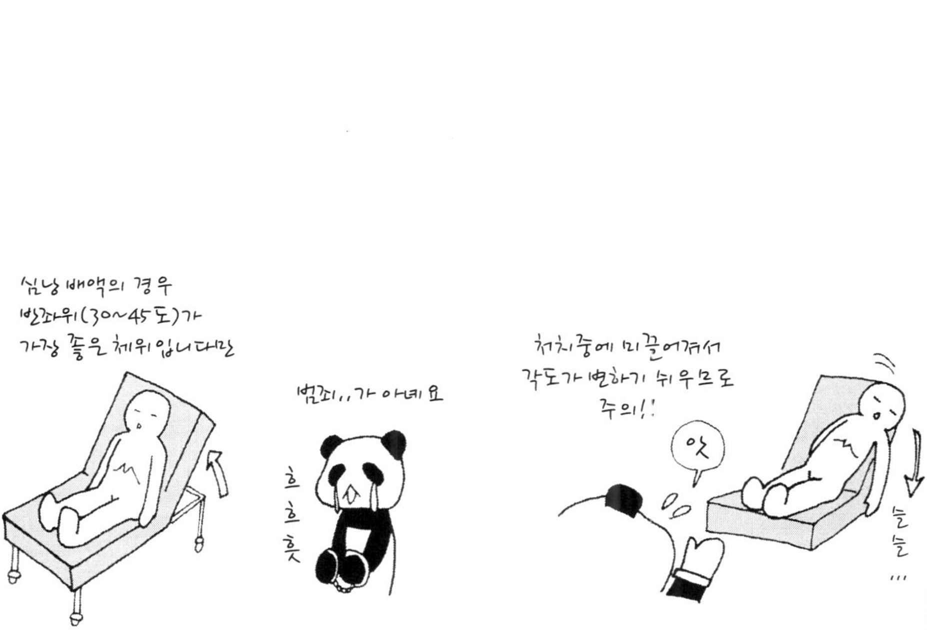
심낭 배액의 경우
반좌위(30~45도)가
가장 좋은 체위입니다람
범죄,,가 아녜요
흐흐흣
처치중에 미끌어져서
각도가 변하기 쉬우므로
주의!!
앗
슬슬...

【심낭 배액】

심장은 전신으로 혈액을 운반하는 펌프입니다. 심장은 「심낭」 이라고 하는 주머니에 싸여 있죠. 중요한 것이라 소중하게 주머니 안에 넣어 둔 거라 생각해 주세요.

어떤 병이나 외상으로 이 주머니와 심장 사이에 액체가 차 버린 상태를 「심장압전」 이라고 합니다. 이 액체를 뽑기 위해서 심장에 관을 삽입하는 것이 「심낭 배액」 이죠.

심장압전은 그리 자주 일어나는 증상이 아닙니다. 때문에 심낭 배액도 그렇게 많이 하게 되지는 않죠. 단지 발생하면 **치명적**입니다. 게다가 일반 방사선 촬영이나 채혈 등 「통상적인 검사」 로는 쉽게 이상을 발견할 수 없기에 많은 경우 놓치게 됩니다. 갈팡질팡하는 동안에 혈압이 내려가고 아무리 검사해도 진단이 나오지 않는데 눈앞에서 상태는 점점 나빠진다…는! 의사라면 어떻게 해야 하는거야!! 라 외치며 머리를 감싸 쥐고 도망가고 싶어지는 악몽과 같은 질환입니다. 심장압전이라는 병명을 떠올리지 못한다면 비록 「심낭 배액술 기술을 가지고 있어도」 그 것을 할 수 없는 거죠. 그리고 심낭 배액술을 하지 않는 이상 환자는 사망할 확률이 높습니다. 한 개의 관 삽입으로 살 수 있는 생명도 살 수 없게 되는 거죠.

의료인이라면 머리 속에 항상 이 병을 기억해 둬야 하는 겁니다.

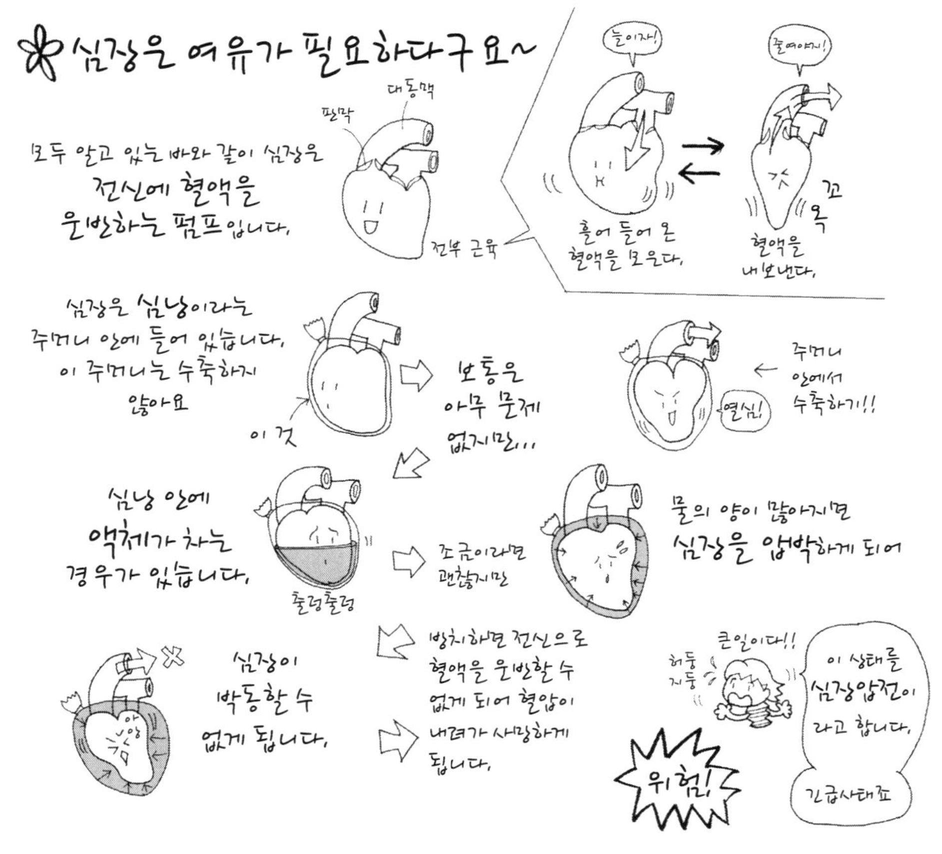

이를 치료하기 위해
심낭에 관을 넣어
그 곳에 모여 있는
액체를 빼 버립니다.
이 것이
「심낭 배액술」
입니다.

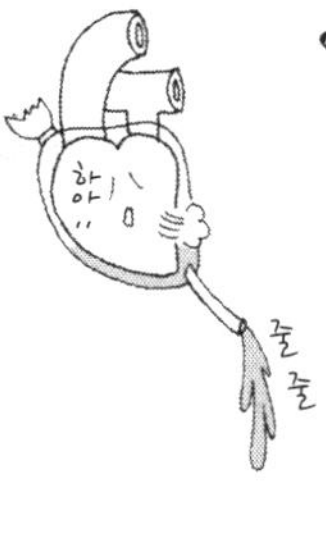

반드시 초음파로 확인할 것!

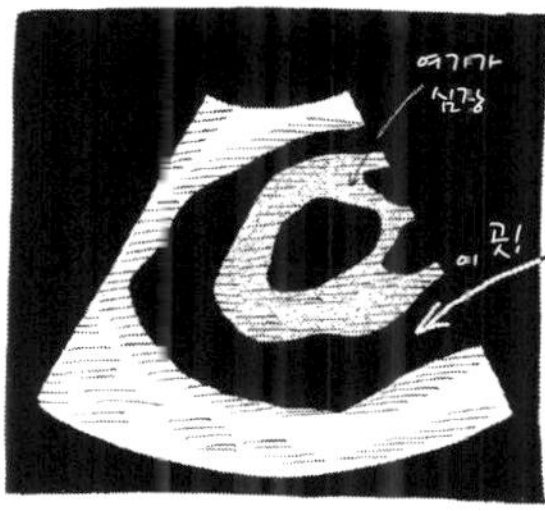

심장 주위에
echo free space
=
뭔가 액체가
모여 있다!!

이걸 보면

앗 위험!!

이라 생각한다.

초음파가 없으면
심장압전 진단 자체가
힘들다.

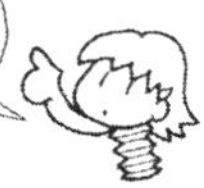

긴급사태입니다.

심장(게다가 움직이고 있음)
근처에 바늘을 찔러 넣는
기술이기에
위험합니다!!

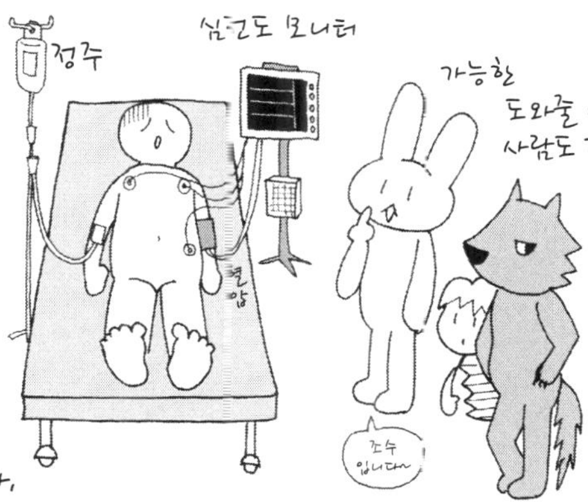

반드시
- 정맥라인
- 심전도 모니터
- 혈압계
- 응급카트를 준비합시다.

보통은 여기까지
진단& 준비 하면
순환기 내과
의사를
부릅니다.

전문의 호출~

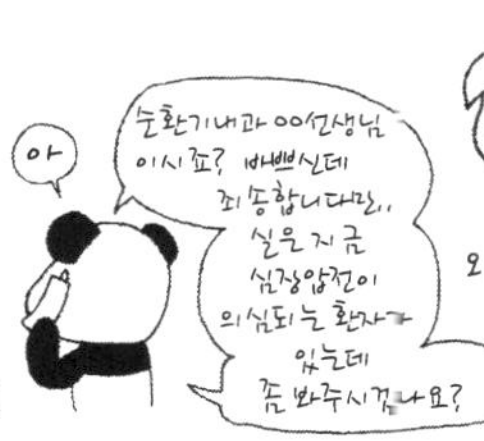

아
순환기내과 ○○선생님 이시죠? 바쁘신데 죄송합니다만.. 실은 지금 심장압전이 의심되는 환자가 있는데 좀 봐주시겠나요?

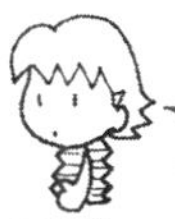

외딴 섬의
1인 의사가
아닌 이상
저라도
안 할래요
무섭단 말예요..

위험한 기술이라
상당한 긴급사태가 아닐 경우
전문의가 하는 편이
환자에게도 좋습니다.
다른 사람은 준비하거나
시술을 돕도록
합시다.

심낭 배액

준비물

실은
Angio needle이라면
어떤 거라도
좋습니다.

기본적으로
긴급사태이므로..

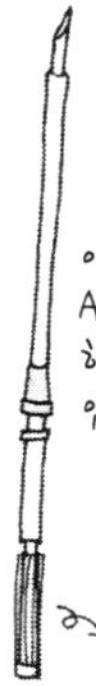

이전에 다루었던
Angio needle로
하는 경우도
있습니다.

이 곳을 분리하고
주사기와 연결한다.

IVH 카테터로
(p110 참조)
하는 사람도 있죠

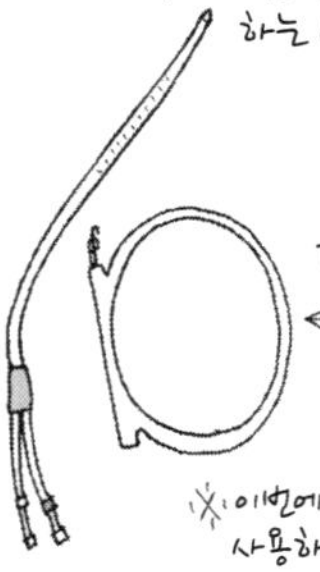

가이드 와이어를
사용할 수
있으므로
편리하다.

※이번에는 엘라스타바늘을
사용하는 방법을 소개합니다.

심낭천자용
전용 키트도
있다고 합니다.

저자는
본 적 없지만..

검체용 20mL
주사기

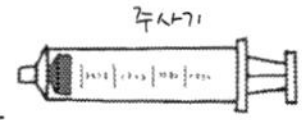

항상
준비
하는~

소독 멸균

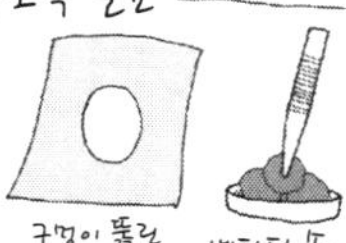

구멍이 뚫린
멸균소독포

베타딘 솜

마취

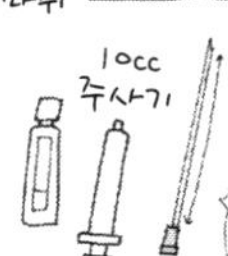

10cc
주사기

장소가 깊으므로
긴 바늘을
추천합니다.

보통 바늘의
이 곳이 긴 버전
6~7cm 정도

Xylocaine®

23G

배액용

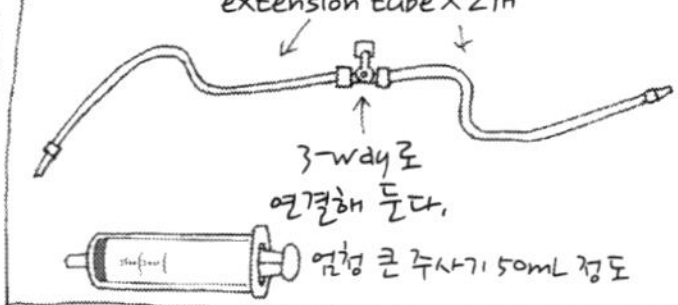

extension tube×2개

3-way로
연결해 둔다.

엄청 큰 주사기 50mL 정도

언제나 장소 결정은 중요!!

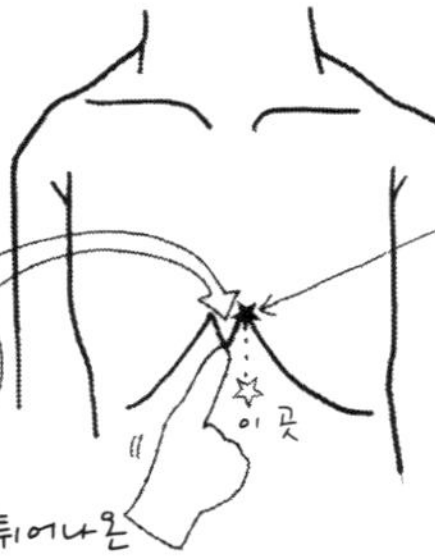

가장 일반적으로는
이 곳이죠

이 것이
검상돌기

검상돌기의
왼쪽 끝과
늑골의 교차점★에서
0.5~1cm 아래로
내려간 곳!!!

이 곳

만지면 튀어나온
것을 알 수 있음

매직으로
표시해두도록!♪

← 이 곳에서 실패했다면

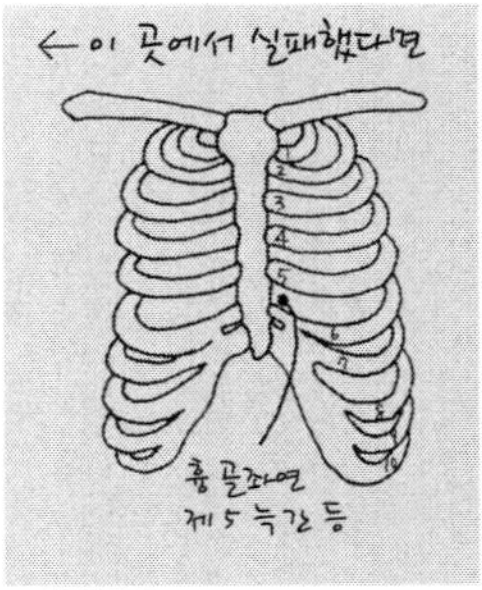

흉골과의
제5 늑간 등

무엇보다 초음파
검사에서 액체가 많이
보이는 곳이 좋습니다~

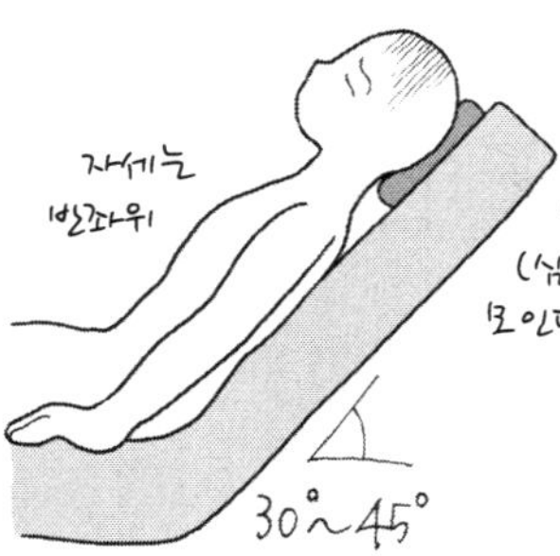

자세는
반좌위

이 각도로 해 두면
액체가 찌르는 곳
(심장의 앞쪽 아래)으로
모인다.

30°~45°

참고로 노리는
방향은 이렇습니다.

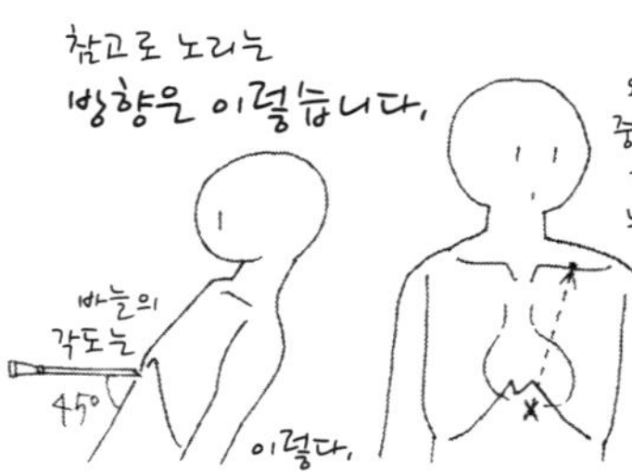

바늘의
각도는

45°

이렇다.

왼쪽 쇄골
중심 부분을
찌른다는
느낌으로!

이제 찔러 볼까요~?

① 천자를 하고 싶은 곳의 초음파를 확실하게 확인하고 (∘ 진입방향 ∘ 피부~심막까지의 거리를 잘 확인해 두자)

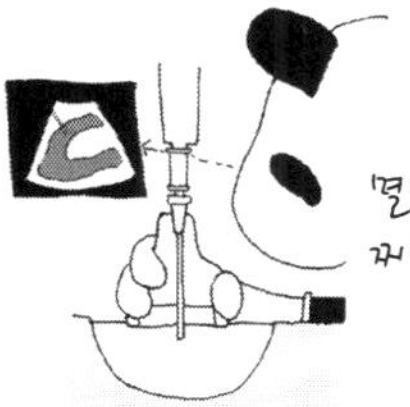

멸균된 초음파 probe 를 가지고 와서 보며 찌르는 경우도 많습니다.

② 천자 포인트 주위를 넓게 소독한 후

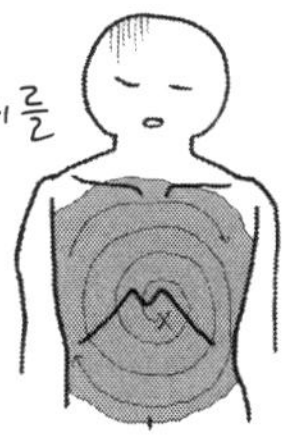

③ 멸균 장갑을 낍니다.

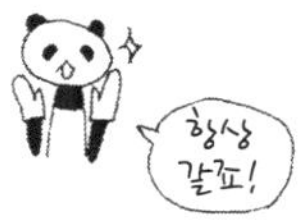
항상 같죠!

④ 구멍이 뚫린 소독포를 덮습니다.

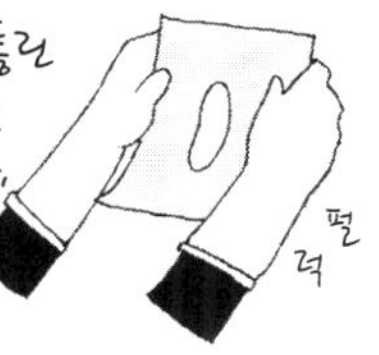
펄럭

⑤ 국소마취를 합니다

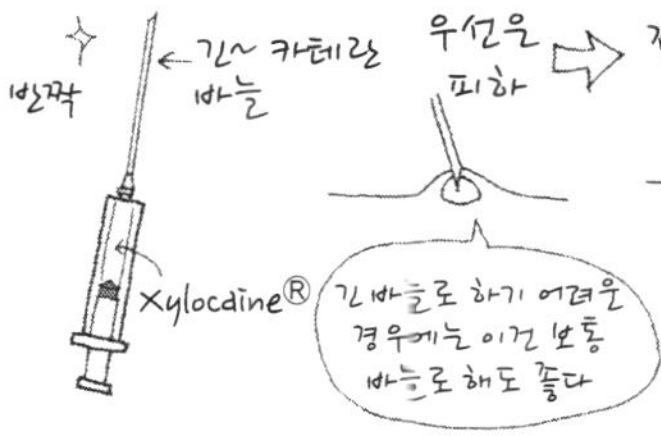

물론 주사기를 당기면서 역류가 없는 것을 확인하며 진행한다.

⑥ 그러면서 시험천자도 해 버립시다.

뚫고 지나가야 하는 것들

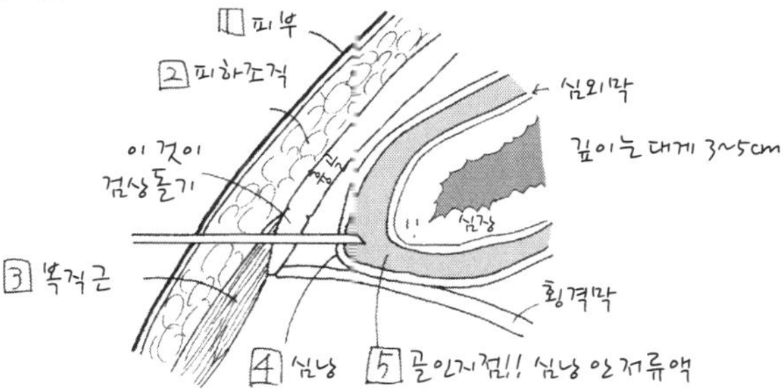

⑦ 심낭에 닿으면 약간 딱딱하고 박동이 느껴집니다 그걸 지나면..

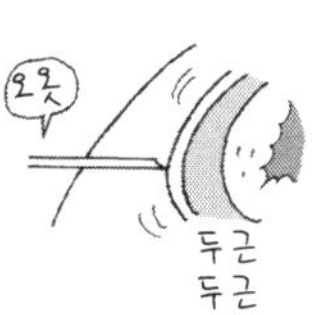
오옷
두근
두근

⑧ 들어갔다!!

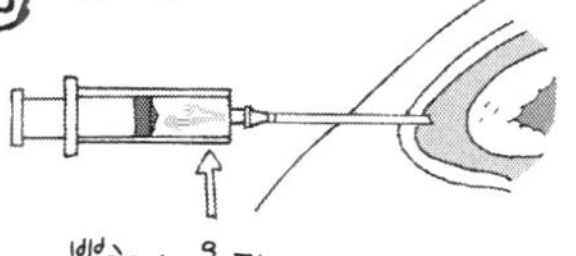

빨려 나온다.
액체가 나온다면 그 곳에서 바늘은 스톱!!

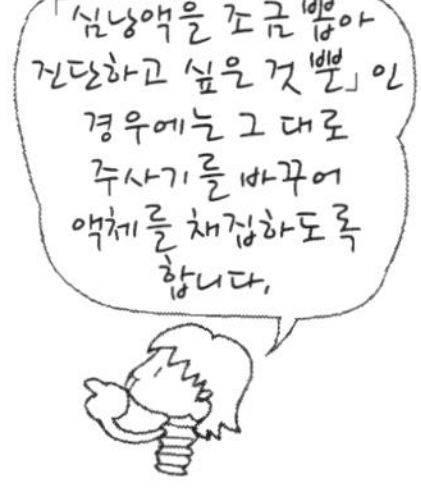
「심낭액을 조금 뽑아 진단하고 싶은 것 뿐」인 경우에는 그대로 주사기를 바꾸어 액체를 채집하도록 합니다.

심낭 배액

드디어 천자!!

⑨ 조금 전과 같은 방향, 같은 각도로 찌릅니다.

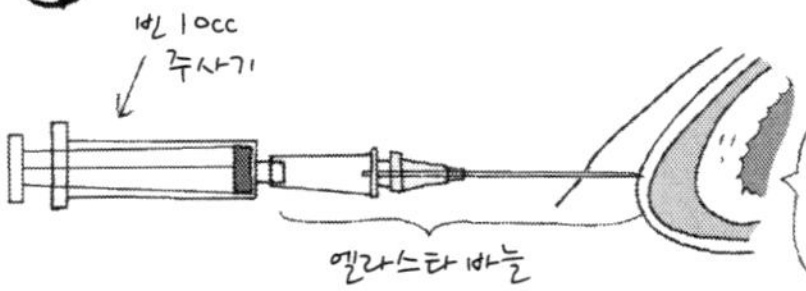

불안하다면 얼마든지 초음파 검사를 다시해 봅니다.

⑩ 심낭저류액이 나오면 조금만(4~5mm) 바늘을 진행시켜

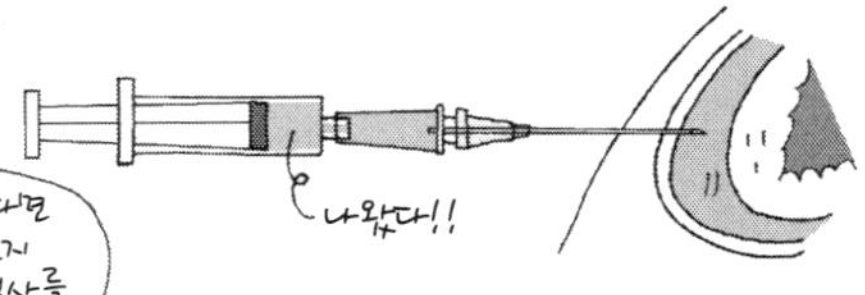

⑪ 외관을 진행시키며 내침을 뺍니다.

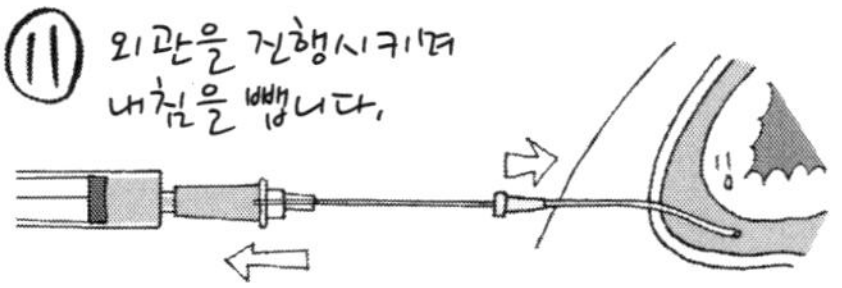

※참고로
바늘 끝이나 카테터 끝이 심장에 닿으면

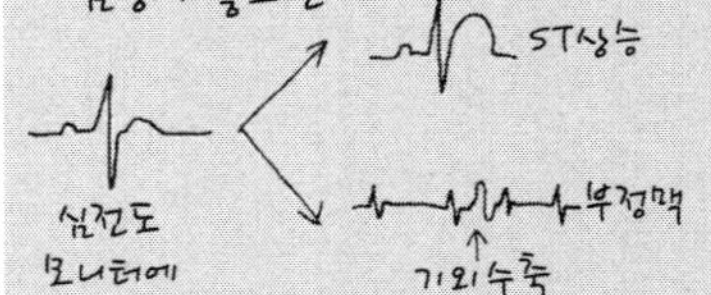

등 변화가 보입니다.

⇨ 심전도가 원래대로 돌아올 때까지 바늘 or Angio needle을 빼 줍시다.

⑫ extension tube + 3-way를 연결해

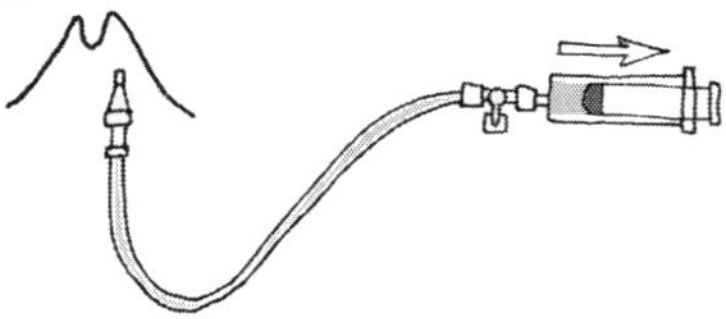

⑬ 심낭액의 일부를 검사실에 보냅니다.

- 세포진
- 혈액검사
- 생화학검사
- 세균검사 등

⑭ 소량이라도 배액 후 극적으로 증상이 좋아지는 경우가 많습니다.

⑮ 지속적으로 빼내게 되는 경우에는 다시 한번 extension tube를 연결해서 이렇게 합니다.

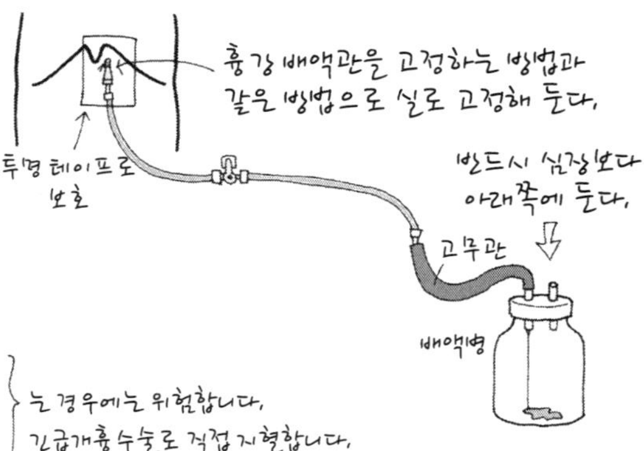

※출혈에 의한 심장압전의 경우

⇨ 200mL 이상의 혈액이 나왔다.
또는
지속해서 200mL/hr 이상의 혈액이 나온다.

} 는 경우에는 위험합니다.
긴급개흉 수술로 직접 지혈합니다.

경막외 마취

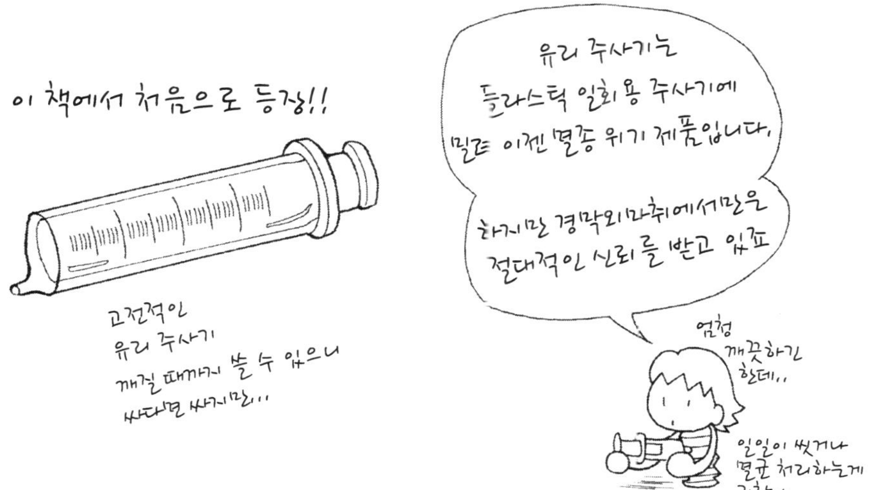
이 책에서 처음으로 등장!!
고전적인 유리 주사기
깨질 때까지 쓸 수 있으니
싸다면 싸지만..
유리 주사기는
플라스틱 일회용 주사기에
밀려 이젠 멸종 위기 제품입니다.
하지만 경막외마취에서만은
절대적인 신뢰를 받고 있죠
엄청 깨끗하긴 한데..
일일이 씻거나 멸균 처리하는게 귀찮아..

【경막외마취】

척수의 근처에 있는 「경막」 바깥쪽에 관을 넣어 그 곳으로 마취제를 주입해 수술 등의 통증을 없애는 마취를 「경막외마취」 라고 합니다. 영어 : epidural anesthesia인 것에서 유래하여 일반적으로 「에피」 라 부르죠. 통상적인 수술의 경우 수술이 끝나면 바로 마취를 깨워 회복실(전용 방이나 중환자실(ICU))로 보내게 됩니다. 환자는 「수술 후 눈을 뜬 그 때」 에 이미 전신마취에서 깨고 있는 거죠(당연한 일입니다만). 말할 것도 없이 **엄청 아픕니다.** 그 때! 경막외마취를 삽입해 두면 지속적으로 마취제를 주입하여 통증을 완화시킬 수 있습니다. 때문에 수술시 및 수술후의 진통 억제를 위해 전신마취하의 수술 직전 등에 자주 사용됩니다.

경막은 「척수」 및 「척수가 둥둥 떠 있는 척수강」 의 바로 옆에 있습니다만, 척수나 척수강에 이 관을 삽입하면 절대! 안되죠. 게다가 목적인 경막외강」 은 폭이 겨우 2~3 mm랍니다. 그 곳에 능숙하게 관을 삽입하기 위해서는 상당히 숙련된 기술이 필요합니다. 등뼈가 굽은 할아버지 등의 경우에는 숙달된 마취과의도 관을 삽입하지 못하는 경우가 있습니다. 이 책에서 소개하고 있는 기술 중에서도 상당히 어려운 기술이죠. 사실 경막외마취를 하지 않아도 수술은 할 수 있으므로 **포기하는 것**이 나은 경우도 있습니다. 그 대신 삽입이 잘 되는 경우 「마취분절」 이라는 「아픈 곳의 통증을 없애는 한편 머리나 손발이 둔해지지 않는」 **이상적인 진통억제 효과**를 볼 수 있답니다.

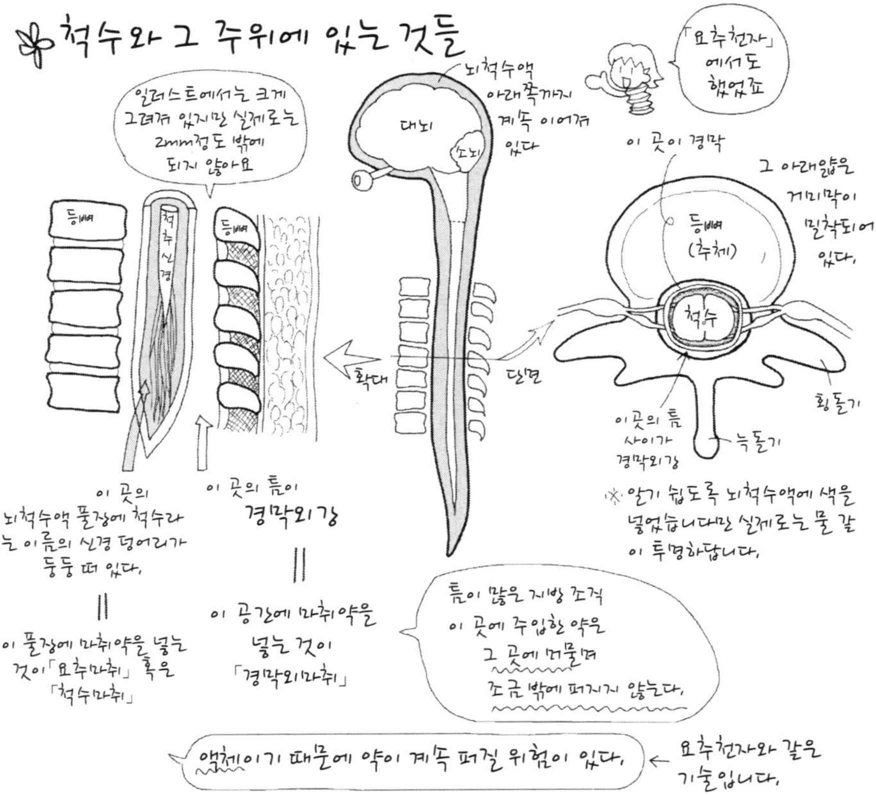

그런데 어째서 약이 듣는 걸까요?

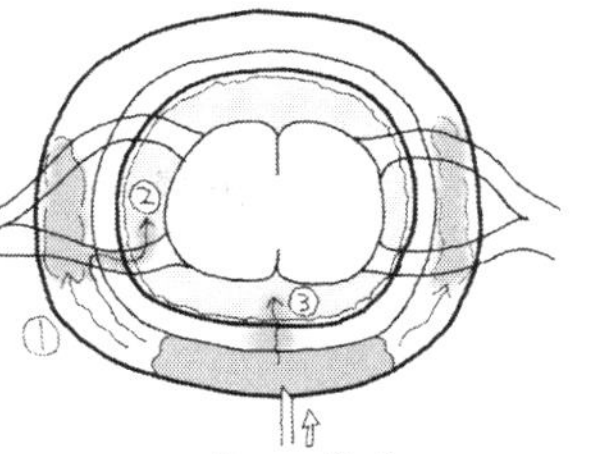

이 곳에 약물 투여

여러가지 설이 있습니다.
(자세한 것은 아직 밝혀지지 않았답니다).

① 약이 실은 신경 근에 작용했다.

② 신경근이 나오는 곳 주위의 구멍에서 역할해 척추강에 들어갔다.

③ 경막에 서서히 스며들어 거기서 또 척수액으로 스며 들어갔다.

이 곳은 아주 좁기(2~3mm) 때문에 쉽게 척수강까지 간다.

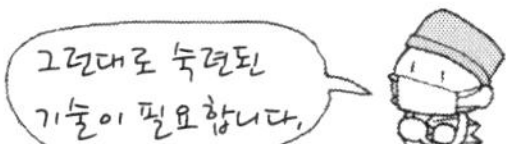

실제로는 마취과 의사가 하는 경우가 많죠

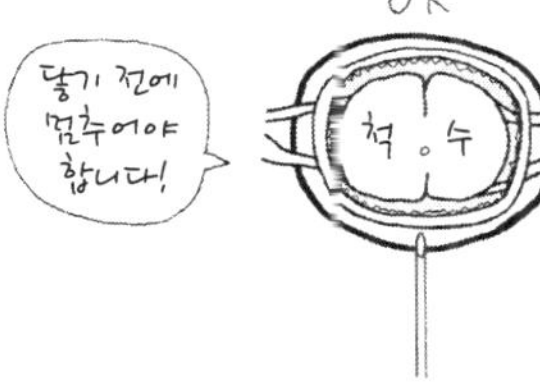

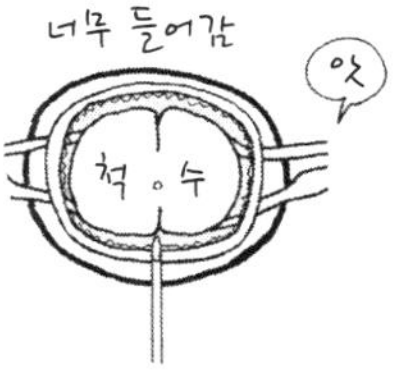

이렇게 되면 척수마취가 되 버린다.

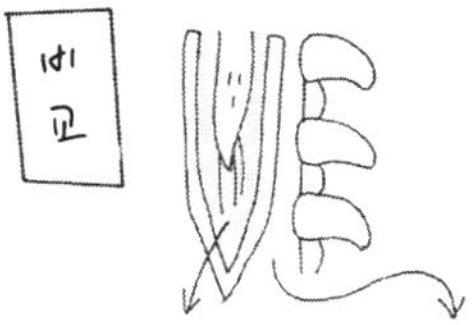

비교

가장 무서운 합병증은
척수강에 들어가 버리는 것입니다.
「요추마취」가 되버리죠.

dural puncture 줄여서 듀라팡이라고 합니다.

이 곳에 들어가면 요추마취(척수마취)	vs	이 곳에 들어가면 경막외마취
바로! 몇 초정도	속도	20~30분
눈 깜짝할 사이에 아래쪽까지 퍼진다.	퍼짐	서서히 조금씩 퍼진다 → 분절을 나눠 마취하는 것이 가능하다.
소량으로 충분! (예: 성인 2.5~3mL Marcaine)	약의 양	상당한 대량이 필요 (예: 한번에 10mL 정도를 총 60mL까지 둔다)
대	운동 마비	소 따라서 수술 후의 동통 컨트롤에 최고!!
감염되기 쉽다.	감염	잘 감염되지 않으므로 관을 그냥 두어도 좋다.
허리 (L2-3 사이, L3-4 사이)	장소	척추라면 어디라도 가능

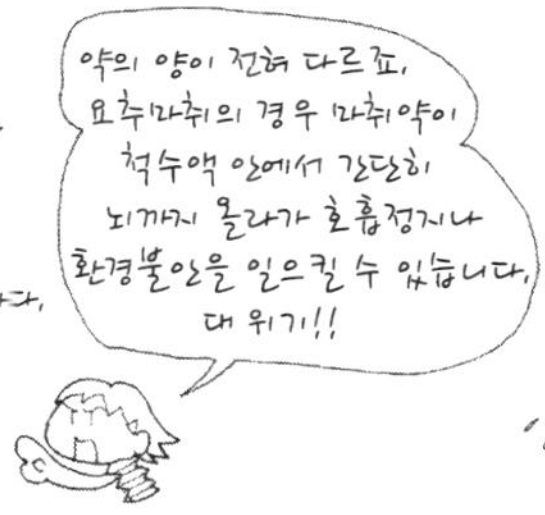

약의 양이 전혀 다르죠. 요추마취의 경우 마취약이 척수액 안에서 간단히 뇌까지 올라가 호흡정지나 환경불안을 일으킬 수 있습니다. 대 위기!!

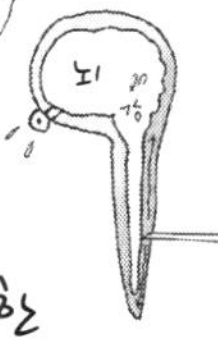

따라서 **가능한 한 듀라팡을 일으키지 않는 것이**
이 기술의 최대 숙명이 되겠습니다.

경막외 마취

준비물을 준비해 봅시다.

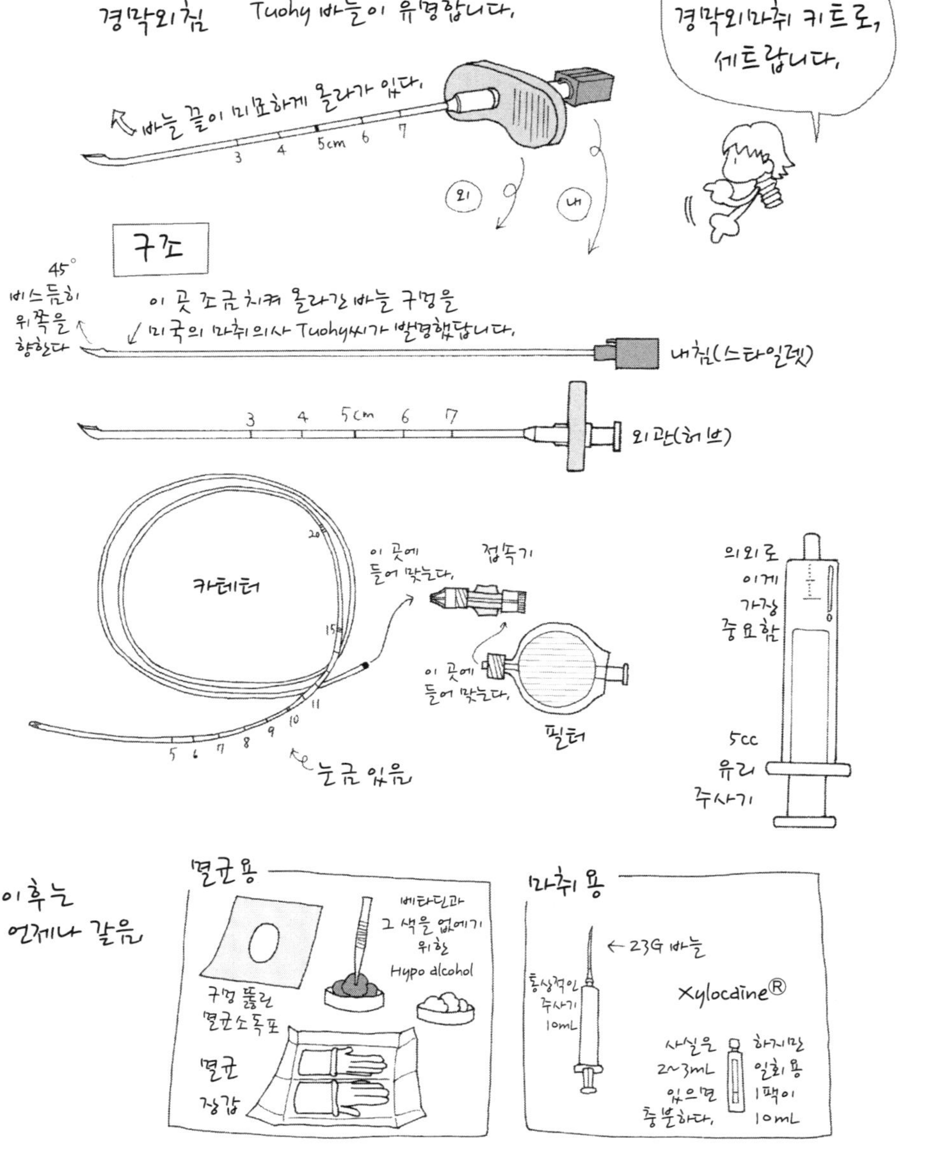

경막외침 Tuohy 바늘이 유명합니다.
이런 것들은 경막외마취 키트로, 세트랍니다.
바늘 끝이 미묘하게 올라가 있다.
3 4 5cm 6 7
외
내
구조
45° 비스듬히 위쪽을 향한다
이 곳 조금 치켜 올라간 바늘 구멍을 미국의 마취의사 Tuohy씨가 발명했답니다.
내침(스타일렛)
3 4 5cm 6 7
외관(허브)
카테터
이 곳에 들어 맞는다.
접속기
이 곳에 들어 맞는다.
필터
눈금 있음
의외로 이게 가장 중요함
5cc 유리 주사기
이후는 언제나 같음
멸균용
구멍 뚫린 멸균소독포
베타딘과 그 색을 없애기 위한 Hypo alcohol
멸균 장갑
마취용
← 23G 바늘
통상적인 주사기 10mL
Xylocaine®
사실은 2~3mL 있으면 충분하다.
하지만 일회용 1팩이 10mL

장소를 정하는 방법

	마취가 필요한 영역	찌르는 장소
가슴	T1~10	T5~6
상복부(위, 간장 담낭 등)	T4~12	T7~9
하복부(대장과 부인과계)	T6~L3	T12~L1
서혜부(hernia 등)	T10~S3	L1~2
하극(정형외과 등)	L1~S5	L1~3

한가운데 들어간다고 생각할 것.

T: 흉추
L: 요추
S: 선골

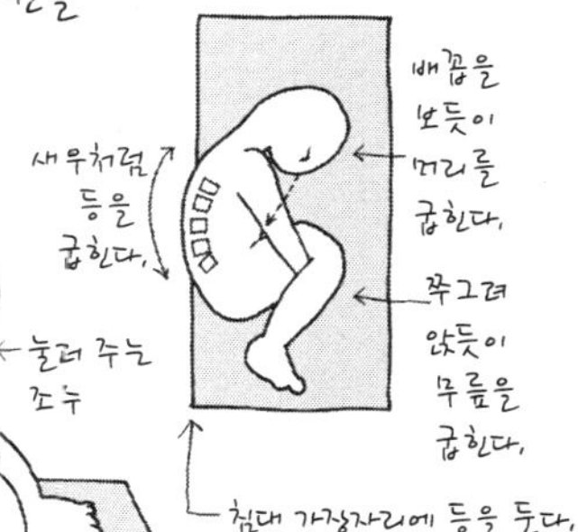

새우처럼 등을 굽힌다.
배꼽을 보듯이 머리를 굽힌다.
쪼그려 앉듯이 무릎을 굽힌다.
침대 가장자리에 등을 둔다.
요추마취와 같습니다!

① 목표를 세웁니다.

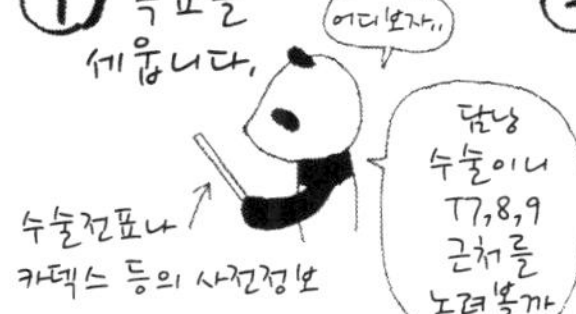

어디보자..
담낭 수술이니 T7,8,9 근처를 노려볼까
수술전표나 카덱스 등의 사전정보

② 체위는 중요한 거였죠

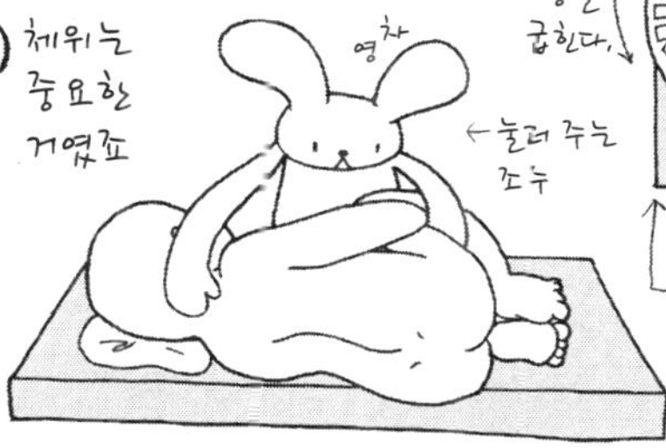

영차
←눌러 주는 조수

③ 표적은 이것

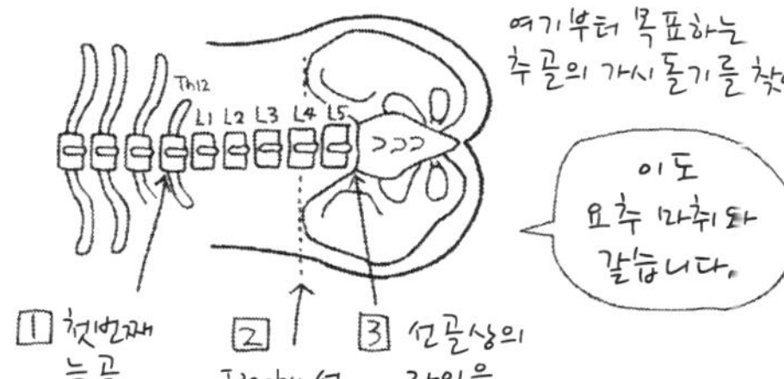

④ 매직으로 표시합시다.

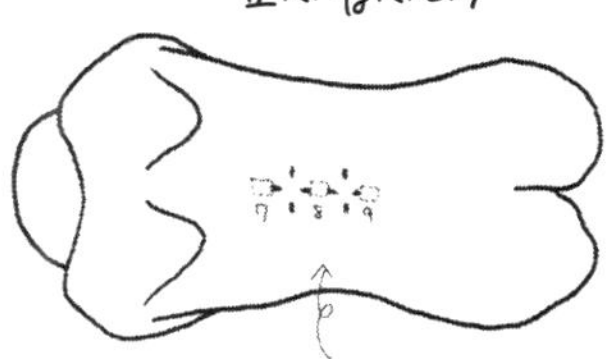

※ 골반(장골)의 튀어나온 부분(장골능이라고 함)을 좌우로 잇는 선을 Jacoby 선 이라고 한다 성인이라면 L4의 가시돌기를 지나감.

⑤ 멸균 장갑을 낀다.

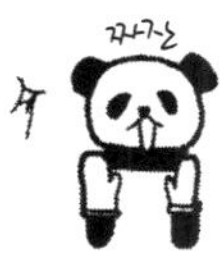

짜잔

⑥

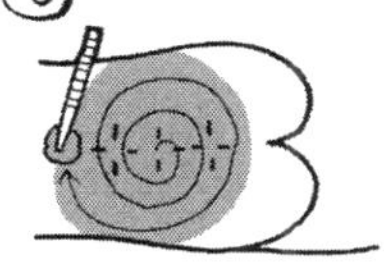

소독을 넓게 2번 하고

⑦ 구멍 뚫린 멸균소독포를 덮습니다.

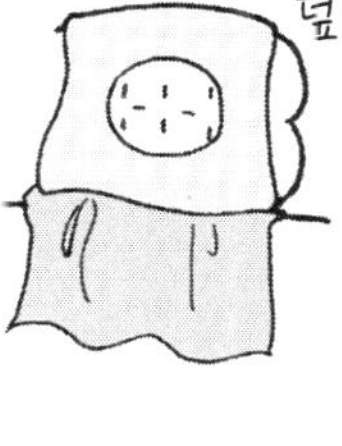

⑧ 목표한 장소를 1% Xylocaine® 으로 국소마취합니다.

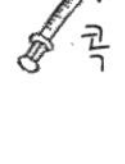

콕

경막외 마취

⑨ 이 때 뼈(요추의 가시 돌기)에 바늘이 닿지 않는지 방향을 확인합시다.

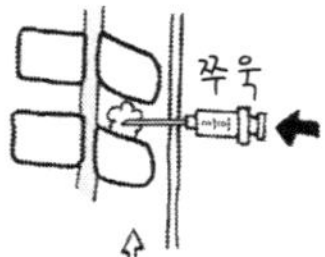

보통은 23G바늘보다 깊은 곳에 척수가 있기 때문에 푸욱 찔러도 문제 없다.

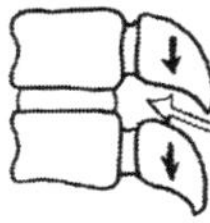

극돌기는 아래 방향이므로 바늘은 약간 머리쪽을 향하는 것이 좋다.

✿ 그럼 찔러 볼까요~푸욱

⑩ 바늘 구멍을 머리 쪽을 향하게 하고

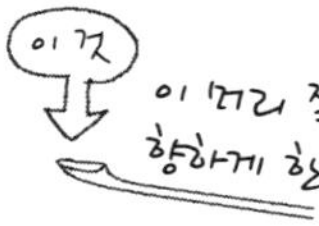

이 머리 쪽을 향하게 한다.

목표하는 척추간을 왼손의 중지와 약지로 사이에 둔다.

오염되므로 바늘 끝을 잡지 않을 것. 잡는다면 몸 쪽으로 들어가지 않는 부분을 잡도록 하자

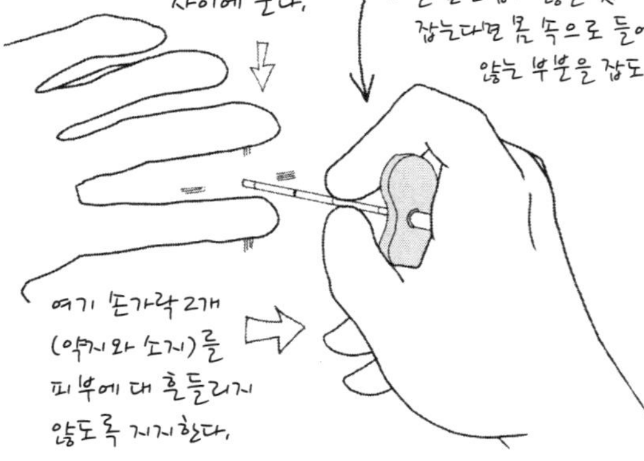

여기 손가락 2개 (약지와 소지)를 피부에 대 흔들리지 않도록 지지한다.

⑪ 쑥쑥쑥 진행합니다.

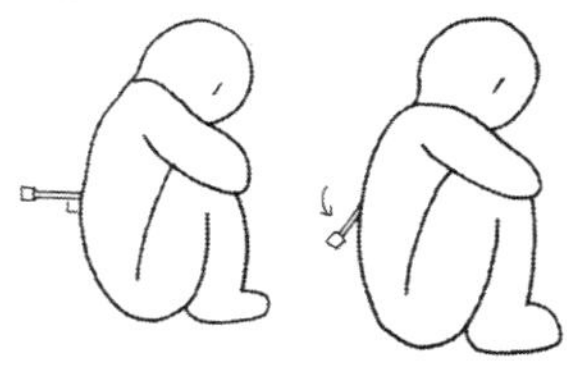

⑫ 약간 딱딱한 듯한 저항을 느낀다면 그 곳은 가시돌기사이 인대

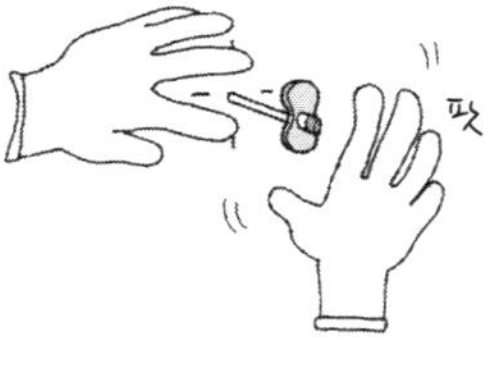

이 곳까지 들어가면 손을 떼도 바늘이 꽂힌 상태로 안정되 있다.

⑬

왼손으로 날개를 잡고

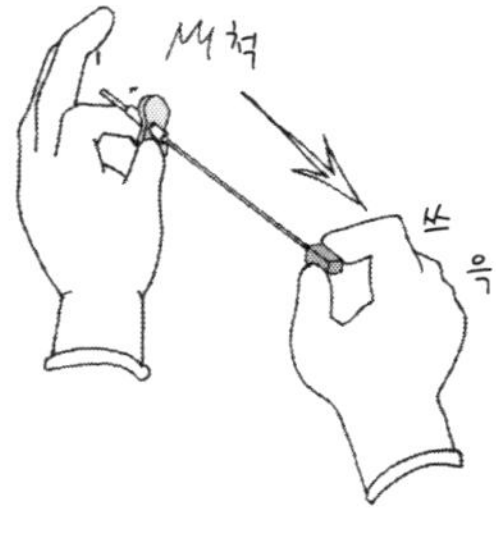

오른손으로 내침을 뽑습니다.

여기서부터는 여러가지 방법이 있습니다.
우선은 가장 표준적인
~저항소실법~

⑭
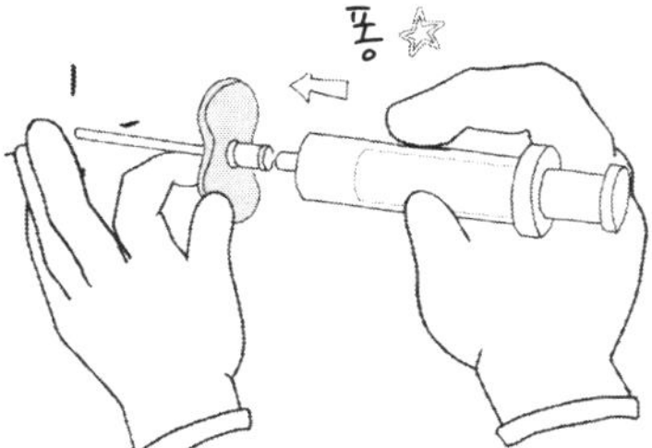

5mL의 주사기에
공기(혹은 생리식염수)를
2~3mL 넣어 외통에 연결한다.

⑮ 여기서 주사기를 조금 눌러 본다.

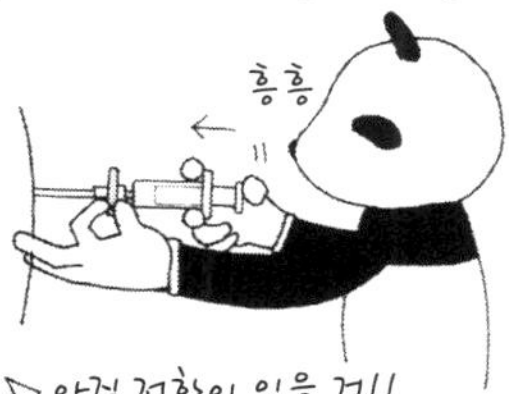

→ 아직 저항이 있을 것!!

⑯ 2~3mm씩 진행한다.

손가락을 피부에 대어
흔들리지 않도록 지지한다.

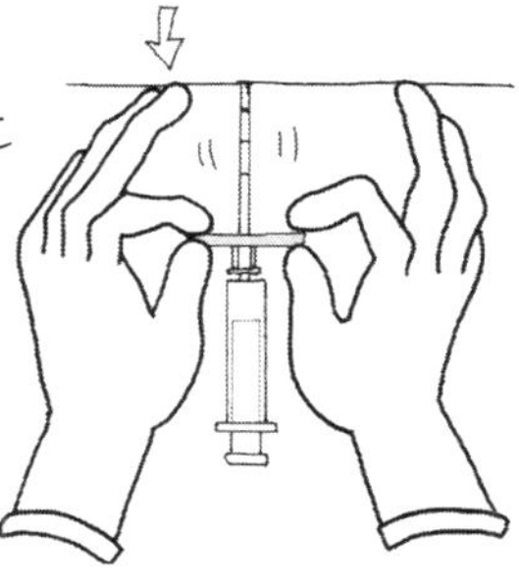

이 바늘을
쥐는 방법은
요추마취를 할때와
동일하죠

나무아미타불…

⑰ 눌러 본다.

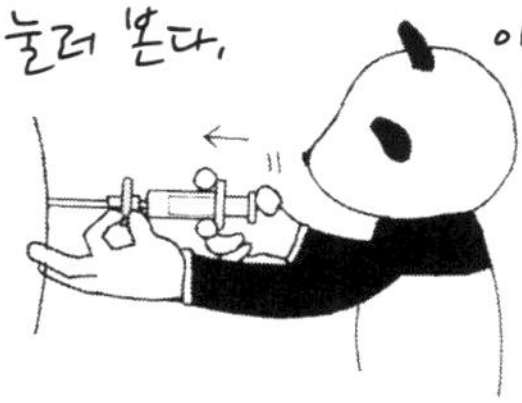

→ 아직 저항이
있다면
⑯으로 돌아간다 ⑯과 ⑰을 반복하여....

⑱ 황인대를 지나 경막외강에 들어가면

경막외강은 왜인지
대기압보다 아주 조금
음압이기 때문에

공기가
저항 없이
쓰윽 들어가게
됩니다.

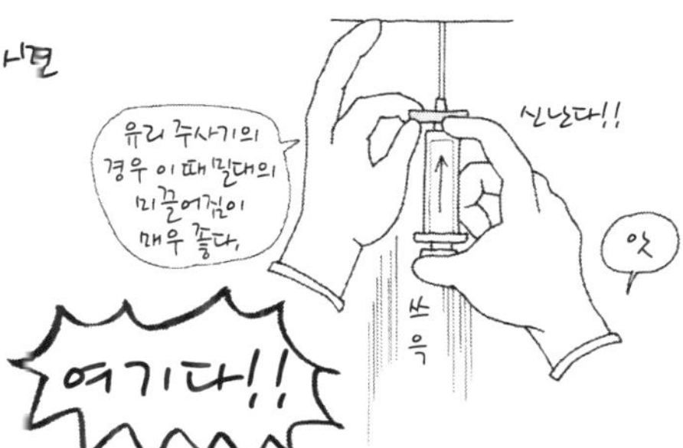

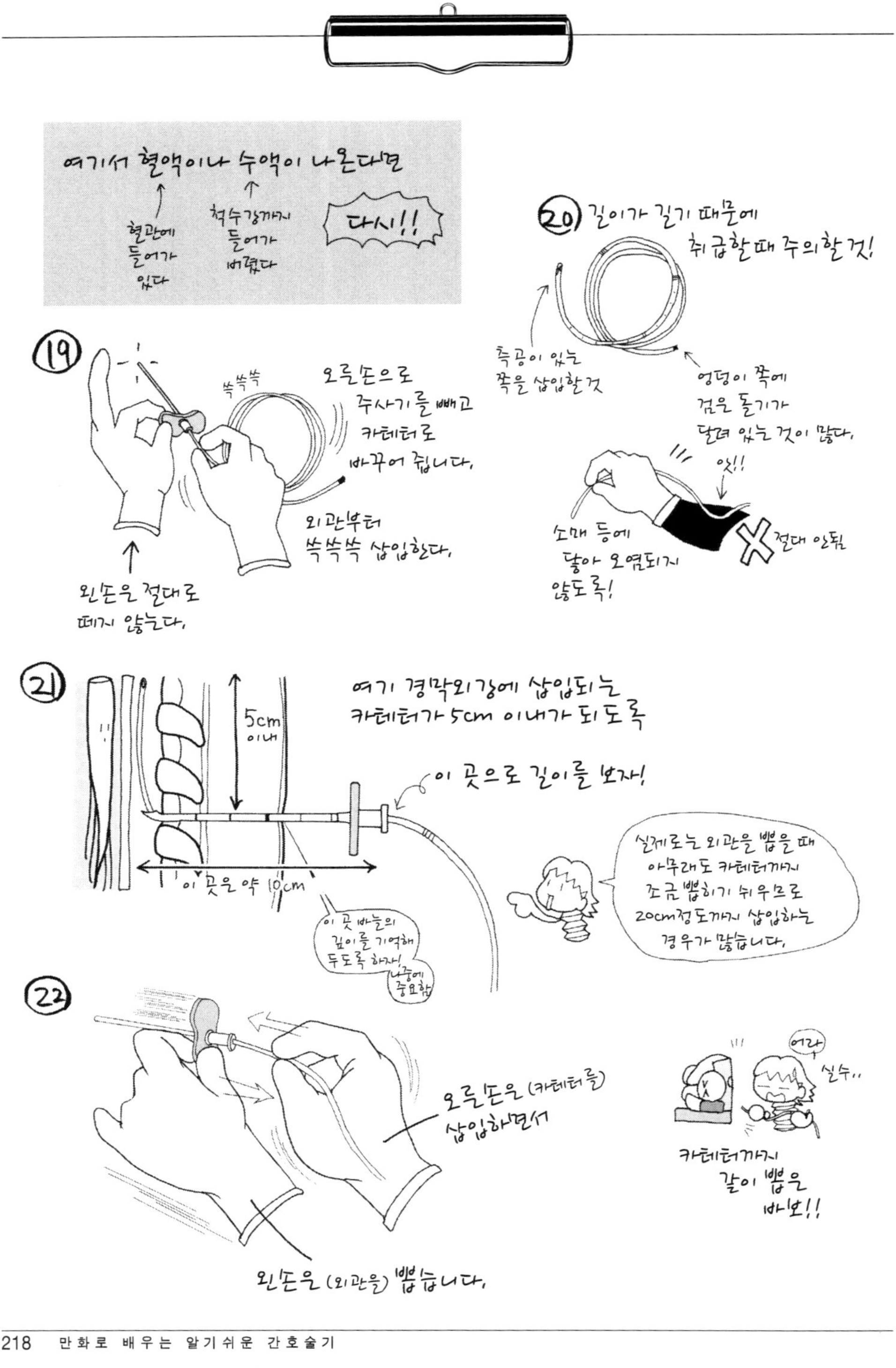
여기서 혈액이나 수액이 나온다면
혈관에 들어가 있다
척수강까지 들어가 버렸다
다시!!
⑲
오른손으로 주사기를 빼고 카테터로 바꾸어 쥡니다.
쓱쓱쓱
외관부터 쓱쓱쓱 삽입한다.
왼손은 절대로 떼지 않는다.
⑳ 길이가 길기 때문에 취급할때 주의할것!
측공이 있는 쪽을 삽입할것
엉덩이 쪽에 검은 돌기가 달려 있는 것이 많다.
앗!!
소매 등에 닿아 오염되지 않도록!
절대 안됨
㉑
여기 경막외강에 삽입되는 카테터가 5cm 이내가 되도록
5cm 이내
이 곳으로 길이를 보자!
이 곳은 약 10cm
이 곳 바늘의 길이를 기억해 두도록 하자!
나중에 중요함
실제로는 외관을 뺄 때 아무래도 카테터까지 조금 뽑히기 쉬우므로 20cm정도까지 삽입하는 경우가 많습니다.
㉒
오른손은 (카테터를) 삽입하면서
왼손은 (외관을) 뽑습니다.
어라
실수..
카테터까지 같이 뽑은 바보!!

㉓ 여기서 카테터가 나온다면
카테터가 외관과 함께 빠지지 않도록

꽉 붙잡을 것!!

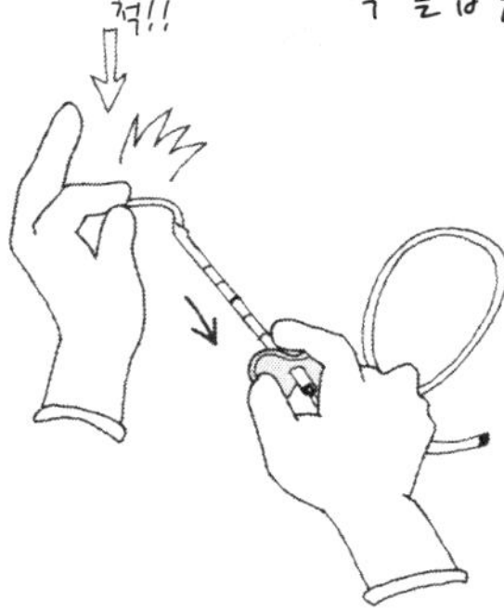

㉔ 카테터의 끝쪽을 낮추어 보아

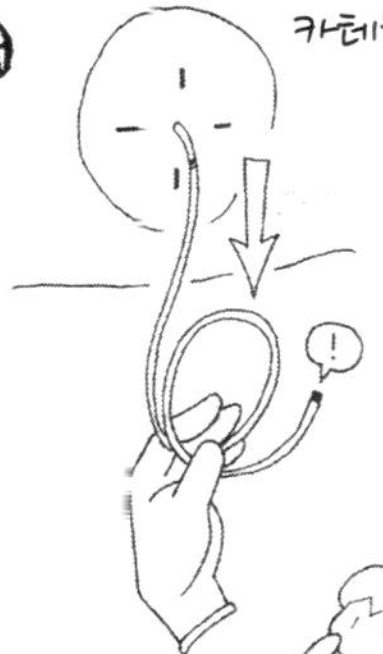

만약 나온다면

○ 수액 → 척수강까지 너무 들어갔다.

○ 혈액 → 혈관에 들어가 버렸다.

의 역류가 없는지를 확인합시다.

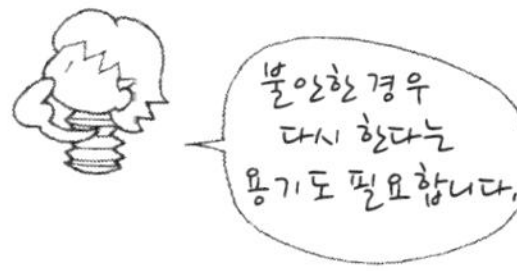
불안한 경우
다시 하다는
용기도 필요합니다.

㉕ 길이 조절을 합니다.

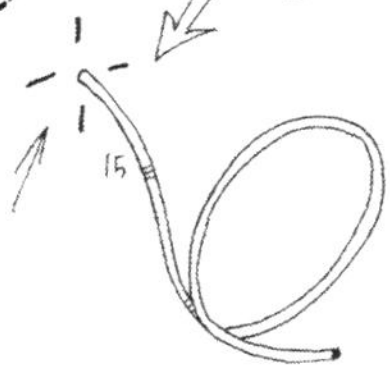

예를 들어
피부~경막외: 6cm
경막외강내: 4~5cm
라면 10~11cm로 OK

우선은 완성!

다른 방법 ~현적법~

경막외강이
대기보다도 약간 음압인 것을
이용합니다.

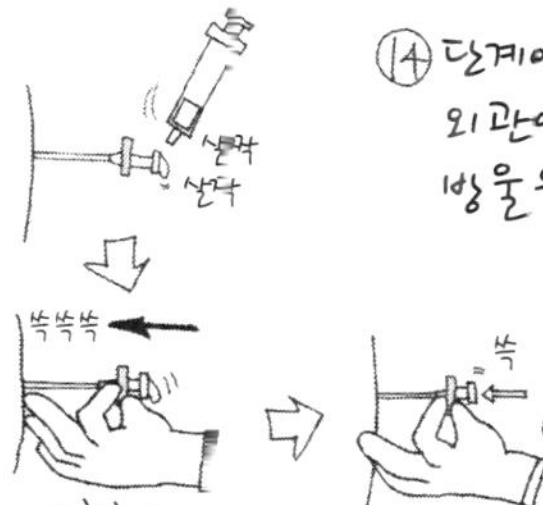

⑭ 단계에서 주사기를 연결하는 대신
외관인 허브에 생리식염수
방울을 떨어뜨려 둡니다.

물이
빨려 들어가는
순간이 있습니다.

여기다!! ⇨ 이하 동일

~촉감법~

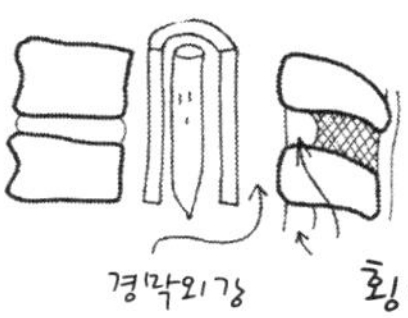

독자적인 관통감이
있다고 합니다.

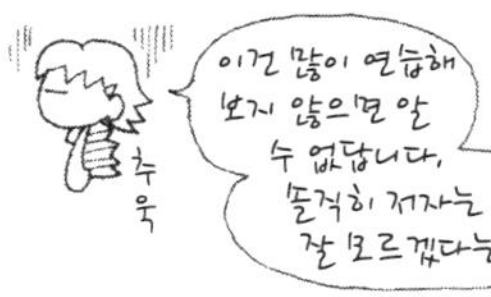
이건 많이 연습해
보지 않으면 알
수 없답니다.
솔직히 저자는
잘 모르겠다는..
추욱

⑫ 단계에서 황색인대까지
한 번에 찔러 넣은 후 2~3mm
진행시켜 넣는다.
의지할 건 감각뿐!

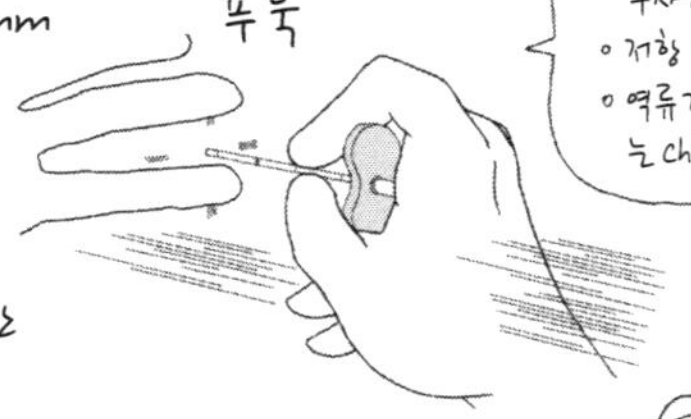

※ 이 것이 가능한 사람은 상당한 숙련자입니다.

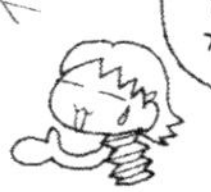
초보자는 움찔움찔 조금씩 진행 시키는 정도로 괜찮습니다.

끝에 연결해 봅시다

㉖ 접속기와 필터를 연결하고 그 곳에

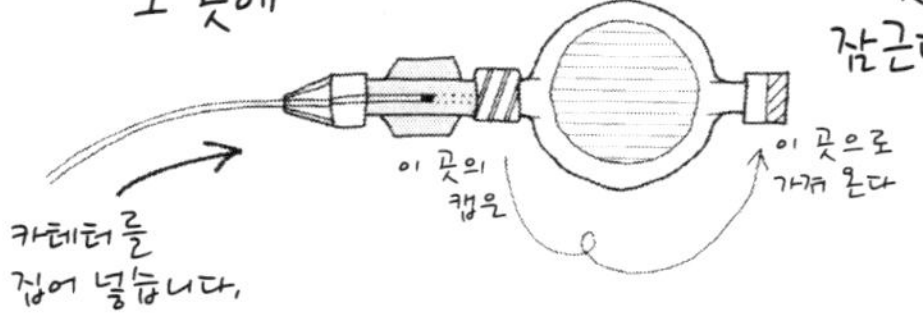

㉗ 카테터가 들어가면 이 곳을 빙글 돌려 잠근다.

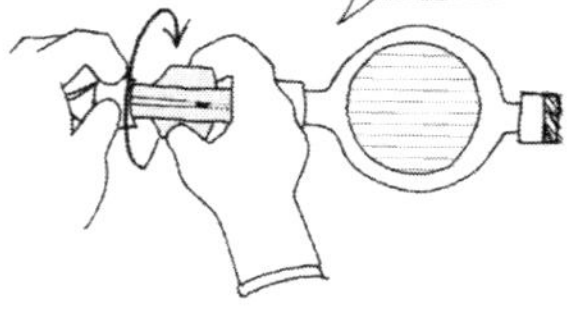

상당한 힘이 필요!

㉘ 다시 한 번 흡인을 해 보아

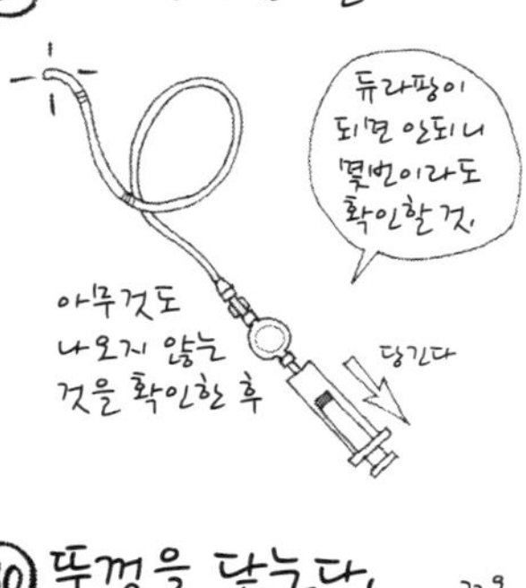

㉙ 문제 없다면 시험적으로 약을 주입한 후

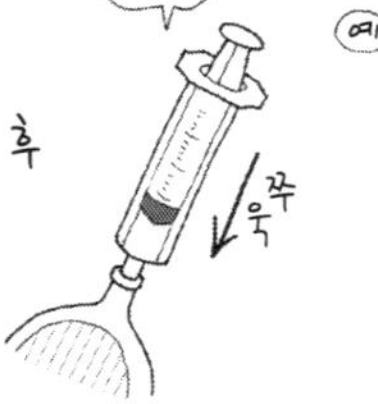
천천히 넣자
쭈욱

예) 20만배 희석에피네프린이 들어 있는 2% Xylocaine® 등

이 것은 test dose 입니다. 가령 척수에 들어간다고 해도 괜찮은 양!

㉚ 뚜껑을 닫는다.

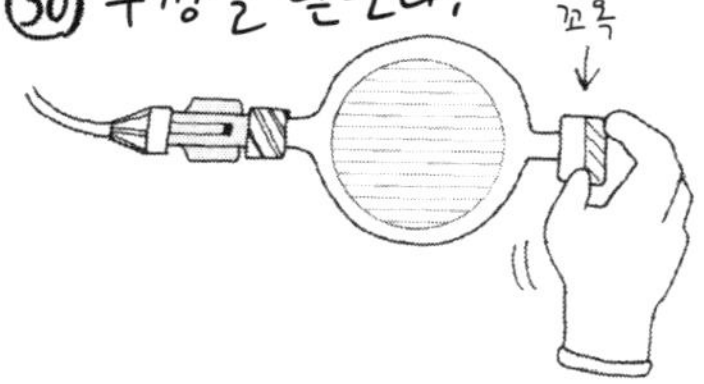

※ 척수강에 들어가 있다면
→ 즉시 다리 등이 저린다
혈관에 들어가 있다면
→ 에피네프린(아드레날린) 때문에
심박수가 up!
두 경우 모두 바로 뺄 것!

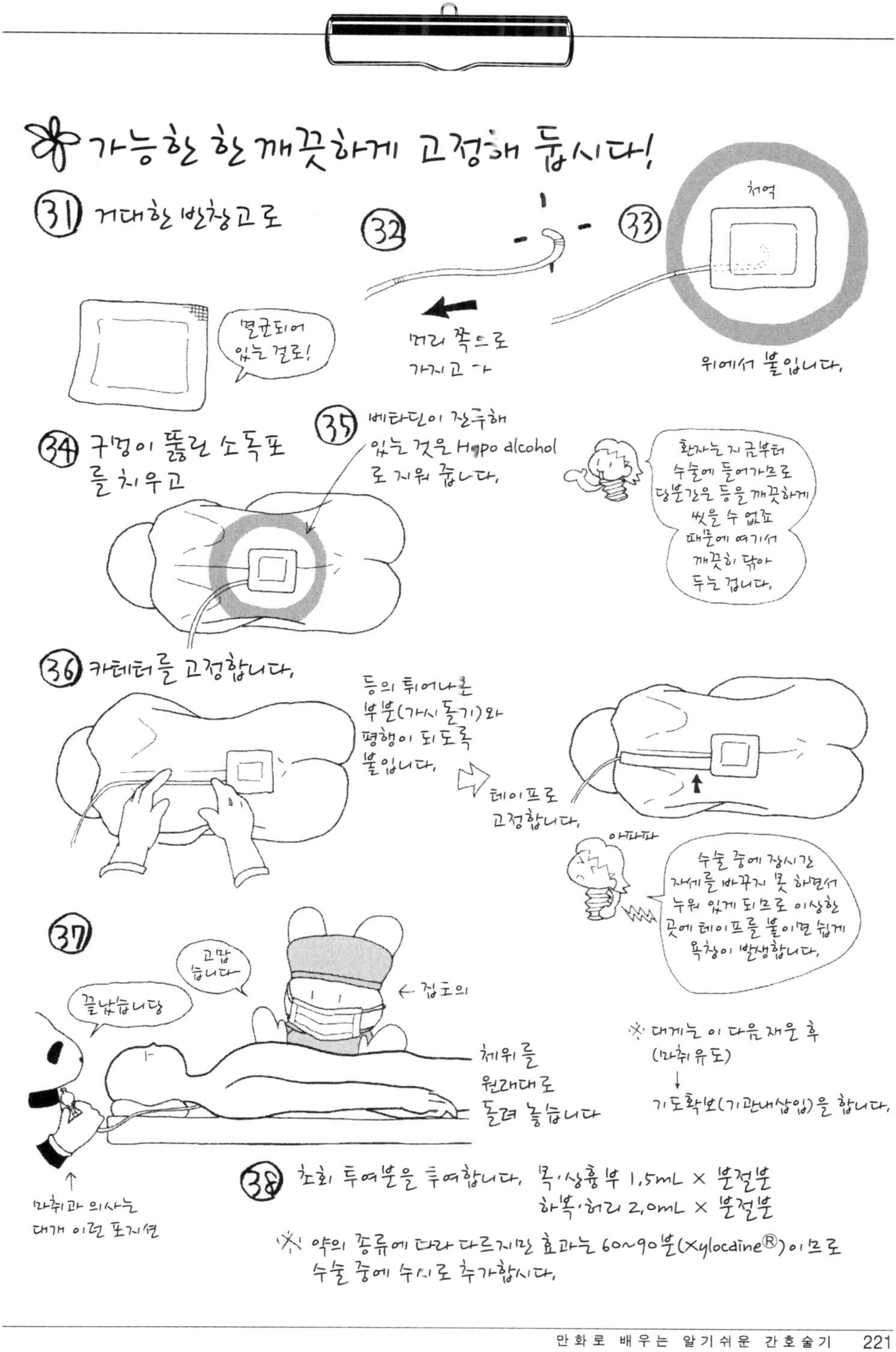

가능한 한 깨끗하게 고정해 둡시다!
31 거대한 반창고로
멸균되어 있는 걸로!
32
머리 쪽으로 가지고 가
33
천역
위에서 붙입니다.
34 구멍이 뚫린 소독포를 치우고
35 베타딘이 잔류해 있는 것은 Hypo alcohol로 지워 줍니다.
환자는 지금부터 수술에 들어가므로 당분간은 등을 깨끗하게 씻을 수 없죠 때문에 여기서 깨끗이 닦아 두는 겁니다.
36 카테터를 고정합니다.
등의 튀어나온 부분(가시돌기)와 평행이 되도록 붙입니다.
테이프로 고정합니다.
아파파
수술 중에 장시간 자세를 바꾸지 못 하면서 누워 있게 되므로 이상한 곳에 테이프를 붙이면 쉽게 욕창이 발생합니다.
37
고맙습니다
끝났습니당
← 집도의
체위를 원래대로 돌려 놓습니다
※ 대개는 이 다음 재운 후 (마취유도)
↓
기도확보(기관내삽입)을 합니다.
↑
마취과 의사는 대개 이런 포지션
38 초회 투여분을 주여합니다. 목·상흉부 1.5mL × 분절분
하복·허리 2.0mL × 분절분
※ 약의 종류에 따라 다르지만 효과는 60~90분(Xylocaine®)이므로 수술 중에 수시로 추가합시다.

집에 가지고 갈 선물을 만듭시다.

경막외마취의 진면목은 **수술 후**에 알 수 있습니다.
이 카테터로 지속적으로 조금씩 약을 주입함으로써 전신마취가 풀린 후의
수술 후 통증을 상당부분 억제할 수 있죠

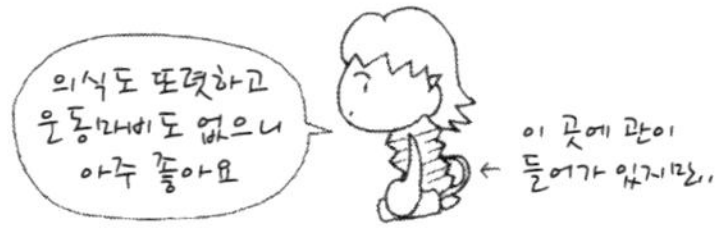

인퓨저 지속해서 조금씩 약을 내 보내는 기계입니다.

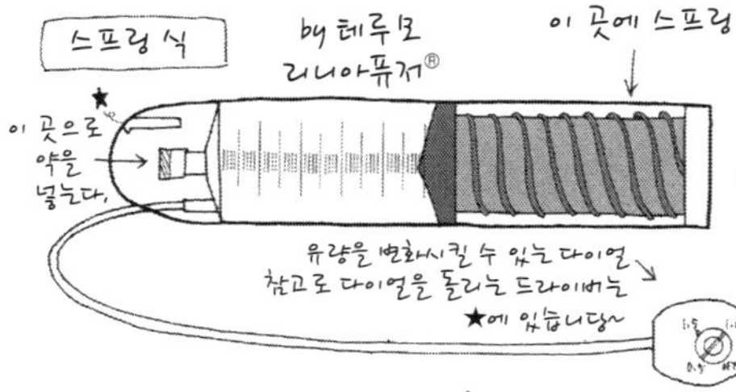

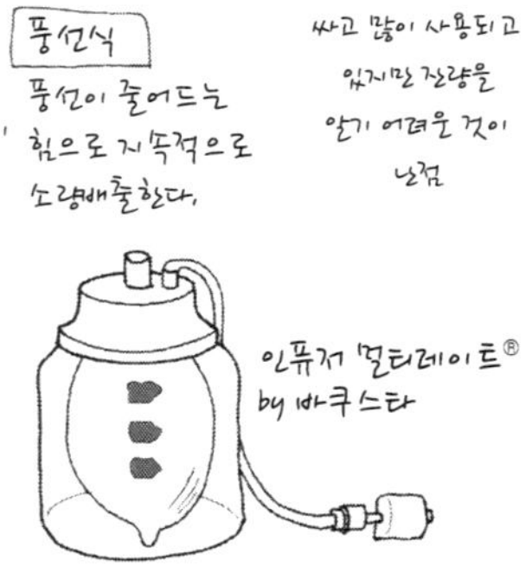

수술 중 마취과 의사는 비교적 **한가**하기 때문에
이런 선물을 준비합니다.

① 유량이 최대로 설정되어 있는지 확인합니다.

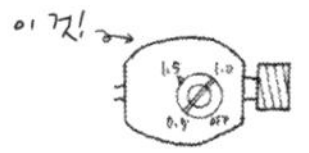

② 공기가 들어가지 않도록 약을 채웁니다.

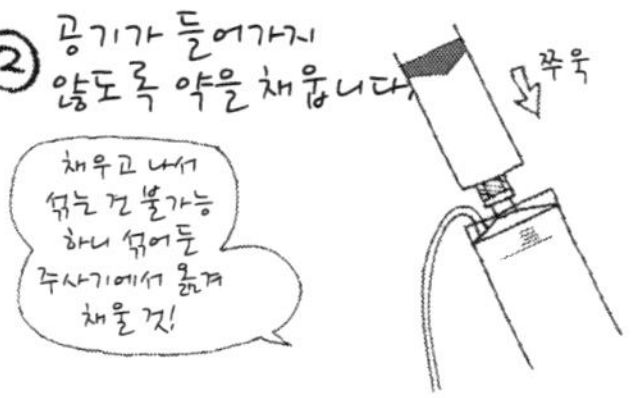

③ 모두 넣은 후에는 캡을 닫고

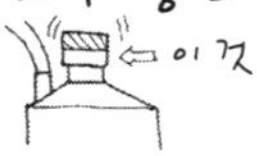

④ 릴리스 다이얼을 돌려 스프링 ON! 합니다.

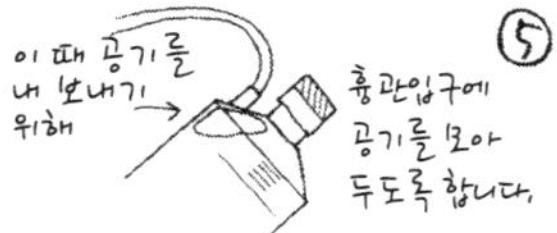

⑤ 조금씩 내보냅니다.

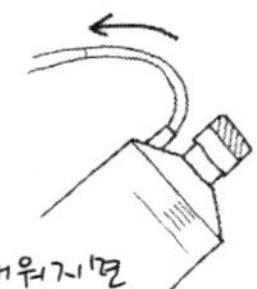

⑥ 홍관 끝까지 약이 채워지면 유량을 OFF하고

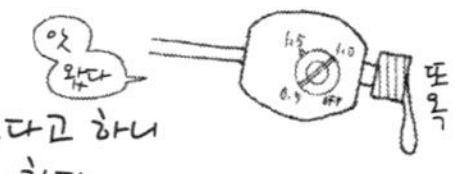

⑦ 수술이 끝나면 경막외마취 카테터를 연결합니다.

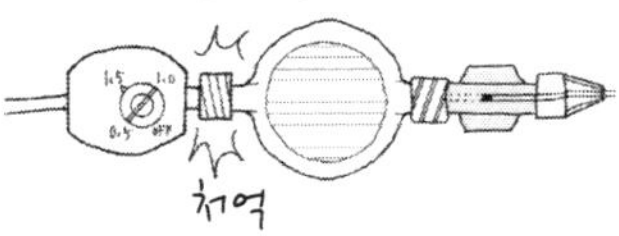

⑧ 수술 후 2~3일 정도 아프다고 하니 그 정도 유지될 수 있도록 한다.

※ 선물 레시피의 예 총 60mL 1.5mL/hr로!
펜타네스트® 20mL... 몰핀의 일종 진통
Droleptan® 2mL... 구토방지
Anapeine® 10mL... 진통(국소마취제)
생리식염수 28mL... 희석

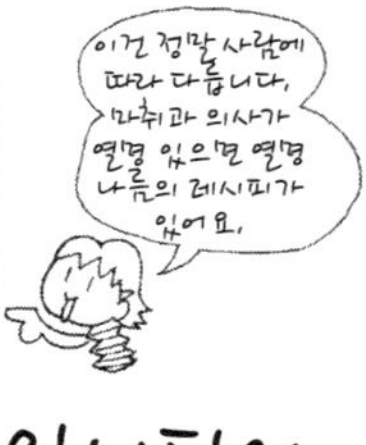

끝입니당~

참고문헌

『こうすればできる研修医基本手技 第２版』橋爪　誠・福井次矢（三輪書店）
『臨床研修イラストレイテッド　１　基本手技[一般処置]』奈良信雄（羊土社）
『臨床研修イラストレイテッド　２　基本手技[救急処置]』奈良信雄（羊土社）
『Step Beyond Resident １救急診療のキホン編』林 寛之（羊土社）
『Step Beyond Resident ２救急で必ず出合う疾患編』林 寛之（羊土社）
『Step Beyond Resident ３外傷・外科診療のツボ編』林 寛之（羊土社）
『Step Beyond Resident ４救急で必ず出合う疾患編 Part２』林 寛之（羊土社）
『Step Beyond Resident ５外傷・外科診療のツボ編 Part２』林 寛之（羊土社）
『外傷初期診療ガイドライン JATEC』日本外傷学会・日本救急医学会（へるす出版）
『エキスパートナースMOOK７ 改訂版 救急マニュアル』小林国男（照林社）
『エキスパートナースMOOK34 全科ドレーン管理マニュアル』窪田敬一（照林社）
『イラスト解剖学』松村讓児（中外医学社）
『図解解剖学事典 第２版』山田英智（医学書院）
『生理学テキスト 第２版』大地陸男（文光堂）
『研修医当直御法度』寺沢秀一・島田耕文・林 寛之（三輪書店）
『当直医マニュアル 2002年版』池田美佳・他（医歯薬出版）
『ポケット救急手技マニュアル 第１版』繁田正毅（羊土社）
『急性中毒処置の手引―必須272種の化学製品と自然毒情報』（財）日本中毒情報センター（じほう）
『医薬品急性中毒ガイド―毒性ランク・症例・処置法―』山崎 太・森 博美（ヴァンメディカル）
『小児救急イニシャルマネージメント』市川光太郎（中外医学社）
『小児診療基本手技マニュアル 第１版』市川光太郎（中外医学社）
『小児科当直医マニュアル 改訂第10版』神奈川県立こども医療センター小児内科小児外科（診断と治療社）
『必携 麻酔科初期研修マニュアル』並木昭義・山蔭道明（真興交易医書出版部）
『麻酔と救急のために 麻酔科医の使う薬がわかる本 第５版』
（編集発行 広島大学医学部 麻酔・蘇生学教室 「麻酔と蘇生」編集部）
『泌尿器科臨床コンパス』栗田 孝・他（メディカルレビュー社）
『Promedica 南山堂 医学大事典 CD-ROM Version1.9』（南山堂）
『Kokutai 2004年４月号～2005年２・３月合併号』（医学教育出版社）
『初摺 北斎漫画（全）』葛飾北斎（小学館）

■**総合わかりやすさプロデューサー**…………大上丈彦 OHGAMI Takehiko (メダカカレッジ 主宰)

■**Heavy Rotation BGM**………『capsule/Perfume』ほか中田ヤスタカ氏の作品群、ユニコーン『シャンブル』、POARO『16 in 1』

■**Special Thanks**……………………………………………………………………

松田道雄先生、A.Christine Harris & 竹内正人先生 POARO、バイオハザード4 Wiiエディション、モンサンミシェル、アップル原稿用紙、ミューズ原稿用紙、AIR-IN、筆ごこち、SARASA、三菱uniさんのPROCKEY、ARTERASE COLOR、消せるカラー芯、廃番になって死ぬほどショックな伊研のネリゴムNo.25、Rotring tikky special 0.5、Faber-Castell TG1-S、Photoshop、PowerTone、CanoScan、Wacom Intuos 3、USBゲームパッドST-A1、DropBox、Sigmarionシリーズ、無印良品の体にフィットするソファ、Shikepuri.comの皆さん、Medaka-College.comの皆さん、同人誌販売スタッフのKNK君/TB君/TTM君/TKGさん、コミックマーケットのスタッフの皆さん、金沢印刷の皆さん、私を育ててくれた各地の偉大なるオーベンの先生方、様々な職場で私を助けてくれるナースの皆さん、パラメディカルスタッフの皆さん、私の出会ったすべての患者さん、友人、家族、中の人。

후기

인턴 시절, 새로운 기술 취급은 항상 공포의 순간이었습니다. 준비를 하고 있을 때부터 「프로니까 할 수 있는게 당연하다」는 평론가의 말이 귀에 울리죠. 실패하면 어떻하지!! 실패하고 회복시키지 못하면 어떡하지!! 회복 못 시켜서 환자에게 후유증이 남으면 어떻게 한담!!! 후유증이 남아 고소당하면 어떻게 해야 하나!!!! 고소 당해서 법원에 가면 어떻게 해야하지!!!!! 생각하는 것 만으로도 다리가 떨립니다. 솔직히 말해 지금도 사실은 무섭습니다. 익숙해 졌다고는 하지만 「이번에는 잘 안 될지도 모른다」는 걱정은 항상 있답니다. 하지만 인턴 시절과는 조금 다르죠. 때때로 예전 노트를 다시 보면 **지금이라면 절대로 생각나지 않을 법한 「요령」**이 메모되어 있는 경우가 있어 그걸 보면서 「나도 조금은 성장했나 보군」하고 느낄 때가 있습니다.

제가 처음으로 기술 설명을 시작한 것은 의학생을 대상으로 한 잡지 연재에서 였습니다. 당시 인턴이었던 본인은 「조금 선배, 병아리 의사」로서 의대생을 대상으로 기술을 가르친다..고 하는 기획이었지만 병아리도 병아리 나름! 인턴이었다니까요~!! 잘 생각해 보면 대단한 일이었죠.. 보통은 좀 더 베테랑이 가르치는거 아냐? 라고 생각하긴 했지만 「혈관이 있으니 찌르면 되는거지, 감이라구 감!!」과 같은 능숙한 사람의 조언은 자칫하면 신입에게는 무의미한 것이 될 수도 있겠죠. 그래서 병아리 의사가 기술을 가르치는 것도 뭐... 괜찮지 않을까 하고 생각하게 되었습니다. 여러분이 공통적으로 생각하는 것은 「의사가 무엇을 생각하고 무엇을 하고 있는가를 알고 싶다」고 하는 것이었습니다. 「의대생이나 인턴에게 기술을 가르치기」 위해 만든 책이었지만 역시나 그런 수요도 있는건가.. 하고 생각했었습니다.

보통 간호사가 중심정맥 카테터나 골수천자를 하는 일은 거의 없습니다. 대부분 보조를 하게 되죠. 보조를 할 때 가장 중요한 것은 그 기술의 목적과 방법을 자신도 이해하고 있는 것입니다. 의사의 생각을 알 수 있다면 보조 역할을 잘 할 수 있고 또한 트러블이 있을 때 대응도 할 수 있게 될 겁니다. 그것을 간호사 자신도 알고 있기 때문에 「의사가 무엇을 생각하고 있는지 알고 싶다」고 생각하는게 아닐까요? 그래서 진정한 「간호사 대상」이라는 것은 의사 입장에서 쓰는 집필 방법이라고 생각했습니다. 그래서 본 책은 기술 해설에서 「간호사를 대상으로 한다」는 알 수 없는 타협은 하지 않았습니다. 의대생이나 인턴 여러분도 있는 그대로 읽고 실천할 수 있는 내용이죠.

「간호사 대상」임을 의식해서 적은 것은 편편의 마지막 부분에 나오는 칼럼들입니다.

간호사와 대화를 하고 있으면 고도의 의학지식에 놀라게 되는 경우도 있지만 기초적인 것도 모르고 있어 깜짝 놀라게 되는 경우도 있죠. 어째서 그런걸까 생각해 본 결과, 기초이론과 실제가 잘 연결되지 않아서가 아닐까.. 하는 생각이 들었습니다. 의사는 치료방침을 결정해야 합니다만, 그런 경우 항상 「근거」가 요구됩니다. 그건 논리나 통계, 혹은 전통이 될 수 있지만, 어쨌던 항상 「어째서 이 검사나 치료를 해야 하는가」에 대해 확실하게 근거를 말

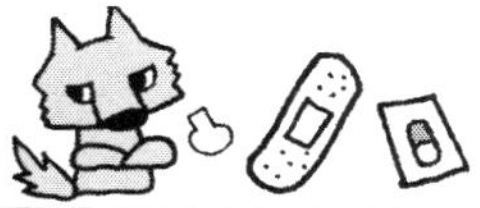

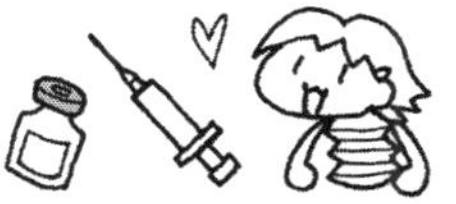

할 수 있어야 한다는 겁니다. 한편 간호사의 경우 모든 근거를 말할 수 있어야 하는 의무는 없습니다. 근거 설명이 의사에게는 의무이지만 간호사에게는 의무가 아니다... 분명 이 차이 때문이라고 생각했습니다. 의무가 아니라면 바쁜 상황에서는 계속되기 마련입니다. 현장은 항상 바빠 고양이 손이라도 빌려야 될 정도이니 간호사가 「어째서 이런 치료를 해야 하는건지」를 계속 생각해야 한다는 것은 쉬운 일이 아니죠. 방심하면 치료에 관해서도 점점 수동적이 되어 버립니다. 하지만 그건 좀 허전한 일이죠..

간호사는 의사보다 환자와 가까이 있습니다. 의사가 말할 수 없는 것도 간호사는 말할 수 있다고 말하는 환자도 많이 봤습니다. 간호사도 환자의 이야기를 듣고 「이 사람은 이런 치료를 하는게 좋겠다」고 생각한 경험이 있으실 겁니다. 주치의가 결정한 치료방침에 말 참견을 하는 것은 동료 의사로서도 힘든 일이죠. 하지만 그럼에도 불구하고 말 참견을 하고 싶은 경우가 있는 겁니다!! 이 때 필요한 것이 「논리적인 근거」입니다. 근거와 증거가 없는 말 참견은 의학이나 과학이 아닙니다.

본 책은 기술에 관한 책입니다만 기술뿐 아니라 꼭 이론적인 배경도 이해해 주셨으면 하는 바램이 있습니다. 그를 위해 이 책이 역할을 할 수 있었으면 합니다. 그리고 한층 더 능숙한 간호사가 되어 주세요.

본 책은 일단 「간호사를 대상」으로 하고 있지만 사실 일반 「환자」 분들도 읽어 주었으면 하는 바람이 있습니다. 간호사뿐만 아니라 환자들도 「근거」가 알고 싶으실 겁니다 이 책은 비밀도 그 무엇도 아니니까요.

森皆ねじ子
MORIMINA Nejiko

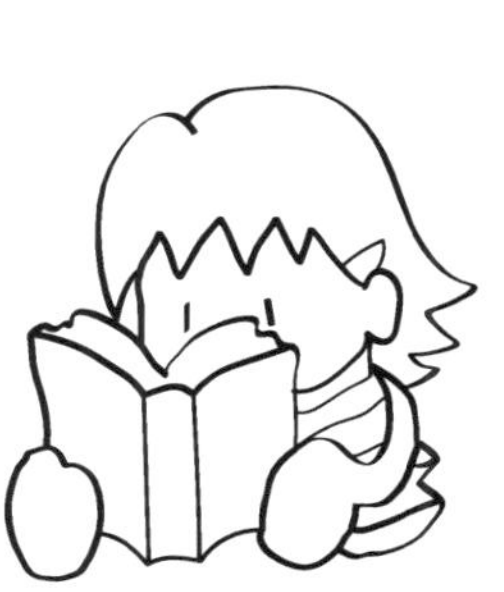

만화로 배우는 알기쉬운 **간호술기**「1st Lesson」

2011년 7월 25일　제1판　제1쇄
2011년 7월 30일　제1판　발 행

저　자　Morimina Nejiko

감수 및 편집
김영경 · 김주성 · 송라윤 · 신수진 · 정영미
정은숙 · 최귀윤 · 황선경 · 황선영

역　자　도서출판 하누리 출판편집국

발행인　신경원

발행처　도서출판 하누리(디자인메카)
02859 서울특별시 성북구 안암로3길 41 윤호빌딩 1층
전화 : 02)2269-1599
팩스 : 02)2269-5231
E-mail : medmecca@hanmail.net

신고번호　제 2-3108호 2000. 7. 3
I S B N　978-89-91130-20-3(03510)
표지디자인　김 태 우

정가 12,000원